诺贝尔奖：基因、病毒和细胞信号

［瑞典］埃尔林·诺尔比　著

潘　磊　译

上海科学技术出版社

图书在版编目（CIP）数据

诺贝尔奖：基因、病毒和细胞信号 /（瑞典）埃尔
林·诺尔比（Erling Norrby）著；潘磊译. -- 上海：
上海科学技术出版社，2024. 10.
（走近诺贝尔奖系列）
ISBN 978-7-5478-6797-6
Ⅰ. R33
中国国家版本馆CIP数据核字第2024LS2150号

上海市版权局著作权合同登记号　图字：09-2023-0377号

特约策划：潘　涛
责任编辑：季英明　包惠芳
特约编辑：兰明娟
封面设计：蒋雪静

诺贝尔奖：基因、病毒和细胞信号

［瑞典］埃尔林·诺尔比　著

潘　磊　译

上海世纪出版（集团）有限公司
上 海 科 学 技 术 出 版 社 出版、发行
（上海市闵行区号景路159弄A座9F-10F）
邮政编码201101　www.sstp.cn
上海展强印刷有限公司印刷
开本 787×1092　1/16　印张 28.5
字数 400千字
2024年10月第 1 版　2024年10月第 1 次印刷
ISBN 978-7-5478-6797-6 / N·280
定价：129.00元

本书如有缺页、错装或坏损等严重质量问题，请向印刷厂联系调换 电话：021-66366565

前 言

　　这是我写的关于自然科学领域诺贝尔奖的第五本书。按照我每隔3年介绍一次诺贝尔奖工作的计划,现在是时候推出新的一本书了。这本书将重点反映1969年至1971年间诺贝尔生理学或医学奖所揭示的三大核心主题,它们分别是噬菌体和分子生物学的起源、对突触信号传递的广泛见解以及胞内信号传导构成的复杂世界。本书将从介绍噬菌体的两位发现者之一——费利克斯·德赫雷尔(Félix d'Herelle)开始。尽管他多年被提名为诺贝尔奖的候选人,并经历了反复评估,但德赫雷尔从未获得过诺贝尔奖。为此,威廉·萨默斯(William Summers)曾经专门为他写了一本传记,很好地回顾了德赫雷尔的一生和他对社会的贡献。

　　接下来的两章,我将介绍1969年诺贝尔生理学或医学奖的3位获奖者:马克斯·德尔布吕克(Max Delbrück)、艾尔弗雷德·赫尔希(Alfred Hershey)和萨尔瓦多·卢里亚(Salvador Luria)。这些珍贵的资料来源于加州理工学院、范德堡大学、冷泉港实验室、美国哲学学会以及尼尔斯-玻尔研究所的档案。在我多次往返纳什维尔的过程中,范德堡大学的亚采克·哈温格(Jacek Hawinger)和他的妻子安雅(Anja)慷慨地邀请我住在他们家里。亚采克(杰克)还协助我与范德堡大学图书馆的克里斯托弗·赖兰(Christopher Ryland)取得了联系。正是得益于这样的联络,我才能够获取宝贵的档案材料和有价值的图片资料。它们为我了解德尔布吕克甚至萨瑟兰(Sutherland)的研究提供了很大帮助。我将在下文一一介绍。在此期间,我们还抽出时间去欣赏了一场现场蓝草音乐会。

在加州理工学院，我的长期联系人戴维·巴尔的摩（David Baltimore）和他的妻子爱丽丝·黄（Alice Huang）热情地接待了我。他们安排我查阅了德尔布吕克的部分档案以及他与赫尔希和卢里亚的早期通信。冷泉港实验室同样提供了有关德尔布吕克、赫尔希和卢里亚的信息资料。在此期间，布鲁斯·斯蒂尔曼（Bruce Stillman）成为我的东道主。柳德米拉·波洛克（Ludmilla Pollock）和她的合作者同意我翻阅丰富的档案材料。西德尼-布伦纳奖学金则为我与实验室的联系提供了经费支持。斯蒂芬妮·萨塔利诺（Stephanie Satalino）为我提供了丰富的摄影材料。卢里亚现存的论文保存在美国哲学学会。安妮·沃尔科特（Annie Walcott）再次促成了我与查尔斯·格赖芬施泰因（Charles Greifenstein）的联系。格赖芬施泰因热心地安排我查阅了这些档案材料。我在第4章特别专注于介绍许多子学科的持续发展情况，如分子工程和重组DNA技术、分子免疫学和分子病毒学。这进一步说明了分子生物学的许多分支学科都取得了令人瞩目的进展。毫无疑问，这些激动人心的发现让我自己都产生了想要重返病毒学前沿研究的冲动。我的许多朋友和以前的同事也为这次的写作提供了重要的灵感。我还想特别感谢弗雷德里克·墨菲（Frederick Murphy），是他在我多次访问华盛顿期间一直陪伴着我。

与上一年的获奖情况一样，1970年的诺贝尔生理学或医学奖颁给了3位科学家：神经生物学家乌尔夫·冯·奥伊勒（Ulf von Euler）、朱利叶斯·阿克塞尔罗德（Julius Axelrod）和伯纳德·卡茨（Bernard Katz）。他们每个人的科学生涯都将在随后的章节中单独展开介绍。我在卡罗林斯卡研究所的老同事斯滕·格里尔纳（Sten Grillner）和托马斯·霍克费尔特（Tomas Hökfelt）都是具有很高国际学术地位的神经生物学家。他们帮助我审阅了描述这些科学家职业生涯的章节初稿，并建议对冯·奥伊勒那一章节进行重点编辑。因此，新的第5章被精心重构，不仅包含第二次世界大战前科学和政治的历史事件，还探讨了两次世界大战之后国家霸权在自然科学领域的转移，即美国从德国手中接管了自然科学的主导地位。我还将对带来这一变化的主要因素进行讨论，尤其是拥有犹太背景的科学家所发挥的关键作用。格里尔纳和霍克费尔特还对最终成型的第6章到第8章提出了宝贵的建议。作为卡罗林斯卡研究所第3位获得诺贝尔奖的教授,冯·奥伊勒代表了一种特殊的典型。我联系了冯·奥伊勒教授的一些研究生。特别像斯泰兰·拜格德曼(Stellan Bygdeman),他们都对冯·奥伊勒作为一名导师的职责提供了有价值的见解。1958年,我作为一名生理学专业医学生对冯·奥伊勒的讲座有着切身的体会,那些讲座给人留下了相当暗淡的印象。而其他讲师如卡尔·伯恩哈德(Carl Bernhard)和大卫·奥托森(David Ottoson)的讲座则给我留下了更为积极的印象。尼尔斯-奥克·希拉普(Nils-Åke Hillarp)在冯·奥伊勒开展研究的某些阶段发挥了重要作用。在查找希拉普的照片时,我从南瑞典医学史学会的代表那里获得了很多帮助。最后,我甚至与希拉普的儿子杨-奥克(Jan-Åke)取得了直接联系。

在寻找第8章中关于萨瑟兰的档案材料时,我得到了上文提及的哈温格家族给予的极大帮助。他们帮我建立了重要的联系,使我得以获得丰富的资料。亚采克还建议我阅读约翰·埃克斯顿(John Exton)编写的一本关于钳蜗科学的珍贵图书。这本书很好地呈现了当时的知识环境。正是这种求知环境,不仅奠定了萨瑟兰早期成长的基础,而且为多位未来的诺贝尔奖获得者提供了早期教育的沃土。卡尔·科里(Carl Cori)和格蒂·科里(Gerty Cori)在圣路易斯的实验室里开创了对肝脏中糖代谢的研究,这使得格蒂在1947年成为有史以来第一位共享诺贝尔生理学或医学奖的女性。当然,我对20世纪诺贝尔奖的其他5位女性得主也做了简要的评论。埃克斯顿的书还促成了我与伯恩哈德-贝克尔图书馆的联系。在那里,我找到了很多相关的宝贵照片。在此,我也同样非常感谢上文提到的档案员赖兰。他让我有机会接触到范德堡大学的档案材料和图片资料,得以完成第9章节的撰写。在这些档案资料中,我注意到一个叫汉斯·尼克拉森(Hans Niklasson)的人。他当时是一名年轻的职业外交官,曾在萨瑟兰及其妻子停留斯德哥尔摩的一周时间里接待过他们。从纳什维尔回到斯德哥尔摩,我给尼克拉森打了电话。他现在已是一位退休的外交官,住在哥德堡。我从尼克拉森和他妻子那里获得了很多宝贵的私人信息,这些信息来自他们在斯德哥尔摩接待萨瑟兰夫妇一周的经历。最后,布鲁斯·阿尔伯茨(Bruce

Alberts）对于理解细胞中能量产生和储存的认知进展提供了宝贵的见解。

与我以前的书一样，这本书的顺利写作同样有赖于负责诺贝尔奖档案的相关机构的支持。卡罗林斯卡研究所的诺贝尔奖委员会秘书托马斯·佩尔曼（Thomas Perlmann）每年都会给我签发许可，使我能够查阅卡罗林斯卡研究所1969—1971年间的档案。同样，瑞典皇家科学院科学史中心的负责人卡尔·格兰丁（Karl Grandin）授权我可以查阅瑞典皇家科学院的档案资料，我甚至在那里还拥有一间办公室。在卡罗林斯卡研究所的诺贝尔论坛上，我得到了安-玛丽·杜曼斯基（Ann-Mari Dumanski）在档案材料检索方面的得力帮助。事实上，由于新冠病毒的大流行，杜曼斯基和她的助手不得不帮我复印大部分的所需材料，并远程寄送给我。虽然在2020—2022年病毒大流行期间，科学史中心的很多员工不得不在异地进行管理运维，但该中心依然是我一个重要的专业办公地点。我的同事玛丽亚·阿斯普（Maria Asp）和安妮·德·马勒赖（Anne de Malleray）档案员总有令人愉快的工作热情。我的隔壁同事本特·詹菲尔德（Bengt Jangfeldt）是一位斯拉夫主义者和人文主义者，也是一位总能让人振奋的好朋友。在这里，我要特别感谢格兰丁，他花了很多时间和我一起为这本书准备插图，并为我在世界各地的讲座准备幻灯片。他还经常热心帮助我解决计算机死机的问题。

由于英语不是我的母语，所以全部章节的最终成稿都经过了哈里·沃森（Harry Watson）的审阅。在我前4本书的撰写中，我们就有了非常愉快的合作。我对他能够极大地改善我文章的行文风格，从而增强全书的可读性致以衷心的感谢！斯文和达格玛-萨伦基金会慷慨地支付了这次审稿的费用。正如前面所强调的，我很感谢世界科技出版公司在我第5本书的编写过程中给予的鼓励和支持。我尤其感谢出版公司集团主席潘国驹（Kok Koo Phua）教授和高级编辑谭晶（Kim Tan）。特别是谭晶，她在即将退休之际，依然能多次提供宝贵的支持。她的同事们也在处理本书的综合材料时给予了宝贵的建议和帮助。

我还想把这本书献给一位特别的朋友——理查德·勒纳（Richard Lerner）。他不幸于2021年12月初去世。我们相识于20世纪80年代初。他是一位独特的人，很善于鼓动人心。我们经常就科学问题或者生活中许多亟须解决的其他问题聊上好几个小时。他是一位杰出的科学领袖,从1987年起领导斯克里普斯研究所(The Scripps Research Institute)长达25年,我将在第4章详细介绍他在科学上的很多独特贡献。

我很高兴我的健康状况允许我能够完成我的诺贝尔奖系列丛书的第5本。与前几本一样,这又是一趟奇妙的学习之旅。我也希望它能延续。1972—1974年的诺贝尔奖包括很有趣的子学科,非常值得一写,如免疫球蛋白的结构、动物世界中独特行为的动物行为学,以及细胞内部的组织方式。介绍1973年及其后的诺贝尔奖项对我有着特殊的意义,因为我在那年成为诺贝尔奖委员会的准成员,并因此在奖项的某些评估方面作出了贡献。此外,我还对委员会的一些讨论记忆犹新。时间最终会告诉我们是否能应对当时提议的挑战。

2022年6月于斯德哥尔摩

目 录

第1章
一项从未被授予的诺贝尔奖

噬菌体
一种能杀死细菌的病毒
却尚未转化为特效药

    被授予诺贝尔奖意味着获奖者将享有崇高的声望。每一位获奖者将被收录到诺贝尔奖得主的专属名册中。这一名录至今已建立100余年。从获奖的那一刻开始,这些得主也将成为历史的一部分。然而,在任一年度,对于每一位被选中的诺贝尔奖新得主而言,都会面对一大群极度失望的但同样具有极高竞争力的落选者。除了少数例外,这些竞争者都会由于这样或那样的原因,永远不会有机会站在聚光灯下。有些时候,他们的落选可能仅仅是由于委员会在筛选过程中的重大遗漏。当然,造成这种结果的原因千差万别。本章将着重分析为什么费利克斯·德赫雷尔(Félix d'Herelle)作为确定噬菌体可以感染细菌的发现者之一,虽然多年来他曾被反复提名,却从未获得过诺贝尔奖。虽然他所定位的感染性粒子不能被光学显微镜观察到,但他的发现为后续两次诺贝尔奖项的重要工作铺平了道路。其中一次是在1965年,诺贝尔生理学或医学奖授予了弗朗索瓦·雅各布(François Jacob)、安德烈·利沃夫(André Lwoff)和雅克·莫诺(Jacques Monod),用以表彰他们"发现酶的遗传控制和病毒合成的机制"[Ⅲ]。另一次是在1969年,马克斯·德尔布吕克(Max Delbrück)、艾尔弗雷德·赫尔希(Alfred Hershey)和萨尔瓦多·卢里亚(Salvador Luria)由于"发现病毒的复制机制和遗传结构"而分享了诺贝尔生理学或医学奖。本书接下来的两个章节将详细讨论后面3位科学家的贡献以及他们的科学成就所带来的长远影响。

德赫雷尔是如此接近诺贝尔奖

　　1926年，德赫雷尔接受了诺贝尔生理学或医学奖的评审。评委是来自卡罗林斯卡研究所的普通病理学和病理解剖学教授希尔丁·伯格斯特兰（Hilding Bergstrand）。他的评审报告非常积极并建议授予德赫雷尔诺贝尔奖。当年9月15日，一个由3名成员组成的诺贝尔委员会在会上肯定了德赫雷尔的工作，并最终一致同意授予他诺贝尔奖项。可事实上，由于上一年（1925年）的奖项没有颁发而预留给了下一年，因此，当时需要对两个奖项做出决定。结果委员会的建议就变成德赫雷尔应该在1925年就获得奖项的认定，而1926年确定的奖项应该留给下一年度颁发。然而，这还不是故事的结尾。委员会成员受到来自教师学院代表的猛烈抨击。不出所料，最激烈的争议依然来自福尔克·亨申（Folke Henschen）。他和伯格斯特兰一样，也是一名病理解剖学教授。关于伯格斯特兰和亨申这两位教授的故事，在我最近出版的诺贝尔奖丛书第四册中有详细介绍[Ⅳ]。他俩的观点总是大相径庭，并乐于大肆争执。简而言之，他们的关系并不融洽。这在20世纪20年代至40年代，在对约翰尼斯·菲比格（Johannes Fibiger）和佩顿·劳斯

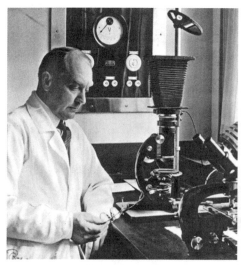
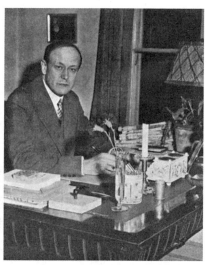

希尔丁·伯格斯特兰（1886—1967）　　　　福尔克·亨申（1881—1977）

（Peyton Rous）的评估工作中显得尤为明显。他俩的观点截然不同。可悲的是，亨申从一开始就在这些争论中占上风。结果就是菲比格于1927年获得了保留给1926年的诺贝尔奖，用以表彰他对螺旋体癌的发现。正如我在丛书第四册中描述的那样，这可能是诺贝尔生理学或医学奖得主评选中的最大乌龙^[Ⅳ]。那么，他们在审议德赫雷尔的发现时又存在哪些分歧呢？

对于诺贝尔奖委员会来说，德赫雷尔已经不是新人了。他在1924年就获得了第一次提名。法医学教授贡纳尔·赫德伦（Gunnar Hedrén）作为委员会成员撰写了评审报告，足足有7页纸之多。他在这次评估的第一部分中提到，弗雷德里克·特沃特（Frederick Twort）在1915年已经发现了类似的现象并发表了论文，这比德赫雷尔首次发表的论文早两年。报告中，他还提到德赫雷尔并不认同特沃特的发现和自己的相一致。评审报告的剩余部分则直接描述了噬菌体的普遍特质以及它与细菌的互作关系。在文章的结尾，赫德伦提出疑问：是否真的发现了一种全新的微生物？因此，赫德伦建议教师学院再等等看。结果那一年的诺贝尔奖颁发给了威廉·艾因特霍芬（Willem Einthoven），用来表彰其"发现了心电图机制"。接下来的一年，也就是1925年，德赫雷尔和其他候选人一起，被纽约的伊曼纽尔·利伯曼（Emanuel Libman）提名。结果，他并没有被进一步评审。这一年，委员会因为卡尔·纽伯格（Karl Neuberg）"在发酵过程中的发现"而被推荐为候选人。然而，那一年的奖项最终并没有颁发。奖金被保留给了下一年度。

1926年，德赫雷尔再次获得提名。这一年的评审报告是由伯格斯特兰完成的，这在前文已经讲过。评估非常全面，共有9页纸之多。报告中，伯格斯特兰将德赫雷尔找到的超滤物和来自植物、动物和人身上所分离出来的其他超滤物进行了比较。它们已被证实可以像天花病毒和脊髓灰质炎病毒一样导致人类患病。伯格斯特兰在评审报告中充满热忱地介绍了德赫雷尔在1917年所发表的工作，展示了德赫雷尔是如何从痢疾患者的粪便中提取样本，如何利用精细的滤膜过滤掉残留的细菌，之后又是如何将过滤液接种到同种细菌上并放置在牛肉汤培养基中培养。这会导致浑浊的培养物逐渐变得清澈。这一结果意味着培养的微生物被破坏和裂解了。德赫雷尔将此解释为超滤物中存在着一种可以感染细菌的病毒，就像那些已经被发现的可以在哺乳动物细胞中复制的感染性物质一样。相比那些体积小得多、结构简单得多且拥有厚壁的细菌细胞来说，具有细胞核的真核细胞的复杂程度不可同日而语。如果从这一点来考虑，德赫雷尔的提议真是一个大胆而又勇敢的假设。德赫雷尔将他找到的这种感染物质命名为肠噬菌体（*Bacteriophagum intestinale*）。词根来源于拉丁文*phagus*，意味着"进食、吞噬"。类似的感染性物质也在其他细菌的培养基中被陆续找到。

德赫雷尔大胆推测，噬菌体是可以侵染所有细菌的最小的感染性微生物，而且它们是普遍存在的。在后续展开的研究中，人们通过连续稀释的方式将噬菌体播种在琼脂平板上生长的细菌的光滑表面。在某些适当的浓度下，我们有可能看到在平板的某些地方会形成圆形的透明斑，而且空斑的大小会随着培养时间的延长而逐渐增加。这种现象在法语中被称为空白点（taches vierges），而在英语中被叫作噬斑（plaque）（见第17页）。这一发现为测定样品中感染粒子的浓度提供了一种简易的方法；也为确证感染性物质所具有的一种特质提供了佐证，即其可以从首个被感染的细胞以放射状方式扩散到邻近的细菌。在评审报告的最后，伯格斯特兰也指出了英国人特沃特曾在两年前发表了一个类似的现象。这和赫德伦在1924年的评估报告内容如出一辙。特沃特在制备天花病毒活疫苗时，过滤了被污染的葡萄球菌培养物，并将超滤成分接种到这些细菌的另一份培养物中。他宣称观察到一种所谓的"玻璃态转化"现象。他对这一现象提出了一些可能的解释。其中之一就是，他认为超滤液中存在一种超微观的病毒。当然，他还有其他的解释，认为可能存在一种极小的细菌或者一种微小的变形虫，甚至是一种可诱导自我复制的酶。特沃特没能对他的观察进行后续研究，一方面是因为缺乏相应的研究手段，另一方面则是因为他被征召参加第一次世界大战。伯格斯特兰比较了特沃特和德赫雷尔发表的数据，最终得出以下结论：既然特沃特无法跟进他的研究并证实他最初的观察结果，那么这一发现的确证可以完全归功于德赫雷尔。伯格斯特兰在其丰富的评估报告的剩余部分呈现了德赫雷尔所描述的关于噬菌体的数据，并下定论：德赫雷尔是获奖的有力候选人。但是，这并不符合亨申的意愿。

亨申针对伯格斯特兰的结论逐页逐段地进行反驳，足足写了4页纸。他从早期的诺贝尔奖获得者，来自布鲁塞尔巴斯德研究所的免疫学家朱尔斯·博尔代（Jules Bordet）（见第18页）那里获得了大力支持。博尔代因"在免疫方面的发现"曾获得1919年度的诺贝尔生理学或医学奖。从另一方面也可以看出，这是"发现"一词被第一次用来阐明获奖原因。从那以后，除了一次例外，这个从诺贝尔遗嘱中摘取的关键词一直沿用至今。"发现"一词最初是由生理学家约翰·约翰松（Johan Johansson）提出的。他在28岁时曾与阿尔弗雷德·诺贝尔（Alfred Nobel）一起在巴黎工作[1]。约翰松后来成为卡罗林斯卡研究所的教授。他在

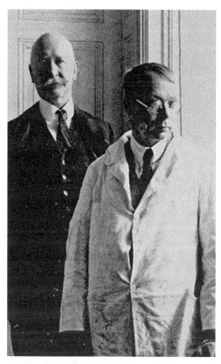

戈兰·利耶斯特兰德（Göran Liljestrand）（1886—1968）（右），1918—1960 年间担任诺贝尔委员会秘书。约翰·约翰松（1862—1938），1918—1926 年间担任诺贝尔委员会主席

担任诺贝尔委员会主席的第一年就引入这个词用来指明评奖的原则。博尔代从免疫反应的视角解释了德赫雷尔所观察到的现象。随后，他成了针对德赫雷尔的一个尖锐的批评者，并对德赫雷尔的数据进行了重新解读。也正是博尔代，首先欣喜地注意到特沃特曾在两年前观察到德赫雷尔所描述的类似现象。为此，他提出了一个术语，即特沃特-德赫雷尔现象。博尔代根本就不相信会存在哪种感染性实体，能够形成比细菌还小的生命形式。相反地，他认为暴露在德赫雷尔"制剂"下的细菌之所以被裂解，是由于细胞中释放出的特定内源性物质所致。这一假设与他所认为的免疫反应相当一致。类似的猜测在10年后再次出现，并导致了诺贝尔化学奖得主之间一场激烈的辩论。温德尔·斯坦利（Wendell Stanley）因为在20世纪30年代结晶了烟草花叶病毒（TMV）而在1946年分享了诺贝尔化学奖。同期的诺

贝尔化学奖得主约翰·诺思罗普（John Northrop）就在病毒感染导致的细胞裂解进程上和斯坦利持不同的观点。诺思罗普认为被烟草花叶病毒感染的植物细胞之所以被裂解是由于激活了宿主细胞的酶系统[1]。

根据对文献数据的解读，亨申提出了以下争议：存在病毒颗粒的假设并不成立；德赫雷尔呈现的离心数据不能被接受；噬斑的形成是由于细菌对自溶裂解的敏感性不同造成的；至于噬菌体，无论其到底代表何种物质，注射到动物体内时无非表现得和细菌一样，等等。当然，其中的大部分都引用了博尔代的评论。虽然亨申几乎认同了德赫雷尔所展示的其他数据，但他仍然提出了一个问题，那就是特沃特是否应该与德赫雷尔共同分享诺贝尔奖。这是一个更为微妙的问题，我们将在后文阐述。总之，只要博尔代和德赫雷尔之间的争论还在继续，同时特沃特的角色问题不能妥善解决，亨申就绝不会支持给德赫雷尔颁奖。

伯格斯特兰也没有丝毫妥协。他又写了足足9页的回应，用来驳斥亨申那4页纸的批评意见。字里行间甚至带上了情绪——"……真是令人难以置信，有人竟然觉得我会在诺贝尔奖的评审中……忽视'发现'这一关键原则。"当然，他也再次争辩道：能够鉴定出一种可在细菌细胞中复制的全新形式的感染性物质，这本身就是一项卓越的发现。当初，伯格斯特兰和亨申在关于劳斯肉瘤病毒（Rous sarcoma virus）的发现上就存在巨大的争执。我在上一本书中曾经详细地讨论过这一点[IV]。因此，当伯格斯特兰将这两次事件相提并论也就毫不奇怪了。伯格斯特兰论证的另一个关键部分就是他不支持特沃特共享奖项。伯格斯特兰甚至引用了一大段法语引文来驳斥博尔代的批评。我们在后文也将提到获奖优先权的问题。

当时还有另外两篇简短的评论：一篇出自化学和药学教授约翰·舍奎斯特（John Sjöqvist）之手，另一篇则来自隆德大学病理学和细菌学副教授约翰·福斯曼（John Forssman）。委员会主动向所里教师学院以外的同行征求意见。这本身就是一件不同寻常的事情，也再次突显了这次带有指控性质的辩论。舍奎斯特的结论是，德赫雷尔发现的原创性和正确性值得被授予诺贝尔奖。此外，他还提出了以下几个观点：他们所观察到的裂解现象应该不是由于某种特定的酶释放；如果从噬菌体的生命周期来考虑，这时尚不能确认噬菌体是"活的";最后,他认为也不能区别对待德赫雷尔和特沃特所观察到的现象。福斯曼则通过电报回复了委员会主席约翰松提出的两个问题,即是否有人证实了特沃特所观察到的现象? 以及特沃特和德赫雷尔所描述的现象是否一回事? 他简单回答道:他认为特沃特和德赫雷尔观测到的是同样的现象。而且他从一位同事那里听说,安德烈·格拉蒂亚(André Gratia)曾经证实了特沃特的发现。格拉蒂亚最初是博尔代的学生,后来作为访问学者加入洛克菲勒基金会西蒙·弗莱克斯纳(Simon Flexner)的实验室。无论如何,这些可能还不是全部的事实。我们稍后将讨论该发现的优先权问题。

一个由约翰松、赫德伦和舍奎斯特3人组成的诺贝尔委员会于10月23日举行了碰头会,并得出最终结论。在同时参考了额外4份评审报告和评论意见后,委员会决定:"经过全面评估的所有工作,没有一件适宜在今年获奖。"这意味着本来按照规定所保留下来的1925年的奖项资金将作为特别基金分配给教师学院另作他用,而1926年的奖项资金则留给下一年度。教师学院后来决定遵循这一建议。正如我们将看到的那样,这当然不是委员会对德赫雷尔的发现所做的最终评论。然而,这却是德赫雷尔作为诺贝尔奖候选人最为关键的时刻。我们甚至可以想到,如果一个候选人曾经那么接近获奖但却被拒绝了,他在日后也很难再全力以赴去争取了。当然,这也不是绝对的。正如我在前几本书中所介绍的[Ⅱ,Ⅲ],文森特·迪维尼奥(Vincent du Vigneaud)和约翰·埃克尔斯(John Eccles)以及他们的分享者,是如何在1954年和1961年分别被教师学院拒之门外后又拿回诺贝尔奖。在我们回过头来讨论德赫雷尔的候选资格前,我们似乎也应该强调一下20世纪20年代评选诺贝尔生理学或医学奖的特殊氛围。在这之后,我们将继续回到德赫雷尔曲折而又独特的人生故事中。

资金是用来支持诺贝尔奖还是用来建设科学机构

如前所述[Ⅰ],诺贝尔奖奖金的实际价值在100多年的时间里发生了巨大的变化。它在第一次世界大战之后急速下降,并在1920年跌到谷底,其价值大约只有最初宣称的1/3。甚至在这之后又经历了几次重大的通货膨胀，直到1991年，奖金的金额才恢复到1901年最初宣称的原始面值。这中间有太多的因素可以影响奖金的实际价值。直到1946年，诺贝尔基金会才成为免税机构。而直到1953年，对基金会投资的限制性才得以彻底放开。在早期阶段，负责颁发自然科学奖项的机构就已经在考虑借助诺贝尔基金会管理的资金去建立新机构的可能性。兴建这样的建筑并在其中安置瑞典一线科学家的根本原因，就是为了能够提高评估数据的内部能力，用以确证诺贝尔奖工作的重要性。当然也有一些不太现实的考量，即利用这些实验室来确保诺贝尔奖认定的发现是真实有效的。

斯万特·阿雷纽斯（Svante Arrhenius）是瑞典第一位诺贝尔奖获得者，他于1903年因为提出"   电离学说"而获得化学奖。1905年，他被任命为由瑞典皇家科学院管理的诺贝尔物理化学研究所所长。1909年，他得以搬进一座新建成的大楼，这正是归功于诺贝尔基金会提供了部分建设费用。几年之后，整个学院的业务都搬到了被称为"Lilla Frescati"地区附近的新楼。曼内·西格巴恩（Manne Siegbahn）是瑞典另一位诺贝尔奖获得者。他于1925年获颁1924年度物理学奖，用来表彰他"在X射线光谱学领域的发现和研究"。大约10年后，也就是1936年，他也搬到了瑞典皇家科学院附近的实验室。这个建筑被命名为瑞典皇家科学院实验物理学研究所，其部分建设经费也来自诺贝尔基金会，还有一部分来自克努特和爱丽丝-沃伦伯格基金会（Knut and Alice Wallenberg Foundation）。卡罗林斯卡研究所不得不等到第二次世界大战结束，才于1947年为一个诺贝尔医学研究所举行落成典礼。这个研究所是为托比约恩·卡斯佩松（Torbjörn Caspersson）以及后来的两位诺贝尔奖获得者胡戈·特奥雷尔（Hugo Theorell）（1955年获奖）和拉格纳·格拉尼特（Ragnar Granit）（1967年获奖）设立的。关于他们的事迹在我之前的两本诺贝尔奖书中有详细的介绍[III, IV]。然而，诺贝尔基金会只能为这些建筑提供一小部分建设资金。大部分资金还是来自沃伦伯格基金会和洛克菲勒基金会。尽管如此，这些研究所的名称都带上了"诺贝尔"这个前缀。

早在第一次世界大战结束的时候，尤其是在20世纪20年代的10年间，人们就计划在卡罗林斯卡研究所建立一个诺贝尔研究所。最初的计划是为诺贝尔基金会建造一座宏伟的建筑，同时也可以作为年度颁奖典礼的举办地。但在那个时候[2]，该计划没能实施。前文提到的约翰松一直试图推动在卡罗林斯卡研究所建立诺贝尔实验室的计划。他不仅是阿雷纽斯（Arrhenius）的好朋友，还是其妹夫。阿雷纽斯首先尝试重新分配基金会为上述宏伟建筑所设立的建设基金，但这一举措也没能实现。之后，他计划动用所谓的特别基金。该笔基金是在战争期间省出来的，因为在1915—1918年间，没有颁发任何生理学或医学奖。约翰松还想不颁发奖金，从而为建设基金积攒更多的钱。在他担任主席的1918—1926年间，出现了两次这种情况。一次是在1921年，另一次就在1925年。1925年的奖金被截留下来，就是因为委员会最终未能就德赫雷尔是否应该获奖达成一致。然而，他的候选资格在一定程度上可能受到了约翰松省钱心理的影响，甚至1926年的奖金也差点被截留下来。但是如前所述[IV]，在伯格斯特兰和亨申之间结束另一场激烈争辩之后，这笔钱最终作为奖励授予了菲比格。福尔克·亨申的父亲叫所罗门·亨申（Salomon Henschen），是一位经历丰富的医学教授，最初在乌普萨拉大学（Uppsala University）工作，后来就职于卡罗林斯卡研究所。他对约翰松为节省开支而实施的行为进行了非常严厉的批评。他在日报上写了一些具有煽动性的文章。令人惊讶的是，他竟然还在其中批评了委员会对他作为诺贝尔奖候选人的资格所做的评价。理所当然，他本不应该知道这些秘密程序。但考虑到他儿子是委员会的成员之一，他可能得到一些非官方意见也就不足为奇了。

好了，现在是时候介绍费利克斯·德赫雷尔了。

一名无休的世界旅行者和自学成才的科学家

德赫雷尔拥有一段精彩的人生旅程。同时，他的职业发展很有独特性，几乎没有遵循学术生涯的传统规则。威廉·萨默斯（William Summers）在《费利克斯·德赫雷尔和分子生物学的起源》（*Felix d'Herelle and the Origins of Molecular Biology*[3]）一书中，对德赫雷尔进行了精彩而生动的介绍。这本书详尽回顾了德赫雷尔充满变故的一生中每一个特定阶段。我们在这里只介绍其中的精华部分。萨默斯强调了德赫雷尔一生中的某些独特特质。首先，他竟然曾是科学研究的门外汉。他从未接受过正式的培训，也从未有过导师指导。因此，德赫雷尔从未享有过正规研究机构提供的特权，也从未参与过任何一所学校的创建，更别说参与研究生培训和与同事们的互动了。他的科学哲学始终在整体主义和还原主义之间摇摆。总而言之，他就是那么一个特殊的、特立独行的科学家，独一无二的。正如我们将在本书的后文所看到的那样，噬菌体的发现为生物系统中发展出分子生物学这一门新的学科奠定了第一块基石。显而易见，这样的一种学科发展尚不可能在德赫雷尔的那个认知时代被实现。但在德赫雷尔手中已经初具萌芽，他倡导通过选择性富集特定的噬菌体来治疗某些细菌感染，从而挖掘该发现的潜在应用价值。

1873年，费利克斯·德赫雷尔出生在蒙特利尔。他的父亲是一个法裔加拿大人，自由思想家。他的母亲是荷兰天主教徒，比他父亲小30岁。德赫雷尔5岁的时候，他的弟弟丹尼尔出生了，但是一年后，他们的父亲就去世了。母亲随后带着全家回到了欧洲，并在巴黎定居。这看起来，德赫雷尔在成长过程中的家境还算殷实，而且他也接受了扎实的学校教育。他对细菌学的兴趣据说可以追溯到一个对可能感染狂犬病病毒的人进行特殊治疗的故事。这个故事是他在16岁的时候，在中欧骑自行车度假时听到的。但从他完成中学学业，到第一次正式涉足科学领域，大约还要经过9年的时间。在这期间的第一年，他靠着母亲提供的钱开始旅行。虽然他选择的目标是南美洲的国家，但他的第一次停留是在加那利群岛的特内里费。之后，他走访了南美洲的阿根廷（布宜诺斯艾利斯）、巴拉圭和巴西，然后经佛得角群岛回到巴黎。在这次旅行中，他学会了西班牙语。往后余生，德赫雷尔都是一个热衷旅行的人。当准备带他穿越大西洋的皇家邮轮离开里约热内卢港口的时候，黄热病疫情暴发了。大约有20名乘客和船员因此丧命。德赫雷尔却没有慌乱，平静地接受了这一现实，他的乐观主义精神总令他自己觉得无往不胜。回到巴黎后，他很快变得烦躁起来，决定再次出发。这次的目的地是英国，他发现英国是一个"灰色单调"的国家。因而，他继续旅行到了波恩，并在那里参加了一些大学的讲座。20岁时，他开始了更多的冒险，这次是在土耳其。旅途中，他认识了法国驻伊斯坦布尔领事的小女儿玛丽·凯尔（Marie Caire）。几个月后，他们结婚了。当时，她只有15岁。

他们之后在土耳其和希腊继续过着轻松惬意的生活，每到冬天，就回到加拿大的蒙特利尔。玛丽于1894年3月生下女儿路易丝·玛塞勒（Louise Marcelle）。德赫雷尔开始带着他的小家到处旅游，尤其经常去往希腊。3年后，德赫雷尔觉得应该要更认真地对待生活了。那么，他应该选择哪种可以自学成才的职业作为以后的事业呢？他决定选择细菌学，但他也很快注意到，加拿大几乎没有可供选择的导师。他不得不自学，因此在家里建了一个小型实验室，并订阅了该领域的核心期刊。这时，他父亲的一个朋友——加拿大国内税务局部长找到了他，并抛给他几个科学问题。例如：该如何处理国内生产过剩的枫树糖浆？是否有可能将其蒸馏成威士忌并出售给美国？能否从其他可发酵的水果中收集酵母菌，并测试其用途？经过大约6个月的实验，德赫雷尔找到了合适的蒸馏条件，而且得到了不错的产品。可此时，美国自己的枫树糖浆市场也已经恢复，这个项目自然就不了了之了。于是，德赫雷尔决定改变关注的重点。

这回，德赫雷尔和他的弟弟丹尼尔打算一起尝试巧克力业务。1898年，他和玛丽的第二个孩子胡贝特（Huberte）出生了。借助母亲在资源方面的帮衬，兄弟俩买下一块土地，计划建造巧克力工厂。可后来，德赫雷尔对这项业务失去了兴趣，或者说心灰意冷。最终，他把工厂的股份全都卖给了他的弟弟。那么，现在做什么呢？在新世纪的头一年，德赫雷尔签约参加了一个地质考察队，成为一名随队医生。他们打算去拉布拉多（Labrador），到穆瓦西河（Moisie River）的支流中寻找金

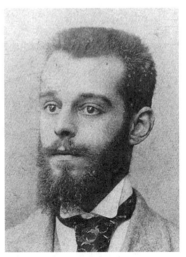

年轻时的费利克斯·德赫雷尔（引自参考文献［3］）

矿。这里需要解释的是,德赫雷尔是如何获得医生身份的? 他压根就没有这方面的资质,但幸运的是,也没有人认真质询他的"专业"能力。后来,他们家的财政状况出现了危机。这源于巧克力厂生意的失败,导致家里损失了很大一部分财富。那么,他们可以在哪里重新开始呢? 南美洲能够提供机会吗? 他们考虑了涉及微生物学领域的各种可能的工作机会。令德赫雷尔惊讶的是,危地马拉政府为他在这个方面提供了一个职位。于是,他们家的新地址也就变成了危地马拉城。

德赫雷尔和法国化学家勒内·介朗(René Guérin)代表了"共和国的全部科学人员"。他的主要职责是对来自危地马拉城总医院的样本进行常规的细菌学分析。这似乎不是什么沉重的负担。德赫雷尔还为学生们做了一些讲座,但他没有正式的教职。随后,他的职业内容再次改变方向。他应农业部长的要求,开始研究是否可以通过发酵香蕉来生产酒精饮料。为了完成这项任务,他们全家搬到圣托马斯(Santo Tomás),一个位于大西洋海岸的宜人小镇。实际上,项目进展非常顺利,他们还在1904年美国路易斯安那采购博览会上获得金奖。但是,有一件事对于德赫雷尔的职业发展显得更为重要。他因为被认定具有一定的医学知识,从而被征召去处理像慢性疟疾感染、肠道疾病等一系列的传染病。当邻国——英属洪都拉斯出现黄热病的时候,他还被指派为疾控专家。这种传染病最后还是传到了圣托马斯,并造成了一场疫情。德赫雷尔负责对这次流行病进行监测。很大一部分被感染的人都死了。他自己也在这一时期感染了疟疾,这不仅在当时给他造成了额外的负担,而且还困扰了他很多年。

1906年,德赫雷尔作为一个自封的微生物学家受到了另一个挑战。人们猜测一种感染性病原正在咖啡作物中肆虐,这将威胁到这个对整个国家来说相当重要的产业。德赫雷尔的结论是,人们所提到的咖啡枯萎病是由一种寄生真菌引起的。他为了确认这是何种病原性真菌,咨询了世界各地的许多实验室,可惜没得到答案。于是,他描述了这种真菌,觉得它似乎是一种全新的物种,并用拉丁文给它命名为 *Phthora*(毁灭) *vastatrix*(毁灭者)。他还观察到,当植物生长在碱性相对较大的土壤中时,这种真菌的复制被抑制了。虽然德赫雷尔没能成功地找到有效的治疗措施,但这些研究为他今后进入微生物学领域做好了准备。除此之外，他还观察到，在许多感染了真菌的植物中还出现了第二种病症，即所谓的黑粒病（grains noires）（黑色的种子或斑点）。德赫雷尔从生态学的角度推测，这两种感染可能会交互恶化对方的病征。很有可能，正是这个概念的建立促成了他去开展后面的研究工作，即分析另一种单独的感染性病原——他所发现的噬菌体，是否以及如何对人类的细菌性肠道感染产生影响。德赫雷尔认为危地马拉的经历是他职业生涯的第一块垫脚石。1907 年 12 月，德赫雷尔一家搬到了墨西哥城。他受尤卡坦州（Yucatán）农业部部长指派，去传授发酵技术方面的经验。

一家人很快就定居下来，到了 2 月份，德赫雷尔提交了他的第一个专利申请。该专利是关于植物残渣发酵的，这种残渣是一种来自墨西哥剑麻植物纤维被压榨之后的残留物。不久之后，他们又搬家了。这次搬到了一间住房和实验室的综合用房，位于尤卡坦半岛上的一个大种植园里。从他的经历可以明显看出，作为一个自学成才的科学家，他如今已经有了相当大的进步。这在他连续 6 个月向尤卡坦州农业部部长提交的双周报告中也可以看出来。这次项目的目的是为酒精的工业化生产建立体系条件。简言之，我们可以注意到，这样的一个生产基地已经在梅里达（Mérida）建立起来了。他还被邀请担任酿酒厂厂长，但是他拒绝了。现在是德赫雷尔和他的家人搬回巴黎的时候了。在建立酒精工业生产的最后阶段，德赫雷尔与他的朋友哈拉尔德·赛得林（Harald Seidelin）博士开展了合作。他们一起研究蛇血中的寄生虫，并能够描述出一种大蟒蛇体内不寻常的丝虫。该丝虫属于线虫动物门。他们还一起参与管控了梅里达的一次黄热病疫情。回到巴黎后，德赫雷尔开始在巴斯德研究所担任无偿助理。在履行这些新的职责中，他得到了时任研究所所长——埃米尔·鲁（Emile Roux）的大力支持。在早些时候，鲁还曾是德赫雷尔的偶像路易斯·巴斯德（Louis Pasteur）的合作者之一。德赫雷尔即将开启他职业生涯的新篇章。但作为一位拥有无限好奇心且不安分的科学家来说，他还有一件事要处理。这次是关于发生在阿根廷和阿尔及利亚的动物传染病（epizootics）。1909 年 11 月，他们全家最后一次回到尤卡坦。在这次访问中，德赫雷尔注

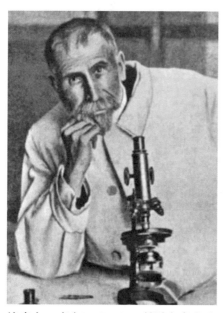

埃米尔·鲁（1853—1933）（引自参考文献［25］）

意到当地成片的蝗虫以及它们对即将收割的田地所造成的严重影响。是否有可能通过选取适当的微生物来控制这些蝗虫呢？事实上，他已经思考这个可能性挺长一段时间了。

德赫雷尔在1910年8月的一篇文章中总结了他用微生物攻击蝗虫的想法。他描述了如何找到那些可以杀死蝗虫的微生物，但该领域的权威人士仍持怀疑态度。然而，一年后德赫雷尔在他发表的第2篇文章中补充了额外的数据，使其更加具有说服力。鲁将德赫雷尔的研究结果提交给了法国科学院。大众媒体甚至报道了这一新的发现。阿根廷驻法公使随后也关注了这次事件，并在1911年10月邀请德赫雷尔一家前往布宜诺斯艾利斯。蝗虫对农作物的破坏是阿根廷面临的一个主要问题。通过走访全国，德赫雷尔从收集的蝗虫身上分离出细菌，并尝试在昆虫上反复接种传代，从而提高这些细菌的毒性。他对所得到的研究结果的解释，证明了这些微生物杀死蝗虫的能力可以得到增强。更大规模的研究开始于1912年初，并足足持续了两年。这很清楚地表明，利用微生物来对付昆虫中寄生虫的想法一直萦绕在德赫雷尔的脑海中。

1912年5月中旬，德赫雷尔一家返回巴黎。他又在巴斯德研究所找到了工作。而后，为了证明他所尝试的借助微生物的攻击来控制蝗虫的方法是有效的，他又去阿根廷有过短暂停留。从这次研究的结果可以看出，这些实地试验不只有着科学意义，同时也具有政治意味。当地指派了一个"科学"特派小组来确认数据的真实性和有效性，可当时的情况并没有因为这个小组的介入而变得简单。德赫雷尔自己解释说他的干预措施是成功的，他为此还发表了一些文章。但是政治当局则更加苛刻，认为这些数据无法

被证实。所以,德赫雷尔离开
了这个国家,并于1913年春
回到巴黎。无论如何,他都没
有在自己的成就前裹足不前。
他再次被征召在新成立的阿
尔及尔巴斯德研究所验证他
的细菌抗蝗虫概念。类似的
举措也在士麦那(Smyrna)所
开展,这是由土耳其政府发起
的。同时,在科西嘉岛(Corsica)
也有同样的尝试。最后,关于
研究细菌球杆菌(bacterium
coccobacillus)及其控虫潜力
的工作于1915年在突尼斯进
行。这次的目标是一种不同
种类的蝗虫。德赫雷尔与阿

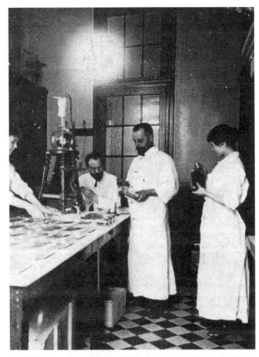

德赫雷尔在巴斯德所的实验室(引自参考文献[3])

尔及尔巴斯德研究所合作,并确信已经取得了进展。当第一次世界大战爆
发的时候,他正在科西嘉岛,并从那里返回了巴黎。在这里,我们将不再进
一步展开细节,但可以得出这样的结论:从德赫雷尔所参与的不同地方的
实地试验结果来看,尚有许多未能解决的问题。不管怎样,他对微生物有可
能被用来控虫的这一概念深信不疑。其他研究团队在寻找替代方案的时候,
还鉴定出了一种可以形成孢子的微生物——苏云金芽孢杆菌(*Bacillus
thuringiensis*)。这种生物体在控虫中的应用甚至一直沿用至今。

德赫雷尔作为一名自学成才的科学家,在自我历练中不仅懂得了如何
提出设想,以及了解了如何将这些想法付诸试验。他还熟悉并掌握了实地
和实验室中的实验技能,训练自己寻求关键信息的能力,也学会了如何以科
学论文的形式展示自己的实验进展。到1917年,他已经在同行评议的杂志
上发表了20多篇文章。德赫雷尔,这位自学成才的科学家,已经为重大发
现做足了准备。现在正是时候,他也即将40岁了。

噬菌体的发现以及对发现优先权的质疑

当第一次世界大战于1914年7月28日开始时，巴黎巴斯德研究所的传染病医院迅速转变了研究重点。与战争相关的疾病越来越多，尤其是肠道传染病，如严重的痢疾。这也影响到德赫雷尔的研究方向。如前文所述，他曾经研究过昆虫的肠道感染，现在在啮齿类动物中开展类似的感染性研究。在巴斯德研究所所长鲁（Roux）的支持下，德赫雷尔开始投身于细菌疫苗的开发。他们尝试了许多种灭活和分解细菌产物的方法。由于需要确保没有

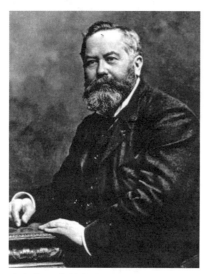

查尔斯·张伯伦（1851—1908）（引自参考文献［25］）

传染性的活细菌残留在最后的产品中，因此他们采用了张伯伦过滤器来进行过滤。这种多孔的陶制过滤器是查尔斯·张伯伦（Charles Chamberland）在研究所发明的。张伯伦是路易斯·巴斯德的合作者之一。在20世纪初，这项发明在区分像细菌那样大小的感染性实体和小得多的病毒方面具有非常重要的作用。我们也将在后文看到具有分级孔径的更为先进的过滤器的研发。在很长一段时间内，人们使用的术语是超滤病毒，这其实是一种无意义重复的说法。

鉴于他在疫苗工作方面的经验，德赫雷尔受命对法国军队的步兵以及一些患有严重出血性痢疾的平民进行检查。军队的患者被安置在巴黎郊区的迈松-拉菲特（Maisons-Latte），距离法德前线不远。正是通过这些患者的样本，德赫雷尔找到了一些突破性的发现。他设法在琼脂平板上有效地繁殖了来自患病士兵的细菌，他还注意到平板上生长的细菌有时会出现裂解现象。由于无法给出解释，他决定用张伯伦过滤器对痢疾患者的新鲜粪便进行过滤，并将滤液以不同的稀释度铺在琼脂平板的细菌层上。高

浓度的滤液会导致细菌的普遍裂解，但在较低的浓度下，空斑出现了。如前所述，它们被称为 *taches*（斑点）或者 *taches parfaitment circulaires*（完美的圆形斑点）。这种现象的英文术语是 plaque（噬斑）。他的发现让他得出了两个结论：一个后来被证明是有效的，另一个则值得怀疑。那个正确的结论是，即使是微小而相对简单的细菌细胞，也能成为可自我复制的更小寄生体的宿主。

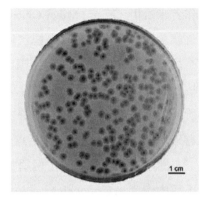

琼脂平板的细菌层上形成噬斑

这些如此小的感染性病原体被称为"不可见病毒"，已经被发现与动物和人类的疾病有关。德赫雷尔认为，这些没有任何细胞核或其他膜室的更小更简单的细菌细胞也能有相应的分子机制帮助寄生生物体独立复制。这在当时一定是一个具有挑战性的猜测。他还提出了另一个脑洞大开的想法，即这种细菌的寄生物可以在肠道细菌等感染患者的恢复过程中发挥作用。如果噬菌体可被视为天然防御机制的一部分，它们应该被考虑用于实际用途。

德赫雷尔令人惊叹的新数据于 1917 年 9 月 3 日由鲁提交给法国科学院，并在一周后发表了一篇 3 页纸的文章[4]。一年多之后，第 2 篇论文也发表了，其中重点突出了如何应用噬菌体检测法来量化传染性颗粒的存在。后来发表的关于噬菌体的工作则涉及它们治疗不同细菌性疾病的潜在用途。这也被认为是利用噬菌体感染对细菌的破坏作用来生产疫苗。然而，这并不是德赫雷尔的初衷，而是由巴斯德研究所的一位日本访问科学家边岛玉子（Tamezo Kabeshima）提出的。可是，这种细菌材料的裂解液并不适合用于疫苗生产。更重要的是，受其结论的影响，边岛反而对德赫雷尔所发现的病原体的生物性质提出质疑。由于这些病原体对某些化学和物理的处理方式存在耐受，因此，边岛认为它是一种酶，而不是一种可自我复制的寄生物。其他实验室也有类似的猜测，特别是布鲁塞尔的巴斯德研究所。这个实验室的权威正是我们已经介绍过的诺贝尔奖得主博尔代。他派他的合作者米哈伊·丘卡（Mihai Ciuca）去德赫雷尔那里收集样品，以便可以在布鲁塞尔进行重复实验。在博尔代认知生物系统的概念世界中，总要涉及一个热稳定因子和一个热不稳定因子，例如在他对免疫学的研究中，就分别是抗体和补体。对于德赫雷尔的发现，他重新诠释了其调控方式，得以符合他所推测的模型。他推断出细菌的裂解是由于激活了其中的某些酶。因此，它是一种内源性的现象，这一点也已由边岛提出。

博尔代和丘卡发表了两篇关于他们研究结果的论文。那时，德赫雷尔正在中南半岛（Indochina）对牛群的严重出血性疾病进行实地研究。回国后，他遇到了一些专业领域的挑战。其中之一就是来自博尔代的质疑，实质上相当于剥夺了他最重要的结论。另一个挑战则是巴斯德研究所工作条件的改变。巴斯德研究所的领导层转变了态度。德赫雷尔的支持者鲁被阿尔伯特·卡梅特（Albert Calmette）接任，他的名字因防护结核病所接种的卡介苗（Bacillus Calmette-Guérin, BCG）而名垂青史。德赫雷尔并不善于对外交流，他还因为曾主动批评卡梅特和他的疫苗，自然导致双方关系出现了一定程度的敌意。尽管他仍然能从巴斯德研究所领到薪水，但和鲁担任所长时一样，他在那里基本上没有工作空间，只有爱德华·波泽尔斯基（Edouard Pozerski）实验室的一个角落留给了他。格鲁吉亚籍细菌学家乔治·埃利亚瓦（George Eliava）也在同一区域工作。他们建立了深厚的友谊，部分原因是他们对应用噬菌体治疗各种局部或全身感染有共同热情。正如我们将看到的那样，德赫雷尔在这个有限的工作环境中所建立的联系，对他后来的生活具

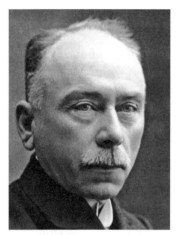

朱尔斯·博尔代（引自《诺贝尔奖》1919年年鉴）

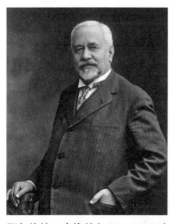

阿尔伯特·卡梅特（1863—1933）

有重要意义。

德赫雷尔当时的生活很忙碌,上午在巴黎郊区的维勒尤夫(Villejuif)癌症实验室,他临时参与了由古斯塔夫·鲁西(Gustave Roussy)领导的探寻这种疾病与感染病原之间可能关联的研究。然而,更为重要的是,他开始在一本专著中总结他在噬菌体研究上的发现。他还针对来自博尔代实验室的质疑设计了实验计划。现在看来,人们认为区分一个感染细胞的病毒颗粒和一个被激活的内源性酶应该是一件很简单的事情。但在当时,人们还无法在概念上把握这两种操作的结构体具有显著的大小差异。透析膜是可用的,它们可以很容易地透过小分子酶,但不允许病毒颗粒通过,因此可以分相鉴定。但博尔代不只是重新解读了德赫雷尔的发现,他还准备了更多的东西[5]。

1921年3月,在比利时生物学会的一次会议上,有几个人重新诠释了德赫雷尔关于噬菌体的发现。除博尔代和丘卡之外,安德烈·格拉蒂亚(André Gratia)也作了批评性的发言,他曾是博尔代的学生,当时在洛克菲勒研究所西蒙·弗莱克斯纳(Simon Flexner)的实验室工作。真正让德赫雷尔的日子不好过的事情是,博尔代和他的合作者们发现了一篇之前被忽视的论文,由特沃特发表于1915年的《柳叶刀》杂志上[6]。正如我们在本章开头提到的,他描述了他在另一种细菌体系中所发现的超滤物。实际上,他们找到的只是特沃特在1920年所发表的一篇短文,他在其中指出他比德赫雷尔发现噬菌体要早两年。在发现这个现象的时候,特沃特是一位受过医学训练的细菌学家,正在伦敦的布朗动物卫生院工作。他对研究已知病原的超滤物有着浓厚的兴趣。例如,他在试管中测试了来自天花和犬瘟热病例的超滤物以及它们在不同条件下的生长能力。在一次尝试在琼脂试管中培养胎牛疫苗材料时,他发现了一个意想不到的现象。污染样品材料的微球菌(葡萄球菌)可以在对照管中的琼脂上生长,但可以被同样体系中的超滤物所抑制,取而代之的是形成"玻璃样"的区域。特沃特在得出结论时非常谨慎,除了噬菌体这种可能之外,他还提到其他几种可能:超滤物中可能含有微小的细菌或细小的变形虫,甚至一种具有复制能力的酶。不过,可以得出一个一般性的结论,它可能是"微球细菌的一种急性感染性病症"。

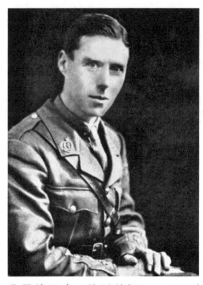

弗雷德里克·特沃特（1877—1950）
（引自参考文献［25］）

他在论文的结尾写道：“遗憾的是，由于经费方面的原因，我无法将这些研究进行到底，但我已经为其他更幸运的人指出了研究路线。”这篇文章发表于1915年12月。次年1月，特沃特被征召入伍，参与了萨洛尼卡（Salonika）的战争行动，在英国军队中担任细菌学家。

德赫雷尔心里应该也没有疑问，他和特沃特很可能发现了同样的现象。不管怎样，他都不喜欢自己发现细菌噬菌体的优先权受到质疑。因此，他很不明智地试图争辩说这两种现象是不同的。如果他能接受这两种现象可能是相似的，然后再强调是他解读了观察到的现象，明确了存在可感染细菌的超滤病毒，而且还鉴定了其特性，那最终的结果可能会好得多。随后，这两位争斗者在1922年由英国医学协会安排的一次会议上碰了面。但德赫雷尔从未放弃过他的论点，即噬菌体是他的独家发现。虽然他给它们起的名字——噬菌体，一直流传了下来，但科学界通常将这一发现称为特沃特–德赫雷尔现象。在这里稍加补充，特沃特认同德赫雷尔对于博尔代和丘卡的酶假说的批判。他曾使用过诸如此类的措辞：“超微观病毒属于一种或多种生命形式，这些生命形式在进化的尺度上介于简单的酶和细菌之间。”正如我们所看到的，这些关于优先权的讨论显然也影响到了对德赫雷尔的诺贝尔奖的审议。

直到1932年，用来确证特沃特发现的实验才得以重复，分别由布鲁塞尔大学医学院的欧内斯特·雷诺（Ernest Renaux）和莱顿大学的保罗·弗卢（Paul Flu）完成。前者与博尔代和格拉蒂亚都有来往，后者则即将成为德赫雷尔访问莱顿的东道主。实验结果得以使他们能够指出：“综上所述，在使用噬菌体BLS处理葡萄球菌4a时，我们发现了和特沃特所看到的同样的现象，即在葡萄球菌的菌落中出现了一种玻璃状物质，它由可被吉姆萨

（Giemsa）染色法染成红色的细小颗粒构成。这种物质具有无菌、可增殖和可传播的特性。"如果人们真的想寻根问底，了解发现这些可破坏细菌的可复制的病原体的根源，实际上可以一直追溯到1896年。一位在印度工作的英国细菌学家欧内斯特·汉金（Ernest Hankin）曾在巴斯德研究所的一份杂志上用法语写道：印度恒河和亚穆纳河的河水中含有一种超滤粒子，其可以裂解可能造成霍乱疾病的细菌培养物。然而，这个猜测的信息并没有影响到当时的想法和未来理论的发展。

噬菌体的拓展研究

噬菌体引发了一些真正科学家的兴趣。其中一位是具有传奇色彩的澳大利亚病毒学家麦克法兰·伯内特（Macfarlane Burnet），他曾在我以前的一本书中被详细地介绍过[II]。他在1960年分享了诺贝尔奖，不是因为他对动物病毒的开创性研究，而是在免疫学方面。他与彼得·梅达沃（Peter Medawar）因为"发现获得性免疫耐受"而分享该奖项。伯内特的早期职业生涯包括20世纪20年代末在英国的博士工作。他研究了不同的噬菌体株系，并通过免疫学技术进行了比较。大约有50种不同的噬菌体被分成了12组。我们将看到，其中一些偶数列的噬菌体，如可感染大肠杆菌B株的T2、T4等，在今后研究噬菌体基因及其功能中发挥了重要作用。伯内特还在以下方面作出了重要贡献，即理解了噬菌体的持久性存在，被称为溶原性（lysogeny）。正如后来记录的那样，这种状态取决于噬菌体的遗传物质能够在细菌中以休眠形式存在。这样的细菌具有抵抗同种噬菌体感染的能力，因此在尝试使用噬菌体来治疗特定的细菌感染时发挥了主要作用。伯

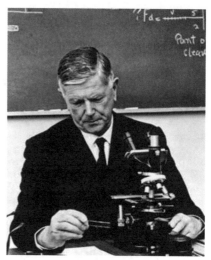

麦克法兰·伯内特（1899—1985）（引自参考文献[25]）

内特对可能存在的持久性噬菌体的遗传物质有一种预感。随后，德国研究员马克斯·施莱辛格（Max Schlesinger）发表了一些领先于那个时代的数据，他表明噬菌体是由蛋白质和DNA组成的。最近的一本书中的一个章节总结了伯内特的早期工作[7]。德赫雷尔是否知晓这些进展，以及它们是否影响了他自己的想法，这一点是值得怀疑的。但从他的书中看来，似乎没有。

然而，德赫雷尔了解得更为清楚的情况是，巴斯德研究所的两位早期噬菌体工作者尤金·沃尔曼（Eugéne Wollman）和伊丽莎白·沃尔曼（Elisabeth Wollman）参与了这些工作。他们在20世纪20年代末，对潜伏感染了噬菌体的巨型芽孢杆菌进行了开创性的研究。研究结果使他们推断出感染性遗传（infectious heredity）的存在。他们还对病毒的生命周期进行了重要观察。首先，他们证明噬菌体只有在和细菌细胞发生直接物理接触后才能开始复制。如果病毒被封闭在透析袋中，则不会发生感染。与德赫雷尔同步，他们也检测了病毒的生长曲线，表明它是剂量依赖的，并能在几小时内完全摧毁细菌[8]。在下一章中，我们将回到噬菌体的一步生长曲线，它是所谓的噬菌体学派在20世纪40年代检验病毒遗传属性的核心。最后，应该补充说明的是，沃尔曼夫妇是犹太人，在第二次世界大战期间于巴黎被俘，并在德国的一个集中营中被杀害。他们的儿子埃利·沃尔曼（Elie Wollman）后来成为一位有影响力的噬菌体研究工作者，如前所述[III]，他与弗朗索瓦·雅各布（François Jacob）一起作出了不少突破性的贡献。直到20世纪40年代初，人们才利用电子显微镜确定了噬菌体的颗粒性，我们也将在下一章看到这部分。然而，德赫雷尔在早期就极力主张他所发现的感染性病原体可能具有颗粒本质。因为他一直活到1949年，所以他应该有机会看到电

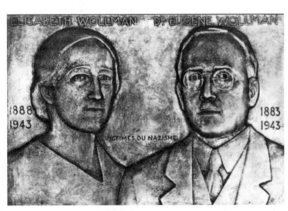

伊丽莎白·沃尔曼（1888—1943）和尤金·沃尔曼（1883—1943）（引自参考文献[25]）

子显微镜照片中所呈现的细菌病毒的外貌。

关于德赫雷尔开创性工作的知识开始传播,他在20世纪20年代初被邀请加入荷兰莱顿大学。他认为这是一个最终能建立自己实验室的机会,因此他接受了这一邀请,并开始在新成立的莱顿大学热带医学研究所担任管理者。这个研究所由前面提到过的弗卢担任所长。德赫雷尔把大学的自由环境看作一个不错的避难所,得以躲避那些直到如今还对他的生活造成困扰的争论。除此之外,由于他的母亲是荷兰人,他本身对荷兰语也有一定的了解。然而,他似乎无法改变他的不安分。他在莱顿大学的总时间不到2年,造成他短暂停留的另一个原因是大学的财政状况过于糟糕。尽管如此,弗卢还是促成他在1924年成为一名荣誉医学博士。由于他完全没有任何正式的学术学位,这一点在以后对他具有非常实际的意义。他还获得了另一项荣誉,即阿姆斯特丹皇家科学院于1925年授予他列文虎克(Leeuwenhoek)奖章。他对这一荣誉感到特别自豪,因为他的头号偶像巴斯德曾在1895年获得过同样的奖章。在莱顿,德赫雷尔还见到了当时最引人注目的几位科学家。如阿尔伯特·爱因斯坦,他最近刚刚获得了诺贝尔物理学奖;威廉·艾因特霍芬(Willem Einthoven),正如本章开头提到的,他即将获得诺贝尔生理学或医学奖;以及康拉德·洛伦兹(Konrad Lorenz),他则要等上许多年才能得到同样的荣誉。那是在1973年,他与另外两位科学家卡尔·冯·弗里施(Karl von Frisch)和尼古拉斯·廷伯根(Nikolaas Tinbergen)因为动物学研究而分享了诺贝尔生理学或医学奖。这是一个在被称为动物行为学(ethology)领域中独一无二的奖项。有趣的是,爱因斯坦听说了德赫雷尔关于噬菌体的实验,并用他的数学算法分析了德赫雷尔的数据,很好地支持了他的颗粒性学说。这是一种莫大的鼓励,德赫雷尔很高兴地引用了这些数据。

在莱顿的日子对于德赫雷尔在专业上的发展具有很好的促进作用,他的家人也很喜欢在荷兰海岸线上的生活,但他仍然感到有一种游历的冲动。这方面的主要动因可能源于他想要将他的噬菌体应用于疾病治疗领域的长久渴望。因此,他积极寻求鲁的支持,申请一个在埃及亚历山大检疫局担任细菌学家的职位,这还是他从开罗的朋友那里听说的。埃及有一个具有国际代表性的卫生、海事和检疫委员会,负责防范经由苏伊士运河船只上乘客可能传播的传染病。然而,存在的问题是,担任这一职务的人需要具有医学学位。德赫雷尔提到自己是莱顿大学的一名荣誉医学博士,从而设法绕过这一点。令人惊讶的是,这个说法竟然被接受了。德赫雷尔很谨慎,从不称自己是一名医生,他选择了更为中性的教授头衔。他于1924年5月开始担任新职务,那是一段繁忙的时期,但他如往常一样设法同时运行几个项目。一个是在一年中,要管控成千上万参加麦加朝觐的人;有时一天就要通过大约3 000人,而隔离检疫的资源只够应付上万人。其他工作还包括管理位于亚历山大、塞得港和苏伊士的实验室。在这期间,他在亚历山大进行了几项实地的长效试验,其中抗痢疾噬菌体被用于治疗该疾病的患者。但德赫雷尔一直想在更广泛的范围内测试他的噬菌体疗法。在亚历山大城居住3年后,他又变得躁动起来,转而搬去印度,去测试噬菌体对霍乱和鼠疫的治疗功效。像往常一样,他四处游历,访问了阿格拉、白沙瓦(在今天的巴基斯坦)和开伯尔山口。他还在吉隆坡(今天的马来西亚首都)待了3周,收集霍乱弧菌。他分别进行了许多小规模或大规模的试验,但在很大程度上,其结果并不确定。许多实验室也出于治疗目的而生产噬菌体,其中就包括巴黎的一家工厂和一个实验室,这都是由德赫雷尔本人及其家人管理的。我们稍后将讨论这个家族企业。

由于在临床研究中明显缺乏适当的对照组,因此对噬菌体疗法的有效性还没有定论。在许多国际会议上,德赫雷尔的工作经常被引用。我们稍后将简单总结一下关于噬菌体治疗不同疾病的观点,现在让我们看看德赫雷尔生命中的这一独特阶段。当时他确实有一份正式的工作,但出于一些古怪的原因,最终都没有很好地持续下去。也许德赫雷尔就是想做一个自由自在的人。

仅有的稳固就业以及冲突的出现

20世纪30年代,美国的科学发展开始明显发力,并在第二次世界大战期间得以加速。战争结束后,美国已经成为全球科学追求的领导者,这一地

位一直保持至今。为此,自1950年以来,
约有70%的诺贝尔自然科学奖项颁给了
美国科学家,这在很大程度上与美国建有
世界知名的大学相关。其中一所强大的
学习机构,就是位于康涅狄格州纽黑文的
耶鲁大学。耶鲁大学在20世纪20年代和
30年代期间,建立了一个强大的细菌学
系。乔治·史密斯(George Smith)是其中
的一位细菌学家。他曾邀请德赫雷尔来
他的部门工作。德赫雷尔在对他的答复
中提到,他当时在亚历山大有一个临时的
受薪职位,目前他正请假了一年,在印度

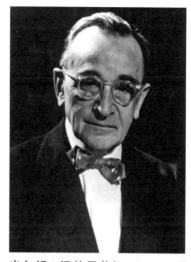

米尔顿·温特尼茨(1885—1959)
(引自耶鲁大学档案)

研究霍乱。他那时已经收到一个来自斯坦福大学的邀请,要到那边做一个
莱恩讲座(Lane Lectures)。如果在美国能给他提供一个稳定而又合适的职
位,他也很乐意接受邀请。史密斯马上采取行动,联系医学院院长米尔顿·
温特尼茨(Milton Winternitz)教授。温特尼茨教授与当时的耶鲁大学校长
进行了沟通,并被派往纽约找普通教育委员会(由洛克菲勒慈善机构创办)
的亚伯拉罕·温弗莱克斯纳(Abraham Flexner)。所需的资源都被调动起
来了。温特尼茨给正在埃及的德赫雷尔发了电报,两天后他就收到了接受
邀请的回电。学校为德赫雷尔提供了相当多的资源,足可应付3年。大学
还发布一份新闻稿:"著名科学家被任命为耶鲁大学医学院的教员。"他的
职位有一个在那个时代和世界上都独一无二的名称,被称为原生生物学首
席科学家。这一称号的含义是什么呢? 很可能是指要去研究比细菌更小的
生命形式。这在当时是一个非常萌芽和充满推测的研究领域。从本质上
讲,它非常接近研究生命起源的问题。

从如今的视角来看,可以很容易地得出这样的结论,在20世纪20年代
初就猜测生命的起源还不成熟。但当时仍涌现了一些伟大的思想,例如亨
利·奥斯本(Henry Osborn)和亚历山大·奥帕林(Alexander Oparin)还写
了几本关于这个主题的书。当涉及猜想时,德赫雷尔本人似乎从不缺乏自

信。他在1899年发表的第一篇文章对当时世界认知的现状进行了分析。自从他在1917年发现噬菌体，并因此进行了大量的后续研究之后，他就准备好了要将这些观点总结成书。这本书首次以法语出版于1921年——《噬菌体：它在免疫中的作用》(*Le bacteriophage: Son role dans l'immunité*)，一年后有了英文和德文的译本[9]。又过了一年，他又出版了一本《机体的防御》(*Les defenses de l'organisme*)，一年后也被翻译成英文，标题为《天然感染性疾病中的免疫》(*Immunity in Natural Infectious Disease*)[10]。在对机制的猜测中，他借用了胶体化学的概念作为统一标准。另外两本相关的书也相继出版：一本是发表于1926年的《噬菌体及其行为》(*The Bacteriophage and Its Behavior*)[11]，另一本是发表于1930年的《噬菌体及其临床应用》(*The Bacteriophage and Its Clinical Applications*)[12]。

　　胶体化学的概念是由托马斯·格雷厄姆(Thomas Graham)在1861年提出的。他指出物质可以以两种不同的形式存在。一种是溶液，含有可溶的但具有可结晶潜力的物质；另一种是不可扩散的形式，即所谓的胶体状态。后者源自希腊语*kollá*，意为胶水，而*eidos*意为外观。这个细分方式吸引了生物学家和物理化学家的注意。事实上，在1926年，有3项诺贝尔奖授予了这一领域的研究：让·佩兰(Jean Perrin)获得诺贝尔奖物理学奖；1925年保留的诺贝尔化学奖颁发给了理查德·席格蒙迪(Richard Zsigmondy)；1926年的诺贝尔化学奖授予了特奥多尔·斯韦德贝里(Theodor Svedberg)。利用手在水中揉搓藤黄，佩兰通过分离手段检测这些均质的粒子(橡胶材料)群体，这能够让他计算出最为关键的物理常数之一，即阿伏伽德罗常数(Avogadro's number)。据颁奖人卡尔·奥森(Carl Oseen)介绍，他获得的这一结果可以一劳永逸地"解决关于现实生活中所存在的分子的争论"(译自瑞典语)。席格蒙迪的贡献得益于超微显微镜的发展，这使他能够在不同的条件下直接观察粒子的物理结构，甚至观察到胶体凝聚时由溶胶到凝胶的转变。斯韦德贝里的主要贡献则是开发了超速离心机。这种设备的使用，使得确定大蛋白分子——血红蛋白的大小成为可能。后来，通过超速离心机再次确定了核酸可以具有非常高的分子量。几十年后，这一成因才得以解释。化学奖的颁奖人汉斯·索德鲍姆(Hans Söderbaum)指出"……有机生命存在的表现方式与原生质体的胶体介质有关"(译自瑞典语)。然而,后来的研究表明,一个有核细胞的三维组织结构的关键部分是一个利用若干不同的膜结构所构成的分区。

德赫雷尔在关于免疫一书中解释他的噬菌体的生物学本质时,显然也被卷入了对胶体结构的热情中。他将这种噬菌体感染原称为超滤病毒(*Ultraviruses*)——原生体(*Protobes*),也是他在耶鲁大学的教授头衔一词的出处。在书中的一张图表中,这些超滤病毒被描绘成多微胞生物(*Plurimicellar beings*)(细菌)的起源,它们进而可以进化成单细胞和多细胞生物(multicellular beings),如真菌和蔬菜。还有一个可进化为多微胞生物的分支,在书中被描述为未分化的原生动物(protozoa)——螺旋体(spirochetes),它们可以进一步演化成单细胞和多细胞生物(pluricellular beings),如动物。当然,我们可以带着某些乐趣用当代的先进视角来看待这些花哨的猜测,但重要的是要考虑它们是否旨在仅代表某些猜测或假设,以便将来在实验室中进行检测。只有后一类定义的想法可以进行实验分析。而且,正是只有经过这类分析才能使生物学得到显著的发展,进而演化为其现代的版本,即分子生物学。彼得·梅达沃(Peter Medawar)在他的声明中总结了这一点:"科学是解决问题的艺术。"只有当接近遗传物质的生化本质成为可能,才能形成有意义的新见解。正如我们将要在后续章节描述的那样,随着关于基因性质的新概念的持续发展,胶体的概念迅速消失,没有对我们理解生命的基本进程留下任何影响。充当基础生物学的开拓者也许并不是德赫雷尔的长处。他的心思更多地集中在利用噬菌体来治疗疾病的可能性上。我们将在下面详细讨论。

但是,先让我们回过头来看看德赫雷尔在耶鲁大学实际参与的工作。他在该大学的任命于1928年7月1日生效,耶鲁大学还为他建造了一个新的实验室。然而,因为他延长了在美国的走访时间,德赫雷尔直到10月才到达。当然,这也体现了大家对他噬菌体的工作有着相当大的兴趣。除了在斯坦福大学做莱恩讲座外,他还访问了加州许多地方,如旧金山、洛杉矶以及河滨市。他还去了克利夫兰、麦迪逊和奥尔巴尼。当他终于抵达纽黑文,并在耶鲁大学安顿下来之后,他很快又出发去了费城,为病理学会发表演讲，并接受了威廉-伍德-格哈德奖章（William Wood Gerhard Medal）。这可不是他深入参与美国学术生活的一个良好开端。他在当地的东道主温特尼茨，对他总是缺席越来越感到恼火。除此之外，德赫雷尔还出现了一些健康问题，部分原因就源于他多年前染上的疟疾。

他以前主要从事开发噬菌体疗法的工作，现在却让位给更多的基础研究——关于反复感染后细菌的变异和它们对噬菌体的敏感性。此外，也包括一个特别的项目，即如何利用噬菌体治疗局部的葡萄球菌感染。他对潜伏感染的细菌对同类噬菌体的超级感染仍能表现出的抵抗力感到非常好奇。他是拉马克（Lamarck）（坚信后天性的遗传）的一个真正的信徒，秉承了巴斯德的传统。但这深刻影响了他对所做实验的解释。他认为噬菌体的不同毒力和溶原现象都可被记录下来，并向后遗传。然而，如上文所述，这一领域被伯内特和沃尔曼家族的老一辈人发展到了更高的程度。这看起来，德赫雷尔似乎仍主要忙于他自己的猜测。

德赫雷尔在耶鲁大学的逗留继续刺激着该校的学术带头人。他经常在暑假期间回到法国，度过漫长的假期。此外，事实证明，他在过去的一段时间里，还在巴黎经营着一个临床商业实验室和一家工厂，其家庭成员也参与其中。其主要目的是生产治疗患者的噬菌体。温特尼茨院长和德赫雷尔之间的矛盾逐渐加剧。他们就财务协议以及如何执行这些协议进行了广泛的讨论。1933年初，双方决定德赫雷尔是时候离开了。这导致了德赫雷尔所处环境的巨大变化，尽管巴黎仍然是他私人和商业生活的中心。德赫雷尔将他在纽黑文耶鲁大学的实验室档案搬到了格鲁吉亚的提夫利斯细菌学研究所（Tiflis Bacteriological Institute）。该研究所是由他珍视的朋友和前同事乔治·埃利亚瓦（George Eliava）建立的。他俩曾一同在巴斯德研究所的波泽尔斯基实验室工作。因而，德赫雷尔从一个民主的唯物主义社会走进了一个共产主义环境。没过多久，

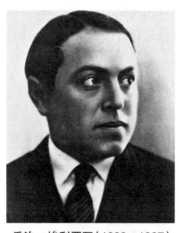

乔治·埃利亚瓦（1892—1937）

这种差异就变得十分明显。但不管怎样,提夫利斯的生活为他在专业领域的受聘提供了一些特别的吸引力和良好的机会。

噬 菌 体 疗 法

1921年,德赫雷尔与埃利亚瓦一起发表了两篇论文[13,14]。两位科学家一致认为,噬菌体的发现,其最重要的意义在于它们具有治疗患者局部或全身感染的潜力。他俩在巴黎共事之后,埃利亚瓦回到了提夫利斯。在那里,他凭借在当地大学的工作成绩而成为一位细菌学教授。在这个职位上,埃利亚瓦创办了提夫利斯细菌学研究所,也就是后来的乔治-埃利亚瓦研究所(George Eliava Institute)。因此,在该研究所的运作框架内,他可以大规模地测试噬菌体对不同类型感染的治疗效果。而当德赫雷尔于1933年到达那里时,也得到了相当丰厚的支持。那里给他备有一个新的实验室,而且承诺为他提供足够的资源,足以建立一个研究小组并可以大规模地测试他关于噬菌体疗法的任何想法。他私人的生活条件也同样优厚,不仅包括为他和家人提供一栋新房子,还配备了仆人和私人马车。但德赫雷尔和在耶鲁大学担任教授时一样,仍然保留了原来的生活模式,总是在巴黎逗留很长时间。

如此一来,他也只能利用部分时间来监管巴黎噬菌体实验室(Le Laboratoire du Bactériophage)的工作。这是他在城中建立的家族企业。领头的成员是药剂师西奥多·马祖尔(Théodore Mazure),他是德赫雷尔女儿——胡贝特的丈夫。这个私人实验室以研究噬菌体为目的,同时也为了提高其工业生产的规模,使其足以用于治疗各类感染。为了继续进行研究,德赫雷尔聘用了一名南斯拉夫医生弗拉基米尔·塞尔蒂奇(Vladimir Sertic)和一名俄罗斯医生尼古拉·布尔加科夫(Nikolai Bulgakov)。尼古拉是著名的反对派作家米哈伊尔·布尔加科夫(Mikhail Bulgakov)的兄弟。这两位医生鉴定了一些新的噬菌体,其中包括PhiX174(我们将在第3章中再次见到它),并且还开发了一套对噬菌体进行分类的系统。他们实验室与巴斯德研究所的皮埃尔·莱皮纳(Pierre Lépine)和镭学研究所的另一位同事建立了联系。借助超速离心，以及前文提到过的具有标准化孔径的过滤膜等新技术，他们对噬菌体的物理化学特性进行了仔细研究。

20世纪60年代初，我有幸见到了莱皮纳——也被人称为大帝（le Grand），他当时为法国的脊髓灰质炎疫苗的开发作出了重要贡献。我作为一名年轻的研究生，怀着某种敬意与这位法国病毒学的核心人物进行了交谈。但这也意味着，我与一个曾与德赫雷尔握过手的人握手了。对我的访问更为重要的是，我还与巴斯德研究所另一位名叫查尔斯·查尼（Charles Chany）的研究人员有过接触。他是最初发现麻疹病毒能够凝集绿猴（grivet monkeys）红细胞的人之一。这个现象是我在1965年博士答辩中的核心研究内容。我仍然记得，在傍晚时分，查尼带我去了协和广场（Place de la Concorde）。在那里，我们得以领略到盛大的香榭丽舍大街上的视觉盛宴——"熔岩之流"：右侧是川流的汽车红色尾灯，左侧则是它们白色的头灯。但是，请先让我结束对德赫雷尔在巴黎的家族企业的介绍。它的商业部分有着宽泛的项目范围，这一点可以从发布的广告中看出来，他们承诺可以为多种局部以及一般性的全身传染病提供帮助。不管怎样，在这种情况下也爆发了矛盾。德赫雷尔和公司主管之间的摩擦日益加剧，最终不得不在法庭上解决。这个实验室在德赫雷尔去世后仍然存活了几十年，直到1977年才关闭。在那之前的几年，即1970年，安德烈·克列孟梭（André Clemenceau）创建了一个费利克斯·德赫雷尔之友协会（Société des Amis de Félix d'Herelle）。安德烈·克列孟梭作为乔治·克列孟梭（Georges Clemenceau）的侄子，拥有相当大的影响力。因为乔治是著名的医生和法国总理。也正是安德烈的原因，德赫雷尔又获得了一项荣誉，即在巴黎有一条街道以他的名字命名。

使用噬菌体来治疗患者特定的局部感染或全身一般性感染可能是一个非常复杂的问题。而且随着大家对噬菌体的存在及其与各种细菌的关系有了更多的了解，人们才发现利用噬菌体来消灭病原体的潜在能力，并不像最初猜想或希望的那样简单。同样伴随着对噬菌体世界认知的扩展也引出了一系列新的挑战。现在已经知道它们是无处不在的，这实际上意味着它们是地球上最普遍的生物体，其数量多得令人难以置信[15,16,32]。因此，它们对我们星球上的微生物平衡发挥着关键作用。然而,我们在此不必考虑它们在这一深远背景下的重要性,而只需考虑它们与人体的关系,或原则上与任何其他生物体之间的关系。在我们的身体里,真核细胞构成了大约200种不同的器官,但我们体内含有的微生物的数量大概是这些真核细胞数量的10倍。我们是一个行走的群体。在正常健康状况下,例如在我们的肠道中,细菌和病毒持续不断地交互着。今天,我们可以通过微生物组的测定来监测这种平衡,即在身体的不同部位,检测所含的细菌和病毒基因组的数量。所有被识别出来的单个病毒基因组的总和也被称为病毒组。如果像霍乱杆菌这样的致病菌进入我们的肠道,就会出现严重的感染,导致致命的症状。人们起初认为,若能使用一种能够感染和破坏致病细菌的特殊噬菌体,似乎是很简单的想法。但结果发现,有一系列特殊的限制因素需要考虑。

这里也许可以插一句,如前所述[IV],噬菌体治疗的可能用途曾以小说的形式被描述过,那是一本名为《阿罗史密斯》(*Arrowsmith*)的书,由1930年诺贝尔文学奖得主辛克莱·刘易斯(Sinclair Lewis)所著。在这本书的描述中,人们试图通过使用噬菌体疗法来控制加勒比海岛屿上的黑死病。当然,在书中,虽然这种治疗方法在大多情况下效果很好,但总会有不少人死亡,其中就包括故事中的一些核心人物。由于当时缺乏足够的知识,无论是在书中所描述的情况中,还是在所进行的第一次真正的实地试验中,都存在一些可以预见的缺陷。首先,一个细菌有可能被许多不同的噬菌体感染,因此有必要挑选某种单一的噬菌体或某一组噬菌体,使其能够在实验室繁殖,并可以很容易地富集起来,以便达成需求目的。其次,人们已经发现,细菌可以对特定噬菌体的攻击产生抗性。这是因为病毒和细菌之间的相互作用可能会导致噬菌体的遗传物质持续存在于宿主细菌的基因组中。这种情况就是前文已经提到的溶原现象,我在以前的一本关于诺贝尔奖的书中对其进行过详细介绍[III]。这也是1965年的诺贝尔生理学或医学奖得主之一——安德烈·利沃夫(André Lwoff)在研究这一现象时最为关键的发现,一个溶原性细菌对同一种噬菌体的再次感染具有抵抗力。此外,也许还存在另一种阻断病毒复制的可能,即借助预先启动的宿主细胞的防御机制。

最后，针对致病细菌和感染性的噬菌体，人类宿主都会产生各种免疫应答。所以，许多早期的实地试验都没有呈现出任何明确的可量化的结果，就一点也不奇怪了。而且，这些试验的大多数都由于缺少未处理组的患者对照而广受批评，因此无法对可能的效果得出确切的结论。关于治疗局部和全身感染的试验历史，在此就不再赘述，但我们可以从最近关于该领域的一些综述中获得有价值的信息[17]。虽然噬菌体疗法的应用因一些原因而减少，但其从未被完全淘汰。在发现这种独特类型的病毒一百多年后，人们又重燃了对噬菌体疗法的兴趣。

西方国家之所以对噬菌体疗法的兴趣出现迅速衰退，其中的一个原因是抗生素在第二次世界大战之前和期间的兴起。磺胺类药物、青霉素和各种广谱形式的抗生素完全改变了处理细菌引起的感染性疾病的方式。当然，这些研究也自然被诺贝尔生理学或医学奖所青睐[1]——1939年颁发给格哈德·多马克（Gerhard Domagk）（磺胺类药物），1945年颁发给亚历山大·弗莱明（Alexander Fleming）、厄恩斯特·柴恩（Ernst Chain）和霍华德·弗洛里（Howard Florey）（青霉素），以及1952年颁发给塞尔曼·瓦克斯曼（Selman Waksman）（链霉素）。弗莱明对青霉素的发现与德赫亚的发现有某些相似之处。他最初在1922年发现，将一滴眼泪材料滴在细菌层上，其沉积处会呈现明显的圆形斑点，后来证明是由于眼泪中存在的溶菌酶造成的，这也是弗莱明首次观察到一种可以抑制细菌生长的物质。不过，事实证明，细菌很容易逃避这种抑制机制。7年后，他在休假期间不小心对细菌培养物造成了污染，结果发现围绕着细菌培养物某个被污染的地方，形成了同样的抑菌圈，就像噬斑一样。最终证明，他发现了一些具有更长远价值的东西。当然，还需要经过很长的一段时间，这些偶然发现的价值才能被充分挖掘出来。而且，要不是其他研究人员的重要贡献以及来自第二次世界大战的挑战，这些特效药的研发可能还会被推迟许多年。

使用抗生素来控制细菌感染已经彻底改变了医学领域的发展。然而，细菌也不会逆来顺受，而是试图反击，它们通过进化出耐药性来达到这一点。随着抗生素在世界的广泛使用甚至滥用，这个问题也逐渐凸显。可悲的是，抗生素的种类是有限的，而某些细菌，即多重耐药（MDR）菌株已经对所有主要类别的抗生素都产生了耐药性。更加复杂的是，这种耐药性可以在细菌之间以一种类似噬菌体的方式进行传播。两个细菌之间携带的环状核酸就像噬菌体感染一样，可以传递抗性。这自然引起了一个更大的问题，那就是有必要对细胞中不同种类寄生物的基因组性质和重要的进化特性进行普遍调查。我们将在第 4 章中专门讨论这个问题。正如我们在这里注意到的那样，细菌已经进化出了特殊的防御体系，可以阻止来自外源核酸的攻击，如病毒的形式。我们也将看到，借助这些特殊的防御机制，它们可以造成外源核酸的分解。所以，当宿主细胞在受到外源基因攻击时，并不只是躺着不动，而是试图控制它们。在大多数情况下，外源的寄生信息是具有破坏性的，因此应该被清除，但在有些情况下，它也会对细胞带来好处。

多重耐药菌的出现在全球范围内愈来愈受重视。有趣的是，这重新激发了对噬菌体疗法潜在用途的讨论，这距它的首次提出已经过了几百年。随着现今人类认知的大大增加，我们已经有可能从那些可以攻击某种细菌的噬菌体中选择最佳的一个。而且，从当前人们所掌握的分子调控机制来看，我们大可设法规避由于宿主细胞预先进入的溶原状态而导致的抑菌能力的丧失。此外，我们还可以在细菌中摒除阻碍外源核酸复制的分子机制。比如，CRISP/CAS9 系统（我们将在第 4 章详细讨论），最初是一个细菌中抵御外源核酸攻击的万分关键的防御体系。矛盾的是，我们反而能够利用该系统为外源噬菌体设计适当的 DNA 去攻击宿主细胞，从而达到治疗细菌感染的效果。这里也有一些轶闻，描述了若干案例，在控制本来是致命感染的方面取得了成功。撰写本书时，瑞典基因技术咨询委员会在其 2019 年年度报告中描述了一件事，这很可能是第一次成功地利用噬菌体控制耐药菌株的感染。一名 15 岁的患者，患有囊性纤维化（cystic fibrosis）和散发性的细菌感染，接受了一种三联噬菌体混合的鸡尾酒疗法。其中的两种噬菌体经过基因改造，对细菌可能出现的耐受表现出特别的抵抗力。而且使用 3 种噬菌体的混合物也使得细菌基本上不可能通过单个突变来逃逸它们的联合攻击。患者最终摆脱了感染，这也再次体现了噬菌体治疗的潜力。我们希望能有一种简化的方法可以让现有的技术得到更普遍的应用，但目前尚没有定论。总体来说，人们对噬菌体疗法仍然持有怀疑态度[18,19]。

尽管在第二次世界大战期间，西方国家对使用噬菌体治疗传染病的兴趣迅速减弱，但在苏联和波兰的情况则大不相同，在某种程度上印度也是如此。提夫利斯细菌学研究所的实验室正在对开发和应用噬菌体治疗多种不同部位和全身的感染做着坚持不懈的努力。埃利亚瓦通过多次访问巴黎的巴斯德研究所，积累了自己的知识体系。这也使得他与德赫雷尔之间建立了深厚的友谊。他有一个大计划，即设法与不断变化和反复无常的苏联中央当局建立密切的联系。这最终导致苏俄人民委员会在1936年颁布了一条法令，要求提夫利斯研究所发展为全苏的噬菌体研究所。因此，用病毒治疗细菌感染成为一个政治问题。于是，相当可观的资源得以追加，这当然也包括聘请德赫雷尔作为访问教授的支持费用。事实上，据说德赫雷尔还受到斯大林的亲自邀请。他对共产主义政权的热情将在第5章进一步提及。

20世纪30年代，提夫利斯实验室出现了严重的问题。埃利亚瓦，也就是后来研究所以之命名的人，当然也是将举世闻名的德赫雷尔请到那里工作的人，最终悲惨地死去。由于地理渊源，他代表的格鲁吉亚也是约瑟夫·斯大林和拉夫连季·贝利亚的家乡。可能出于未知的原因，贝利亚对埃利亚瓦产生了非常敌对的态度。甚至有人认为，这源于私人事务，可能涉及与噬菌体研究所图书管理员——蒂纳廷·吉基亚（Tinatin Jikia）之间的一场三角恋。早在20世纪30年代初，埃利亚瓦就曾因反党活动而被捕，但似乎是斯大林本人，将其从格鲁吉亚共产党的那次攻讦中解救了出来。然而，到了1937年，埃利亚瓦再次被捕。这一次，他被指控在格鲁吉亚的一个小镇上故意感染儿童。可悲的是，这回没有什么能拯救他。他和他的妻子阿米莉亚·列维茨卡娅（Amelia Levitskaya）——一位波兰歌剧演员，一起被处决了。这次事件一定极大地震撼了德赫雷尔对于未来共产主义天堂的信念。直到1989年，戈尔巴乔夫才对受害者进行了平反，并恢复了他们的名誉。

在德赫雷尔参与提夫利斯管理的3年中，他对苏联的科研活动产生了相当大的影响。他们进行了一系列不同的实地试验，并在基辅和哈尔科夫等其他城市建立了新的实验室。令人惊讶的是，这种涉及噬菌体的疗法至今仍在东欧国家延续。如今，成立于1923年的埃利亚瓦研究所（现在被称为埃利亚瓦噬菌体治疗中心）即将迎来它的百年庆典。关于其大量庆祝活动的公告可以在网上找到。当然，由于时政环境的剧烈变化，它也经历了多次重组。1988年，它被重新命名为"噬菌体"科学产业联盟。此后，虽然该研究所于1989年苏联解体时得以幸存，但它在1991年的格鲁吉亚内战中受到严重的破坏，丢失了很多宝贵的资料。这场战争最终使得格鲁吉亚成为一个独立国家。研究所的重建需要时间，但该机构依然存在，如今

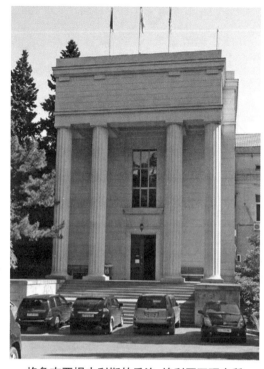

格鲁吉亚提夫利斯的乔治-埃利亚瓦研究所

在格鲁吉亚科学院的主持下运行。

在此，我们值得引用朱塞佩·贝尔塔尼（Giuseppe Bertani）的评论，作为对噬菌体疗法这一部分介绍的总结。那是贝尔塔尼在1966年对德尔布吕克、赫尔希和卢里亚所作的诺贝尔奖评审报告中的内容。这篇评审将在以下两章中进一步讨论。这里，他写道（原文是英文）：

"噬菌体只是在第一次世界大战前被发现的。到1922年，每年约有150篇关于噬菌体的论文发表。而且这一数字一直保持到第二次世界大战。遗憾的是，总的来看，大部分工作的质量依然十分平庸：技术是不精确的，仅仅能够定性；遗传学与化学的概念之间存在混淆；证明噬菌体在细菌感染中疗效的失败尝试，牵扯了本该关注于更多基础工作的精力。倒是有两个突出的例外：一个是来自施莱辛格（Schlesinger）的工作。他于1936年去世，关注了噬菌体在化学和物理化学方面的特

性；另一个是来自伯内特的工作，他则研究了噬菌体在更严格的生物学方面的特性，但他大约也是在那个时候放弃了噬菌体，转而从事动物病毒和后来的免疫学工作。"

上面简要提到的两个突出的例外，在我关于诺贝尔奖的第2本书中也有介绍[Ⅱ]。正如我们前面所讲的那样，施莱辛格过早地证明了噬菌体中含有的DNA，而伯内特根据它们的免疫学特性区分了不同种类的噬菌体，并对它们能够长久地静默存在提出了一些有远见的看法，即后来被利沃夫（Lwoff）命名的溶原现象[Ⅲ]。

德赫雷尔在探索噬菌体用于治疗不同种类的传染病的可能应用方面，具有值得称道的视野。遗憾的是，他对噬菌体临床应用的研究，却更多地被他坚信噬菌体潜在用途的信念所左右，而没有用科学的严谨性来证明其效果。而且，一旦抗生素在第二次世界大战期间被引入，找寻噬菌体疗法潜在应用的需求就基本上消退了。虽然噬菌体疗法在大多数西方国家已经不再使用，但如上所述，铁幕后的国家却采取了不同的行动。噬菌体在临床上的继续使用似乎受到了政治、文化和意识形态因素的影响。特别是在苏联，以及在铁幕后的其他附属国家，噬菌体疗法则被广泛使用，甚至被发展到更宽广的应用范围，例如，用于治疗各种战争创伤和不同形式的局部感染[20]。这些不同种类的噬菌体疗法一直被沿用至今。如上文所述，也有人认为，噬菌体疗法可能对于处理耐药菌株的感染具有特殊的价值[21]。已有一些成功治疗此类感染的轶事被报道出来，但在特定的多重耐药的案例中，能否以及如何使用个性化定制的噬菌体混合物仍有许多方面有待了解。

2012年，《病毒研究进展》综合丛书的第82卷和第83卷，题为《噬菌体》的A部分和B部分[22,23]，集中介绍了该领域的发展。在大约800页纸的介绍中，有18篇综述文章突出了分子生物学研究中令人印象深刻的进展，而与之形成鲜明对比的是，关于确定噬菌体用于治疗不同细菌的感染性疾病方面的记录只有寥寥数笔。书中还呈现了关于历史的、生态的以及进化方面的考虑。综述中关于在临床研究中使用噬菌体的证据，证实了那些始终缺少明确备案的治疗效果。

逐渐逝去的生命

1937年,朋友埃利亚瓦被残忍杀害的事件,以及随之而来的提夫利斯实验室氛围的变化,对德赫雷尔生命的最后十年产生了重大影响。正如我们所指出的那样,他和许多其他知识分子一样,最初都是苏联社会主义试验的坚定支持者。可现在,面对这些混乱不堪而又残酷无情的试验,他不得不与自己的理想主义作斗争。在物质方面,他的生活井然有序。他在巴黎生产噬菌体的小实验室和工厂继续有序运营,而且估计是盈利的。市场对他的产品有着很好的需求,他的企业不仅继续作为一个生产单元,而且还是一个研究噬菌体基本特性的实验室。我们已经提过那些鉴定噬菌体特性的技术,如利用超速离心机进行沉降分析,以及通过分级滤膜进行过滤,进而提供全面的数据。博尔代和诺思罗普关于病毒是可溶性发酵物的推测最终被有效地驳斥了。事后看来,这种理论能存活这么久实在令人惊讶。实验室尝试分离了新种类的噬菌体。正如我们将在下面章节中进一步讨论的那样,20世纪40年代初期,噬菌体在电子显微镜下的可视化彻底解决了它们的颗粒状结构。渐渐地,人们也开始推测将噬菌体作为实验工具来研究遗传物质的可能性。这将是下面两章的主题。我们在前面说过,似乎是在1937年,德赫雷尔完成了他的第3本关于噬菌体和传染病康复的专著。之后,他对科学活动的参与逐渐减少。他现在已经年过六旬,正在花时间反思自己的生活,当然不只是回想他在颠沛生活中所学到的东西。

20世纪20年代末,德赫雷尔在勒内沃斯特(Le Nervost)——位于奥布地区的圣马尔–昂诺特(Saint-Mards-en-Othe)的一个小村庄,购置了一座乡村别墅,距巴黎以东约130 km。这是他和家人夏天度假的地方。直到现在,通往该村的一条主要街道仍被命名为“德赫雷尔教授街”。这里风景宜人,秀色可餐,他在午餐前的时间写作,稍后则享受家人的陪伴。他对老式汽车也产生了兴趣。德赫雷尔将自己的时间分成两部分,要不居住在巴黎,要不就和家人一起待在乡间的别墅。当然,世界时事的阴霾越演越烈,也必然会影响到人们的日常生活。德赫雷尔的情况很特殊,作为一个加拿大公民,如

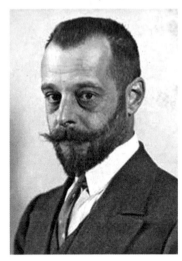

中年的德赫雷尔（引自参考文献 [25]）

果德国占领了法国，他有可能被逮捕并被拘留。为了避免这种情况，他们一家搬到了维希，从而能够继续不受干扰地生活。当然，部分原因也是源于德赫雷尔的国际声誉。现在是德赫雷尔总结自己一生的时候了。然而，从他的综合传记的原始手稿（未出版）可以看到，他在介绍完自己一生中的主要事件之后，还涉及了很多更大的话题，比如人类状况。他写作的语气充满厌世主义。他对资本主义持批评态度，并对苏联失败的社会主义试验感到非常失望。这些反思夹杂着他对自己作为科学家的生活的评论，以及对他在预防霍乱方面所作出的重要贡献的看法。

战后，巴斯德研究所发展成一个噬菌体研究的圣地，这一点在前面已经提到过。安德烈·利沃夫（André Lwoff）在某种程度上和年轻一代的沃尔曼展开了合作，并逐渐成为病毒学领域的杰出人物之一。他揭开了噬菌体与宿主细胞互作的新视角，特别是对溶原状态本质的解读[III]。但在此之前，一项新的举措在美国开始实施。德尔布吕克、赫尔希和卢里亚建立了噬菌体学派，改变了世界的一些基本概念。他们意识到噬菌体为我们提供了卓越的工具，可以用来研究遗传物质的运作方式。这将在接下来的两章中深入讨论。德赫雷尔在他生命的最后几年，可能已经了解了这些发展。然而，这些进展似乎对他的思想并没有产生重大影响。他的首要任务仍然是确保"他的"噬菌体能被用于疾病的治疗。

在生命的最后几年，德赫雷尔得到了一些荣誉的认可，这对他一定也是不错的心理慰藉。在他发现噬菌体后30年，巴斯德研究所和法国微生物学院于1947年11月，共同资助他举办了一场讲座。他的演讲题目是"自然界中的噬菌体"。演讲之后，他被授予巴斯德研究所的奖章。这应该足以让他感到自豪，正如他反复强调的那样，巴斯德是他的头号偶像。在接下来的一年，他又获得一个著名的奖项。这次是由法国科学院颁发的。而后在一篇综述文章中,他终于与特沃特达成和解。德赫雷尔于 1949 年 2 月 22 日在巴黎病逝,死于胰腺癌,之后被埋葬在乡下村庄。在他去世前,一位法国科学家同事豪杜罗伊(Hauduroy)给他看了噬菌体的电子显微照片。德赫雷尔对此一定非常满意,病毒颗粒的物理性质终于被证明了。但德赫雷尔可能也注意到了,不同种类的病毒颗粒在大小和形状上存在差异,这也是他始料未及的。

德赫雷尔从未有机会了解到噬菌体在大自然中的独特表现。它们真是无处不在,凡是有微生物的地方就有这些病毒,而且对于某一种细菌很可能存在多种能够感染的病毒。2011 年,一份名为《噬菌体》(*Bacteriophage*)的新期刊问世,它强调说这些感染原是"地球上最普遍的生物体,在维持地球上微生物的平衡方面发挥着重要的作用"[16]。如前所述,地球上噬菌体的数量估计为 10^{32} 个,即一兆兆亿个。我们很难对这个庞大的数字进行比较。地球上沙粒的数量被认为是 10^{28} 个,宇宙中的恒星数量被认为是 10^{25} 个。正如我们在上文提到过的那样,一个健康人体中的细菌和其他病毒的数量实在令人咋舌。

诺贝尔奖委员会对授予德赫雷尔奖项的兴趣逐渐消退

1929 年,德赫雷尔被印度加尔各答热带医学和卫生学院的两位同事所提名。此外,1912 年诺贝尔生理学或医学奖获得者亚历克西斯·卡雷尔(Alexis Carrel)[1]则首次提名了特沃特,并在 1930 年、1931 年和 1937 年重复这一提名。委员会决定让亨申为 1929 年做一次新的审查。人们可能会对如此选择评委感到惊讶,因为其结果是显而易见的。瑞典有句谚语叫"把山羊当园丁",在英语中也许是"让狐狸去看守鸡舍"。审查综述中详细讨论了特沃特和德赫雷尔的发现是代表同一个现象还是有所区分,并从理论和实践的角度审视了他们的结论是否具有重要的意义。对这些现象的解读,亨申不出意外地倾向于它们是一致的,当然这种观点也是正确的。他还额外标注了主要是德赫雷尔一直争辩它们的不同。这一点也很容易理解,因为德赫雷尔不想让自己的发现优先权受到侵犯。亨申认同它们是同种现象的结论促使他将该现象的发现优先权推给了特沃特。虽然这一点可以从发现的时间上进行论证，但却没有考虑到两位候选者在观察到该现象之后在所进行的后续工作上具有显著的区别。其实只有德赫雷尔做到了这一点，并因此对该现象提供了一个可靠的假说。总的来说，亨申的评价是相对客观公平的，尽管报告中对于细菌在生命周期中的形态提出了一些模糊的猜测。在当时流行的报告版本中，他引出了"cyclogeni"一词，一个没有额外提供任何有用信息的术语，用此来表示噬菌体可能是细菌在生命周期中的一个自然组成部分。

亨申对德赫雷尔试图将他的发现转为实际治疗目的的雄心表示尊重。他注释道：初步的实地试验取得了令人鼓舞的结果，并推测噬菌体疗法在未来可能具有很好的价值。这一点我们在前文也讨论过。亨申把他的评论总结为四点：第一，他指出特沃特和德赫雷尔所观察到的现象即便不是完全相同的，也是密切相关的。这将导致特沃特在发现时间上具有优先权。第二，他特别指出，只有德赫雷尔对所观察到的现象作出了一些有意义的早期解释。第三，他仍然认为该现象还有待进一步的解释。第四，他认同了使用噬菌体疗法的早期结果是令人鼓舞的。所以，审查结论就是不应该为噬菌体现象的发现而颁奖，而是应该在明确噬菌体疗法的潜在用途之前等待进一步的数据。一个由4名成员组成的诺贝尔奖委员会在9月27日同意了这一草案，决定不再考虑在1929年授予特沃特和德赫雷尔奖项。那年的奖项由"发现了抗神经性的维生素"的克里斯蒂安·艾克曼（Christiaan Eijkman）以及"发现了刺激生长的维生素"的弗雷德里克·霍普金斯（Frederick Hopkins）所分享。

1930年，德赫雷尔和特沃特获得两项联合提名，此外德赫雷尔自己还获得两项单人提名。在后面的一项提名中，由德赫雷尔这个高产作者所编写的3本法语书的英译本作为参考[9-11]。这一年，伯格斯特兰写了一篇审查评论，包含有不少于13页纸的内容。他提出他不喜欢"噬菌体"一词，而倾向于将这种现象称为可传播的细菌裂解。他再次描述了两种现象，即悬浮液中细菌群体的裂解，以及病毒能够在生长于固体培养基上的细菌层中所形成的噬斑。他还注意到，肯定存在许多不同的噬菌体，而且特定菌株对它们感染的敏感性也可能不同。许久以后，人们才注意到，因为某些菌种携带感染的休眠病毒,因此它们可能对某种噬菌体耐受。尽管一开始人们对这一现象的背景还不了解,但在早期研究阶段,上文提到的溶原性一词就被引入了。事实上,人们关于遗传物质的性质以及如何对其调控知之甚少。我在第 3 本关于诺贝尔奖的书中详细地描述了对这一现象的逐步认知过程[Ⅲ]。故此,1965 年的诺贝尔生理学或医学奖表彰了安德烈·利沃夫(André Lwoff)。正如上文简短提到的那样,他的主要发现就是指出了溶原现象的本质。

伯格斯特兰强调了使用病毒材料的浓度的重要性。他自己在实验中也证实了这一点。其中表明,噬菌体的复制会导致传染性颗粒数量显著增加。而且,德赫雷尔也曾观察到感染性单位会大规模地扩增。这一现象有力地支持了伯格斯特兰的论点,即噬菌体的本质是独立的具有寄生性的感染性物质。他同时注意到使用不同的培养温度可以影响噬菌体的复制效果。伯格斯特兰还提到:德赫雷尔曾经证明了噬菌体具有抗原属性,伯内特对这一观点的显著性进行了进一步验证,并提供了一个重要的表型现象。伯格斯特兰在他的评论中,重述了人们早先对观察到的现象所作出的 3 种可能的模糊猜测:① 它是一种独立的活的微生物,能够在细菌中复制;② 它可能是一种自催化酶,但他也对此提出了保留意见,即在自然界中还没有观察到这种酶;③ 参照亨申的早期评论,它是以某种尚不清楚的方式存在的裂解性物质,体现了细菌在其生命周期中所处的一个具有可过滤性的阶段。伯格斯特兰并没有给出一个肯定的结论,但强调"我们所面对的是生物界的新事物"。令人惊讶的是,他当时竟然没有将这个新事物与在真核细胞中发现的可超滤的病毒进行类比。此外,人们可能还期待能够对这种假定的病毒颗粒和酶的相对大小进行一些讨论。可能当时的背景资料数量太少,以至于他无法对其展开有意义的讨论。

最后,伯格斯特兰简要地讨论了使用噬菌体治疗人类传染病的可能性问题。他注意到第一次实验是由德赫雷尔在痢疾病例中进行的,当时的结论认为试验取得了令人鼓舞的结果。除此之外,伯格斯特兰还提到了德赫雷尔和他的合作者于 1929 年在亚历山大港进行的研究,他们同样认为取得了积极的成果。并因此提出一种解释,流行病的周期性暴发可能反映了细菌和噬菌体在互作过程中的动态变化。而在某些流行病暴发的情况下，使用噬菌体进行干扰将在一定程度上"帮助自然"。虽然在一些研究中展示了令人欣喜的数字，例如，噬菌体处理后的死亡率为8.1%，相对地，未经治疗的患者则有62.9%的死亡率。但伯格斯特兰总结道：到目前为止，所得到的结果尚不能得出任何明确的结论，因为它们有太多的内在缺陷。他提出，这些结果可能是有发展前景的，但在得出任何确定的结论之前，还需要彻底地跟进并重复严格可控的实地试验。伯格斯特兰在他评论的最后2页，再次分别分析了特沃特和德赫雷尔在该发现中的贡献优势。他的结论是，特沃特不能被忽视，这两位科学家应该分享1930年的诺贝尔生理学或医学奖。然而，四人委员会却得出了不同的结论。他们认为在评选1930年诺贝尔生理学或医学奖时，这两位被提名人不适合被提上台面讨论。因为那年的诺贝尔生理学或医学奖决定表彰的是洛克菲勒研究所的科学巨人卡尔·兰德施泰纳（Karl Landsteiner），因其"发现了人类的血型"。兰德施泰纳后来还对科学领域作出了许多重要的贡献，在我所有的4本关于诺贝尔奖的书中都提到过他。1937年，他亲自提名特沃特和德赫雷尔，以及佩顿·劳斯（Peyton Rous）共享诺贝尔奖。但时间过去了很久，前面的这两位候选人也未能再被提交评审。所不同的是，劳斯在他87岁的时候再次归来，共享了1966年的诺贝尔奖。

1931年，德赫雷尔和特沃特都获得了新的提名，但只有来自费城的尤金·奥皮（Eugene Opie）的一项提名是以他们两人的联合名义，其余的都只是为他们中的一人提名。此前，卡雷尔（Carrel）曾经联合提名了两位候选人，但现在他认为特沃特应该单独当选。令人惊讶的是，这些提名在该年委员会的进一步程序中都没有被提及。委员会在9月28日的最后讨论中建议将奖项授予丛德克（B. Zondek）和阿西海姆（S. Aschheim），以表彰他们"发现了脑垂体前部对性功能的作用及基于他们的发现所做的妊娠试验"。然而，委员会的另一名成员埃纳尔·哈马斯滕（Einar Hammarsten）建议将奖项改授予奥托·沃伯格（Otto Warburg）。很显然，他成功地说服了教师学院采纳他的建议。最终，那年的获奖人是奥托·沃伯格，因其"发现了呼吸酶的性质和作用方式"。

接下来的一年,德赫雷尔和特沃特继续被提名,但只有一个独立的提案。委员会决定再进行一次评估,这次由阿尔弗雷德·彼得松(Alfred Pettersson)执行。他是一名细菌学方面的专家,直到1932年,一直担任卡罗林斯卡研究所综合健康护理专业的教授。他雄心勃勃,细致地做了一份涵盖12页纸的评述报告。他首先详细地介绍了特沃特的原始研究,并在最后再次提及了特沃特针对观察到的现象所提出的3种理论解释。至于德赫雷尔的发现,他则参考了以前的评估报告。他还引述道,德赫雷尔曾一直争辩说他和特沃特所观察的现象是不同的,即使越来越多的证据反对这种说法。他也提到,德赫雷尔的确是跟进这个发现并开展广泛研究的那个人。至于噬菌体在流行病学和免疫学中有何作用的问题,彼得松提到,对临床试验进行严格的设计和检测并不是德赫雷尔的专长。同时,他认为,能够提出具有复制能力的实体的理论是革命性的,即其可以在细菌这样简单的结构中进行繁殖。他说到噬斑的发现为传染源所具有的特质提供了一个重要的论据。但也如他所指出的,即使在发现噬菌体现象16～18年之后,许多问题仍然未得到解答。他简要地讨论了利用噬菌体治疗不同类型传染病的潜力,但他的总体态度是批评性的。除了对位于肠道的特殊感染的疗效之外,他对于试图利用噬菌体治疗其他不同的细菌感染所得出的结论不以为然。他还列举了一些针对各种局部感染的其他研究,指出有时总会得到些令人鼓舞的结果。他也提到了其他失败的实验研究,并指出体内已经能够确定出针对噬菌体的抗体。最后,他的总体结论就是关于在局部感染中使用噬菌体的问题,目前还没有定论。

在系统性感染的案例中,他认为尚有许多相互矛盾的研究。他引用了德赫雷尔治疗鼠疫病例的研究,认为其结果值得怀疑。而在霍乱病例中,虽然人们认同其阳性效果,但也有其他文章发表了有争议的结果。在肠伤寒病的病例中,则没有发现明显的阳性结果。在痢疾方面,他引用了一些令人欣慰的研究结果,但提到还需要进行更多的证实性研究。他回顾了治疗尿路细菌感染的尝试,认为没有确凿的证据表明其效果可以满足更普遍的应用。在他的全面总结中,他指出他只认同在仅限于肠道感染的情况下可能出现了阳性疗效,例如霍乱和痢疾。他最后的结论是,他觉得证实噬菌体存在的原始发现就理应获得诺贝尔奖，但问题是这一发现现今是否已经失去了时效性。委员会发布的草案如下（译自瑞典语）：

> "关于德赫雷尔和特沃特，委员会认为他们发现的噬菌体现象是值得获奖的。但由于其'高龄'（我说的是年代久远），而且所做的评审并没有提出任何全新的时效性的东西，所以不应再考虑授予奖项。"

1934年，在文档的行政管理方面发生了一些了不得的事情。在标有第五组"细菌学、病原学和卫生学"的整个部分中，没有关于1934年被提名的人的规格材料，反而是1931年的材料！这是一个谜，这些文件怎么会变成1931年年刊中的重复内容。一个更具挑战性的问题是，1934年提交的提名材料发生了什么？不管怎样，我们也可以通过使用诺贝尔基金会的主页nobelprize.org来追溯。在生理学或医学奖方面，网络上的信息不是从列出所有提名的年刊上收集的，而是从卡罗林斯卡研究所在20世纪60年代使用的卡片系统上收集的。每位被提名的人都有一张卡片，记录有被提名者多年来的信息，并在这些个人卡片上额外附有针对该被提名者做出的所有决议。由此我们可以看到，在1934年的时候，有一项由舒尔茨（E. Schultz）发起的针对德赫雷尔和特沃特的联合提名。

委员会决定再做一次评审，并将该任务分配给伯格斯特兰。他首先回顾了多年来所做的许多审议，并引用了提名人的名字：

> "在我看来，这两位科学家关于噬菌体的发现，对于细菌生物学研究趋势的影响要比过去20年中细菌学的任何发现都要深远。"

在伯格斯特兰的心目中，授予这两位候选人奖项是毋庸置疑的。在7页纸的篇幅中，他特别突出了以下3个显著的观点。首先，他强调似乎有许多不同种类的噬菌体，它们既具有感染某种细菌的能力，也具有感染不同形式的细菌的某些适应性。其次，能够感染某种细菌的一系列噬菌体在与该种细菌的不同菌株的反应中会呈现出不同的表型模式。事实上，这也为区分某类细菌的不同菌株提供了一种可能,有助于研究流行病学的病原问题。再次,噬菌体的出现为详尽地了解病毒提供了绝佳的机会。它在当时一般被称为超滤物,而且能够在不同种类的动物、昆虫和植物等宿主细胞中进行复制。对于后一个论点,我们怎么强调都不为过。正如我们将在接下来的两章中所看到的,针对噬菌体的研究使我们在理解遗传物质的工作方式上有了一系列重要的突破。因此,伯格斯特兰想要重点突出的是,针对病毒的研究可能让我们得以掌握细胞在生死边界所发生的基本分子事件。这是一个非常有远见的说法。

伯格斯特兰还另外讨论了将噬菌体用于治疗目的的潜在可能。他描述了人们早期从德赫雷尔的原始发现中所迸发出的研究热情,是如何被一种更加谨慎的研究态度所逐渐替代。在撰写评论的时候,他已经看到了一些积极的进展,但他并不认为这能为这两位科学家的候选资格增加筹码。伯格斯特兰还提到了一些相当模糊的猜测,即噬菌体的裂解作用也许代表了细菌生命周期中的某个阶段。他甚至深入地延伸了这个说法,以至于他提到细菌可能存在它们自己的可被超滤的阶段。

更为重要的是,他讨论了噬菌体的应用,便于我们了解更多不同类别的超滤物。他提到它们独特的尺寸特征可以通过扩散实验、超滤和超速离心的方法来检测。这些技术在当时刚刚出现。我在前一本书中介绍过[IV],伯格斯特兰曾经和克里斯托弗·安德鲁斯(Christopher Andrewes)一起,使用由威廉·埃尔福德(William Elford)设计的具有不同孔径的胶体膜,发现了这些可以传播疾病的病毒的颗粒大小有着很大的不同。如脊髓灰质炎病毒是一种非常小的感染性病原体,而天花病毒,当以用于免疫的疫苗病毒形式存在时,则具有很大的个头。有些噬菌体也被证实是比较大的,当然没有天花病毒那么大。使用斯韦德贝里超速离心机(Svedberg ultracentrifuge)可以观察到类似的结果。伯格斯特兰甚至将他自己的一些研究带到讨论部分。他与罗宾·法赫拉乌斯(Robin Fåhraeus)一起开发了一些测量病毒颗粒密度的方法。他提出,在离心的过程中,不仅仅是颗粒大小,颗粒的密度也同样重要。然而,这个论点不应该同样适用于超滤实验。

人们也许会认为,一旦噬菌体这一独特的性质能在20世纪30年代初就被确认下来，那么对于其他猜想的讨论，如激活细菌的内源性酶的功能的假说或其他一些关于细菌急剧变化的生命形式的想象，理应会很快地消逝。事实上，某些时候，那些最受欢迎的假说是非常持久的。俗话说杀死汝爱是很难的（It is difficult to kill your darlings）。20世纪40年代初，当电子显微镜终于可以直接观察到病毒颗粒的时候，这些推测的争论才算告一段落。我们将在下一章继续讨论这个话题。

最后，伯格斯特兰谈到了研究噬菌体免疫原性的尝试，以及这些研究的局限性，即它们多是依赖制剂的纯化以获得尽可能特异的免疫反应。但是，如果我们能利用特异性很高的生物学检测方法，去检查血清中所产生的特异性抗体，那么对用于免疫的生物物质的纯度需求就不需那么严格了。这样的例子如"中和"实验，即通过阻断病毒颗粒的感染能力来量化检测；或者"血红细胞凝集抑制试验"，即利用某些动物病毒可能具有的凝集血红细胞的能力，通过阻断这种能力来进行检测。伯内特就是利用这种实验来记录对特定病毒生物活性的阻断能力，测定了一系列前文所提到的不同种类的噬菌体的感染力属性。我们将看到，这是一个重要的发现。但德赫雷尔在他的职业生涯中一直支持噬菌体的"单一性"理论，认为它们基本上是同一种类。

评审报告的最后几段强调了噬菌体现象的发现是高质量的且具有重要意义的。但其中有一个声明削弱了评审的力度，即因考虑到在宽泛的生理学或医学领域还有许多其他重要的进展，可能没有必要在1934年颁奖给噬菌体的发现。最后，他当然又回到了该奖是否应该由德赫雷尔和特沃特分享的问题上。从这些论述中可以清楚地看出，特沃特在1915年所做的观察是存在的，即使据他自己说这个观察"是简短和不完整的"。同时，德赫雷尔最初情绪化地否认特沃特和他所观察到的现象是相同的，也极大地削弱了这两位获奖者的竞争力。9月28日，一个由5名成员组成的委员会指出"噬菌体的发现是值得获奖的，但由于其发现的时间太过久远，因此不应列入当年奖项的讨论中。特别是，所做的评审并没有增加任何支持候选者的新的立场和内容"（译自瑞典语）。然后，这就是故事的结尾了。尽管一直到1937年，仍有卡雷尔和兰德施泰纳为两位候选者做过最后一次提名，其中前者只认同特沃特获奖,但在那之后,噬菌体的发现就没有再被大家讨论过了。

那么,历史该如何评价委员会在德赫雷尔和特沃特一事中的所做出的决定呢?毫无疑问,他们都发现了噬菌体,即能够感染细菌的病毒,并都通过超滤实验为他们所提出的病毒颗粒性的理论提供了证据。除此之外,德赫雷尔还对它们的生物学特性进行了深入推论,即便这些猜测并没有在很大程度上对破解它们的本质作出进一步的贡献。在20多年的时间里,他引出了一个具有重要实用价值的研究主题,那就是是否可以使用噬菌体来治疗某些感染性疾病。总之,我们可以这样总结道,德赫雷尔的原始发现是相当重要的,但他的后续工作没能加强他的候选资格。正如被反复强调的一点,他所有的实地试验系统地缺失了恰当的对照组。这可能是受他坚信其理论正确的执念所驱动,而不是源于客观的科学评估。特沃特比德赫雷尔更早地独立发现了噬菌体,但他没有跟进其发现,也没有为解析它们的性质作出贡献。他也没有证实他自己在葡萄球菌中所做的关于噬菌体的研究。这一点是由其他人完成的。正如多次提到的那样,在共享诺贝尔奖的情况下,一个普适的原则是每个获奖者自己都应能够担负起一个奖项。这一点完全不适用于特沃特。总的来说,这意味着在被提名人德赫雷尔和特沃特的案例中,委员会十多年来所作出的审议结果是正确的。因为,那时还有其他更具竞争力的候选者。那么还剩下一个原因,可能也无法很好地解释清楚,那就是在1920—1930年的10年间,生理学或医学委员会认为他们有时难以挑选出具有强劲实力的候选人,有两年甚至决定扣留奖金用于其他目的,如建设新的实验室。

能在试管中研究基因吗?

贯穿20世纪30年代,噬菌体的生物学特性在某种程度上仍然是个谜。人们明确了它们具有在当时所谓的不可见的尺寸,具有可被过滤的且有感染性的特殊性质,同时证明了它们具有不同的种类,并具有感染不同形式细菌的能力。到20世纪40年代早期,它们被认为是检测遗传物质性质和功能的最适合的实验材料。这些进展将成为以下各章所关注的焦点。

我在诺贝尔奖丛书第3本中详细介绍了1946年的生理学或医学奖得主赫尔曼·穆勒（Hermann Muller）的工作。他师从1933年诺贝尔生理学或医学奖得主托马斯·摩尔根（Thomas Morgan）。摩尔根因"发现染色体在遗传中的作用"而获奖。因此可以看出，穆勒接受了很好的遗传学培训，并利用果蝇开展他自己的遗传学研究。早在1922年，他就提出了一个非常有远见的令人瞩目的观点[24]。他在发表的文章中推测，病毒和基因可能是同系的类似的生物对象。他写道，如果真是这样的话，它"将为我们提供一个全新的角度来解决基因的问题。它们可以被过滤，可以在某种程度上被分离，可以在试管中进行处理……直接称呼这些实体为基因可能是非常轻率的，但目前我们必须承认基因和它们之间没有任何已知的区别。因此，我们也不能断然否认，也许在研钵中我们就能找到基因，并在烧杯中煮熟它们"。通过提及他自己的实践经验，他补充道："难道我们遗传学家必须也要成为细菌学家、生理化学家和物理学家吗？同时还得是动物学家和植物学家？虽然我们倒是希望如此。"

正如我们将看到的，这是一个非常有远见的论点。

第2章
对比鲜明的个性和一个学科的诞生

生命之谜

基因是简单的分子

指引物质和思想

1969年的诺贝尔生理学或医学奖将3位性格迥异的科学家——马克斯·德尔布吕克（Max Delbrück）、艾尔弗雷德·赫尔希（Alfred Hershey）和萨尔瓦多·卢里亚（Salvador Luria）聚集在一起。这3位噬菌体学派的创始人也被称为"噬菌体教派的三位一体"。他们在这个教派中扮演着不同的角色，其中德尔布吕克是创始人，再加上他那高高在上的态度，使他成为教派中的教皇，是同侪之首；卢里亚是司祭、忏悔者；赫尔希则是圣徒。噬菌体学派的建立得益于在纽约长岛冷泉港实验室所安排的课程。这些课程教授研究噬菌体的方法，而这种实验体系的推广使用则对分子生物学领域的建立和发展具有决定性意义。该奖项主要是基于20世纪40年代中期至50年代初的发现。事实上，德尔布吕克在20世纪50年代初就已经离开了这个领域，转而参与感知生理学领域的实验研究。他使用真菌的一种细胞器——孢子梗，即携带有产生孢子结构的孢子柄作为研究对象。

因此，尽管赫尔希在整个20世纪60年代中期持续作出重大的贡献，但我们可以说，对于这些关键发现的认定向来是比较迟的。我们将看到提名的产生方式以及所执行的审查，也许可以解释这种延迟。病毒学教授斯文·加德（Sven Gard）是我的前辈，在确保该奖项能够最终颁发给"关于病毒复制机制和遗传结构的发现"发挥了主要的作用。正如我们将看到的那样，其他评委也参与了进来。到宣布奖项的时候，加德恰好因为旅行的缘故不能为公开宣布准备材料，而这通常是他的责任。我当时是他实验室的资深博士后，为此，他把这项任务交给了我。噬菌体病毒学不是我的长项，但我曾参加过卡罗林斯卡研究所的噬菌体课程。该课程是由朱塞佩·贝尔塔尼（Giuseppe Bertani）在当地安排的，他从20世纪60年代初就在研究所担任微生物遗传学教授，我们将很快再次介绍他。准备这份新闻材料也是我第一次参与到诺贝尔生理学或医学奖的工作中。我学到了很多东西，还用瑞典语发表了一篇关于这个主题的文章。在第4章中，我们将回顾这个演讲。作为参与这项任务的回报，我和妻子玛加丽塔（Margareta）得以在1969年第一次有机会参加诺贝尔奖的颁奖典礼和随后的宴会。那可是一次不同寻常的经历。

我们将在本章中讨论物理学家德尔布吕克和生物学家卢里亚的事迹；在下一章介绍痴迷于实验的赫尔希；并在随后的单独一章中详细讨论随着他们开创的分子生物学领域的发展而产生的巨大影响。

一个物理学家的矛盾心理

德尔布吕克的个性令他所遇到的每个人都感到着迷和好奇。在一本书中，他与理论物理学家和宇宙学家乔治·加莫（George Gamow）一起被描述为"普通的天才"[1]。不管这意味着什么，正如我们将看到的，德尔布吕克对自己和他人都提出了相当高的要求。他是一个训练有素的物理学家，但他在生物学领域的职业生涯却为后来的分子生物学的出现提供了基础。矛盾的是，他对生物化学完全不感兴趣。总的来说，他厌恶循规蹈矩的、流行的研究。他想迈出更大的步伐，但他犹豫不决的态度常使他走向错误的方向。因此，他最初对大多数理论都持批评态度，甚至那些后来被证明是富有成效的理论。悉尼·布雷内（Sydney Brenner）曾讲过这样一个故事，一位科学家在与德尔布吕克讨论之后，回来时情绪非常低落。他的同事问他会议上出了什么问题。他的回答是："既然德尔布吕克相信而且支持我的假说，那么这个假说一定是错的！"他的个性中有杰纳斯（罗马神话中的两面神，译者注）的一面。赫尔希则称赞他具有一种非凡的能力，即"总是能够关注到重大问题，哪怕在这些问题尚不能用语言表达出来之前。这很少有科学家能做到"。诺贝尔奖共享者卢里亚在谈到德尔布吕克的批评性倾向时，提到他也会展示幽默的一面。卢里亚说："这些言论通常是温和的，但可能令人丧气，尽管它们从来都不那么残酷。"但卢里亚也说："德尔布吕克的态度是戴奥尼亚式的（Dionysian，意指罗马神话中酒神的狂欢，译者注），即一群学生几乎立刻就变成了一个盛宴，而他在他们几代人中的穿行，就像参加一场移动的筵席。"让我们更仔细地看看这位复杂而又时常自相矛盾的科学家吧。他的同事对他是如此地敬畏和尊重。

德尔布吕克是普鲁士一个大家族的后代。他于1906年出生在柏林，是七个孩子中最小的一个。他来自学者家庭，父亲是一位历史学教授，母亲则是著名化学家尤斯图斯·冯·李比希（Justus von Liebig）的孙辈。他有一个稳定而又富有冒险精神的成长环境，居住在柏林郊区一个为富裕家庭新开发的社区。然而，以如此和谐的方式开始的生活却被第一次世界大战的重大阴云蒙上了阴影。在他十几岁的时候，德尔布吕克对天文学产生了兴趣，并获得了一台小型望远镜。本科阶段，他去了德国几所著名的大学，并最后定居在哥廷根，打算进一步发展他对天文学的兴趣。在那里，他恰逢理论物理学重大变化的风暴。他见证了量子力学的诞生。当时，沃纳·海森堡（Werner Heisenberg）和埃尔温·薛定谔（Erwin Schrödinger）对玻尔最初的原子模型进行了关键的调整，而相关争论正在继续。

德尔布吕克的职业生涯进展缓慢，但他在马克斯·波恩（Max Born）实验室担任研究助理的经历，终于帮助他得以撰写论文。波恩后来共享了1954年的诺贝尔物理学奖。他在布里斯托尔待了一年，感受到了巨大的文化冲击。他之前从没离开过德国，基本上不会说英语。这次逗留为他提供了一次学习这门外语的好机会，英语后来甚至成为他的第一语言，即使他还保留着他的卷舌口音。他最终提交了一份非常单薄的，但在当时条件下尚可接受的论文。不过，他的导师们一定是看到了他身上一些尚未开发的天赋，因为他们推荐他争取了洛克菲勒基金会的奖学金，使他得以在国外不同的实验室积累博士后经验。这在当时是新晋物理学家能够入职哥本哈根玻尔研究所的一个必备条件。那里的环境不仅为讨论量子理论问题提供了绝佳的机会，还提供了很多乐趣和发展同志之谊的机会。正是在20世纪20

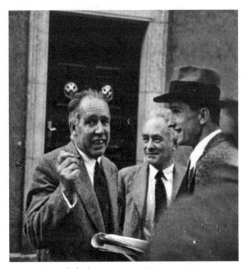

尼尔斯·玻尔（1885—1962）（左）和年轻的马克斯·德尔布吕克（右）（摄于20世纪30年代初）

年代末，海森堡在哥本哈根待了一段时间，结合沃尔夫冈·泡利（Wolfgang Pauli）的有益评判，同波恩一道发展了量子力学所谓的哥本哈根诠释。虽然这一理论在提出时受到爱因斯坦的质疑，但它经受住了时间的考验。海森堡在1933年获得1932年度的诺贝尔物理学奖，而泡利则要等到1946年才获得诺贝尔物理学奖，用以表彰他"发现了不相容原理，也被称为泡利原理"。如前所述，波恩于1954年首次获得诺贝尔物理学奖，"因为他在量子力学方面所做的基本研究，特别是他对波函数进行的统计学诠释"。德尔布吕克非常享受他在哥本哈根的时光，并交了很多朋友。特别是他的室友乔治·加莫（George Gamow）[1]，一位特立独行和难以捉摸的俄罗斯物理学家。加莫除了是一个非常合格的科学家之外，还是一个不折不扣的恶作剧者。

重要的一点是，德尔布吕克最初是作为一名天文学家接受培训的。他曾在他自己的诺贝尔演讲中简要地提起过[2]。早期的人类先贤一定注意到了生物系统的特殊性。它们应该是由一些特定的系统孕育而出的，亚里士多德将其称为 *eidos*（希腊语，意指"形式""本质"，译者注），随后发展成它们的成年形式。但它们的存在是短暂的，而且所有的生命形式都以生长和最终衰亡为特征。作为对比，借用德尔布吕克在诺贝尔演讲中的一句话："天文学是一个例外，它提供了一个永恒的周期性系统的对照，既不产生也不衰亡。"

对于我们的早期祖先来说，这些反差一定是惊人的。漆黑的夜色让我们得以进行最初的科学观察。星空有一个可识别的固定模式，它在北半球围绕北极星（Polaris）旋转，在另一半球围绕南十字星旋转。这些观察和记录可以被认为是科学的雏形。这些早期的业余天文学家所不知道的是，他们对恒星的位置和运动的预测在很长一段时间内并不是完全稳定的。他们的继任者在许多代之后会发展出新技术来解决这个问题,而且发现天上的所有事情都不是绝对的,也不是可以重复的。宇宙正在不断地膨胀,而不可逆的变化可能会在黑洞中发生。在编写本章时,2020年的诺贝尔物理学奖已经颁发。它表彰了罗杰·彭罗斯(Roger Penrose),因其"发现黑洞形成是广义相对论的一个有力的预测",以及赖因哈德·根策尔(Reinhard Genzel)和安德烈娅·盖兹(Andrea Ghez),因其"发现了我们银河系中心的一个超大质量的紧凑物体"。此外,3年前,雷纳·韦斯(Reiner Weiss)、巴里·巴里什(Barry Barish)和基普·索恩(Kip Thorne)因为"对LIGO探测器和引力波观测所作出的决定性贡献"而分享了诺贝尔奖。

星星的位置处于它们各自星座中的黄道上。占星家参考我们出生时星星的位置来描绘我们的个人特征和未来发展的潜力。可实际上,它们会在很长的一段时间内发生变化。而且我们的母星——地球也不会永恒存在,它已经走完了其短暂一生的一半。在50亿年后,它将成为一颗红星,并最终消失,但在此之前的很长时间,它将变得不适合人类居住。然而,某些微生物和它们的病毒的寿命将远远超过我们,即使在极端条件下也能生存。我们将在第4章中遇见它们。核酸和蛋白质是顽强的分子。因此,我们的生命形式将最终回到20多亿年前的早期状态,并且将只由保留了复制能力的单细胞形式来呈现。

生 命 之 谜

德尔布吕克当时对玻尔的生物学思想很感兴趣。他觉得生物学中可能发生的某种量子互补性就像在物理学中已经确定的事件一样。但他的想法还是相当模糊的,并为生命论留出了一些空间,即操控无机物的那些法则可能在活体生物材料中存在一些差异。玻尔在一次关于"生命和光"的演讲中表达了这些想法,并随后在1933年发表在《自然》杂志上。德尔布吕克直到搬回柏林与莉泽·迈特纳(Lise Meitner)共事时,还在想这个猜想。迈特纳后来对基本粒子裂变的理解作出了根本性的贡献。这是一个重大的发现，获得了1944年度诺贝尔奖化学奖的认可，并于1945年因"发现了重核的聚变"颁发给了奥托·哈恩（Otto Hahn）。可事实是，迈特纳却被排除在这个奖项之外，这到现在都是一个一直被讨论的问题。

尚不清楚德尔布吕克是否应该在柏林定居，因为他还有一份可以加入泡利当时在苏黎世的实验室的录取通知，这足以令人兴奋。他最终决定不接受这个邀请。相反地，他回到柏林，在那里他可以和刚刚寡居的母亲住在一起，并在迈特纳的实验室工作，那是在柏林达勒姆（Dahlem）地区的凯撒威廉化学研究所（Kaiser Wilhelm Institute for Biochemistry）。德尔布吕克自己在多年后讲述了这样一个故事。作为迈特纳实验室的一名理论物理学家，他被要求解释铀（U^{238}）被中子轰击后所出现的意外元素的痕迹。他的提议是，它们可能是"铀后"元素（指化学周期表铀后面的元素，译者注）。这个想法引起了他的同事们的兴趣，但是他们可能花了一些时间才意识到这是错误的。这些所谓的"新"元素是由钡和氪聚合而成的。许多年后，德尔布吕克评论说，他的不正确理论可能使德国的核物理学倒退了若干年。如果这是真的，那我们可以事后推断，这可能对我们的世界有着巨大的裨益。尽管他是迈特纳小组的一员，但吸引他的并不是小组的开创性工作，而是发生在隔壁生物学研究所的事情。他在寻求独立的工作机会，想要突破大的科学问题。对于一名物理学家，生物学可能比物理学能够提供更多的处女地。但是，他应该聚焦于物理学和生物学之间的哪些交叉领域呢？

受到玻尔1933年演讲的启发，德尔布吕克组织了一个讨论小组，包括生物学家、生物化学家和物理学家。其中的两位科学家在今后的学科发展中发挥了重要作用。一位是备受尊敬的俄罗斯遗传学家尼古拉·蒂莫菲夫-雷索夫斯基（Nicolai Timoféeff-Ressovsky），另一位是德国物理学家库尔特·季默（Kurt Zimmer）。季默特别关注辐射对生物基因的影响。蒂莫菲夫-雷索夫斯基的事业发展异常成功而且极富挑战性。这方面的描述可以在本书中单独写满一章。然而，这会导致我们离开主线。在这里，诺贝尔奖获得者德尔布吕克才是我们的叙述重点。1987年，在戈尔巴乔夫主政时期，一本关于蒂莫菲夫-雷索夫斯基的俄文书得以出版，作者是丹尼尔·格拉宁（Daniil Granin）。3年后，其英文译本出版，书名为《野牛：一部关于挑战斯大林的科学家的小说》(*The Bison: A Novel about the Scientist Who Defied Stalin*)[3]。

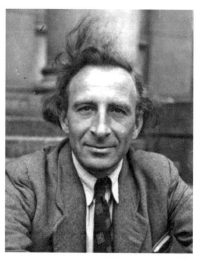

尼古拉·蒂莫菲夫-雷索夫斯基
(1900—1981)

蒂莫菲夫-雷索夫斯基的研究在遗传学的许多不同领域都产生了巨大的影响。他在20世纪20年代被著名的神经解剖学家奥斯卡·沃格特(Oscar Vogt)邀请到柏林工作,后来成为凯撒威廉研究所遗传学部门的主任。他在那里待了20年,直到第二次世界大战结束时,柏林被苏联军队占领,他才被迫返回苏联。他被关押在古拉格(Gulag)劳改营,之后又逐渐恢复名誉并重返科学界。一个与他关押在同一个劳改营的囚犯是1970年诺贝尔文学奖获得者亚历山大·索尔仁尼琴(Aleksandr Solzhenitsyn),我们将在第8章再次见到他。在他的《伊凡·丹尼索维奇的一天》(*One Day in the Life of Ivan Denisovich*)一书中,最容易辨认出来的人物之一就是蒂莫菲夫-雷索夫斯基。几位诺贝尔奖得主为了他的释放而奔波。1935年诺贝尔奖获得者弗雷德里克·约里奥-居里(Frédéric Joliot-Curie)在战后访问苏联时曾试图讨论蒂莫菲夫-雷索夫斯基的案件。德尔布吕克本人也曾出于同样的目的前往苏联。他们两人都力争改变政策,全面恢复蒂莫菲夫-雷索夫斯基的科学工作。他的条件得到改善,但仍存在某些问题。然而,对于德尔布吕克来说,能够在战后较晚时期和蒂莫菲夫-雷索夫斯基重聚肯定是一次令人心情愉悦的经历。毕竟,他当时选择参与生物学研究,至少部分原因归功于蒂莫菲夫-雷索夫斯基。尽管生活上有很多困难,蒂莫菲夫-雷索夫斯基还是活到了80岁,而且考虑到他生存环境的挑战性,他的科学产出总量仍然是巨大的,哪怕他晚年的视力已严重下降。

20世纪30年代,柏林讨论小组中3位领衔的科学家在经过多个夜晚的思想交流之后,决定用一个雄心勃勃甚至自命不凡的标题"生命之谜"来总结他们的想法。实际上,最初的标题是"论基因突变和基因结构的性质"

（Über die Natur der Genmutation und der Genstruktur）。一篇以此为题的文章于1937年发表在《哥廷根科学协会学报》（*Nachrichten der Gesellschaft der Wissenschaften zu Göttingen*）上。它有一个绿色的封面，因此也被称为"绿色小册子"或"三人论文"（Dreimännerwerk）。它提出了一些具有挑战性的建议[4]。其中一个建议是应该将病毒视为分子，并将其在细胞中的复制视为感染原的独立能力。文中提议，一次突变也许就意味着"复杂原子组装中的一个特定变化"。文章还包含关于辐射对基因影响效果的讨论，即"打击和靶向"理论。他们还试图根据基因对辐射的敏感性来定义基因的大小。从今日的视角来看，提出这样的问题似乎过于简化。我们可以在事后做出这样的评论，那是因为我们现在了解到基因的大小有着巨大的差异。已知最小的基因仅包含76个核苷酸碱基，它作为一种转运RNA，引导另一种RNA合成[IV]。相比之下，已知最大的基因约有105 000个核苷酸碱基。这个巨大的基因指导Titin（Titan protein的字母缩写）多肽的合成。它也被称为肌联蛋白（connectin），是我们肌肉中起重要作用的一种蛋白质。考虑到基因组大小的巨大差异，柏林科学家小组总结出的结论也不算太离谱。他们的绿色小册子当初只能被选定的科学家阅读，但在几年之后，随着1944年出版的畅销书《什么是生命？》（*What is Life?*）而引起广泛关注。那本畅销书是由1933年的诺贝尔物理学奖获得者——奥地利人埃尔温·薛定谔（Erwin Schrödinger）撰写的，他在第二次世界大战期间作为反纳粹流亡者居住在都柏林。当时，德尔布吕克已经开始使用感染细菌的病毒来研究基因性质。无论如何，德尔布吕克认为1937年那本绿色小册子的出版具有重要的历史意义，以至于在他的非典型诺贝尔演讲中都有引用（分别在英文和德文版本）[2]。

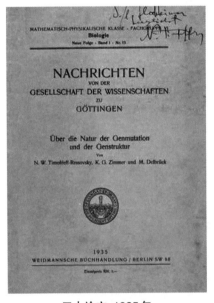

三人论文，1935年

　　为了进一步发展"三人论文"中所形成的思想，德尔布吕克决定出国。恰好在1936年，来自巴黎洛克菲勒基金会办事处的哈里·米勒（Harry Miller）来访。这当然不是偶然的接洽。玻尔在幕后推动了一切。德尔布吕克考虑了多种可选方案之后，其中也包括到英国工作，正如我们在前一章提到的，他最终提议加入托马斯·摩尔根（Thomas Morgan）的实验室。该实验室位于加利福尼亚州帕萨迪纳的加州理工学院（Caltech）。该实验室是使用常见的黑腹果蝇（*Drosophila melanogaster*）来研究遗传学机制的圣地。基金会接受了德尔布吕克的提议，附带条件是当他回到德国时，他在莉泽·迈特纳实验室的职位依然能够保留。迈特纳迅速地——也许是假意地——同意了这一点。因为，就在不久之后，由于她的犹太背景，迈特纳本人不得不逃离德国。尽管在如此背景下，她还能设法让她的实验室长期运转的原因可能是她有奥地利而不是德国的护照。当德尔布吕克于1937年前往美国时（十年后才得以首次返回），他不知道的是他将再也见不到他的母亲和大部分兄弟姐妹了。他的两个姐姐被纳粹处决，而一个兄长在1945年死于俄罗斯监狱。同他根深蒂固的普鲁士上层阶级的成长背景所抵触的是，德尔布吕克很难接受他的祖国选择了一条可预见的自我毁灭之路。正如我们将在第5章中看到的那样，他最终暂时回到德国，但这已经是一个非常不同的国家了。然而，那仍然是他成长的地方。在灾难性战争之后，他以许多不同的方式为重建以前强大的领先世界的学术环境作出了很多贡献。

一个新的家园和一个意想不到的科学转变

　　1937年9月，德尔布吕克抵达纽约。几天观光之后，他找到了长岛上的冷泉港实验室。即将就任的所长米洛斯拉夫·德米雷克（Milislav Demerec）（原先的玉米遗传学家，也是后来的果蝇遗传学家）热情欢迎了他，并为他介绍了自己的遗传学研究。德尔布吕克不知道的是，这个在当时非常不起眼的实验室会在他领导的新科学研究中发挥核心作用。著名的年度噬菌体课程以及后来关于噬菌体的会议就是在那里举行的。但是，在此之前，有许多关键性的进展已经出现了。德尔布吕克继续前往加州理工学院，在那里，摩尔根把他介绍给了他最亲密的合作者阿尔弗雷德·斯特蒂文特(Alfred Sturtevant)。现在是时候了解果蝇房以及如何使用昆虫突变体进行实验,从而定位遗传物质中的遗传标志了。这可不是双向交流。在这个复杂的系统中,应该如何利用分子关系来检测遗传物质的功能呢? 为了应对这个即将到来的工作挑战,即测试所提出的理论概念,德尔布吕克先搞了一次露营旅行。沙漠为他提供了独特的机会,可以在夜晚凝视星空并畅想反思。在未来几年,尤其是当挑战不断增加的时候,这种冒险旅行成为他即将应对的热忱研究中重要的调节剂之一。

当德尔布吕克回来时,他被介绍给摩尔根团队的一个新成员,一个对癌症研究感兴趣的同龄人——埃默里·埃利斯(Emory Ellis)。出于未知的原因,埃利斯想通过研究噬菌体——细菌的相互作用来研究癌症问题。据推测,他的想法是,既然病毒,如Rous病毒,可以在实验中诱发癌症[IV],那么人们也许可以通过研究细菌病毒来了解细胞转化的情况。这可真是一个大胆的想法! 于是,埃利斯和德尔布吕克沿着德赫雷尔的足迹,开始重复他最初研究的在不同感染剂量下测量噬菌体生长特性的实验[6]。他们发现在给定的噬菌体剂量下——大到足以感染细菌群体中的所有细胞,这种新感染性颗粒的积累过程可以被鉴别出来。该过程是快速的而且可重复的。这种所谓的 "一步生长曲线"(one-step growth curve)对实验者来说具有许多诱人的特点。噬菌体的复制可以在不到半小时之内就导致所有细菌裂解。不足为奇的是,在细菌开始产生新的噬菌体并在相对较短的时间内爆发性地大量释放它们之前,自然还需要一些时间。因此,这有一个短暂的时期,此时无论是接种的病毒还是任何新产生的病毒都无法被检测到。这段没有任何感染性颗粒的时期被称为黑暗阶段,也即隐蚀阶段(eclipse)。通过一些非凡的机制,传入的噬菌体或者如我们所见,它自己的DNA可以设法关闭细菌中正常细胞代谢的重要部分。相反地,细胞的分子机器被利用,从而成为生产新的噬菌体以及合成它们的DNA和所有所需蛋白质的基石。它们通过某种有组织的联合过程有效地组装起来。一旦产生足够多的成熟噬菌体,细胞就会被破坏,同时释放出数百个有感染力的噬菌体颗粒。德尔布吕克目睹的一切几乎完美得不像真的,难怪他用上了他最喜欢的表达方式之一"我都不相信它"。然而，在这种情况下，它就是真实的。那么，一个噬菌体可能含多少个基因，人们又该如何去检查它们呢？逐步解决这些问题需要越来越多的合格的研究人员参与，这因此导致了一个接一个基本遗传机制的逐步解开。最后，它导致所谓的"分子生物学"（*molecular biology*）的诞生，即用分子方式解读遗传学。唯一的问题是，生物化学并不能吸引德尔布吕克这个物理学家。

德尔布吕克汇报了关于噬菌体工作的进展，这使得洛克菲勒基金会同意资助他在加州理工学院第二年的工作。埃利斯也获得了该基金会的续期资助，但对他来说，基金会则要求他研究癌症问题。在这期间，德国的迈特纳实验室发生了一些不幸的事情。迈特纳被迫在没有任何护照的情况下溜出国门，进入荷兰，之后，她的实验室被关闭。如果德尔布吕克此时试图返回，则很可能意味着他将放弃遗传学研究。1939 年 9 月 1 日，希特勒入侵波兰，第二次世界大战开始。洛克菲勒基金会感到遗憾的是，他们不能为德尔布吕克在美国的第三年提供支持，尽管他们认为他的遗传学研究方法是令人鼓舞的。不管怎样，基金会了解到位于田纳西州纳什维尔的范德堡大学愿意雇用德尔布吕克作为一名物理学讲师。这意味着，基金会只需为他提供一笔少量的资金即可。因此，他们承诺再给予他两年资助。1940 年 1 月 1 日，德尔布吕克在范德堡大学开始建立他的新实验室。在这一年的春天，德尔布吕克还走访了位于新泽西州的普林斯顿大学，去见他以前的导师泡利。

除了拥有一半犹太血统之外，奥地利人泡利更被欧洲战争带来的剧变所影响，因此逃离了自己的祖国。他受到来自普林斯顿大学高等研究所的热烈欢迎，并成为又一个由于希特勒的政治计划从德国-奥地利向美国流失大量人才的范例[7]。德尔布吕克去往美国东部还有另一个原因，他想去见一位年轻的同事萨尔瓦多·卢里亚

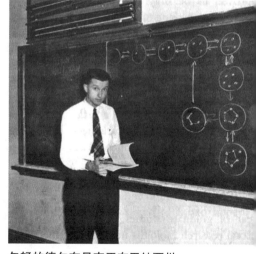

年轻的德尔布吕克正在田纳西州纳什维尔的范德堡大学讲课

（Salvador Luria）。因为，他得知卢里亚的科研兴趣与自己很相似。这是一次决定性的会面。我们将在本章的后面全面地介绍卢里亚。尽管卢里亚最初接受的是医生的培训，但他曾与1938年诺贝尔物理学奖获得者恩里科·费米（Enrico Fermi）的研究小组互动过，当时该小组仍设在罗马。因此在该背景下，他了解到有一位对生物学感兴趣的年轻物理学家曾在柏林的梅特纳实验室工作过。正如我们将看到的那样，卢里亚与这位科学家一样，由于一次意外的邂逅，也对攻击细菌的病毒产生了兴趣。德尔布吕克和卢里亚于圣诞节期间在费城相遇，后来又在纽约见面。在那里，卢里亚向德尔布吕克展示了他在哥伦比亚大学医学院的实验室。当时他已经能够在琼脂平板上展示漂亮的噬斑了（见第17页）。那是由两种不同的大肠杆菌噬菌体（称为 α 和 γ）产生的。卢里亚是从噬菌体研究领域的先驱者之一——在圣路易斯工作的杰奎斯·布朗芬布伦纳（Jacques Bronfenbrenner）那里得到了这些噬菌体。我们将再次介绍他，因为他是赫尔希在20世纪20年代末在华盛顿大学细菌学或免疫学系论文工作的最初导师。卢里亚收到的两个噬菌体是一个更大的噬菌体系列的代表株，该系列噬菌体能够感染结肠中主要的细菌——大肠杆菌（*Escherichia coli*）。它们原先的名字是 α 和 γ，后来改为 T1 和 T2。最初的大肠杆菌噬菌体共有7个，编号为 T1 至 T7。后来证明，它们代表了4种不同类型的噬菌体，因为 T 偶数列噬菌体 T2、T4 和 T6 是相似的，而 T3 和 T7 也是相似的。需要补充的是，为即将进行的遗传学研究所选择的噬菌体都是裂解性的，也就是说，它们在宿主细胞中的复制会导致细胞的破裂。德尔布吕克和卢里亚一致认为有可能利用噬菌体来研究基本的遗传学问题。因此，他们为第二年在冷泉港实验室举行的联合会议制定了计划。这为进入一个全新而又持久地探索这类病毒的研究阶段提供了一个跳板。稍后，在1944年，当更多的

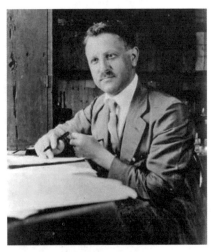

杰奎斯·布朗芬布伦纳（1883—1946）

噬菌体病毒学家参与进来时，德尔布吕克提出了一个"噬菌体条约"，鼓励该领域的所有科学家将重点放在T1至T7噬菌体上。他把它们比喻成白雪公主的7个小矮人。

由于他在范德堡大学的新工作，德尔布吕克不得不将他的美国访问签证改为移民签证。他的案例需要他暂时离开美国。德尔布吕克决定访问墨西哥的下加利福尼亚半岛（Baja California）。在去墨西哥的路上，他到一些朋友的家里参加聚会并停留。在一次活动中，他遇到了玛丽·布鲁斯（Mary Bruce），小名曼妮（Manny）。曼妮在南欧和北非长大，在加利福尼亚接受大学教育。他们在一年后结婚。作为生活伴侣，他们因性格互补而相得益彰。她给他的生活中带来了所需的光亮，抚平了来自他的祖国所发生的所有可怕的消息。多年后，他们的4个孩子相继出生。他们成对降生，间隔十多年。乔纳森（Jonathan）和尼古拉（Nicola）分别出生于1947年和1949年。而且"因为他们非常幸福"，托比亚斯（Tobias）和卢迪娜（Ludina）分别于1960年和1962年出生。德尔布吕克家因好客而闻名。学生们与学术界的领军人员打成一片，而迷人的主人还时常准备一些惊喜。

噬菌体和微生物遗传学以及冷泉港实验室

当德米雷克（Demerec）被任命为新一任所长的时候，他邀请德尔布吕克和卢里亚于1941年夏天到冷泉港实验室度暑假。从此，一个新的时代开始了。这个实验室将成为分子生物学发展的中心。基于此，我们有必要在这里简要介绍一下它的历史。冷泉港实验室早在19世纪末就已经建立了。它创立于1890年，当时是布鲁克林艺术与科学学院的一个夏季实验室，也即生物实验室。随后在1904年，它进一步扩张，华盛顿卡内基研究所在此增加了一个实验进化部门。

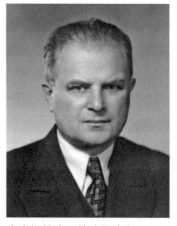

米洛斯拉夫·德米雷克（Milislav Demerec）（1895—1966）（引自冷泉港实验室档案）

1924年，布鲁克林研究所的管理由长岛生物协会接管。这种双重监督机制一直保持到1962年，直到一个联合的冷泉港（量化生物学）实验室成立。自1941年德米雷克被任命为生物实验室和遗传学系的共同主席以来，这两个机构的运作一直在协调。他一直在这个岗位上工作到1960年。他是经典遗传学发展到细菌遗传学的核心人物，值得我们在这里作一番简短介绍。

德米雷克是南斯拉夫裔，有农学院背景。他在第一次世界大战后来到美国，在几年内就与冷泉港的卡内基研究所建立了联系。在他漫长的职业生涯中，他参与了玉米遗传学的研究，随后是果蝇遗传学，其中包括关于X射线诱变的研究。1941年，如前所述，他成为两个部门的共同主席。这两个部门于1962年组成了现代的冷泉港实验室。德尔布吕克和卢里亚从未成为该实验室的长聘人员。但是，正如我们将看到的那样，赫尔希的情况则有所不同。德米雷克是一个有主见的领袖，在1941年，他为芭芭拉·麦克林托克（Barbara McClintock）安排了一个长期职位。那时，就因为是一名女性，麦克林托克在玉米遗传学实验研究的卓越生涯中一直受到阻碍。1944年，她成为第3位进入美国国家科学院的女性。1981年她获得拉斯克奖，1983年获得诺贝尔生理学或医学奖（见第8章）。她将在第9章中再次简要地出现。

德尔布吕克和卢里亚在1941年夏天进行了一次富有成效的讨论，关于他们未来在使用噬菌体进行基因研究方面的工作，并参加了冷泉港实验室的会议活动。然而，他们的噬菌体工作是一个需要时间来发展的概念。最初，他们研究了一种噬菌体复制到什么程度可以影响另一个噬菌体的复制。该研究领

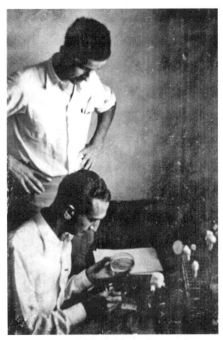

马克斯·德尔布吕克和萨尔瓦多·卢里亚在冷泉港实验室，20世纪40年代中期（引自冷泉港实验室档案）

域大概还需要 4 年的时间才成熟起来，并促使了第一门噬菌体课程的建立。其中一个关键的问题是，细菌含有的基因，是否和那些在有核细胞中发现的基因是一回事？这是一个有争议的问题，但当时有一些观察表明，在细菌中研究基因是可行的。

乔治·比德尔（George Beadle）在加州理工学院从事了 5 年的果蝇遗传学研究。但他想在一个更简单的系统中研究突变。他的目的是要更近距离地贴近突变的分子背景。因而，他选择了一种霉菌——粗糙脉孢菌（*Neurospora Crassa*）作为一个相对简单的系统去研究这些问题。事实证明，这是一个幸运的选择。因为这种真核生物是单倍体，即只包含一个拷贝的基因组。因此，突变一旦发生，就很容易被识别出来。他与化学家爱德华·塔特姆（Edward Tatum）一起研究了具有分解糖类能力的酶。如前所述，当时人们已经知道了 X 射线可以诱发突变。1946 年的诺贝尔生理学或医学奖正是基于此颁发给了穆勒（Muller）。值得一提的是，穆勒在 20 世纪 30 年代初曾在柏林的蒂莫菲夫-雷索夫斯基实验室工作。比德尔和塔特姆在研究中观察到激动人心的现象，从而得出最重要的结论，即每种酶都对应一个基因，或者一个基因对应一种构成酶的蛋白质。如我们前面简单介绍过[1]，这一发现使比德尔和塔特姆于 1958 年分享了一半的诺贝尔生理学或医学奖。由此看来，在细菌中研究基因似乎是可能的。德尔布吕克和卢里亚选择的研究工具是噬菌体，但它们的本质在当时仍然是神秘的。人们能否通过研究这种简单元件的复制来研究基因呢？

为了利用噬菌体来研究遗传学，人们需要有不同的噬菌体变种（突变体），而它们要具有可区分的特性。此外，重要的是要有一个环境体系，使不同特性的噬菌体基因之间的相互作用可以得到检验。在 1942 年，卢里亚（我们将在本章后面更详细地介绍他）获得了古根海姆奖学金，他以此加入范德堡大学的德尔布吕克团队。他们的携手努力并没有马上就产生突破。原本卢里亚只计划待上一年，后来他得到印第安纳大学的一个职位邀请。在当时的情况下，他认为应该接受这个职位。不管怎样，合作继续进行，随后缘于卢里亚的一次发现，从而开启了整个研究领域。该领域的研究证明不仅是细菌，而且还有更简单的生物实体——噬菌体，都可以在其遗传背景中造成自发变化，即突变。因此，噬菌体为遗传学研究提供了具有吸引力的、简单的工具。这类研究被称为"变异反应试验"（fluctuation test，也称变量实验，译者注）。这一点将在后面介绍卢里亚的时候继续讨论。德尔布吕克在数学上作出了贡献。3年后，德尔布吕克作出了第2个重大贡献。赫尔希也在同时发现了类似结论。关键的发现如下：如果细菌感染了一种病毒的两个不同突变体，并具有一些独特的可区分的特性，那么就可以鉴定遗传物质的交换。这被称为基因重组（genetic recombination）。我们将在下一章讨论赫尔希的发现时回到这个问题。科学家们经过一段时间之后，才使自己和其他人相信这是一个真正的遗传物质的"交换"，是造成表型的真正原因，而不是由于新的突变。

这是一个关键的观察结果——遗传现象不仅可以在真核细胞和原核细胞中研究，而且可以在更简单的噬菌体感染的原核细胞中研究。发现细菌和噬菌体可用于遗传学研究的这一结论将对未来20年产生巨大的影响。噬菌体学派应运而生。人们也终于可以摒弃当时普遍存在的教条了，即原先认为的细菌既没有染色体也没有基因，对病毒的早先认识也是如此。可这仍然是当时一些领军的生物化学家的权威性共识。其中一位是西里尔·欣谢尔伍德（Cyril Hinshelwood），他在1956年分享了诺贝尔化学奖，"因为他们对化学反应机制的研究"。在很长一段时间，他都不认同细菌的代谢是由基因控制的。

有时，重大的概念性变化是很难被接受的。科学哲学家托马斯·库恩（Thomas Kuhn）将这些类型的变化称为范式转变[8]。我在自己的写作中，使用了横向和纵向的科学发展这些术语。一个典型的例子是人们当时否定了奥斯瓦尔德·艾弗里（Oswald Avery）和他的合作者在1944年发表的关于"遗传物质是由DNA所代表的"这一观点的正确性。拒绝接受这一突破性概念的历程在我关于诺贝尔奖的丛书中提到过。但我们有理由再次回到这个问题上。当时的缘由是，德尔布吕克在范德堡大学工作期间认识了一位医学细菌学家，名叫罗伊·艾弗里（Roy Avery），是奥斯瓦尔德的弟弟。罗伊与德尔布吕克分享了他从哥哥那里收到的一些非常私人的信件。其中一封信在罗林·霍奇基斯（Rollin Hotchkiss）的一篇文章中提到过，那是在一本关于分子生物学主要进展的书中提到的，我们很快就会提到一些细节[9]。奥斯瓦德的这封信以一种非常克制的方式描述了这些发现的重要性——DNA 是遗传物质。这封信表述非常详细，也很谦虚。事实上，信中是这样结尾的："吹泡泡是很有趣的，但能在别人试图刺破它之前，自己先把它们刺破才是最明智的。"这才是一个真正的科学家所应该讲的话！但是，也许要经过十多年的时间，这个概念上的剧变所造成的全部影响才能被大家接受，那时也就没有泡沫需要被刺破了。

这方面的戏剧性将在后面再谈，但 1998 年出版的《纪念艾尔弗雷德·赫尔希》(In Memoriam to Alfred Hershey)[10]中的一段值得引述。当来自波兰的瓦茨瓦夫·西巴尔斯基(Waclaw Szybalski)问赫尔希为什么当时人们对艾弗里的提议有如此大的抵触时，他得到了以下的回答："也许你们波兰人相信艾弗里等人(1944 年)的数据，但在美国却没人相信他们的数据——因为阿尔弗雷德·米尔斯基(Alfred Mirsky)(洛克菲勒研究所的一名分子生物学家)让大家相信艾弗里等人不知道核蛋白(其是转化原理的必需要素)与 DNA 之间的区别。"直到现在，这仍然是一个谜。为什么艾弗里和他的合作者如此难以说服科学界他们的关键性实验是正确的，哪怕任何人都可以轻易地重复这些实验。我们将在后面看到，德尔布吕克对沃森和克里克在 1953 年提出的双链 DNA 分子的复制可能性也有着自己的担忧，但很难推断出他对艾弗里更早的实验持何种态度。在他 20 世纪 40 年代中期与赫尔希的通信中，人们得到的印象是至少他对他们呈现的数据还是有一定尊重的。

1945 年，德尔布吕克和他的两位合作者——赫尔希和卢里亚找到了德米雷克。他们表示愿意在冷泉港实验室安排一门关于噬菌体遗传学的课程。最初，这个夏季课程持续了 9 天，但它很快被延长到 3 周，包含讲座和实验部分。教授和研究生一起并肩工作。冷泉港实验室的气氛从过去到现在都是独一无二的。它所提供的非正式的运行方式以及将娱乐和工作相结合的机会非常具有吸引力。这些品质一直保持到现在。我可以证明这一点，因为我在 20 世纪 80 年代和 90 年代以参与者和组织者的身份参加了关于疫苗及其发展的会议。如上所述，第一次的噬菌体课程安排在 1945 年，随着

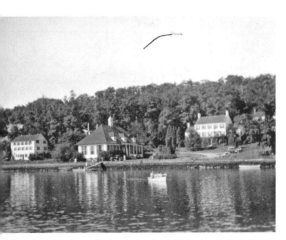

20世纪40年代中期的冷泉港实验室
（引自冷泉港实验室档案）

传言它与新兴的分子遗传学领域的相关性，它很快成为冷泉港实验室提供的广泛课程中的一个固定单元。反复的和扩展的相关课程持续了26年。在这段时间，分子生物学领域发生了很多令人惊奇的事情。课上讨论了许多重大发现，即使它们刚刚出炉，甚至在某种程度上还处于推测阶段。在这些理论形成概念化和逐渐成熟的阶段，他们在课上进行了广泛讨论，这必然影响着冷泉港实验室的噬菌体课程内容，这种影响当然对研究所开设的其他课程也不例外。至此，该实验室逐渐演变成一个生物学的麦加圣地。随着时间的推移，冷泉港实验室的设施得到改善。在"新"的格雷斯礼堂和原来的布莱克福德大厅阅览室之间已经有了很大的区别。参观布莱克福德大厅阅览室时，人们真希望这些墙壁能够讲述历史，但又不得不对墙壁上展示的无声照片感到心满意足。没有上锁的旧宿舍以及共用的淋浴设施，现在都已经成为历史。但这里独特的氛围依然存在。会议结束时的龙虾也依然美味。

莱纳斯·鲍林（Linus Pauling）[II]获得了1954年的诺贝尔化学奖，主要是因为他对化学键的研究。他是加州理工学院最杰出的科学家之一。在20世纪40年代中期，他就希望看到更多的能够将化学结构应用在生物学上的研究。摩尔根退休之后，他在确保比德尔能够领导研究所的生物学部门发挥了重要作用。比德尔随后迅速转向德尔布吕克。德尔布吕克因此得到了一个意外的邀请。比德尔希望他从范德堡大学归来，成为加州理工学院的生物学教授。应该提到的是，在这些事情的前一年，德尔布吕克和卢里亚有一个在范德堡大学建立细胞病理学研究所的大计划。然而，需要的资金很多，最后该大学的校长奥利弗·卡迈克尔（Oliver Carmichael）认为没有可能筹集到所需的资金。在这种情况下，德尔布吕克当然很高兴地接受了来自加州理工学院的邀请，那是在1946年的最后几天。他现在有自己的平台来建立他的"梵蒂冈"了。他乐观地写信给玻尔"……我相信,在未来几年,加州理工学院之于生物学,就像1910年代的曼彻斯特之于物理学那样。"正是在曼彻斯特的欧内斯特·卢瑟福(Ernest Rutherford)实验室,玻尔开发了他的革命性的原子模型,可参考先前对乔治·德·海韦西(George de Hevesy)[Ⅱ]的讨论。可以补充的是,非常有趣,德尔布吕克也收到了来自英国曼彻斯特的就职邀请,此外还有来自冷泉港实验室的邀请。但是他们所提供的条件都不能和加州理工学院相比。因此,如果冷泉港实验室被比作生物学的圣城麦加,那么将加州理工学院视为这一迅速发展学科的新兴麦加也是合适的。

马克斯和曼妮现在能够在一个他们喜欢的房子里定居下来,并开展他们的家庭生活了。实验室离他们家很近,仅是走路的距离,而且那里可以很好地进行户外体育活动,比如网球。如前所述,帕萨迪纳市的德尔布吕克家是非常好客的。学生和同事们络绎不绝。德尔布吕克的沙漠露营之旅大名鼎鼎。许多即将获得诺贝尔奖的人(这里仅举两例),如吉姆·沃森(Jim Watson)[Ⅱ]和卡尔顿·盖杜谢克(Carleton Gajdusek)[Ⅰ],都很享受这种野外的同志之谊。

批判性的非传统的科学家

就像教皇一样,德尔布吕克在将某人封为圣徒之前,不得不依靠魔鬼代言人的证词。然而,这种情况的独特之处在于德尔布吕克自己也喜欢扮演这种代言人的角色。下面将列举两个例子。

冷泉港实验室举办过一次非常重要的会议,那是1946年的"遗传与微生物"研讨会。由比德尔和塔特姆提出的"一个基因,一种酶"的概念主导了整个会议,但年轻的科学家乔舒亚·莱德伯格(Joshua Lederberg)也提出了惊人的结论。他是塔特姆的学生,塔特姆证明了遗传信息可以在细菌之间交换。乔舒亚利用选定的营养性缺陷的突变体,证实了这种微生物之间的遗传物质交换,也即接合作用(conjugation)。随后,有区别的"雄性"和"雌性"细菌也被识别出来。然后弗朗索瓦·雅各布(François Jacob)的实

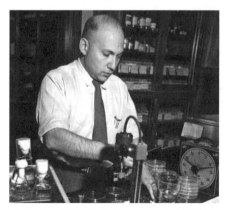

乔舒亚·莱德伯格（1925—2008）（引自参考文献[25]）

验室证明了基因在一个预先设定的序列中发生了转移[Ⅲ]。后来发现，这种细菌之间的遗传物质交换具有相当大的重要性。如我们在第1章中提到过，细菌中会发生不同抗生素的耐药性转移[1]。德尔布吕克对莱德伯格的早期成果非常苛刻，他质疑细菌之间是否真的存在遗传相互作用。之后几年，细菌的性分化和接合作用成为重要的研究主题。

随着这个研究领域的逐渐巩固，德尔布吕克的保留意见很快被证明是错误的。细菌遗传学本身的正确性也促成了分子遗传学的发展[11]。此外，这些研究还证明噬菌体本身就可以作为一个研究细菌之间遗传物质转移的很好工具。如上所述，这个转导（transduction）机制在开发和维持抗生素耐药细菌等方面发挥了重要作用。当然，莱德伯格最终被证明是正确的，因此他共享了1958年的诺贝尔生理学或医学奖，以表彰"他在基因重组以及在细菌遗传物质的组织结构中的发现"。这里要补充的是，这次冷泉港会议的基调是鼓舞人心的，并鼓励了德米雷克在给他的长岛生物协会的理事们的信中写下了这样一段话：

"你可能会问，这项研究的目的是什么？我们为什么要在研究中使用微生物。答案非常简单。生物学家和生物化学家通过使用这些容易处理的微生物作为实验材料，正试图揭开所有生命中最复杂的两个谜题，即遗传的机制和生命的繁殖。既然自然界的基本规律是普适的，通过对这些微小生物的研究所得到的发现有助于我们了解更高等生物的生命过程。"

另一个例子是在多年以后，那时的德尔布吕克对待DNA复制的复杂性这个问题仍然是一个刚愎的苛责者。事实上，他是在1953年初第一个从沃森的信中得知了关于DNA结构的提议。他的直接反应是,这种所谓的双螺旋结构的复制太不靠谱了,简直无法接受。早在1953年的夏天,沃森就在冷泉港实验室的一次会议上介绍了他的模型。沃森和克里克4月在《自然》杂志上发表的那篇著名文章的复印件在与会者中传阅。一些科学家开始参与关于这种可能的复制模型的讨论。德尔布吕克也发表了一篇文章来讨论这个问题。沃森在1955年回到加州理工学院,讨论继续进行着,但大伙尚无法设计解决这个问题的实验。人们计划用放射性磷来标记新合成的DNA链,但这种同位素的半衰期太短。直到1958年,一个决定性的实验才终于完成[12]。它证明了两条原始链中的每一条都可以被用作合成新链的模板,但可能需要通过不同的程序。这种复制被称为"半保留复制"(semi-conservative replication)。德尔布吕克在加州理工学院的隔壁邻居马修·梅塞尔森(Matthew Meselson)和富兰克林·斯塔尔(Franklin Stahl)通过非常优雅和翔实的实验证明了这种复制形式。

　　使用的技术是用同位素N^{14}和N^{15}标记DNA链,然后利用它们不同的密度,通过CsCl梯度离心,将形成的DNA条带分开。这样有可能鉴别出3种形式的结构:两条都含有N^{15}的DNA链;一条含有N^{14}和一条含有N^{15}的混合分子链;以及最后是两股都含有N^{14}的分子链。这确实是科学家们所说的一个漂亮的实验!梅塞尔森和斯塔尔后来的事业都发展得令人印象深刻。梅塞尔森是鲍林的学生,我们在前面介绍过[III],他在发现信使RNA方面发挥了重要作用。1960年,他转到哈佛大学,与沃纳·亚伯(Werner Arber)合作,发现了限制性内切酶。在1952年参加了冷泉港实验室的噬菌体课程后,斯塔尔则从对生物学的一般兴趣转向专注于噬菌体遗传学的研究。他

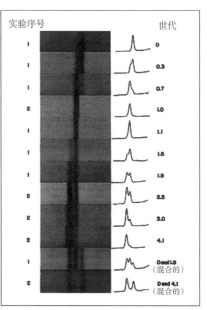

梅塞尔森-斯塔尔实验证明DNA的半保留复制(引自参考文献[25])

在奥古斯特·多尔曼（August Doermann）的指导下在那里研究T4噬菌体的遗传学，并在1956年获得博士学位。随后他来到加州理工学院，在朱塞佩·贝尔塔尼（Giuseppe Bertani）的指导下进行博士后工作。著名的梅塞尔森-斯塔尔实验就是在这种情况下完成的。后来他搬到尤金的俄勒冈大学，在那里他与他的伙伴也是以前的合作者亨利埃特（杰特）·福斯［Henriette (Jette) Foss］，还有4只羊驼一起生活。在下一章中，我们将再次见到他，因为他还是关于纪念赫尔希一书的编辑。

德尔布吕克已经预见到了一些难以解决的问题，那就是如何分开两条方向相反的DNA链，并让它们成为合成新的互补DNA的模板。根据定义，它们紧密地交织在一起，形成所谓的双螺旋互补结构。当然即使随着两条螺旋线被逐渐分开，同样也面临着一些机制上的重大挑战。复制DNA的酶可以沿着一条链运行，连续复制核苷酸的序列，从而相对于原先的双链分子，立即产生一个真正意义上的拷贝，也就是所谓的半保留复制。但是DNA的另一条链呢？由于它的运行方向是相反的，它不得不被一块一块地复制。因此，这条DNA链被分解成几块，然后不同的碎片以相反的方向进行复制，并最终缝合在一起，最后形成双链DNA分子的第2条，与直接复制另一条链得到的分子序列完全相同。通过使用不同的复制技术，以不同的方式处理DNA的两条链，就有可能发展出一种经进化选择的程序，得以产生原始DNA双链分子的两个相同的副本。而且其精度令人印象深刻，在100万个碱基配对中只有一个错误。尽管两股DNA之间存在着复杂的纠缠互动，但后来发现，通过提高温度，它们可以在实验中被解离。我们将在下一章中看到，这种热解离具有相当大的实际用途。它可以在所谓的杂交实验中用来比较单链RNA和DNA的核苷酸序列。显然，德尔布吕克是一个对实验科学的逻辑和记录都有着严格要求的人。他很善于挑起话题，如果不是通过论题和对立面的融合，又怎么可能发展出一个综合概念呢？但当然，论题必须与现实有着合理的协调性。

关于德尔布吕克的"异端"观点还可以举出其他例子。在很长一段时间，他都否认可能存在的溶原现象。正如前面详细讨论的那样[Ⅲ]，其后来被认定为一种基本现象，起源于噬菌体DNA在静默状态下与宿主细胞DNA

结合的能力。尽管德尔布吕克在实验性噬菌体生物学领域中确实为一些早期的重要发现作出了贡献，但如例所示，他后来的主要影响却体现在另一个方面。他丰富的、复杂的、有修养并有争议的个性已被其他人分别描述过[13]。如前所述，他并不回避对抗和争议。他的批评可能是无情的、轻蔑的和断然的，如他常说"我一点也不相信"。他也能在听了别人的讲座后马上说道："我不相信你说的任何一个字。"因而，他的批评可能吓坏了年轻人，甚至有时会伤害他们。同时，他也可以对学生非常友好和亲近。有很多例子展现他的特殊幽默感。1958年，他给在英国休假的比德尔发了一封神秘的电报，以祝贺他获得诺贝尔奖。那时人们已经了解到遗传密码是"无逗号"的，由不重叠的三联体连贯构成。德尔布吕克发送的电报也是基于这个背景。以此破译的电报内容就是："祝贺你。破译出这个密码，否则就归还诺贝尔奖。"德尔布吕克可是奖项的3个附议者之一。最终，比德尔设法读懂了这封电报。人们在颁奖仪式上还借用了这个表达方法，使用了4种不同颜色的牙签（代表遗传编码中的4种不同的碱基，译者注），排列出要表达的意思："我是生命之谜。了解我，你也就认识了你自己。"

　　德尔布吕克很喜欢这类智力交流游戏，同时也喜欢其他的活动，包括身体上的活动——例如他就真的很喜欢网球，也很擅长打网球；以及文化上的活动——他主动让自己和他的科学同事参与到莎士比亚的《仲夏夜之梦》(A Midsummer Night's Dream)等戏剧在冷泉港实验室的上演。他从很传统的"教授先生"(Herr Professor)逐渐演变为非常随意和非正式的加州教授模式。然而在他的一生中，他一直保持着苏格拉底式的观点（善于尖锐评判，译者注）。毕竟，知识的诠释需要通过唤醒人类的固有能力来得以发展。对于那些不了解他的人来说，他一直是一个充满矛盾的人。

见证分子生物学的诞生

　　1966年，德尔布吕克60岁了。为了庆祝这件事，大伙决定准备一个纪念文集，里面收录了一卷那些与他有着重要合作的人的文稿。因为德尔布吕克厌恶这种博取关注的方式，所以这件事是秘密进行的。结果证明，这是一本了不起的书，因为它真实地展示了分子生物学这一全新科学领域的诞生和发展。原书包含30多篇论文，产生了很大的影响。因而在1992年，人们甚至决定再编写一个扩展版本[13]。后一版本包括该领域杰出人士的所有原始演示文稿。此外还有3个重印本：其中一个是诺贝尔奖得主约翰·肯德鲁（John Kendrew）对原书的综述评论；另一个是1968年君特·斯坦特（Günther Stent）在《科学》杂志上发表的评论，题目是"这就是分子生物学"（That Was the Molecular Biology）；最后一个重印本是斯坦特于1982年在《遗传学》杂志上为德尔布吕克的去世所发表的悼词。这本书有着巨大的影响力，以至于在2002年又出版了一个版本。原书的编辑是来自冷泉港实验室的约翰·凯恩斯（John Cairns）、来自加州大学伯克利分校的君特·斯坦特以及来自哈佛大学的詹姆斯·沃森（James Watson）。他们也负责上述提到的两度重印并且扩展了该书的内容。所有德尔布吕克的重要合作者都为此书的出版作出了贡献。除此之外，该领域的其他领军人物也参与了一些章节的写作。这本书的书名是《噬菌体和分子生物学的起源》（*Phage and the Origins of Molecular Biology*），有时也用缩写POMB或更详细的PATOOMB来称呼。作者中唯一缺少的重要合作者是果蝇遗传学家蒂莫菲夫-雷索夫斯基。据说他为德尔布吕克的诺贝尔奖演讲[2]准备了一份手稿，但人们不确定这一信息是否正确。编辑们讨论了这一情况。1965年，绿色小册子的第3位作者季默在给他们3位编辑的信中写道："在考量蒂莫菲夫-雷索夫斯基和我本人对《德尔布吕克纪念文集》的贡献时，请记住，不要做任何有可能对蒂莫菲夫-雷索夫斯基产生有害影响的事情。据我判断，他刚刚设法恢复了一定程度的人身自由"。当然，季默本人确实作出了贡献[5]。POMB这本书的确具有相当可观的历史价值。

凯恩斯曾为该书写过一篇序言，并在后续版本中描述了该书是如何转交给德尔布吕克的。德尔布吕克曾明确表示，他不希望有任何庆祝活动来祝贺他的生日。因此，凯恩斯小心谨慎地请求他来一趟办公室，说有东西要给他看。文中继续写道：

"当我让他在我办公桌对面的椅子上坐下时，我脑海中想到了所有那些角色互换的场合。'异端分子'在马克斯的办公室里坐下。马克斯给了他一丁点白兰地，然后无情地批评他们在研讨会上的糟糕表现。我当时自然没有多找麻烦，立刻就递上了一本特制的镀金的皮装书。他看了一会儿，沉默了一两分钟，然后起身离开了房间。我想那是在第2天，他就和曼妮返回了帕萨迪纳，并立即直奔沙漠中的露营地。这样他就可以安安静静地读完这本书了，并在每一章写下对作者的感谢。"

在其他方面，凯恩斯在序言中还提到了德尔布吕克在冷泉港实验室安排上演的莎士比亚的《仲夏夜之梦》，我们在前面简单介绍过。他写道：

"我记得他在吟诵这句话的时候，会在'iron'字中加入一个奇妙的卷舌音R。这句话出现在戏剧的最后，大多数演员都已离场，而观众则正处于高度兴奋的状态，再加上长岛夏天的湿热和蝉的不断叫声。想象一下，你刚刚从明亮的、有空调的实验室出来，直接就进入到一个沉闷的夜晚。也许你就会开始明白，在那些遥远的日子里，分子生物学是什么样子，那时的它似乎是纯洁无瑕的。"

这本丰富的论文集以斯坦特的一篇文章开始，题目是："导言：等待悖论"。它的出发点是来自前面已经提到的薛定谔的《生命是什么？》一书。在这本书中，他对德尔布吕克等人在大约十年前所发表的《生命之谜》一文进行了重要的参照。斯坦特还强调了噬菌体研究发展中的历史事件。他当然也提到了特沃特和德赫雷尔作为发现者，并在20世纪20年代的细菌学研究中发挥了迷人的作用。他接着说道，在下一个十年中期，"这种发现的魅力已经开始褪色，源于那时大肆鼓吹的利用噬菌体来控制细菌疾病的方法未能实现。"他还总结了在1953年发现DNA结构之后的分子生物学领域的发展。他写道："又过了9年，到了1961年，目标已经达成：噬菌体DNA复制和指导病毒蛋白合成的机制已大致确定了。剩下的只是理顺细节。尚没有遇到悖论，也没有出现'其他的物理学定律'。氢键的形成和断裂似乎就是了解遗传物质如何工作的全部内容。"

　　该书随后还包含德尔布吕克一次演讲的重印本，那是他于1949年在康涅狄格艺术与文化学院千人大会上的报告。报告题目是"一个物理学家看待生物学"（A Physicist Looks at Biology）。该报告为了解他的思维方式提供了很好的介绍。随后的几章令人印象深刻，全部由该领域最为知名的人士相继撰写，突出了在该领域进展中所走过的那些重要的里程。如前所述，该书以斯坦特为德尔布吕克所作的悼词结束。斯坦特特别提到了他生命的最后十年，并强调他是如何将"哥本哈根精神"贯穿始终的。20世纪70年代初，德尔布吕克试图总结他在广泛领域里所作的思考。这方面的材料是1972年他为在加州理工学院所做的一系列演讲准备的，题目是"物质中获得的思想"（Mind from Matter），一共有20个讲座。总的来说，它为全面涵盖人类学习的知识和哲学付出了重大努力。他在前7次讲座中讨论了"进化论的理解现状，从宇宙进化到生命的起源和物种的起源，再到大脑和智力的起源"。这可不是一项小工程。随后他讨论了对哲学的可能反思，首先引用了伊曼纽尔·康德（Immanuel Kant）的思想和他关于先验范畴（空间、时间和因果关系）的想法。在试图将哥本哈根精神带入他的哲学的时候，他评论说，事实上，康德的范畴反映了对一个中间维度世界的诠释。随后他从一个悖论移到另一个悖论，因而提到了康拉德·洛伦兹（Konrad Lorenz）的思想，即直觉是进化的产物，所以"解释"一词的应用其实最后阻碍了试图解开神秘意识行为所做的任何尝试。最终，他贴近了让·皮亚杰（Jean Piaget）的人类学习理论。其结论是，唯一有意义的存在形式就是去寻求深奥莫测的东西。因此，他喜欢塞缪尔·贝克特（Samuel Beckett）的戏剧也就毫不奇怪了。德尔布里克的许多想法就隐藏在广泛的演讲之后，并于1987年成书出版[14]。同他以书面形式所留下的东西相对的是，德尔布吕克似乎至少在

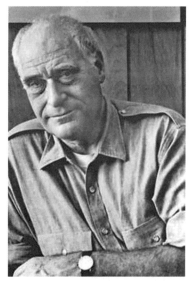

君特·斯坦特（1924—2008）（引自参考文献[25]）

某种程度上仍然是一个神秘的人。在他的科学生涯中，他一直在寻找生物学中的"清晰悖论"，但却从未发现它们。基因的表达机制和使用的语言被证明是可以被充分解释的，其有着令人惊讶的简单和清晰的逻辑。也许人们可以参考格特鲁德·斯坦因（Gertrude Stein）的话，据说她在临终前曾评论道："现在我知道答案了，但问题又是什么？"

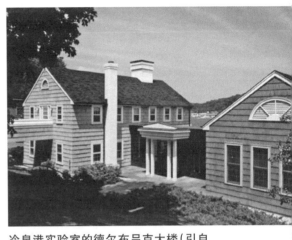

冷泉港实验室的德尔布吕克大楼（引自冷泉港实验室档案）

德尔布吕克是美国国家科学院、英国皇家学会和德国自然科学院的成员，但似乎这些荣誉对他来说并不重要。甚至有可能，他还为获得诺贝尔奖的认可而感到不舒服。但总的来说，外人很难解释他的私人想法。1978年，德尔布吕克因反复出现心绞痛而要做心脏搭桥手术。在准备手术时，医生发现他的白细胞中有一种癌，即多发性骨髓瘤。虽然通过现有的手段，即放疗和化疗进行了治疗，但德尔布吕克生命沙漏的最后几粒沙子也于3年后流失殆尽。1981年3月10日去世时，他的生命伴侣曼妮陪伴左右。他不仅被称为"噬菌体教会"的教皇，有时还被称为生物学的禅师或甘地，见过他的人都深受感动。他在冷泉港实验室度过了他的最后一个夏天。一年后，在实验室的一栋大楼里举行了追悼会，并以他的名字命名，这是非常合适的。

诺贝尔委员会对德尔布吕克的科学进行审查

1955年，纽约细菌学教授容格布卢特（Jungeblut）提名西摩·科恩（Seymor Cohen）、德尔布吕克、赫尔希和卢里亚候选诺贝尔生理学或医学奖。委员会决定让细菌学教授贝恩特·马尔姆格伦（Berndt Malmgren）进行全面的审查。马尔姆格伦于1948年接替斯文·加德（Sven Gard），被任命为细菌学教授。而加德因为瑞典议会授予他一个病毒研究的首席职位，所以在这里只担任了一年的职务，并在很短的时间就离开了。委员会最认可的选择本是让加德对被提名人进行评估，但这也有可能是委员会想散播他们的青睐。加德在我以前关于诺贝尔奖的丛书[I-IV]中被反复提到，是因为他在委员会中具有重要的影响力。他曾主导了前一年的诺贝尔奖认定工作，即认可了脊髓灰质炎病毒在细胞中的培养生长以利于疫苗的开发。据推测，加德本人也认为指派马尔姆格伦作为评审更具有策略性，有助于审查这个热门而又强大的细菌病毒领域，以及利用其作为工具所做的关于遗传物质的功能研究。这篇评论非常全面，共有21页。显然，马尔姆格伦已经彻底了解了这一主题。

作为开始，该评论提供了一些关于发现噬菌体的背景信息，并强调它们已被接受为可以感染细菌的病毒，尽管博尔代曾提出过不同的意见，认为它们代表了细菌内源的特殊代谢事件。文中提到了存在着许多不同形式的噬菌体，它们在不同种类的细菌中的繁殖能力各不相同，它们的宿主范围也不同。他也提及了一些细菌可对噬菌体的感染产生抵抗力，即溶原状态，以及将其用于流行病学筛查的潜在用途。最后对噬菌体的物理化学特性和不同的免疫学特性进行了介绍。卢里亚通过使用电子显微镜来描述噬菌体形态的工作被反复提及，当然德尔布吕克也有所涉及该工作。我们将在本章的后半部分讨论这些研究。据介绍，化学分析表明，除了蛋白质之外，这些颗粒还含有核酸DNA。一些提示存在DNA的早期工作也因此被呈现出来，虽然这些工作后来被认为是不正确的。

马尔姆格伦强调，在卢里亚于1953年出版的开创性著作《普通病毒学》（General Virology）[15]中，动物病毒和细菌病毒首次被视为可比较的实体。因此，噬菌体的研究对于了解动物病毒的本质信息也具有潜在的重要性。病毒中只存在一种核酸，DNA或者RNA。后来利沃夫在1957年对病毒的定义中[I]，将其作为一个重要的特征。顺便指出的是，动物病毒包括大量含有RNA的病毒家族——单链或双链RNA，同时具有正极性或负极性，但在已发现的细菌病毒中，情况并非如此。几乎所有的细菌病毒都含有DNA，但正如我们将在第4章中看到的，它们中的一些特殊品种也的确含有RNA。DNA的结构可以是双链螺旋的，也可以是单链的分子。

有人提到,当时研究的主要是感染大肠杆菌(*Escherichia Coli*)的噬菌体。它们被称为T1至T7。然而,虽然T偶数列(2、4、6型)噬菌体有些许不同的特性,但它们之间有着最大的相似性。正是由于这个原因,德尔布吕克曾在20世纪40年代中期建议从事噬菌体研究的科学家们应该集中精力研究这些病毒,以产生可比较的结果。马尔姆格伦随后描述了病毒的一步生长曲线的特点,还提到了早期的隐蚀阶段(eclipse phase)——此时无法检测到感染性的病毒。他还继续介绍了重要的赫尔希–蔡司(Hershey-Chase)实验,强调了病毒的两个主要组成部分,即蛋白质外壳和中心核酸的独特重要性。这个实验将在下一章中详细讨论。重要结论是,病毒的DNA进入细菌,并在生物体的表面留下一个空的蛋白质外壳。他强调这是一个意料之外的发现。噬菌体就像一个注射的针头。

马尔姆格伦对一些研究提供了恰当的参考文献,包括伯内特(Burnet)和勒什(Lush)对噬菌体变体的早期展示,以及德尔布吕克和卢里亚在1942年证明紫外线灭活的病毒可以阻止后续感染性病毒的复制。也许人们过多地强调了这种干扰现象。相反地,应该强调的是,所谓的变异反应试验(fluctuation test)首次证实了噬菌体突变是在细菌中自发出现的,而不是由感染诱导的。细菌感染噬菌体后的代谢变化也被加以讨论,并反复提到了西摩·科恩(Seymour Cohen)的工作,但也引用了一些其他科学家的数据。新合成的噬菌体材料自然来源于宿主细胞和培养基的营养,但是马尔姆格伦强调了这位讨论小组的首席化学家——科恩的一个非常出人意料的发现,即他发现他所研究的噬菌体使用一种非典型形式的嘧啶碱基,5-羟甲基胞嘧啶。利用选定的噬菌体研究被感染的培养细胞的代谢变化时,马尔姆格伦提到了进一步的研究结果,包括对空的噬菌体的头部,即所谓的"甜甜圈"作用所进行的广泛但不丰富的讨论。令人吃惊的是,马尔姆格伦在他的评论中没有强调定位出DNA作为信息分子的革命性进展,其可以改变细菌的程式,得以使宿主细胞合成用于新病毒颗粒形成的蛋白质。也许,在那个时候就全面提出DNA的这一关键特性还为时过早,虽然现今来说这些都是不言而喻的了。奥斯瓦德·艾弗里于1955年去世,就在这一年,蒂塞利乌斯(Tiselius)为化学委员会写了一篇遗评,总结道:艾弗里没有被授予诺贝尔奖是一个严重的疏漏。这也是我在丛书中反复提到的话题[I-Ⅳ]。

随后，马尔姆格伦令人称赞地讨论了使用噬菌体的突变体来研究它们之间可能的遗传互作。他提及了各种突变体的鉴别工作，以及1945年卢里亚在所发表的工作中对它们的使用，但正如我们将进一步看到的，这可能促使他想到了后来的一些工作。赫尔希和德尔布吕克于1946年分别发表的工作都表明了噬菌体基因组之间发生了基因重组。马尔姆格伦的评论很好地呈现这些结果。它正确地描述了具有新遗传特性组合的噬菌体的生成，也即所谓的重组体。同时感染部分被辐照灭活的基因组的变体，也可以产生这种重要的重组体。我们将在后面论述这个问题，毕竟它主要是卢里亚的发现。那时尚没有人提出这可能是涉及DNA分子的反应。

在评论的最后，视角得到了一定程度的扩大。卢里亚和朱塞佩·贝尔塔尼（Giuseppe Bertani）关于在不同的宿主细菌细胞中通过传代选择突变体的工作分别被提及。因此引出的问题是，所观察到的现象是否是细菌独有的。在这篇文章的倒数第2页，马尔姆格伦还特别赞扬了科恩的工作。所关注的点是，他证明在被噬菌体感染的细菌中，DNA的合成似乎被转换为只涉及噬菌体DNA的产生。在对溶原作用做了简短的评论之后，当然这一部分和评审无关，马尔姆格伦试图做一个总结。在总结的第一部分，我们不清楚他想建立何种关联，因为他提到了从一个细菌到另一个细菌的遗传物质的转移，然而，这与一个不相关的转导现象有关，那是1958年的诺贝尔生理学或医学奖获得者——莱德伯格的发现。在同一句话中，他提到了在肺炎球菌中发现的转化原理，那是由艾弗里和合作者在1943年发现的。这一点，我们在前文中已略微提及。马尔姆格伦准确地表述出，对噬菌体遗传学的研究已经将科学家带入了一个从根本上非常重要的研究领域。随后，他又部分地疏漏了这一论点，而主要强调噬菌体工作对于深入了解那些对人类具有重要意义的动物病毒的本质的重要性。然而，这并不是德尔布吕克、赫尔希和卢里亚发现的核心部分。最关键的发现是，基本的遗传现象可以用噬菌体感染细菌细胞这样简单的模型来研究，从而使分子生物学领域得以诞生。不管怎样，马尔姆格伦的结论如下（译自瑞典语）：

"我想提出我的意见,即科恩、德尔布吕克、赫尔希和卢里亚在研究噬菌体方面的贡献具有如此高的水平,毫无疑问,他们都值得获奖。基于他们的贡献的重要性,他们应当排在参与噬菌体繁殖机制研究的其他研究人员之前。因此,诺贝尔奖应该由这4位科学家分享。"

但是诺贝尔奖一次最多只能给予3位科学家!所以,委员会决定在这一年度暂不考虑这4位候选人获奖。

对于评判关键性实验的贡献度,马尔姆格伦的评论提供了一个完整的代表性范例。将这些贡献汇总成一个主体发现,也即德尔布吕克主要在20世纪40年代的发现。他的早期工作与卢里亚的工作并行不悖,并一起给出了噬菌体发生自发突变的第一个证据,因而后来鉴定出的基因重组都要引用该项工作。在20世纪50年代,补充的形态学数据得以收集,使人们能够理解噬菌体的形成。它们的形态变化将在第4章中继续说明。此外,噬菌体系统的进一步发展也是如此,德尔布吕克与赫尔希在20世纪40年代中期并行或一道做出的工作被同行广泛引用。重要的是,马尔姆格伦还总结道(译自瑞典语):"德尔布吕克和卢里亚的贡献刺激了开发噬菌体的研究,使之达到了一个很高的水平,并创建了一个质量极高的学派。"这不是一句简单的话语!在后面谈到卢里亚和赫尔希时,我们将重述马尔姆格伦的具体评论。

直到1966年,委员会才对其中的3位候选人进行了新的评审,但这次没有对第4位候选人科恩进行审查。这次是由贝尔塔尼主导。这也是贝尔塔尼被选为委员会兼职委员的第一年。这让他非常忙碌,因为他被选中做两项主导的评审。其中一项在我的上一本书中提到过[IV],因为它涉及雅克·莫诺(Jacques Monod)对马歇尔·尼伦伯格(Marshall Nirenberg)的提名,后者最终分享了1968年的诺贝尔生理学或医学奖。同样的提名还包括西摩·本泽(Seymor Benzer)和悉尼·布雷内(Sydney Brenner),我们将在下一章再讨论这两位被提名者。第2篇评审涉及噬菌体遗传学之父。这对委员会来说,借助贝尔塔尼卓越的经验当然是非常有吸引力的。但应该指出的是,贝尔塔尼在他的科学生涯中曾与德尔布吕克,特别是与卢里亚互动过。我们将在讨论卢里亚时更仔细地研究这些交互活动，但让我们首先考虑他对德尔布吕克所做的评论吧。

贝尔塔尼将他对3位候选人的评审分为两个部分。第1部分讨论了3位被提名人在1953年之前的贡献，因为在那之前他们以不同的组合进行合作。从1953年以后，每个被提名人则都被单独考量。第2部分特别努力地诠释了噬菌体工作对当时生物学思想所造成的影响，特别是在病毒学领域。起始于1938年的早期研究阶段的评述主要借鉴一些历史评论，我们在第1章的末尾也已经有所引用。之后，贝尔塔尼指出，利用动物和植物研究的遗传学已经成为自己的囚徒。对中心问题没有产生任何抨击。遗传物质是什么？基因又是什么？它是如何复制的？研究可代表"裸基因（？）"的病毒能否引领潮流？

贝尔塔尼接着介绍了德尔布吕克的科学发展历程以及他与卢里亚和赫尔希的合作。详细情况请参考马尔姆格伦和加德（赫尔希部分）的早期评论。目录里包含12份按字母排列的单独的贡献清单。由于这些内容已在3个被提名人的主要科学贡献的单独报告中有所涉及，这里就不再赘述了。这份目录只是简单强调了贝尔塔尼对该领域如何一步步发展的深刻洞察力。他引用了斯坦特的话作为他对该领域整体印象的总结："在相对较短的时间内，这个小组不仅改变了噬菌体研究的方向和知识氛围，还为当时新生的分子生物学提供了一个主要的源头。"

审查报告的剩余部分，涉及1953年之后的发展事件，则主要集中在赫尔希和卢里亚身上，因为那个时候德尔布吕克已经改变了研究方向——须霉菌的光导向生长，这只在最后被简单提到。贝尔塔尼指出，他没有资格去判断这类工作的影响力。同时，他也在报告中指出德尔布吕克终止了参与DNA复制的讨论，以及他的协同数学分析认为"可转译"的三联体密码是不可能的。

1969年，加德的评审成为最终的审查。事实上，它并不是一篇评审，而是对贝尔塔尼报告结论的重述。加德没有审查他们个人的发现，只是参考了贝尔塔尼的介绍。对德尔布吕克而言，加德强调了他的定量测量以及他动员大家将研究重点放在T-偶数列噬菌体上的举措，这为遗传互作的研究提供了一个理想的系统。该系统的优点是：病毒的繁殖率保证了新的病毒颗粒在不到半小时内就能完全合成，而且双链 DNA 中的一条单分子就可以呈现出遗传信息，即具有单倍体特征，这为研究提供了巨大优势。相比之下，在真核细胞中，每个基因要由同源的双链 DNA 中的两个等位基因来体现，则是一种二倍体情况。另一个关键因素是，并行于噬菌体遗传学的早期发展，遗传物质，即

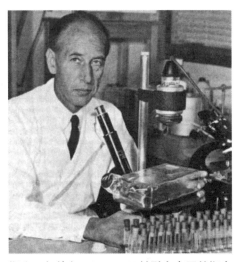

斯文·加德（1905—1998）（引自卡罗林斯卡研究所）

DNA 的化学性质最终得以认定。这两个转变的范式概念相结合催生了分子生物学的诞生。噬菌体遗传学的进一步发展使我们能够了解一个单一的基因的详细特征。同时，额外的发现还诠释了大自然使用的是三联体遗传代码[IV]，我们将在下一章继续讨论。加德，作为一个动物病毒学家，强调了在整个 20 世纪 60 年代，动物病毒研究相对于噬菌体遗传学研究滞后的程度。然而，随着时间的推移，确定动物病毒核酸多样性和特征的技术也开始出现。这些技术的引入彻底改变了人类对动物感染的诊断[III]。因此，如今的分子生物学技术对新病毒的检测具有决定性作用，如造成 2020 年疫情大流行的 COVID-19。我们将在第 4 章中简单地回顾这个问题。加德对他在 1969 年所作的评论总结如下（译自瑞典语）："就我个人而言，长期以来，我一直同意，在噬菌体研究中遗漏对其基础贡献的奖励，是卡罗林斯卡研究所徽章上的一个污点。"

一个在欧洲挑战性环境中成长的生物学家

现在是时候介绍 1969 年获奖者中的第 2 位——卢里亚了。与德尔布吕克一样，他也有着欧洲的成长经历，但实际上，却是一个非常不同的经历。

相比于德尔布吕克出身于德国学术界的知识分子家庭，卢里亚则是一个来自意大利中下层家庭的犹太人。他曾在一本自传中描述了自己的生活，题为《一台老虎机，一个破碎的试管。一本自传》(*A Slot Machine, a Broken Test Tube. An Autobiography*)[16]。他的祖辈中有一些拉比(犹太语对有学识的人的尊称，译者注)，但他的父亲只是一名会计，在都灵管理一家小型印刷企业。他的母亲博览群书，并表现出一些论文写作的天赋，但她的疑病症天性对她来说是个负担。一个大他6岁的手足在学习和游玩中给予了他很多鼓舞。最爱鼓励卢里亚的老师教授他拉丁文和文学，但这位追求变革的社会主义者后来因反对法西斯而在监狱中度过了许多年。运动并不适合身材相对矮小的卢里亚，所以他的一些朋友鼓励他进行学术研究。他决定学习医学，但却对学习并不热心。他有可能选择成为一名研究型科学家吗？卢里亚在学习医学的同时，曾到组织学部门工作过。在那里他学会了科学的运行方式，如何设计实验和如何撰写结果。但组织学不适合他。他想从事与物理学相关的一些工作。因此，他选择了放射学，这与生物物理学有着明显的联系。结果再一次，随着对这一学科的了解，他又失望起来。

军队生活为他提供了下一个体验，但穿军装的生活并没有激发出这个个人主义者对未来的主动性。而他的一位朋友鼓励他搬到罗马去，完成他的放射学专业，并受到恩里科·费米(Enrico Fermi)研究小组的启发，将其所学与物理学研究结合起来，该研究小组在罗马大学的这一学科中一直占据主导地位。他的叔叔和婶婶大方地接待了他，这使他的生活更加轻松。佛朗哥·拉塞蒂(Franco Rasetti)教授了一门有趣的光谱学课程。他是一个兴趣广泛的读者，因而挑选了一些德尔布吕克的文章，用来讨论基因作为一个分子的概念。当卢里亚了解到这一点时，他非常感兴趣。巧合的是，他把对基因的思考与在无轨电车上偶然遇到的一个经历结合了起来。他常采用这种方式来上班，但由于电力故障，路途经常中断。在一次意外停车时，卢里亚开始与对面长椅上的一个人交谈。他对这个人略有了解，他是一位细菌学家，后来成了病毒学家，名叫吉奥·丽塔(Geo Rita)。这次谈话使卢里亚最后决定在他的实验室研究一种叫作噬菌体的东西，那是从台伯河(Tiber)中分离出来的痢疾杆菌中发现的。因此，卢里亚学会了培养噬菌体，并通过使用噬斑试验来统计这些细菌病毒的数量。正如他在传记中所说："噬菌体和我是一见钟情的。"

1938 年冬天，欧洲正显示出动荡的迹象。卢里亚发现德尔布吕克已经离开了德国并已在美国加利福尼亚定居。在读到德尔布吕克的文章之前，卢里亚就已经申请了意大利政府的奖学金，到加州伯克利研究辐射生物学。在得知德尔布吕克搬迁之后，卢里亚决定改变他奖学金留学的目的地，去往帕萨迪纳。在他做出决定的后一天，即 7 月 18 日，墨索里尼在一份宣言中宣布，他的法西斯意大利将与希特勒的德国保持完全一致。因此，犹太人将被排除在"纯粹的"意大利人种之外，不论他是伊特鲁里亚人还是什么？当然，卢里亚的奖学金很快泡汤了。

卢里亚现在处于一个困难的境地。他是应该留下来帮助他的父母和其他亲戚，还是尝试离开呢？他决定他的未来应该在其他地方。而且在那个时候，其他意大利科学家也都正在离开。费米与他的犹太妻子去了斯德哥尔摩领取他的诺贝尔物理学奖，然后前往美国。卢里亚则去了巴黎，在镭研究所，他有了一次幸运的邂逅。他遇到了辐射生物学专家、物理学家费尔南德·霍尔维克（Fernand Holweck）。霍尔维克也对遇到一位略懂物理学的医生充满热情。卢里亚在使用不同的仪器设备方面接受了良好的培训。虽然检测的多是生物材料，但卢里亚也努力实现尽可能精确的定量测量。进而他们提出一个问题，如何定量衡量噬菌体感染力的滴度。由于他在噬菌体方面的工作，他与巴斯德研究所的尤金·沃尔曼（Eugene Wollman）（前一章中提到过他）取得联系。研究的目标是确定辐照对噬菌体的影响。卢里亚当时发表的一篇研究将霍尔维克和沃尔曼列为共同作者。沃尔曼甚至把卢里亚带到他家去听贝多芬的乐曲"以保持他对人类的信心"。考虑到即将发生在沃尔曼家族的悲惨命运，我们曾在第 1 章中描述过，这一姿态更加令人难忘。由于德国的入侵迫在眉睫，巴黎成为一个令人焦虑的城市。尽管如此，它仍然保持着法国最好的传统，也是政治的温床。卢里亚开始认识到他需要形成个人的政治观点并采取相应的行动，包括帮助有需要的邻居。在他的一生中，他也一直保持着政治上的活跃。

当第二次世界大战于 1939 年 9 月开始的时候，卢里亚前往征兵办公室应征，但他却从未被征召执行任务。在对该市公民进行籍贯调查的大部分时间里，他都留在该市，但最终在6月中旬骑着自行车离开了。目的地是马赛，那里有一个还在运作的美国领事馆。他很幸运地成为少数几个获得美国签证的人之一。运气一直伴随着他，因为他还买到了一张船票，得以搭乘希腊的尼亚海拉斯（*Nea Hellas*）号邮轮驶向纽约。是时候开始新的生活了。作曲家保罗·亨德米特（Paul Hindemith）居住在头等舱，他在一天中的部分时间甚至可以使用一架大钢琴。但对卢里亚来说，他是不可能听到演奏的，因为他只是个三等舱乘员，只有一套新衣服和口袋里的52美元。

在美国的定居生活

虽然曼哈顿总是压抑得让人透不过气，而且卢里亚所学的标准英式英语在纽约并不总是奏效，但他从一开始就感受到了家的温暖。他第一个联系的人是当时已在哥伦比亚大学安顿下来的费米。有人建议他联系洛克菲勒基金会时，费米已经大方地将卢里亚引荐给了这个资助机构。因此，他获得了奖学金，并开始在哥伦比亚大学内科和外科学院工作。那里可以概览哈德孙河和乔治·华盛顿大桥的景观。同事们已经了解了卢里亚在巴黎的早期工作，这有助于他继续扩展这些工作。不过要改变他祖国的状况仍然是一个重大的挑战。来自意大利的外籍同胞的帮助和鼓励也为他提供了相当有价值的帮助。

刚到美国的第一个星期，卢里亚就去注册他未来的国籍。办事员告诉他，如果他愿意，他可以改变自己的名字。由于他对自己的第一个名字从来都不满意，所以一时兴起，他决定把这个名字改掉，分开拼写成了萨尔瓦多·E。那么下一个问题显然就是——"E代表什么呢？"于是卢里亚问队列里的下一个人，哪个名字是以E开头的。那人答道："爱德华。"于是他的新名字就这样决定了。如前所述，他与德尔布吕克的第一次见面是在1941年新年的前2天。那是两个性格截然不同的人的会面。德尔布吕克是高大的、支配性的，语言少但却表达得准确无误。他身上积攒赞誉之词，同时也是一个严谨的工作者。但在聚会、网球等活动中又表现出不同的一面。而卢里亚身上的意大利特征是非常不同的。如前所述,他不擅长运动,但对社会交往和广泛的谈话似乎有着强迫症式的需求。但不管怎样,他们还算合得来。他们在第一次见面所做出的最重要决定就是,将在冷泉港生物实验室共度1941年夏天。该实验室的新主任德米雷克的新举措的重要性已在上文提到了。正是在这个背景下,卢里亚开始为他对遗传学的见解打造平台,这也与穆勒和麦克林托克(McClintock)等人的想法不谋而合。冷泉港实验室提供了一个理想的工作和娱乐环

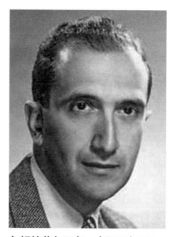

年轻的萨尔瓦多·卢里亚(1912—1991)(引自参考文献[25])

境。第一个启动的联合实验就是研究噬菌体的生长,以及在细胞内复制的噬菌体之间可能存在的遗传互作。在1941年的晚些时候又有了新的惊喜,噬菌体可以被直接看到了。

正如在上一本关于诺贝尔奖的书中所描述的那样[Ⅳ],通过使用20世纪30年代由恩斯特·鲁斯卡(Ernst Ruska)在德国开发的电子显微镜,使得观察原先不可见的东西成为可能。这项发明到了很晚的时候才获得诺贝尔物理学奖的认可。1986年,鲁斯卡分享了一半的诺贝尔物理学奖,是"因为他在电子光学方面的基础工作以及设计了第一台电子显微镜"。按照50年的保密规则,我本只能查阅1969年以前的档案。我仅仅注意到物理学委员会对向鲁斯卡颁奖的兴趣仍然非常冷淡。在撰写本报告时我被提醒,作为学院的一名成员,可以在科学史中心的档案中浏览任何描述诺贝尔奖工作的书籍。因此,我利用这个机会查看了诺贝尔奖物理委员在1986年度的讨论记录。我的好奇心得到了满足,但是我还不能透露这些内容,50年尘封的规则不能被打破。我所能做的就是对委员会在碰触创造电子显微镜的历史时所体现的非凡的全面彻底性表示钦佩,这才造就了他们在当年所提出的关于获奖者的建议。这些评议所表现出的客观性和细致性不正是诺贝尔奖评审的特点吗!这对于未来的历史学家再来复述、欣赏或是赞美这些事件,绝对可以说是一件好事。恩斯特的兄弟赫尔穆特(Helmuth)是一名医生,

他在揭示不同种类病毒的微粒性质方面发挥了主要作用，并发表了5篇原始的论文。作为1940年所发表论文的唯一作者，他开创性地提出了大肠杆菌的T2噬菌体具有蝌蚪状结构。随后，鲁斯卡扩展了他的研究，包括检测不同种类的噬菌体。他发现它们的"头"之间具有不同之处，而它们"尾巴"的长度也长短不一[17]。

噬菌体形态学的研究对美国噬菌体学派的发展非常重要。那是在20世纪40年代，第一批电子显微镜在美国制造出来，而且可用于实验工作。它们是由美国无线电公司（RCA）生产的，而且为了鼓励使用它们进行研究，该公司还提供了相应的奖学金。获得该奖学金的其中一位科学家是托马斯·安德森（Thomas Anderson），他最初来自威斯康星大学。为此，他特意搬到位于新泽西州卡姆登的RCA制造公司，在那里学会了如何操作电子显微镜。1941年，卢里亚找到安德森，并提议他们应该用新的仪器一起检测他正在研究的噬菌体。在这一年的最后一个月，他们在选中的材料中观察到了这些具有均匀大小和形态特征的颗粒物。而且不同来源的材料中存在着不同形状的噬菌体。不仅如此，他们通过观测还可以发现这些噬菌体只能与特定种类的细菌，也就是那些已经被证明能被它们感染的细菌发生作用。冻干技术的发展使人们能够看到比鲁斯卡观察到的

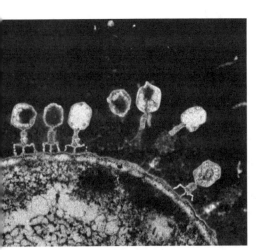

头部为空或头部含有遗传物质的噬菌体附着在细菌表面（引自参考文献[25]）

更多的细节，如噬菌体头部的多面体形状。在美国发现噬菌体形态的时候，国际上正在发生一些重大事件。日本人偷袭了珍珠港。随着美国加入战争，卢里亚和德尔布吕克一样，成了敌国人。然而，他新身份的正式注册是已经安排好的。选择性服务系统（The Selective Service，美国政府的一个独立机构，负责保存美国公民和其他可能被征兵的美国居民的信息，译者注）早就已经对他进行了登记。因此，卢里亚、德尔布吕克和安德森的联合署名文章[18]得以正常提交。

安德森总结了关于噬菌体本质的早期

讨论,并参考了电子显微镜的观察结果[19]。他对于细菌中应该存在某种噬菌体前体的想法也进行了讨论,但遭到强烈反对,尤其是德尔布吕克。针对安德森所提及的这个问题,德尔布吕克以"萧伯纳的讽刺方式"明确回复道:"这缺乏逻辑性。"即两个外观都不同的噬菌体难道有一些共同的前体? 这个想法最初是由即将获得1946年度诺贝尔奖(共享)的诺思罗普(Northrop)提出的。他的一个前助手克鲁格(Krueger)强烈主张这一观点。很明显,让大家接受噬菌体是独立的生物实体绝对是一条坎坷之路。后来,电子显微镜被广泛用于描述不完整的病毒颗粒的特征,也用于检查噬菌体头部的DNA含量。安德森以"偶然之地"(In the land of the serendip)为题,在文中描述了在不同突变体产物中所观察到的有缺陷的病毒颗粒,以及由于渗透压刺激而释放出的头部的DNA。在第4章的开头,我用一些具有说明性的例子来揭示我在收集的材料中所得到的发现,并以一种科普的方式向大众介绍噬菌体的生活周期,也即和1969年的诺贝尔奖相关的内容。

　　这些病毒颗粒的形状很容易和蝌蚪或精子的样子相类比,结果导致了许多猜测。众所周知,精子头部首先与卵子结合,然后才穿透到细胞中。众所周知,一个精子的进入会阻止其他精子进入相同的卵细胞。但噬菌体的情况却不同。它们用其尾部附着在细菌上,而且不止一个粒子与同一宿主细菌进行有效的互作(见第86页)。在很长一段时间里,它始终有一个未解之谜。为什么噬菌体的主要部分(也即它的外壳)会遗留在被感染的细菌表面这仍然是一个令人困惑的难题。在一篇综述文章中,安德森引用道"那就只有一种疯狂而可笑的可能性,即只有病毒的DNA才能进入细胞。"这一理论在1950年到1951年的冷泉港会议上广为流传。这令大多数科学家都感到大为惊讶,因为他们先入为主地认为蛋白质才在遗传中起着核心作用,但最终这个猜想被证明是真实的。渐渐地,关于噬菌体如何与宿主细胞互作的更加惊奇的细节被大家所了解。我们将在下一章介绍赫尔希的报告中再次讨论对噬菌体的结构和功能的认识过程。

　　关于安德森和卢里亚共同发现噬菌体结构的消息迅速传播。其中一个被这些图片打动的人就是即将获得1954年度诺贝尔化学奖的莱纳斯·鲍林（Linus Pauling）。卢里亚曾申请过古根海姆基金会的奖学金，而鲍林正是这个基金委员会的主席。因此，卢里亚得到了奖学金，但他也收到了鲍林的提醒："要从事生物化学，你必须知道很多化学知识。如果没有，就远离它。"一些早期的噬菌体科学家很可能违反了这条规则。有了奖学金的支持，卢里亚得以加入德尔布吕克在纳什维尔范德堡大学的团队。他们度过了一段愉快的时光，主要是记录整理他们前一年夏天所做的联合实验，并计划新的互动。卢里亚尽力拓展他对高度多样化的美国的印象，并很享受待在纳什维尔的时光。然而，这次逗留的时间并没有超过一年，他随后接到了一个带薪职位的邀请并觉得有必要接受。新职位是作为布卢明顿印第安纳大学的讲师。他于1943年1月搬到那里，但对新家园还有很多方面需要了解。大学校园很好，但镇子很小，而且带有偏见。当歌剧和黑人圣歌歌手玛丽安·安德森（Marian Anderson）在大学演唱时，由于没有酒店愿意接待她，她不得不住在寄宿公寓里。顺便提一下，在她印象深刻的职业生涯中，她是瑞典的常客，经常去欣赏斯德哥尔摩群岛外围的荒岩岛，特别是罗德洛加岛，那里距离稍大的布利多岛东侧的避暑别墅东面几海里。

关 键 的 调 动

印第安纳大学已经成功地建立了一个遗传学研究据点，其代表人物是著名的科学家特雷西·索恩本（Tracy Sonneborn）和他的妻子露丝（Ruth）。随后，在1946年，当年度诺贝尔生理学或医学奖得主穆勒也加入了这个阵营。这个新职位意味着卢里亚需要从事大量的教学工作，但逐渐地将他蹩脚的英语打磨得很好，可是意大利口音是改不了了。到任后不久，卢里亚就开展了一些重要的实验，暗示了细菌里存在着自发突变。他的灵感来自对老虎机的运作方式的思考，故此他在自传的标题中使用了这一点[16]。由此引发的问题是，细菌耐受于噬菌体的生长，是由于暴露于病毒感染所引起的，还是自发的。他所进行的实验是非常直接和简单的，其特点甚至让人想起了奥卡姆剃刀概念。他们准备了传递了多个世代的细菌亚克隆，然后测定各个亚克隆对特定噬菌体的抵抗能力。作为对照，将最后一个世代的不同亚克隆群的一部分进行混合,然后再次进行亚群培养。在后一种情况下,对照组应如预期的那样,偶尔出现的抗性细菌会均匀地分布在各个亚群的培养物中。相比之下,当对最初划分的亚克隆培养物的抗性进行测试时,有抗性的培养物家族只会聚集在某些亚克隆的品系中。卢里亚把他的实验结果发给德尔布吕克,德尔布吕克做了相关的数学计算。然后他们一起在1943年的《遗传学》杂志而不是细菌研究期刊上发表了一篇论文[20],他们所使用的检测方法被称为变异反应试验(fluctuation test)。由此可见,胜利归属于达尔文,而不是拉马克! 导致抵抗噬菌体感染的突变是自发的;它们不是由噬菌体感染引起的。这个被采用的简单方法还为测量突变率提供了一个手段。结果发现,这些突变率比早先测量的可能突变率低了几个数量级。噬菌体遗传学的发展已经迈出了第一步[21]。同年,卢里亚和德尔布吕克第一次与赫尔希取得了联系,由此噬菌体教会形成了。卢里亚非常尊重赫尔希在该小组中的作用,这完全可以从他的自传表述中推断出来:"艾尔弗雷德·赫尔希,他在噬菌体遗传学方面做出了最具开创性和最优雅的实验……"根据《创造的第八天》一书[22],卢里亚本人在小组中则代表着"粗壮的、充满活力的北部意大利人"。

　　1943年对卢里亚来说还有更多的事情要做。他遇到了泽拉·赫维茨(Zella Hurwitz),一个来自东欧工人阶层的犹太人。他们于两年后结婚,当时她只有21岁。她是学心理学的,并于几年后获得了印第安纳大学博士学位。卢里亚大方地承认,多亏了她和她的朋友,他才扩展了常规文化基础,并越来越多地参与到当时的政治活动中。他们家的独生子丹尼尔于1949年出生。一家人也总是到冷泉港实验室来避暑。如前所述,第一门噬菌体课程是在1945年组织的,总共安排了26个这样的年度暑期课程。1950年,冷泉港实验室举行了第四届噬菌体会议。由此开始了一个持续了约35年的传统。卢里亚的科学事业发展良好。他证明了细菌同时暴露在不同的非感染性突变噬菌体中(这些噬菌体携带着被辐射破坏的DNA),会重新涌现出具有复制能力的新噬菌体。这种现象被称为"多重激活"(multiplicity activation)。剩余的完整DNA中的不同部分就如损伤的DNA那样,可以相互补充。这意味着不同的噬菌体DNA之间可能发生了重组。正如我们在一个并行实验中所介绍的，利用具备不同遗传特征的突变噬菌体进行感染，德尔布吕克和赫尔希也都分别独立地揭示了遗传重组现象的存在。这是迈向遗传学基础研究关键的第二步，即理解了利用噬菌体感染细菌可以为此研究提供理想的工具。

随着时间的推移，卢里亚实验室的运作得到扩展，部分原因是贝尔塔尼作为合作者的加入。我们在前面已经介绍过他[Ⅲ·Ⅳ]。正如他的名字所示，他也是意大利裔。他已发展成为一个有声望的独立噬菌体病毒学家，很受卢里亚的赏识，部分原因是他给实验室的遗传学研究带来了有吸引力的严谨的纪律。卢里亚称他为一个非典型的意大利人，源于他沉默和内敛的情绪性格。顺便说一下，他曾在一次午休时与卢里亚的一位研究生伊丽莎白（贝蒂）结婚了。贝尔塔尼作为卢里亚实验室非常重要的5年中的一员，在20世纪60年代中期被选为卡罗林斯卡研究所诺贝尔奖委员会的评审员。因此，我们理应更详细地描述一下他的人生故事。在我关于诺贝尔奖的第3本书中，曾经部分地介绍过他的事，那是因为贝尔塔尼参与了对细菌溶原现象的研究，并因此研究了与诺贝尔奖得主利沃夫（分享了1965年的诺贝尔生理学或医学奖）相同的主题。在我后来的一本书中[Ⅳ]，贝尔塔尼被再次提到，因为他参与了1966年对马歇尔·尼伦伯格（Marshall Nirenberg）、西摩·本泽（Seymor Benzer）和悉尼·布雷内（Sydney Brenner）的评估。我们将在下一章回顾这份评审。那时，他已成为卡罗林斯卡研究所诺贝尔奖委员会的兼职成员。他在这个位置上一直干到1969年。因此在这一时期，他是委员会关于噬菌体遗传学看法内部信息的特别来源。值得回顾的则是他参与这一领域研究的背景。特别值得强调的是，因为他自己也逐渐成为研究分子遗传学的噬菌体病毒学家内部圈子的核心成员，而且他还与即将获得1969年度

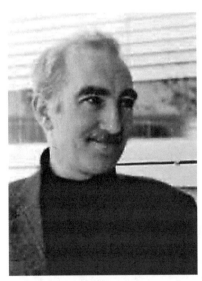

朱塞佩·贝尔塔尼（1923—2015）

诺贝尔奖的 3 位得主中的两位有着私人关系。除此之外,他本人还曾提名赫尔希作为 1964 和 1965 年度诺贝尔生理学或医学奖的候选人。

贝尔塔尼在战前的意大利米兰长大,在战时的动荡中,于米兰大学获得动物学学位。他在那不勒斯动物站工作了两年之后,又在苏黎世大学逗留了很短的时间,研究果蝇的发育问题。1948 年 10 月,他获得了卡内基奖学金,从而来到冷泉港实验室德米雷克的课题组工作。至此,他才开始了解噬菌体和溶原作用。在参加完 1949 年夏天的噬菌体课程之后,他加入了印第安纳大学的卢里亚实验室。他的工作是利用大肠杆菌和志贺菌作为宿主细菌来研究溶原作用。他以全新的角度澄清了诱导性和非诱导性溶原作用,并在与让·魏格尔(Jean Weigle)合作时观察到一些现象。这些现象在 15 年后被确定是由宿主细胞内的限制性内切酶导致的。为此,该项工作受到 1978 年诺贝尔奖的肯定,并授予领域内的 3 位科学家。我们将在第 4 章中再次讨论这一发现。贝尔塔尼后来与卢里亚一起搬到了伊利诺伊大学。他在卢里亚实验室的任期总共持续了 5 年,在此期间,他获得了博士学位。然后,他被德尔布吕克聘为高级研究员,故又搬到加州理工学院。1957 年,贝尔塔尼被任命为南加州大学医学院的教授。20 世纪 50 年代末,贝尔塔尼在访问斯德哥尔摩时被问及是否可以考虑入职卡罗林斯卡研究所。他和妻子贝蒂一起做出了决定,同意前往。起初,他作为一名访问科学家,但后来,瑞典议会为他安排了一个微生物遗传学的个人席位。加德在这次研究所的重要招聘中发挥了主要作用。贝尔塔尼是一位非常值得赞赏的教师和研究人员。他和妻子在瑞典培养了许多高水平的微生物遗传学家,而且他俩每年都会讲授噬菌体课程。我有幸参加了其中一个年度的课程。1982 年,他被乌普萨拉大学授予荣誉博士学位。但在那之前一年,他已搬回美国,在加州帕萨迪纳的喷气推进实验室担任职务,继续作出了很多重要的科学贡献。从这个职位退休后,他再次成为加州理工学院生物系的副教授,并于 2015 年去世。

贝尔塔尼在 20 世纪 80 年代初制定离开瑞典的计划时,与卢里亚进行了信件沟通。事实证明,在 1968 年的学生叛乱之后,他和妻子对从 1977 年伊始在瑞典的大学(包括卡罗林斯卡研究所)所实行的一些左翼自由主义改革感到不满。在过去十年中，引入的改革变化使得组织结构更具有体制参与性，而减少了对学术成就的重视。传统的学术仪式不再被强调。不穿燕尾服，不使用古典仪式的拉丁文。此外，瑞典大学的传统结构还存在着另一个严重问题。它仍然沿用了战前德国的教授制度。这是一个高度分散的组织体系，每个教授都是一个部门的主任。贝尔塔尼和妻子不希望他们的两个儿子在十几岁的时候还在瑞典接受他们的未来教育。他们一致认为，美国能为他们的未来教育提供一个更好的环境。贝尔塔尼的离开是卡罗林斯卡研究所的一大损失。但希望他和他的家人对他们所作出的选择感到满意。

后来，瑞典大学的许多限制性组织结构得到纠正，并再次强调了好奇心驱动的深入的科学研究。卡罗林斯卡研究所发挥了带头作用。它率先进行了一项重大改革。现有的140个部门最初被减少到30个，后来又减少到20个。通过启动一项重要的建设计划，那里创造了新的独立和互动环境。作为医学院的院长，我的责任是推动这些变革。这是我接受过的最艰巨的挑战。摧毁110个王国并没有使我成为一个受欢迎的领导人！但我得到了研究所副校长本特·萨穆埃尔松（Bengt Samuelsson）的大力支持。他是1982年的诺贝尔奖获得者（一个共同的奖项），"因为他们发现了前列腺素和相关的生物活性物质"。我们还恢复了正式的学术传统，穿上了燕尾服和学术袍，使用拉丁语，并排列传统队列。卡罗林斯卡研究所巩固了其作为一所真正的大学的身份，尽管在院系范围上还受到限制。

现在让我们回到卢里亚实验室在20世纪40年代末的发展情况吧。这个小组包括许多知名的科学家。最著名的是詹姆斯（吉姆）·沃森［James (Jim) Watson］，我在第2本关于诺贝尔奖的书[Ⅱ]中详细地介绍过他。他自己也讲述了最初的科学经历[23]。他于1947年开始与卢里亚一起工作，并部分参与了用辐照的噬菌体进行重组实验。卢里亚不喜欢沃森第一次写的论文，便把它带回家重写。当沃森在布卢明顿获得博士学位后，卢里亚帮助他获得了在欧洲实验室工作的经验，并在动身去欧洲之前在冷泉港实验室待了5周。这既是玩，也是工作。他自己曾描述过他是如何与戈登·拉克（Gordon Lark）、维克多·布鲁斯（Victor Bruce）和他的妹妹以及曼妮·德尔布吕克（Manny Delbrück）一起给停在海神洞前的几个朋友的汽车放气。也许是报复行为？结果几桶水就浇到了这些罪犯的床上！由此看来，科学并不总是完全涉及严肃的问题。作为对比的玩耍也是很重要的！

沃森的欧洲之行首先是去哥本哈根，与丹麦微生物学家赫尔曼·卡尔卡（Herman Kalckar）一起工作。因为并不满意那里，他在获得了国家防治脊髓灰质炎基金会的奖学金之后去了剑桥，开启了与物理学家，后来也是生物学家的弗朗西斯·克里克（Francis Crick）之间那场著名的合作交流。剩下的就是我在第 2 本关于诺贝尔奖的书[Ⅱ]中描述的历史了。DNA 的双螺旋结构及其作为核心的信息携带分子的发现，使 DNA 成为一个家喻户晓的词。德尔布吕克自己认为对半保留结构的分子进行复制是不可能的，他的反应已经在前文讨论过了。1947 年，另一位意大利人雷纳托·杜尔贝科（Renato Dulbecco）来到卢里亚的实验室，杜尔贝科受到丽塔·列维–蒙塔尔奇尼（Rita Levi-Montalcini）的推荐，蒙塔尔奇尼也是即将分享 1986 年度诺贝尔生理学或医学奖的获奖者。两年之后，他去了加州理工学院，在那里作出了许多开创性的贡献。我们在前面已经多次提到过[Ⅳ]。他为动物病毒引入了一种噬斑测定法，这样就可以在细胞培养基中对病毒进行定量分析，就像在细菌层上计数噬菌体一样。他进一步证明了整合到细胞中的肿瘤病毒 DNA 可以导致细胞转化。后一个开创性的贡献使他得以分享 1975 年度的诺贝尔生理学或医学奖。

更多发现和不断变化的生命历程

到 1950 年，卢里亚一家是时候继续前行了，或者说他觉得有必要继续前进。卢里亚日益增长的政治活动在伊利诺伊大学并不被欣赏。而且，他继续留在那里工作的保障条件也逊色于印第安纳大学的提议，因此他和家人决定搬家。他很喜欢这种环境的变化，因为发现了令人振奋的新合作者以及良好的物质条件。印第安纳大学的明星是昆虫学家艾尔弗雷德·金赛（Alfred Kinsey），后来变成了性学家。他以一种令人惊讶的方式揭开了美国盛行的性清教主义的面纱，其清规戒律并没有反映出真实的情况，反而失去了贞洁的幻想。卢里亚有能力建立一个强大的院系，还能从与强大的化学系的良好互动中获益。他在这段时间的主要发现是限制和修饰现象。这一发现纯属偶然。卢里亚发现了一种奇怪的细菌突变体。用噬菌体感染这些细胞不会产生病毒，但细胞还是死了！作为他在实验中缺乏灵活性的一个例子，卢里亚在他的一次实验中丢掉了关键的样品，因此他的传记标题的第2部分是——"……一支破碎的试管"[16]。为了能够继续实验，卢里亚从贝尔塔尼那里得到了另一种宿主细胞，一种叫作志贺菌（*Shigella*）的细菌。这导致了一个出乎意料的观察结果，即原先突变的细菌并不是不能产生噬菌体。事实上，它们已经产生了，只是它们不能再感染原来的宿主细胞，但仍然能在贝尔塔尼提供的备用细胞中愉快地复制。这种观察到的现象被称为宿主控制的修饰或表型修饰。这一现象也在其他实验室得到证实。大约20年后，它被用于将外来的DNA导入细菌，并通过基因工程技术形成重组DNA。当然在发现这一现象的时候，人们几乎无法预料到这一点！我们将在第4章中再次讨论这个话题。

先让我们介绍一下卢里亚在20世纪50年代初的行踪吧。在这个时候，他承担了编写《普通病毒学》（*General Virology*）一书的任务。这本书的独特之处在于，它整合了关于细菌病毒的知识以及迅速增长的对动物病毒结构和功能的见解。这是一本非常受欢迎的书，后来又出版了新的版本，熟悉动物病毒的洛克菲勒大学的詹姆斯·达内尔（James Darnell）成为合著者。卢里亚的政治活动日渐增多。在麦卡锡时代的1951年，他甚至被拒发护照，可能就是因为他被认为与纽约的激进意大利人有联系。后来，他又签署了莱纳斯·鲍林（Linus Pauling）旨在取缔核武器的声明。到20世纪50年代末卢里亚收到一份来自麻省理工学院的诱人聘书。挑战和机遇都是巨大的。一个新的综合性的生物系需要发展。此外，尽管在获奖后有很长一段时间了，但麻省癌症研究中心仍需要建立。1959年，卢里亚和妻子泽拉成了波士顿人。他将有巨大的机会参与高质量的学术工作，并建立了许多新的友谊。一位具有重要影响的科学家戴维·巴尔的摩（David Baltimore）（见第4册第4章）强调了卢里亚作为学术领袖的作用。2021年获得拉斯克-科什兰医学特别成就奖时，巴尔的摩强调了卢里亚对他事业的支持。1959年，他们在冷泉港实验室相遇之后，卢里亚为他提供了"职业建议、推荐信以及必要时的工资和职位"。可以提到的和该奖项相关的内容是，在与拉斯克委员会主席乔·戈尔茨坦（Joe Goldstein）的通信中，我得知他对委员会决定推翻诺贝尔奖的"诅咒"而感到自豪。这个"诅咒"的意思是指，一旦你获得了诺贝尔奖，你就不会再获得任何其他奖项。

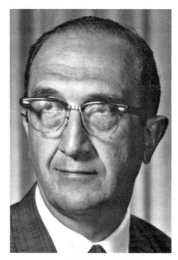

中年卢里亚（引自《诺贝尔奖》1969 年年鉴）

在波士顿，卢里亚一家经历了一段富足的生活阶段，当然也承担着重大的行政责任。卢里亚在政治活动方面的参与继续增加。不过在 20 世纪 60 年代中期，他也找时间在巴黎休养了一年，并与包括利沃夫、雅各布和莫诺在内的巴斯德小组进行了极为激烈的交流。当时，他们的科学发展都非常活跃，并共享了 1965 年度的诺贝尔生理学或医学奖。卢里亚转变了他的科学方向，开始研究膜蛋白，同时还从事雕塑工作。他是美国国家科学院和美国哲学协会的成员。该协会负责保管他去世后的个人文件。到 1969 年，诺贝尔奖（共享）终于授予了噬菌体病毒学家。我们将在下一章再谈这个问题。卢里亚的生活在许多方面都丰富多彩，他自传的后半部分着重介绍了他非科学性的经历，用了如下的一些标题："教师和官僚""想象力之路""在政治舞台上"和最后的"情感"。他在 78 岁时死于心脏病发作。

诺贝尔奖委员会对卢里亚的评估

马尔姆格伦在 1954 年对包括科恩在内的 4 位候选人的评估报告已在前面描述过了。德尔布吕克工作中的亮点部分也已经强调。现在是时候考虑对卢里亚的评论了。卢里亚利用电子显微镜所进行的早期研究工作得到了肯定。噬菌体及其与细菌的相互作用可以被可视化，这可是一个重大的概念上的转变。马尔姆格伦虽然提到了，但本可以更多地强调一下卢里亚与德尔布吕克一道在所谓的变异反应试验中的发现。在当时，能够意识到细菌能够发生自发突变这个概念的影响是巨大的。马尔姆格伦还提到了使用经紫外线处理而部分失活的病毒。事实上，如此制备的病毒可以干扰未经处理的病毒的复制这一点很有意思，但更为重要的是发现了经紫外线失活的两种不同的病毒可以互补，从而实现病毒的完全复制。这一发现为基因重组的发生提供了额外的证据。最后，马尔姆格伦确实提到了宿主细胞性质的重要性，其中一些细胞对某些噬菌体的复制表现出固有的抵抗力。当然，在1955年就以一目了然的方式讨论这一观察结果还为时过早。细菌防御病毒感染的机制是后来才发现的。

在马尔姆格伦做出原始评估11年后，贝尔塔尼作为该领域独有的内部评论员对该领域进行了详细的介绍，并适当地展示了3位奖项候选人的工作。正如上文所讨论的，他的早期职业生涯与卢里亚的职业生涯密切交织达5年之久。如前所述，贝尔塔尼的评估对1953年之前和之后的事件进行了单独处理。在这一年之前该领域的12项发现和重大观察中，有一半引用了卢里亚的观点。其中又特别强调了：早期使用电子显微镜对噬菌体所做的观察；对噬菌体中自发突变的识别；对噬菌体不同突变类型的区分；对类似噬菌体混合感染结果的检测，这些噬菌体在同一宿主细胞中展示出不同的特性；以及经紫外光灭活的不同噬菌体在感染同一细胞时呈现的"多重再活化"现象。在稍后的评估总结中，马尔姆格伦部分使用了斯坦特对3位被提名人的评价，他认为他们的贡献是"远超成功的"，而且为分子遗传学的诞生建立了"源泉"。这一点也可以在文中有所提及。

卢里亚在1953年之后的贡献被贝尔塔尼总结了2页多纸。他首先提到他参与的两个特别现象的研究，即转化（conversion）和转导（transduction）。转化是最初在白喉杆菌中发现的一种现象。这会导致这种细菌具有潜在的危险性，即它有能力产生一种非常强大和稳定的毒素。但为了能够做到这一点，它必须携带一种处在"休眠"共生状态下的噬菌体，这后来被利沃夫称为溶原性。卢里亚和合作者们研究了肠道病原体沙门菌中的一个类似现象。在这种情况下，转化导致细菌表面抗原性的改变，而且这些抗原性的变化是由于噬菌体基因整合到细菌的基因组中。这种情况下的转导现象是不同的，噬菌体携带一段宿主细胞的 DNA，并将其传递给另一个细菌，在那里它可以作为一个新的基因发挥作用。我们将在第 4 章讨论这些现象的某些方面。可以补充的是，经讨论，这两种现象可以作为研究某些可能的分子事件的概念模型，如研究一个正常的真核细胞如何转变为一个转化的细胞，即形成癌细胞。我在上一本关于诺贝尔奖的最新著作中[IV]详细讨论了这个遗传现象，也就是隐藏在调控这些细胞生长之下的关键变化。1966 年度诺贝尔生理学或医学奖颁发给了佩顿·劳斯（Peyton Rous）和查尔斯·哈金斯（Charles Huggins），分别表彰他们"对肿瘤诱导病毒的发现"以及"关于激素治疗前列腺癌的发现"。正是根据此背景，这本书呈现了关于对癌细胞形成见解的后续发展。

卢里亚在这些研究中的合作者之一是理查德·富兰克林（Richard Franklin），富兰克林又把戴维·巴尔的摩推上了重大发现的轨道，最终为"黄金法则"（即 DNA 到 RNA 再到蛋白质）提供了一个重要补充。研究表明，信息不仅可以从 DNA 到 RNA，而且还可以反方向进行。我们将在第 4 章中再次见到巴尔的摩，因为他对病毒基因组性质的显著复杂性有着富有远见的见解。最后贝尔塔尼提到了合作工作，并在其中呈现了部分确证的数据，即在某些特定的溶原条件下，噬菌体 DNA 似乎不会整合到宿主细菌的基因组中。后一种情况涉及在基因调控机制中所发现的类似结论。该结论最初是由亚瑟·帕迪（Arthur Pardee）、弗朗索瓦·雅各布（François Jacob）和雅克·莫诺（Jacques Monod）在工作中提出的。这是关于 1965 年度诺贝尔生理学或医学奖的内容，因而我在之前的书中详细地讨论过[III]。其中一些工作也包括索尔·斯皮格曼（Sol Spiegelman）参与的合作。我们将在下一章再次见到他，因为贝尔塔尼在 1969 年做了一个对包括他在内的单独评审。总而言之，包括卢里亚、帕迪和斯皮格曼在内的许多美国科学家对巴黎和巴斯德研究所产生了重大影响。正如贝尔塔尼所描述的那样，卢里亚从 20 世纪 50 年代到 60 年代中期一直参与一线科学工作。他还对一些特殊的细菌产品产生了特别的兴趣。如前所述被称为大肠杆菌素的东西。但贝尔塔尼没有引述这项工作，尽管卢里亚在他的诺贝尔奖演讲中提到了这一点[24]。

现在是时候再次提及加德在1969年的总结性评论了。正如我们已经评论过的那样，除了已经提及的内容，它没有增加任何实质性的信息。他完全支持评论中已经给予的赞誉，并自然而然地强调了关于细菌病毒的复制方式的见解对了解感染动物和人类的病毒也有着巨大的价值。这对卢里亚来说绝对是个好消息，因为那正是他在1953年出版的那本被广泛使用的教科书《普通病毒学》中的重点。毫不奇怪，加德的结论就是这些工作早就应该获奖了。

在谈到1969年诺贝尔奖的正式颁发典礼之前，我们有必要先介绍一下赫尔希这位天生的实验家。他对实验室工作的精通促进了该研究领域显著而又强大的发展，也催生了后来被称为分子生物学的研究领域。

第3章
一名谦逊的实验学家终获诺贝尔奖

寻找答案
孤独的科学家
有时也是一种奖励

      1969年度诺贝尔生理学或医学奖的魅力在于3位获奖者风格截然不同。作为高水平的科学家,每个人都在新兴的分子生物学故事中打下了自己的个人烙印。前面已经介绍了德尔布吕克和卢里亚,本章将了解赫尔希和他令人印象深刻的科学成果。在20世纪40年代中期,赫尔希和德尔布吕克同期但独立地证明了遗传物质可以在感染同一细胞的2个噬菌体之间进行交换,这被称为基因重组。随后,与德尔布吕克不同,赫尔希继续通过实验做出决定性的发现。在他的整个职业生涯中,赫尔希一直在研究室做实验。他的大部分实践工作都是由他自己完成的,只需要少数技术人员或合作者协助。他的工作时间很长,当实验为所提出的问题提供了明确的答案——也就是做出了所谓的"漂亮的"实验时,他才会感到满意。甚至有人说,一旦他找到了这样的实验,他就会受到鼓励而再去重复。他把它们称为"赫尔希天堂"。

      赫尔希对实验的参与如此强烈,以至于他忽略了对进食的需求。工作的那些年,他的体重总是下降,甚至比原来更瘦。因此,他的妻子总要确保他能在夏天休息。他喜欢航海,正是在这样的条件下,她可以确保他增加一些体重。赫尔希有着强烈的苛刻的品行,他身体的苦行主义与智力的苦行主义相并行。在一次度假归来时,他对同事约翰·凯恩斯(John Cairns)说:"我又回家了,健康得都不能再努力思考实验了。"他是一个少言寡语的人,常说是或不是,有时什么也不说。其实,他对语言的使用很考究,他是一个非常苛刻、坦率和高效的编辑。在他去世以后，冷泉港实验室出版社出版了一本书，其中包括他的合作者和科学界朋友的工作贡献。编辑是富兰克林·斯塔尔（Franklin Stahl），书名是《我们可以晚些睡：艾尔弗雷德·赫尔希和分子生物学的起源》（*We Can Sleep Later. Alfred D. Hershey and the Origins of Molecular Biology*）[1]。选择这个标题参考了赫尔希在1970年的一封信函，当时他以编辑的身份向《噬菌体 λ》（*The Bacteriophage Lambda*）的撰稿人发了一封信。之所以编辑这本书，部分原因是赫尔希惊奇地发现了在这种病毒的DNA末端存在互补的单链碱基序列，从而形成环形基因组结构；另一部分原因是源于赫尔希作为一个公正和高效的编辑所具有的权威性。他是一个首先对自己非常苛刻，然后才对他人提出要求的人。

圣徒—— 一个神秘的实验者

赫尔希1908年12月2日出生于密歇根州夏瓦西县奥沃索市，该市当时有大约9 000名居民。这是一个日落城市，意思是说非裔美国人不被允许在其中生活。那里季节变化鲜明，冬天很寒冷。我们不知道到底是什么激发了他的学术研究兴趣，他进入密歇根州立大学学习化学。1930年，他获得学士学位。4年后，他在化学和细菌学系两个部门撰写了博士论文。随后，他搬到圣路易斯的华盛顿大学，被聘为这两门学科的讲师。他最亲密的合作者是前面已经提到的布朗芬布伦纳（Bronfenbrenner）。但是他们对不同细菌生长条件的研究并不顺利。

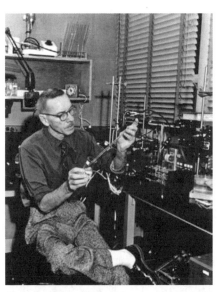

艾尔弗雷德·赫尔希（1908—1997）（引自冷泉港实验室档案）

布朗芬布伦纳有一个有趣的背

景。他有俄罗斯血统，并参与了1905年列昂·托洛茨基（Leon Trotsky）领导的革命。革命失败后，他逃到法国，在巴斯德研究所与其他有影响力的俄罗斯移民一起开展科学研究。这些进一步的科学合作促使他前往美国，并在西蒙·弗莱克斯纳（Simon Flexner）的招募下加入洛克菲勒基金会。20世纪20年代中期，他开始参与噬菌体工作。1928年，他任华盛顿大学细菌学和免疫学教席，并把这些生物材料从巴黎带了过来，用于进一步科学研究。1940年，他向卢里亚提供了后来被称为T1至T7的噬菌体。在上一章中，我们已经看到了这一点（它们在德尔布吕克和卢里亚之间的早期合作中变得非常重要）。赫尔希读了德尔布吕克早期发表的一份论文，这使他相信噬菌体提供了一个有趣的实验系统。因此，从1940年起，他使用实验室里现有的病毒，开始噬菌体-抗噬菌体免疫反应的研究。借助高质量的数学分析，很多论文得以发表，其中大部分都是以赫尔希作为唯一的作者。这些发表的论文引起了德尔布吕克的注意，部分原因是其先进的数学分析方法。于是在1942年初，双方开始了通信联系。没过多久，赫尔希去纳什维尔拜访了德尔布吕克，并举办了一个关于"噬菌体的免疫学反应"的研讨会。

这两位科学家在研究噬菌体的过程中相互鼓励。据推测，德尔布吕克很可能被赫尔希的数学处理方法打动，因而才促使他自己更多地参与到遗传学的研究中来。仅仅几个月后，卢里亚也加入了这一行列。这3位准诺贝尔奖获得者的第一次碰面是在1943年4月。当时德尔布吕克和卢里亚访问了在圣路易斯的赫尔希，并举办了研讨会。此后不久，赫尔希回访纳什维尔。德尔布吕克邀请他和卢里亚到家过周末。在给卢里亚的信中，德尔布吕克对赫尔希作了如下描述："喝威士忌，而不是茶。简单而切题。喜欢在一艘帆船上住3个月，喜欢独立。"正如我们所看到的，卢里亚和德尔布吕克都是在美国加入第二次世界大战后不得不改变国籍的。正因为如此，赫尔希曾直言不讳地将他们3人称为"两个敌国的外国人和一个不合时宜的人"，这可不是一个大方的自我标榜的表述。尽管他们的个性截然不同，但他们对科学的共同关注促进了富有成效的互动。他们成为噬菌体学派的奠基人，最终获得了1969年诺贝尔生理学或医学奖的认可，并共享了奖项。

从他们在20世纪40年代的通信中可以看出，德尔布吕克和赫尔希这两位知名的极具个性的人士之间建立了非常特殊的友谊。

他们就伯内特关于噬菌体的免疫学特征的早期工作[II]交换了意见。后来也对艾弗里和他的合作者在1944年发表的突破性结果交换了看法。赫尔希写道："我认为艾弗里的论文非常令人满意。"德尔布吕克也应该能够对这一发现作出自己的反思。正如我们在前一章中所了解的那样，他在范德堡大学逗留期间，曾遇到奥斯瓦德·艾弗里的弟弟罗伊，因此他应该掌握了艾弗里在洛克菲勒研究所作出的革命性发现的内部信息。我们已经多次提到科学界对这一论断的抵触，即不能认真对待DNA可能代表遗传物质的这种可能性[I–IV]。从赫尔希和德尔布吕克的通信中可以看出，他们经常找机会交流一些轻松的笑话和家事。1945年10月，赫尔希与一位名叫哈里特·戴维森（Harriet Davidson）的女士（一般被昵称为吉尔）结婚。11年后，他们才有了第一个也是唯一一个活下来的孩子彼得。在此之前，也就是1946年10月1日，赫尔希曾在信中写道："吉尔的孩子，是一个女孩，上周三出生。"很显然这个家庭最后失去了这个孩子。往这以前，他们计划共同前往冷泉港访问时，德尔布吕克也曾在5月11日写道："曼妮上周失去了一个孩子。"这种亲密的互动反映了科学界的同志之谊，它也很容易延伸到其他共同的兴趣中，并且经常涉及个人的家事。这可能也在某种程度上反映了这样一个事实：投身科学仅意味着一个人在其生命历程中的重要参与，但不能说是痴迷。每个人所表现出的独特的个人特质在寻求新事物的挑战中会变得更加突显。为了更好地控制这个问题，社交环境发挥了重要作用。专业的学术上的友谊是很重要的，但密切的互动也为感同身受的共情留有空间。

为了利用噬菌体进行遗传学研究，积累一批已被识别定位的突变体十分必要。这些突变体具有已经被鉴别的不同特性，就像生长速度，它们在不同种类的宿主细胞中、在不同的培养基环境以及不同的培养温度等条件下的增殖能力都已清楚。随后，赫尔希和德尔布吕克独立证明了如果将携带不同特性突变体的两个病毒株一起繁殖，突变体的独特特性可以整合到一块。通过简单的比较，类似的分析方法也就是格雷戈尔·孟德尔（Gregor

Mendel)早在19世纪60年代关于皱缩和彩色豌豆的封闭研究中所采用的方式。因为证明了两株噬菌体具有特性整合的能力，也即基因重组（genetic recombination），那么很明显，它们也可能被用于更多的基础研究。这一开创性的数据以科学论文的方式发表于1946年，并于次年在冷泉港噬菌体会议上进行了报告展示。报告的标题并不显眼——"细菌病毒的诱导性突变"（德尔布吕克）和"细菌病毒的自发突变"（赫尔希）——一个新的基因研究的领域就这样建立起来了[2]。在这个领域的进一步发展中，越来越多的突变体被识别出来。1949年，赫尔希发表了第一张原始图谱，描述了一些不同的基因在噬菌体基因组中的相对位置。这个系统在整个20世纪50年代被逐步更新，从而使人们对噬菌体遗传物质的结构有了特别详细的了解，甚至包括对单个基因的剖析。赫尔希在1946年发现了一种特殊的突变体，其可以产生一个中心清晰、边缘明显的大噬斑。这对我们今后的某些研究具有特别的价值。这种突变体被称为快速裂解突变体或r突变体。

迁往冷泉港实验室和一项革命性的实验

20世纪50年代，人们对噬菌体遗传物质的分子功能有了显著的认识。在这些发展之前，赫尔希已经改变了他的实验室环境。他于1950年离开圣路易斯，加入华盛顿卡内基研究所，这也是冷泉港实验室的母体组织之一。他在那里建立了自己的实验室，并将余生留在了那里。当时，赫尔希发表了他在离开加州圣迭戈之前所做的一些关键性实验的结果。他发现如果用高剂量的放射性同位素 P^{32} 标记噬菌体，该同位素的衰变就会使病毒的感染力失活。由于磷是核酸而不是蛋白质的一个关键成分，这也就预示着有很多实验可以做。后来，大家对放射性同位素的实验性使用范畴进行了扩展，所用剂量也要小得多，这也促成了赫尔希最著名的实验。

20世纪40年代中期，利用选定的同位素来特异地标记和追踪分子引入了快速发展的生物化学领域。这种技术的引入得到1943年度诺贝尔化学奖（1944年授予）的认可。正如之前详细描述的那样[Ⅱ]，乔治·德·海韦西（George de Hevesy）"因在化学过程的研究中利用同位素作为示踪剂的

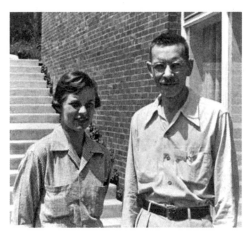

玛莎·蔡斯(1927—2003)和赫尔希在20世纪50年代早期(引自冷泉港实验室档案)

工作"而获奖。这种技术得到纽约哥伦比亚大学鲁道夫·肖恩海默(Rudolph Schoenheimer)的进一步开发，这彻底改变了研究复杂分子结构和代谢的可能性。一个说明性的例子就是，生物学上重要的类固醇分子的30多个步骤的合成过程得以解析。这项工作得到1964年度诺贝尔生理学或医学奖的肯定。康拉德·布洛赫(Konrad Bloch)和费奥多尔·吕南(Feodor Lynen)"因为发现了有关胆固醇和脂肪酸合成和调控的机制"而分享了奖项，我在第3本关于诺贝尔奖的书中介绍了这一工作[Ⅲ]。在20世纪50年代初，赫尔希学会了如何使用同位素。1870年弗里德里希·米舍(Friedrich Miescher)曾在发表的论文中宣称鉴定出一种称为核素的物质。他曾在最初的观察中提出，蛋白质含有硫而没有磷，而核酸的情况则相反。赫尔希随后借用了自那时以来所发展出的这些基本信息。因此觉得将有可能用放射性的磷和放射性的硫分别标记并识别出这两种基本的化学成分。赫尔希和他的技术员玛莎·蔡斯(Martha Chase)采用了这种技术方法，选择性地识别出了噬菌体的蛋白质和核酸。这一结果令人惊叹且出乎意料。该实验在未来也被称为"赫尔希-蔡斯实验"[3]。

事实上，我们将看到，这一发现的震撼性甚至导致蔡斯被列入诺贝尔化学奖的提名名单。不管怎样，她是一个勤奋的技术员，据说她喜欢跳舞，并对自己的低工资感到不满。后来，她确实也发展了自己的学术资格，于1957年加入当时在南加州大学医学院担任教授的贝尔塔尼团队。当贝尔塔尼前往斯德哥尔摩时，蔡斯仍留在那里，并在1964年完成了她的博士论文。她的新导师是玛加丽塔·李博(Margaret Lieb)。由于可悲的个人原因，在那之后，她的事业逐渐萎缩了。

为了跟踪构成噬菌体的不同成分在感染过程中的命运，一种非常直接的实验方法被采用了。P^{32}和S^{35}标记的高浓度噬菌体附着在细菌上进行感染。在这个过程开始后的不同时间间隔内，病毒和细菌的混合物通过使用厨房设备瓦林混碎机（Waring blender）被均质化。这种粗糙的物理处理方式却将仍旧附着在完整细菌表面的噬菌体物质与已经进入宿主细胞内部的噬菌体组分分离开来。当研究人员看到实验结果的时候，他们甚至都不相信自己的眼睛。为此，一丝不苟的实验者赫尔希反

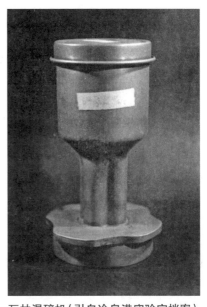

瓦林混碎机（引自冷泉港实验室档案）

复重复了这个实验，一次又一次，结果仍然是绝对且稳定的。是标记的磷——也就意味着核酸——进入了细菌体内，而蛋白质仍留在了外面。仅仅是核酸怎么可能足以合成出新的完整的病毒颗粒呢？而且，在那个时候基本上没有争议的观点是，遗传物质所表达的关键角色不应该是蛋白质吗？

这是一个美丽而简单的实验，终于开始扭转了局势，并验证了我们反复引用的[I-IV]艾弗里和他的合作者们在1943年所进行的实验。他们通过对肺炎球菌表面抗原特性的转移进行研究，借助不同菌株中所提纯的核酸，已经表明了DNA可能才是遗传物质。然而，正如我们所看到的，尽管一些科学家对艾弗里的结论表示尊重，但由阿尔弗雷德·米尔斯基（Alfred Mirsky）（与艾弗里同在洛克菲勒大学）领衔的科学界的普遍态度是，应该是蛋白质在遗传物质中发挥核心作用。我们在前一章中也已经提到了这一点。蛋白质有20种氨基酸成分，相比于只使用4种变量的核酸来说，前者应该能表达出更高程度的多样性。正如最后所证明的那样，大自然更喜欢简约的方式，在其早期发展信息分子的尝试中，它选择了只拥有4种核苷酸而不是具有20种氨基酸的方式。在1952年的赫尔希-蔡斯实验发表之后，研发速度加

快。1953年4月，沃森和克里克描述了DNA双螺旋结构。大约两年后，科学界也终于搞明白，遗传物质的代表是DNA而不是蛋白质[II]。如果说有什么科学变革的话，那么这就是一次。一门新的学科，分子生物学诞生了。然而，直到1960年，也就是双螺旋结构发现后7年，克里克和沃森才第一次被提名为诺贝尔奖获得者。

早在1952年的赫尔希–蔡斯实验之前，一些科学家就已经在大胆地考虑一种非正统的事件序列。在电子显微镜下，人们已经发现了残留在被感染细菌表面上的病毒颗粒的"幽灵"形式（见第86页）。诺贝尔奖获得者诺思罗普（Northrop）最初对接受噬菌体作为一个独立单元且具有自我复制的能力非常犹豫，但在1951年他却大胆地提出了噬菌体DNA具有特殊的重要性。就像艾弗里提出的转化原理一样，其他科学家也开始检验这种"异端"思想。到1951年11月，赫尔希收到一封来自罗杰·赫里奥特（Roger Herriot）的来信。这被赫尔希收录在POMB的一篇文章里，题为"通过噬菌体将DNA注入细胞"（The Injection of DNA into Cells by Phage）[4]。赫里奥特写道："我一直在想——也许你也是——即病毒可能像一个充满转化本原的小的皮下注射针；而病毒本身却从未进入细胞；只有尾部与宿主接触，并可能以酶的方式在细胞外膜上切开一个小孔，病毒头部的核酸则流入细胞内。"

在做出这个关键实验的那一年，赫尔希通过与牛津大学的生物化学家接触，以及参加由利沃夫于秋季在法国罗亚蒙（Royaumont）修道院组织的第一届国际噬菌体学术会议，赫尔希预感到一股有趣的风向。就是在这次会议上，赫尔希第一次展示了他与蔡斯一道完成的实验结果。这对他来说肯定是一次特别的冒险，因为他当时并不是，而且永远也不会成为一个有经验的旅行者。也是在这次会议上，鲍林宣布他将很快得到DNA的结构，但这所有的努力却被沃森和克里克摧毁了，他俩在1953年2月28日公布了他们的双螺旋结构[II]。罗亚蒙修道院最初是一座西多会修道院，在其800年的历史中有许多用途。自1964年以来，它成了一个私人的法国文化基金会地点，并继续主办科学会议。我曾在这个令人神往的环境中参加了一些关于动物病毒的会议。不过，1952年的会议一定很特别，因为1953年所揭示的DNA结构即将呼之欲出。在这之后的扩展工作逐渐巩固了对DNA作为遗传物质的核心作用的解释。赫尔希也在其持续的实验中对此作出了贡献。有趣的是，赫尔希在他的诺贝尔奖演讲中[5]竟然没有提到他最重要的贡献，即赫尔希-蔡斯实验。

待在实验台前的科学家

一旦人们认同了DNA是破译遗传机制的分子，那也就有许多问题需要回答了。在整个20世纪50年代，赫尔希继续利用物理化学表征方法进行高质量的实验工作，用以确定细菌病毒核酸的详细结构特征，但这个研究领域自然也吸引了许多其他合格的科学家。常使用的技术是高速离心法和色谱法，而且这些技术的应用非常精确。正如前面已经叙述的那样，噬菌体是单倍体，这意味着它们只包含一个DNA拷贝，但偶尔也会观察到在同一个基因区可以呈现出两种不同的特性，且同时存在于一个噬菌体中。这被称为杂合现象，赫尔希专门研究了这一现象。在他的诺贝尔奖演讲中，他在讨论T-偶数列噬菌体DNA时提到了这个问题。其他科学家曾发现，这种噬菌体的DNA显示出终端冗余，也就是说，基因组的一小部分，即随机位置的百分之一，会在DNA分子的末端存在重复。被重复的部分在不同的分子中是不同的。然而，DNA的大小是一致的，这在一定程度上代表了可以装入病毒颗粒头部的DNA数量。DNA在随机位置的复制使其含有重复信息。在代表这些信息的一小部分中，可能存在着微小的遗传信息的多样性，这也就解释了杂合现象。虽然DNA的物理结构是线形的，但由于DNA的随机重叠，其遗传图谱却呈现为环形。第145页上是一张在1969年被用来向公众解释当前对其DNA的认识的图。

作为对比，赫尔希的诺贝尔奖演讲中[5]还包括对另一种细菌病毒的特征分析。由此可见，他还研究另一种噬菌体，即 λ 噬菌体，这种病毒是在1951年被当时诺贝尔奖得主乔舒亚·莱德伯格（Joshua Lederberg）的妻子埃斯特·莱德伯格（Esther Lederberg）发现的。这种噬菌体被证实其基因组的大小不到T-偶数列噬菌体的1/3，因此在遗传上没有那么复杂。其参与形成完整病毒颗粒的蛋白质数量也相差3～4倍。与T-偶数列噬菌体一样，从λ噬菌体中提取的核酸具有完全的感染活性。它表现的行为在赫尔希-蔡斯实验中，与T-偶数列病毒一样。许多有趣的发现同时适用于更复杂的T-偶数列噬菌体和λ噬菌体。如前所述，其他科学家已经证明了T-偶数列噬菌体DNA呈现终端冗余，但它们并没有形成物理上的圆环。作为对比，赫尔希和他的合作者发现DNA具有"黏性末端"，并且确实形成了真正的物理圆环。后来的研究表明，圆环化的λ噬菌体DNA分子可以整合到宿主细胞的DNA中。这也被证实是对生物学中一个具有普遍重要性机制的早期认知。附着在染色体DNA某一部位的环状DNA可以很容易地在DNA切割以及末端融合后发生整合。其中很重要的一种情况可能就是促成了溶原状态的建立。1965年度的诺贝尔奖获得者安德烈·利沃夫（André Lwoff）在他的报告中[Ⅲ]详细讨论了这一现象。后来，当噬菌体被用来将重组的外来DNA从真核细胞引入细菌时，这种具有环化能力的同样结构的DNA则被逐渐采用。这一点将在第4章中进一步讨论。同样的整合过程在许多真核细胞的致癌过程中也发挥着作用[Ⅳ]。然而，对含有基因结构功能的第一个认识就是对噬菌体基因组图谱的绘制。

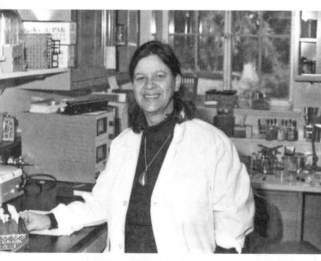

埃斯特·莱德伯格（1922—2006）（引自参考文献［17］）

λ噬菌体，电镜负染（引自参考文献［17］）

赫尔希对基因组结构和功能的一些早期见解作出了贡献,并且强调了利用噬菌体基因组将外源基因转移到细菌中的潜在应用,即上一章提到的基因水平转移的这一关键现象,这也是我们将重点回顾的一个现象。自从核酸引起了人们的注意,新的基本认知也就有了惊人的拓展。赫尔希总是在概念和方法方面寻找新的猎场。他在这些探索中从不重复自己,也不跟踪其他科学家。他的工作都是真正的原创。一方面,赫尔希喜欢开发和改进技术,以取得新的发现。另一方面,他也对科学数据的呈现形式非常感兴趣。他自己的出版物就说明了这一点,选择简洁而有逻辑的表述方式,避免使用冗余的方法。为此,他对其他人也提出了同样的要求。因而,科学家们对他的建设性建议和高要求的编辑工作非常尊重。有一次,一位满怀希望的作者注意到,他手稿的第一页没有被赫尔希的红笔批注。而当他注意到后面的备注"从这里开始"这句话的时候,他就全明白了。另一位著名的科学家则类比于"奥卡姆剃刀",提出了"赫尔希剃刀"的概念。它简单地指出如果有什么东西可以从手稿中删掉,就应该删掉。似乎关于赫尔希一生的回忆录只有一本。如前所述,其是由斯塔尔所写,并出版了多个版本[1]。斯塔尔在许多方面都显示出对赫尔希的钦佩。他强调了赫尔希对科学的无畏态度,但同时也注意到了他的谦虚。为了解释这种同时出现的也许理应矛盾的品质,他在书中写道:"谦虚与缺乏伪装紧密关联。在没有伪装的情况下,也就没有什么可怕的了。"尽管赫尔希无论是作为一名实验者还是一名编辑都留下了重要的印记,但似乎很少有同事能真正了解这个神秘的男人。无论如何,在这本纪念他一生贡献的书中,充满了许多来自私人的问候。

在赫尔希的研究团队中,只有几个合作者,因为他总是亲自动手做实验。否则,他从不在出版物上署名。他的研究生们甚至说,他们已经赢得了能够自己犯错的权利。研究小组一直很小,实验室提供了一个安静的环境,工作时间则很长。他被同事们称为赫尔希博士,并和大家保持着一定的距离,但他有着无可指责的职业操守,也并不会自命不凡。他可以这样评价自己:"作为一个科学上的浅薄者,我从不害怕暴露自己的无知。"在一份手写的邮件中,那是他在1955年3月发给卢里亚的,他写道:"如你所知,我都不

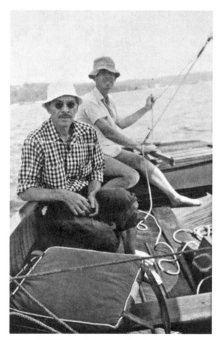

阿尔弗莱德·赫尔希（前）和詹姆斯·沃森在冷泉港的一艘较小的帆船上（引自冷泉港实验室档案）

了解自己，更不用说别人了。"这个瘦小而安静的独行侠因其敏锐的智慧和不妥协的正直而受到尊重。他很害羞，言语简练，当冷泉港实验室在夏天举办重要活动时，他却离开了几个月，去往密歇根湖航行。我们在前面也已经提到过。他真的使用了一艘停靠在冷泉港且最多乘坐3个人的小船出发了。这是一艘蓟门级帆船，专为高性能的竞赛而设计。这表明，赫尔希的个性可以从一个冷静和严格掌控的人变成一个反应很快、善于处理变化无常和不可预知风向的人。

赫尔希在担任卡内基研究所遗传研究组主任时所写的年度报告是值得珍藏的。霍奇基斯（Hotchkiss）[6] 引用了以下内容，其中有一些做了轻微的删减：

"宇宙中存在着无穷数量的现象。而科学家的信仰，如果他有信仰的话，那就是这些现象可以被简化为有限的范畴……谈论所有的目标是……不科学的。我们无法衡量实现理解目标的进程……如果理解是通过创造性的行为来达到的，那么这些行为本身就是信仰行为的一部分。这些是大的问题。常由专业的思想者来思虑。这些思想者显然相信抽象思维的力量。如果这些力量是有效的，那么科学家就应当在他的实验失败的时候时不时地行使这种力量。否则，他就有丢掉个人目标的风险：从而以丧失个人的视角来看待他的工作。"

毫无疑问，赫尔希是一位非常执着的科学家，但这一点加上其他独特的个人特质，是否有资格被封为圣徒？还是说，圣人这个词只是表达了很难了

解这个完美的谜一样的男
人？ 1972年，63岁的赫尔
希退休了，和家人过着隐
居的生活，但仍在冷泉港
实验室的步行范围内。他
非常喜欢古典音乐，且很
早就对计算机产生了兴
趣，并对如何使用和进一
步发展计算机非常好奇。
事实上，在许多年前，当他
还活跃在实验室的时候，

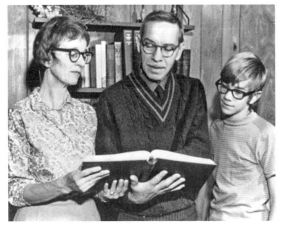

赫尔希一家，包括他的太太吉尔和唯一的儿子（引自
冷泉港实验室档案）

他和妻子吉尔就曾在实验室的"赫尔希小屋"安排音乐晚会，播放音乐。
1997年5月，他在冷泉港附近的劳雷尔谷村家中去世，享年88岁。斯塔尔在
一份科学杂志和《纽约时报》的一篇文章中描写了他一生的工作，摘录在纪
念赫尔希的回忆录里[1]。沃森用一句话进行了收尾："在他的朋友中，没有
人曾想到会看到另一个为了推动科学发展，乃至于达到人类如此承受水平
的人。"

卡罗林斯卡研究所对赫尔希的全面评审

　　如前一章所示，德尔布吕克和卢里亚被分别评估过3次，1955年由马尔
姆格伦（Malmgren），1966年由贝尔塔尼（Bertani），1969年由加德（Gard）进
行了总结性的评价。赫尔希是这些评审的一个重要部分，除此之外，他还受
到两次单独的评估，一份是1959年格奥尔格·克莱因（Georg Klein）的评
论，另一份是1961年加德的评论。上一章介绍的马尔姆格伦评估可以追溯
到1955年，因此并不包括赫尔希在那以后所作出的重要贡献。如前所述，
他一直深入参与实践性的实验工作，一直到他20世纪70年代初退休。马尔
姆格伦的评论提到了赫尔希早期的主要发现，包括基因重组的阐明，以及通
过分析具有不同表型特征的独立基因之间发生重组的频率，来对噬菌体基

因组基因的分布进行图谱绘制的早期尝试。总而言之,这篇评论对赫尔希的实验技能和他提出开创性问题的能力给予了适当的肯定。在这个时候已经毫无疑问,赫尔希是值得获得诺贝尔奖的。马尔姆格伦本可以对赫尔希-蔡斯实验的影响力给予更多的强调。然而,我们也应该记得,在撰写这篇文章的时候,发现噬菌体DNA几乎完全进入被感染细胞的全面影响力仍在发酵。与此同时,沃森和克里克在1953年提出的双螺旋结构正在引发巨大的概念变革。如我们早先的描述[Ⅰ],阿恩·弗雷德加(Arne Fredga)对托德(Todd)进行的诺贝尔奖评估就表明了关于DNA是遗传物质的共识早在1955年就开始发展了。无论如何,多亏了赫尔希这名活跃的实验家,才有了更多的激动人心的发现。

1959年,对赫尔希的工作进行了第二次审查。那年是由一位受人尊敬的病毒学家爱德华·克尔伯恩(Edward Kilbourne)提名的,同时还有一位德国科学家和一位美国科学家。我们在前面提到过爱德华,他发现从植物病毒TMV中提取的RNA具有完全感染性。这个提名很明智,因为它建议将以下方面的发现结合起来作为一个提名主题:一方面,发现了噬菌体DNA对噬菌体的感染性负有唯一的责任;另一方面,植物病毒的核酸RNA也有相应的能力来指导TMV的完全复制。知识面很广的肿瘤生物学家克莱因(Klein)进行了一次综评回顾。他在卡罗林斯卡研究所几十年来的诺贝尔奖工作中发挥了重要作用[Ⅰ,Ⅳ]。在他参与委员会工作的后期,我有幸与他交流了许多年。考虑到他需要评审的内容并不是他自己涉足的领域,因而克莱因的报告令人惊艳地详细。不管怎样,他有着广泛的国际联系,包括世界上领军的分子生物学家。克莱因的评审报告在我第一本关于诺贝尔奖的书中已经讨论过[Ⅰ]。那本书于2010年出版,因此可以对1959年以前的评审进行研究。他的评论有32页,包括90余篇参考文献。评论的主体部分(即前18页)分析了赫尔希的工作。既然我们已经熟悉了这部分,所以在这里没有必要重复描述,只介绍一些重点。克莱因指出,自1955年以来的4年中,赫尔希还作出了其他的重大贡献。然而,从逻辑上讲,克莱因是从1952年的赫尔希-蔡斯实验开始评估的,这也是赫尔希的主要贡献。他提到,在这个改变范式的实验之前,人们已经发现,通过将噬菌体暴露在渗透压冲击下,可以清空它的核酸物质。这种处理方法产生的"幽灵"颗粒仍然可以吸附在细菌上,甚至通过裂解来摧毁细菌,但不会有新的病毒颗粒产生。他随后讨论了一系列顺延于1952年原始实验的后续实验。其中发现与细菌内部相关的噬菌体蛋白量不到1/100。作为对比,有40% ~ 50%的噬菌体DNA进入细菌。许多研究者也对其余的DNA发生了什么作出了猜测,但对于它们的命运尚没有令人满意的解释。

所有的3位被提名人德尔布吕克、赫尔希和卢里亚在实验中所确定的重组现象被进一步审查。重组体的形成取决于新噬菌体DNA的合成,其产物是重组体和原始亲本DNA的混合物。噬菌体摒弃重组体形成的可能性是一个重要的观察点。它强调它们只含有一个DNA拷贝,是单倍体,就像它们的大多数宿主细胞——细菌一样。作为对比,动物细胞(除了前面提到的生殖细胞:卵子和精子)是二倍体的,每个细胞含有两个DNA拷贝。如上所述,带有不同遗传标记的噬菌体形成重组体的频率可以帮助我们构建一个初步的遗传图谱。下文进一步讨论的相关拓展工作将允许人们对个体基因进行详细的特征描述。每个基因代表一个顺反子(*cistron*),这也是当时创造的术语。正如我们将看到的,目标基因的单一或累积突变的重要性也可以被检测了。

人们发现,细菌感染噬菌体之后,某些代谢功能(如宿主细胞的DNA合成)就会关闭,转变为只合成病毒核酸。这种合成被发现在起始合成噬菌体特有的蛋白质之前就开始了。病毒颗粒的形成是一个循序渐进的过程。合成蛋白质的某些步骤需要以合成核酸为先导,但在某些情况下也有相反的情形。下文将进一步讨论非典型核苷酸碱基的形成,这需要有特定的病毒编码的蛋白酶的存在。

克莱因在总结中所强调的重点,适当地聚焦在由赫尔希-蔡斯实验所表明的DNA的核心作用上。同在1959年,克莱因在他的文章中提出了一个小的说明(译自瑞典语):"根据细菌转化的结果(艾弗里等人,1944年),这使得DNA成为遗传物质的首要候选者(斜体字,原文如此)。"而他稍后又在总结中说道:"然而,并不能确定DNA是唯一能够包纳噬菌体遗传信息的复制形式……"人们不禁诧异他的想法到底是什么?但是,尽管如此,他的言论强调了，当人们最终了解到携带遗传信息的是DNA而不是蛋白质的时候，认知概念上所产生的巨大变化。

克莱因在其结论中对赫尔希的发现充满赞美。他的一句话是（译自瑞典语）："当噬菌体的遗传物质可供研究时，其启迪的质量和微妙之处在遗传学中是完全独特的。遗传学领域有可能比其他任何领域都更接近遗传物质的化学本质。遗传学已成为一个代码构建问题（a code construct problem）。"他毫不犹豫地指出，赫尔希是值得获得诺贝尔奖的。他肯定了共同被提名的格哈德·施拉姆（Gerhard Schramm）和海因茨·弗伦克尔-康拉特（Heinz Fraenkel-Conrat）也值得获奖。但是，既然他们的特定发现的关键贡献者德国人艾尔弗雷德·吉勒（Alfred Gierer）没有被列入奖项提名中，此次先不考虑是否颁奖。委员会也认同赫尔希和其他讨论过的候选人都值得获奖。当时感染性核酸所引发的复杂过程的差异性还不为人知。TMV病毒系统出乎意料地简单，在成熟的粒子中只有一个单一的结构蛋白包裹着RNA。在感染开始的时候，病毒RNA可以直接与细胞核糖体相互作用并开始产生病毒的特异蛋白。并且只需要3个病毒特异蛋白，被感染的植物细胞的代谢机制就被完全接管。这些非结构性蛋白之一是复制病毒RNA的关键酶。相比之下，T-偶数列噬菌体则要复杂得多。它们的基因组包含大约300个不同的基因，且蛋白质产物中的49个要被用来构建新的病毒颗粒。这两个系统的相似之处在于分离的病毒核酸足以起始感染进程。

在这种背景下略作补充，1958年拉斯克奖承认了赫尔希、施拉姆和弗伦克尔-康拉特的贡献。正如所强调的，这是一个有趣的科学家组合，他们作出了开创性的贡献，阐明了某些不同病毒的核酸带有全部的感染活性。而把克尔伯恩作为拉斯克奖的被提名人之一也不是不可能。然而，1958年的奖项组（一届拉斯克奖可以颁发给3个以上的获奖者，但诺贝尔奖有限制）还包括肿瘤病毒的发现者佩顿·劳斯（Peyton Rous）[Ⅳ]，一位对人们了解高血压作出重要贡献的生理学家欧文·佩奇（Irvin Page），以及在实验室培养体系中单个细胞的研究之父西奥多·帕克（Theodore Puck）。

1961年，轮到加德对赫尔希进行另一次评估。赫尔希已因两项发现而被乔舒亚·莱德伯格（Joshua Lederberg）所提名：重组现象和将DNA确定为遗传信息的唯一载体。为了研究重组现象,赫尔希选择了噬菌体T2株,它能产生不同大小的噬斑。每个细胞使用高剂量的病毒颗粒进行感染。细胞外剩余的仍具有潜在感染能力的自由病毒颗粒可以使用抗血清进行中和。一步法和两步法的突变体都被利用。得出的结论就是其间存在信息交流。来自两个亲代株的突变可以在后代的单个病毒颗粒中被识别出来。这种初步的实验正是在噬菌体基因组图谱中进行"基因定位"的前身。

加德详细审查的第二个实验就是经典的赫尔希-蔡斯实验,并指出蔡斯的角色是助理技术员。这个实验方法源于电子显微镜专家安德森的两次观察,即噬菌体可以被渗透压休克失活,以及噬菌体借助它们尾部的锚定而附着在细菌上。加德随后逐步描述了实验的步骤,其中还包括使用瓦林混碎机分离受感染的细菌和附着的空的病毒颗粒。所得出的直接结论就是,噬菌体蛋白质没有参与复制过程。因此,赫尔希和蔡斯将安德森和其他人的观察,也即空的噬菌体粒子似乎留在细菌表面(见第86页)的观察,更向前推进了一步。从而提出了当时的"异端"建议,即噬菌体DNA可以单独指导噬菌体的复制。然而,加德对该实验是否已经足以证明DNA的绝对作用的结论犹豫不决。他注意到,人们未能从其他类型的DNA病毒中提取出有感染力的DNA,而弗伦克尔-康拉特、吉勒和施拉姆已经在实验中证明了烟草花叶病毒中存在具有感染性的RNA。加德在其总结中认为赫尔希必定是值得获奖的,但他也指出,有一些研究人员——他提到了6个人,德尔布吕克、卢里亚、多尔曼(Doermann)、科恩、利沃夫和本泽(Benzer)——需要同时考虑。在这些科学家的相对优势得到进一步明确之前,加德总结说应该再等等,目前也不应该先考虑赫尔希获奖。

1966年,贝尔塔尼作为委员会兼职成员的第一年,做了两次重要的审查。其中一次审查涉及被提名人马歇尔·尼伦伯格(Marshall Nirenberg)、西摩·本泽(Seymour Benzer)和悉尼·布伦纳(Sydney Brenner)。我在上一本诺贝尔奖书[IV]中详细地讨论了这一审查,因为它涉及尼伦伯格。并且,我们将在本章后面讨论对本泽和布伦纳的审查。第二篇评审涉及德尔布吕克、卢里亚和赫尔希,他对前两个被提名人的评论已经被引述过了。正如我们所看到的,贝尔塔尼的评审分为两个时间段,1953年以前的发现和后期的主要贡献。在1953年之前有12项不同的实验进展被突出强调。赫尔希在其中的7项中发挥了关键作用，这也突出了他作为一位实验家的核心作用。最后强调的是1952年赫尔希-蔡斯的经典"瓦林混碎机"实验，但也提到了1951年的实验显示P^{32}（升高）标签可能会自我淬灭，甚至更早的迹象已表明，DNA可以在代表遗传物质方面发挥核心作用。

赫尔希在确定基因重组的存在方面以及在早期的噬菌体基因组图谱绘制方面所发挥的核心作用也得到了强调。在审查的第二部分突出了这一领域的持续进展和深化过程，赫尔希被描述为扮演了领军作用。他的高精度实验工作的进展被总结成4页纸。重点聚焦在对病毒颗粒的化学剖析和对病毒-细胞相互作用的深入认知。赫尔希和蔡斯利用西摩·科恩发现的一种不寻常的核苷酸碱基　5-羟甲基胞嘧啶，进行了精美的实验，证明了新的噬菌体DNA的合成在感染后6～7 min就开始了，而且所产生的DNA足以在一个细胞中形成50～100个新的噬菌体颗粒。这些实验还证明了构成新的病毒颗粒所需的蛋白质的合成，是在病毒大部分特异性DNA产生之后才首先启动的。

赫尔希在1953年的一次敏锐的观察使他得以在被噬菌体感染的细菌中识别出一小部分新的RNA。这一"谬误"的观察后来鼓励了橡树岭国家实验室的拉扎勒斯·阿斯特拉坎（Lazarus Astrachan）和埃利奥特·沃尔金（Elliot Volkin）更为详细地研究了未受感染和受噬菌体感染的细菌中的RNA的碱基组成。他们发现了主要的差异。我们将在稍后讨论布伦纳的贡献时再回到对这一观察的解释上来，因为它导致了信使RNA的重大发现。20世纪50年代末，赫尔希把重点放在研究噬菌体DNA的物理特性上。它是一个单一的块，还是被分成片段？他的结论是，它是一块，可以形成前面讨论过的环状。不管怎样，非常重要的是他和他的合作者确定了实验中的剪切效应，这种效应往往导致原本完整的单片DNA被人为打断。关于DNA是一个完整单片的最有说服力的证据是在大家合作过程中收集到的。最终证明噬菌体头部的DNA作为一个整体存在的结论性证据是通过电子显微镜获得的。我们在第4章中有相应的说明。正如在第143页的图片中看到的那样，只能识别出DNA的两个自由末端。我们将在下一章末尾回到基因组组成结构的意义上来。

在"评价"的标题下，贝尔塔尼用略多于一页的篇幅，总结了他对 3 位被提名者发现的价值的综合思考。在这一部分，他提出了 3 个问题。中心问题是"噬菌体方面的工作对现代生物学思想的重要性是什么？"贝尔塔尼诚实且坦率地写道："我的答案是显而易见的，但可能也有*偏颇*（我标注的斜体字）。"为了加强他的论点，贝尔塔尼引用了伟大病毒学家伯内特的一句话。后者分享了 1960 年度一半的诺贝尔生理学或医学奖，"因为他发现了获得性免疫耐受"。由此，也许令人吃惊的就是，他的获奖并不是因为其对病毒学所作出的那些令人印象深刻的重大贡献。在一篇文章中，伯内特想对分子生物学的应用提出一些"危险"的警告，它可能会导致忽视病毒疾病的"自然演化历史"。他有点自相矛盾地写道：

> "几乎整个现代框架都是建立在标准的大肠杆菌 B 菌株和 T2、T4 两个噬菌体株上。30 年来，我目睹了这一框架围绕着细菌-噬菌体这一中心主题的发展，并根据需要引入了来自核酸和蛋白质的化学特性、来自高等生物体的遗传学以及来自抗生素的药理学的一些贡献。这已经是一个巨大的成就了，作为 20 世纪实验科学的主要胜利之一，可以与亚原子结构的阐明相媲美。"

贝尔塔尼令这一说法大声发声且不言而喻，但他也补充说，当时在领先的科学刊物《分子生物学杂志》(*Journal of Molecular Biology*) 上发表的所有文章中，20% 的工作都是关于噬菌体的。这本声名远扬的杂志是由约翰·肯德鲁 (John Kendrew) 在 1959 年创刊的。3 年前，他与马克斯·佩鲁茨 (Max Perutz) 一道因其在晶体学领域的开创性工作而获得诺贝尔化学奖。

提出的第 2 个问题涉及噬菌体工作对医学研究的重要性。有人适当地强调，除了对细胞的直接破坏性影响（裂解）外，还有一些其他形式的病毒-细胞的相互作用并不会导致细胞的破坏。噬菌体感染细菌还可以导致溶原、转化和转导，通过这些研究所获得的知识为病毒感染的其他后果提供了实例,而不论宿主是细菌还是有核的动物细胞。因此,许多现象同样可能适用于人类疾病的多种情况,特别是在癌症形成方面,我在第4本关于诺贝尔奖的书中强调了这一点[IV]。

第3个也是最后一个问题,显然是关于3位被提名人的发现相比于其他研究人员而言,对建立和发展整个领域的相对重要性。贝尔塔尼的结论是,他们都是关键人物,但不得不强调,"赫尔希的贡献比其他任何一位噬菌体工作者都要突出"。至于其他重要的科学家在这一领域的竞争,贝尔塔尼特别提到了西摩·科恩(Seymour Cohen)、卢里亚和德尔布吕克应该优先考虑,这缘于"他们思想的原创性以及活力"。

因此,贝尔塔尼(见第90页)推荐了所有的3位被提名者参选1966年度的诺贝尔生理学或医学奖。委员会同意了,并第一次不仅将赫尔希,也把德尔布吕克和卢里亚同时列为获奖人。然而,那一年的奖项聚焦在癌症领域,如之前所述[IV],最后表彰了鲁斯和哈金斯。德尔布吕克、赫尔希和卢里亚则不得不再等上3年。

在我以前撰写的关于诺贝尔奖的著作中,我曾多次提到诺贝尔奖委员会的工作所具有的客观性和中立性的文化内涵。当然,在工作中可以而且应该表达出强烈的意见,有时甚至是有争议的意见,但其目的是达成一个共同的结论。当然,这种共同意见最终将是委员会对会议室内部剧情发展的一种反映,允许许多杰出人士表达个人意见为最终达成高质量的共识决定铺平了道路。事实上,在20世纪60年代,有资格获得诺贝尔生理学或医学奖的候选人名单超过50人。这一事实凸显了委员会所面临的挑战。正是从这个角度出发,我们需要再次概要地讨论贝尔塔尼所作出的评审的背景情况。他是否具备了正确的先决条件,从而使审查具有完整性、客观性和公正性?针对这个问题的回答似乎是否定的。从所有的正式标准来看,他似乎应该被视为不具备资格的。他曾在卢里亚实验室工作,接受了最初的科学训练,之后又在那里获得博士学位。然后,在他独立工作之前,他还在德尔布吕克的实验室担任了几年高级博士后。除此以外,他还于1964年和1965年亲自提名赫尔希作为诺贝尔奖的候选人。在以前有过类似争议的情况[IV],有人认为一个人不能既是提名人又是评审人。讨论过的一个突出案例就是病理学教授亨申。回到20世纪20年代，他既是提名人同时又评审了约翰尼斯·菲比格（Johannes Fibiger）。正如我们一再指出的，令人遗憾的是，菲比格最终在1927年获得了1926年度的诺贝尔奖。后来，后续的实验证明他所发现的螺旋体癌是有瑕疵的。正如反复指出的那样，1926年的评奖可能代表了卡罗林斯卡研究所诺贝尔奖委员会历史以来最为明显的失败。

尽管有这些明显且强有力的实际争论，但在我看来，人们可以用选择贝尔塔尼担任评审的这个事件作为有力的辩护。这与他独特的个人品质有关。他的个性低调、热情，卢里亚认为他是一个相对非典型的意大利人，而且他对噬菌体研究的历史有着独特的见解，他本人也是其中的一员。他的综述结构严谨，表述通俗易懂，委员会中的非专业人士也能理解。重要的事实一目了然，而且他的结论动机明确，充分考虑到今后的展望。根据我的判断，他的结论有条不紊且细致入微。如果没有贝尔塔尼的宝贵材料，加德是否有可能在对分子生物学这一新兴领域有独到见解的一些委员会成员的支持下获得多数认同，从而在1969年将奖项授予德尔布吕克、赫尔希和卢里亚？对于这一点，我保持怀疑。但也让我们看看加德在1969年的总结性评论中提出了什么。

加德在1969年进行的总结性审查实际上并没有增加多少新的信息。它只有3页半的篇幅，一开始就提到了以前的评估报告。委员会1955年的结论是，因为每个奖项允许容纳的最多人数是3人，所以不能考虑4位被提名者同时获奖的情况。1959年，根据克莱因的评审，赫尔希被评为"值得获奖"，但两年后，在加德的另一次评审之后，"目前不值得获奖"却成了裁定。5年后，贝尔塔尼再次进行了评审，结论是所有的3位候选人都被认为值得获奖。加德也再次提到了贝尔塔尼的评估，并强调了噬菌体研究在破译基本生命过程，特别是遗传机制方面的作用。德尔布吕克被认为是这些研究的伟大开创者，但赫尔希和卢里亚的贡献具有重要意义，他们为利用噬菌体进行遗传研究提供了一个坚实的平台。由于噬菌体系统的单倍体本质，因此其可以立即识别基因变化的可能性得到了重点强调。一门新的学科——分子生物学已经建立起来了。加德强调动物病毒学已经落后于更易于分析的噬菌体-细菌系统，但当时它正在迎头赶上。加德的结论是，现在是该表彰噬菌体病毒学和遗传学奠基人的高光时刻了。

但是赫尔希不仅被考虑获得生理学或医学奖，同时正被评估是否该获得化学奖。

对于赫尔希被提名诺贝尔化学奖的考虑

1960年，赫尔希与其他4位候选人一起被提名为诺贝尔化学奖候选人。提名人是1946年诺贝尔化学奖获得者约翰·诺思罗普（John Northrop）（共享一半奖项），他在提名信的开头中写道："我在1951年就预言核酸是病毒粒子的必要组成部分。"但这一说法值得商榷，因为在整个20世纪40年代，他一直与德尔布吕克就噬菌体的本质进行激烈争论[7]。他最初认为噬菌体不是独立的遗传实体，而是源于细菌的活化结构。提名还包括其他4人。其中一位是赫尔希的技术员玛莎·蔡斯（Martha Chase），另外3位分别是弗伦克尔-康拉特、吉勒和施拉姆，他们都在前文中提到过。有趣的是，这项提名没有被提交审查和讨论，因为"他们未曾一起工作过"。至此，赫尔希再也没有被直接提名过化学奖，事实上，在评审另一位化学奖候选人时对他进行了关联审查。

1965年，费城宾夕法尼亚大学的化学系教授黑索尔（Hazel）提名了他大学的同事科恩。诺贝尔奖委员会邀请乌普萨拉大学的高级讲师、年轻的伦纳特·菲利普森（Lennart Philipson）进行评审。他本人也是国内该领域新一代病毒学家的领军人物。他提交了一份非常详尽和全面的分析报告。尽管他的主要目标是科恩，但他也雄心勃勃地对领域内的许多核心人物进行了评论。菲利普森从1960到1962年在美国度过了3年，特别是1960年夏天，他在冷泉港实验室参加了噬菌体课程，因此对该领域有了深入的了解。他对过去20年中生化病毒学领域的发展进行了总体回顾。他在分析中强调，之所以能够取得这些进展，是因为建立了独特的实验体系（译自瑞典语）："用于研究核酸和蛋白质的合成，并且隐然地研究了基因的化学本质和运行机制。"菲利普森描述了这一领域的早期发展，并强调了使用T-偶数列噬菌体株系在这些研究中的重要作用。其中德尔布吕克、赫尔希和卢里亚在这些方面的协作所造就的先驱作用也被突出强调了。

下表是菲利普森列出的截至1965年生化遗传学的主要进展。表中唯一缺少的名字是卢里亚,我们在前文已经介绍过他的发现了。他与德尔布吕克一起利用所谓的"变异反应试验"(fluctuation test)发现了细菌中的突变现象,并利用经紫外线处理的部分失活的噬菌体研究了基因重组。然而,就连德尔布吕克也只在表格中被提到了一次,很显然,生物化学不是他们最喜欢的研究条件平台。因此,他们在分子生物学家的诺贝尔化学奖候选人名单中并不突出。人们强调,就生化基因分析而言,该领域两位领先的候选

菲利普森列出的在分子生物学发展过程中的重大发现

年 份	科 学 发 现	研 究 者
1946	噬菌体中的独立突变 噬菌体包含许多基因	赫尔希
1947	利用同位素技术分析噬菌体感染的细菌中的DNA、RNA和蛋白质的合成	科恩
1948	噬菌体中的遗传重组	德尔布吕克、赫尔希
1951	噬菌体可含有混合遗传物质	赫尔希
1952	确定DNA是噬菌体遗传信息的载体	赫尔希
1953	鉴定噬菌体T2、T4、T6中独特的DNA嘧啶碱基	怀亚特、科恩
1956	T噬菌体基因图谱的绘制	本泽
1956	烟草花叶病毒中的感染性RNA	弗伦克尔-康拉特、吉勒、施拉姆
1957	证明氢甲基胞嘧啶的合成途径	科恩
1957	证明噬菌体感染的细胞中的DNA样RNA	沃尔金、阿斯特拉坎
1961	T噬菌体中DNA分子量的测定	赫尔希
1959—1964	表明病毒诱导的酶	科恩
1961	信使RNA的提出	雅各布、莫诺
1959—1962	某些噬菌体中的单螺旋DNA和环状结构DNA的展示	辛斯海默

人是赫尔希和科恩。赫尔希被提到曾利用噬菌体实验系统发现了独立突变、基因重组以及存在于一种病毒颗粒中的混合基因组，和DNA携带着遗传信息（1952年的赫尔希-蔡斯实验）这些现象，并且通过测定病毒的物理特征确定了其基因组的大小。科恩则被提到了3个特别重要的发现。他在引入同位素技术检测感染了噬菌体的细菌体内的DNA、RNA和蛋白质的代谢方面；在证明T-偶数列噬菌体中存在一种独特的嘧啶方面，以及最后在证明这种特殊核苷酸碱基的合成方式并确定了独特的病毒诱导的酶方面，都发挥了重要作用。菲利普森有些慨然地判定他名单上的所有候选人其实都值得获得诺贝尔化学奖。但他也特别强调了赫尔希和科恩两位，他们也是正式被提名的两位。他分别用3页和4页纸的篇幅对这两位候选人进行了详细的评述。

赫尔希因其在噬菌体基因重组方面的工作以及对其DNA性质的研究而备受赞誉。这些研究得以使他在20世纪50年代发现：噬菌体的DNA一般只有一个拷贝，即单倍体；它的大小可以被确定；以及最后，某些噬菌体系统中的DNA可以呈环状结构。我们将看到，核酸分子的解剖学成为进一步研究的重要课题。相关于贝尔塔尼在1969年所做的评审，我们将回过头来讨论索尔·斯皮格曼（Sol Spiegelman）和罗伯特·辛斯海默（Robert Sinsheimer），他们是研究核酸解剖特征和核酸特异性的有力的奖项候选者。病毒DNA似乎对噬菌体的感染性负有全部责任，这一事实得到了突出强调。与此同时，菲利普森强调了已经提及的1956年弗伦克尔-康拉特、吉勒和施拉姆的发现，即从TMV中分离出的RNA具有完全感染性。正如以前多次指出[I, II]和讨论的那样，这一发现很可能会为他们带来诺贝尔生理学或医学奖。如前所述，除吉勒以外，他们与赫尔希以及其他3位获奖者在1958年分享了拉斯克奖。赫尔希还成功地鉴定出了一小部分RNA，它们在病毒感染过程中特异性地出现。我们也已经提到，这对即将从事的确定信使RNA存在的研究起到了重要的激励作用。

有评论指出[8]，最初的噬菌体研究小组对生物化学有一定的偏见，因此使用了更为笼统的分子生物学一词。然而，不可避免的是，在20世纪50年代，当一个核心挑战是破解遗传密码的时候，生物化学变得愈加重要起来[IV]。这些方面受到科恩的特别推动。他早年师从埃尔温·查加夫（Erwin Chargaff），接受了科学训练。在20世纪40年代后期，他工作中的重要进展就是引入新的色谱技术[III]和前面提到的同位素技术。

菲利普森还仔细审查了科恩，科恩是他最初的主要评估对象。科恩显然在噬菌体的生化研究中占主导地位。正如前一章所强调的，德尔布吕克一直回避这类研究。科恩发现，当噬菌体DNA注入细菌后，细胞内正常的DNA合成被关闭。相反地，细胞开始产生噬菌体特有的DNA。科恩还对RNA的合成及其与DNA生产的关系进行了重要观察。一个非常意外的发现是，噬菌体DNA中正常的核苷酸胞嘧啶被交换为羟甲基胞嘧啶。这使他得以研究病毒诱导的酶，因为合成病毒DNA所使用的非典型核苷酸需要用到一种特殊的酶，而只有利用病毒DNA携带的基因才能合成这种酶。这些都是病毒核酸合成的开创性研究。随后，许多关于它们复制和表达其遗传潜能的关键发现也陆续出现。我最近的一本关于诺贝尔奖的书[IV]中描述了其中的一些发现。菲利普森的总结性结论是，对于了解病毒基因组化学和代谢性质方面，最重要的贡献出自赫尔希和科恩之手，但他也提出了自己

的观点，认为赫尔希的工作更具原创性。他认为两人都值得获得诺贝尔化学奖。委员会对菲利普森的"全面评价"表示感谢，认为赫尔希和科恩都是很好的候选人，但深思后认为他们可能更适于生理学或医学委员会的职责范围。在生物化学的母学科中，分子生物学尚未成熟到可以被考虑授予奖项的时候。

2010年12月，我收到了一封来自科恩的电子邮件（也收到了正式信件）。他在我发表的一篇科普文章中注意到，马尔姆格伦曾认为他值得获得诺贝尔奖。这一部分随后也写入我

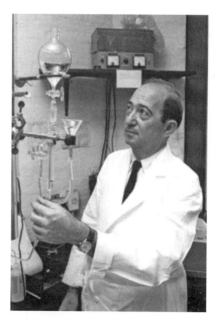

西摩·科恩（1917—2018）（引自参考文献[17]）

的第一本诺贝尔奖书里了[I]。他的问题很明显，那就是在1969年度的奖项已经作出决议时，评奖委员会为什么最终决定去掉他的名字。我回答说，我很清楚他对当时新兴的分子生物学领域作出了令人印象深刻的贡献，但我也指出诺贝尔奖得主的最多人数限制是3人。我还提到，完全解读委员会和医学系最终为1969年度诺贝尔奖所作出的决定尚需要时间。由于50年的保密规定，最终材料要到2020年才会全部公布。此后，我们没有进行进一步的交流。科恩于2018年12月去世，他的问题没有得到任何补充答复。毫无疑问，他是噬菌体分子遗传学领域生化方面发展的核心人物，但他还不能被视为3位奠基人的有力竞争者。

在离开菲利普森的评论之前，我们值得从更广阔的视角来回顾一下。病毒的生物化学领域发展迅速。清单（见第121页）中所列的一系列发现是各自单独提出的，并在卡罗林斯卡研究所进行了审查。在1953年证明了DNA双螺旋结构之后的12年中，也已经取得了许多重要进展。由于细菌中的噬菌体复制是非常有用的模型系统，有许多进展得以被发现。

噬菌体分子遗传学的早期迅速发展

我们已经认识了噬菌体学派的3位奠基人以及科恩。冷泉港实验室的噬菌体课程以及后来的噬菌体会议激发了许多来自不同科学领域的合格研究人员的兴趣。他们面临着使用新的工具揭开分子遗传学秘密的挑战。菲利普森列举的发现中有8项是由这4位主要的研究者完成的。让我们也来简要地讨论一下名单上其他科学家所作的贡献以及他们是如何加强这一领域的。我们已经讨论过植物病毒TMV中的感染性RNA。1958年的拉斯克奖也认同了这一发现，得主中包括赫尔希和其他一些提到过的获奖者。

其中一个重要的名字是西摩·本泽（Seymour Benzer）。他是一位分子遗传学家，在我之前的3本诺贝尔奖书[II-IV]中对他都有过部分介绍。1962年，当他与克里克一起获得两项生理学或医学奖提名时，人们首次讨论了他。事实上，他早在前一年就已经被提名了，并由加德进行了评审。他的结论是本泽的发现不足以使他获奖，这也是卡罗林斯卡研究所委员会的结论。

不过,加德建议在未来审查噬菌体遗传学研究时,应该再次对他进行审查。

本泽的职业生涯令人印象深刻。他是纽约布朗克斯区一个波兰犹太移民家庭的独子。他最初是一名物理学家,获得了普渡大学的博士学位。随后在卢里亚的鼓励下完全转换了研究领域,并于1948年参加了噬菌体课程,而且与卢里亚进行了一些合作研究,检测紫外线对噬菌体感染细胞的影响。后来在回到普渡大学之前,他在加州理工学院德尔布吕克实验室做了2年博士后。他专注于一个选定的基因,并在噬菌体遗传学领域发展了全新的事业。尽管他在印第安纳州工作,但他曾在1957年和1958年与布伦纳和克里克在剑桥共事,还在20世纪60年代初期,在巴斯德研究所与弗朗索瓦·雅各布(François Jacob)共用一间办公室。1967年,他第二次彻底转换了自己的兴趣领域,利用果蝇模型进行胚胎学研究。为了继续这项工作,他回到加州理工学院。在他选择的这一新的研究领域,他再次成长为领先的科学家之一。他后来的贡献使他获得了1993年的瑞典克拉福德奖(Swedish Craford Prize),相当于半个诺贝尔奖。我们已经介绍过,该奖由瑞典国王代表瑞典皇家科学院进行颁发。其中,1992年他与学生迈克尔·罗斯巴什(Michael Rosbash)共同发表的一项涉及生物节律的重要研究成果。罗斯巴什于2018年分享了诺贝尔生理学或医学奖,其贡献在于澄清这一现象的内在机制。

1966年,本泽与悉尼·布伦纳(Sydney Brenner)以及马歇尔·尼伦伯格(Marshall Nirenberg)一起被莫诺提名为生理学或医学奖候选人,是基于他在噬菌体遗传研究中的突破性工作。当时的诺贝尔奖委员会新任兼职委员贝尔塔尼审查了这项提议。同年,正如我们看到的,他还对德尔布吕克、赫尔希和卢里亚进行了评审。对本泽等人的评审已在我的上一本书[IV]中讨论过了,但在此让我们扩展一下对他和布伦纳的分

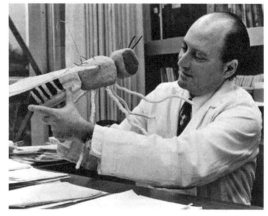

西摩·本泽(1921—2007)(引自参考文献[17])

析。贝尔塔尼指出，本泽已于1961年就被加德审查过了，但那时他和委员会的结论是"目前尚不值得获得诺贝尔奖"。

本泽早期的工作是与卢里亚一起研究紫外线对噬菌体感染细胞的影响。自1954年以来，他一直致力于确定单个选定基因的结构。在以前的工作中，基因重组是通过检测不同基因所携带的特性来证明的。相比之下，本泽的目标是通过分析重组片段来剖析单个基因。当这项工作于1954年开始时，人们终于开始清楚地认识到DNA是储存遗传信息的关键分子，并开始讨论DNA所携带的信息的传递，其核苷酸序列的编码，以及它指导蛋白质氨基酸序列的方式。十多年后，遗传密码才被解开[Ⅳ]，DNA核苷酸序列和蛋白质氨基酸序列的共线性才被桑格（Sanger）[Ⅲ]所证明。

在果蝇中研究基因结构的尝试失败了，因为它具有二倍休的特征。但这一限制并不适用于噬菌体。本泽发现了一种简单的方法在单一选定的基因上来区分T4噬菌体的突变。他将注意力集中在一个特定的标记为r的基因上，它最初是由赫尔希发现的。如前所述，这个字母代表快速（rapid）裂解的突变。r突变的毒株很容易被识别，因为与亲代噬菌体的模糊噬斑相比，r突变体能形成非常清晰的半透明噬斑。本泽和他的同事们随后在同一个单一基因的上千个突变之间进行了杂交。根据重组发生的相对频率，他可以绘制出这些突变之间的相对距离。在绘制单个基因图谱的过程中，本泽取得的进一步成果是，他发现了一株亚标记为K的大肠杆菌菌株，它只允许野生型噬菌体的复制，但不能复制r突变型噬菌体。使用这种细胞作为宿主，则可以直接量化重组体的数量。要管理成千上万计的突变体杂交需要耗费巨大的精力和毅力，但本泽的天性就是喜欢享受这种被恰当地称为"赫尔希天堂"的任务。在不涉及任何具体细节的情况下，遗传绘图可对单个基因进行详细描述，直至单个核苷酸的水平，并确定出基因的哪个部分更容易发生突变，哪个部分更加稳定。汇总所有数据后，本泽确定了基因的线性关系。通过对大约2 400个突变体的研究，本泽发现了以下的基本事实——基因不是一个不可分割的系统。它是线性的，以单个核苷酸的变化为基础。可以通过删除、插入或者改变单个核苷酸的方式产生突变体。这些开创性的观察结果为布伦纳和克里克后来的工作奠定了基础。他们通过利用缺失突变体,证明了遗传密码是基于核苷酸的三联体[Ⅳ]。

后来,根据1933年诺贝尔奖获得者的名字命名的"厘摩"(centimorgan)概念被引入,通过测量病毒复制的一个世代中染色体重组交叉点的数目来确定基因的相应位置。该系统随后可用于描述不同种类诱变剂的特定效应。在进一步的扩展实验中,以r基因为重点,对于那些可抑制特定化学物质诱变效果的突变体,人们可以鉴定出哪些基因突变,甚至一直到单个核苷酸的突变水平。在对本泽的这一杰作不做进一步细节展开的情况下,我们应当补充的是,本泽提出了"顺反子"(cistron)一词,用来表示基因,并研究了不同种类顺反子之间的相关性,以及它们互作的正相关性和负相关性。顺反子一词仅被简短地使用了一段时间,因为人们发现原来的基因一词已经足够了。我们将在稍后回到贝尔塔尼对本泽的最终评判上。

本泽本人在POMB[9]中描述了他所谓的"rII区域历险记"(Adventures in the rII Region)。其开篇一段描述了德尔布吕克对他写了太多出版手稿的担忧。这是他们各自妻子之间通信的附录:

> "亲爱的多蒂(Dotty),请告诉西摩不要再写那么多论文了。如果我像以前那样关注他的论文,它们会占用我所有的时间。如果他一定要继续的话,请告诉他,就像恩斯特·迈尔(Ernst Mayr)(当时世界著名的生物学家,我的注释)要求他母亲在每天的长信中要做的那样,即在重要的地方划线(underline what is important)。"

贝尔塔尼的评论还包括布伦纳。在我之前出版的关于诺贝尔奖的书籍[Ⅰ-Ⅳ]中,他是一个经常出现的人物,让我们再一次回顾他的发展。在南非接受完生物科学和医学教育之后,他进入牛津大学学习。1954年,他获得牛津大学物理化学博士学位。随后,他成为卡内基公司的职员,先后在美国冷泉港实验室和加州大学伯克利分校工作。在短暂回到南非之后,他加入剑桥卡文迪什实验室的医学研究理事会小组。该实验室随后发展成为著名的分子生物学实验室。在20世纪60年代,该实验室的每一层楼都有一位诺贝尔奖获得者[10]。布伦纳与克里克共用一个实验室,他们在1953年就认识

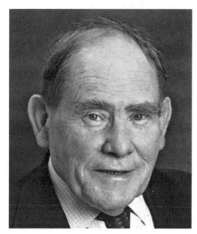

悉尼·布伦纳（1927—2019）（引自《诺贝尔奖》2002年年鉴）

了。很难想象他们两人能静静地坐在一起！布伦纳是来自牛津大学的5名科学家小组中的一员，见识了克里克和沃森新DNA模型[Ⅱ]的首次演示。他的反应是"我看到了曙光"。贝尔塔尼详细介绍了布伦纳从20世纪50年代中期定居剑桥伊始的10年间所作的贡献。

1954年，当布伦纳来到冷泉港实验室的时候，他遇到了本泽。双方建立了牢固的合作关系，但合作是间断的。正如贾德森（Judson）描述的那样[11]，"从冷泉港长长的草坪看过去，这两个男人如此相像，常被认作亲兄弟。布伦纳是强硬的，他张扬、尖刻、快言快语；而本泽则举止得体、言谈谨慎，并且在接下来的20年里，他表现出了科学的严谨，并坚持自己的独到见解。"他们讨论的一个中心主题是核酸的核苷酸序列与蛋白质的氨基酸序列的线性关系。如果他们能将他们的系统理论推进到核苷酸水平，也正如我们所看到的，这本就是本泽的目标，他们甚至可能接近编码问题。然而，这还需要一些时间。但布伦纳也因此接近了噬菌体的形态发生问题。单个噬菌体颗粒的构成包含多少结构蛋白？在噬菌体的成熟过程中，它们又是如何顺序组装的？这都将在下一章中进行说明。

最初发现了一些新的T-偶数列噬菌体的突变体。结合蛋白质和超微结构分析，参与噬菌体头部和其他部分构成的蛋白质得以确定。这项工作得益于布伦纳发现的一种在电子显微镜下揭示详细结构的高效技术。这项发明是其与罗伯特·霍恩（Robert Horne）共同完成的，被称为负染色（对比）技术。该技术无须使用附着在蛋白质上的电子致密染色剂，而是将研究目标悬浮在染料里，周围的染剂颗粒不会和目标物有任何结合，因此被称为"对比"。该技术在表征不同病毒和它们的组分时极具价值。20世纪60年代，我和我的合作者在对多种无包膜和有包膜的动物病毒的研究中广泛使用了该技术，尤其是引发人类多种感染的腺病毒。下一章将提到这些研究。布伦纳和他的合作者绘制了一张图,在一个代表DNA的环形结构上分配了在噬菌体颗粒中负责产生不同种类蛋白构筑物的基因的位置(见第146页的图片)。后来发现T-偶数列噬菌体是一种相对复杂的病毒,其DNA中含有大约300个不同的基因。用现代技术可以绘制出这些基因在噬菌体DNA中的位置图[12]。我们将在下一章中回到T-偶数列噬菌体结构的描述上来。现在则是布伦纳研究单个基因内部结构的时候。重点是连续无逗号的代码。与克里克合作,他们利用噬菌体突变体研究了假定的连续的三重遗传密码的基本原理。前面已经有详细的描述[IV],但总的来说,研究证实了遗传密码是以三联密码子为基础的(20个氨基酸可能有64个三联密码子,这意味着密码是冗余的)。这些代码是不重叠的。在精美的实验中,利用所谓的读码框位移突变,证明了三联核苷酸的应用。而在单个位点添加3个读码框单步位移突变,就可以又恢复为正常的读码框。克里克在1962年的诺贝尔奖演讲[13]中详细地引述了这项工作,但贝尔塔尼强调,布伦纳至少对这些工作负有同等责任。在进一步的研究中,布伦纳开始关注所谓的"抑制子"(也称为"调节子")基因。这种基因被发现在某种程度上操控着将信息从DNA经RNA传递到蛋白质的作用。因而发现,有3个密码子三联体不编码任何氨基酸,而是停止信号。第一个是由理查德·爱泼斯坦(Richard Epstein)和查尔斯·斯坦伯格(Charles Steinberg)通过利用所谓的条件致死性噬菌体突变体而发现的。这个关键的三联核苷酸被确定出来,并被称为琥珀型密码子。另外两个终止密码子是稍后确定的。其中一个被称为赭石型,由布伦纳及其合作者发现。随后第3个被称为乳白型的终止密码子也被确定了。正如我在上一本关于诺贝尔奖的书中介绍的那样[IV],3个终止密码子的核苷酸组成是UAA、UAG和UGA。

在研究噬菌体的10年间,布伦纳又有了一个非常重要的发现。这就是他与雅各布以及梅塞尔森一起发现的信使RNA。以前已经详细地介绍过[III]并且在本书上文简要地提及了。揭示信使RNA存在的关键实验的灵感来自赫尔希早期在噬菌体感染的细胞中观察到的一种新的RNA。随后,橡树岭国家实验室的沃尔金和阿斯特拉坎追踪了这个实验,并进行了更为详细的研究（见第121页）。他们检测了正常健康的大肠杆菌细胞以及严重感染了T-偶数列噬菌体并处在隐蚀阶段的细胞中的RNA核苷酸碱基的组成。不同核苷酸的表征被发现发生了显著变化。由此，布伦纳和雅各布提出了假设，即可能存在一种形式的RNA（后来被称为信使RNA），会在噬菌体大量感染后才会特异地产生。在经历了最初的一些困难之后，布伦纳和雅各布在加州理工学院梅塞尔森实验室进行的实验中确定了这种形式的RNA[Ⅲ]。最后应该提到的是，布伦纳能够证明，利用细菌原有的蛋白合成机制包括完整的核糖体以及可用的转运RNA，可以在噬菌体感染后诱导出新的信使RNA。

信使RNA的发现突出了DNA的两种独立的功能。一种功能是具有自催化活性能力，正如前一章所讨论的，这使得DNA分子本身具有高保真的半保留复制能力。另一种功能是异催化活性，它使得可以合成不同形式的RNA，主要是信使RNA、核糖体RNA和转运RNA。因此，在噬菌体寄生感染的具体例子中，自催化功能的展现控制着噬菌体DNA的优先合成，这足以形成数百个新的病毒颗粒；而异催化功能则允许形成组装和释放新病毒所需的所有病毒特异性蛋白，以及重置细胞的蛋白质合成机制以服务于这一生产。完整病毒颗粒的正确形成模式必须由所涉及的不同组分按固有优先顺序的交互式组装来控制。

贝尔塔尼强调地总结道，解开遗传密码是一项非常值得获得诺贝尔奖的成就。他提到了几位作出重大贡献的科学家，并支持莫诺的提议，以一种一致的方式作为结束，即列举了最有力和最有代表性的组合，他们是尼伦伯格、本泽和布伦纳。然而，他也强调了一个注意事项。本泽和布伦纳是站在噬菌体遗传学之父的肩膀上的，那些奠基人需要首先得到认可。因此，贝尔塔尼在最后一段中提出了以下重要评论。它是这样写的（不是从瑞典文翻译过来的，因为这是首次在评审中使用英语）：

"最后，我认为对于本泽和布伦纳还需要考虑另一个因素。他们的工作在很大程度上利用了赫尔希和德尔布吕克所开发的材料和技术。本泽和布伦纳都在德尔布吕克的实验室工作过一段时间。本泽本人也在他的一些论文中感谢了德尔布吕克的建议或批评。本泽和布伦纳相对于赫尔希和德尔布吕克来说,都是更为年轻的一代。因此,我很犹豫是否要将这里讨论的这一群体置于另一群体之前,也即德尔布吕克、赫尔希和卢里亚,他们也在本年度的考虑之列。"

最终的结果是,在德尔布吕克等人获奖的前一年,破译遗传密码的工作得到了认证。1968年的奖项名单包括尼伦伯格、开发合成预定核苷酸序列DNA革命性技术的戈宾德·科拉纳(Gobind Khorana),以及罗伯特·霍利(Robert Holley)——第一个确定转运RNA全核苷酸序列的人。那么,候选人本泽和布伦纳的最终结局如何呢? 在整个20世纪60年代,他们一直是人们关注的焦点。1970年,赖卡德(Reichard)再次对他们进行了审查。这次评审还包括一位更强大的分子遗传学家查尔斯·亚诺夫斯基(Charles Yanofsky)。亚诺夫斯基对细菌进行了深入研究,比较了一个基因的序列及其匹配的蛋白质。这项工作的结果为"一基因一酶假说"提供了确凿的证据。赖卡德总结道,本泽、布伦纳和亚诺夫斯基是一组卓越的奖项候选者。但他也指出,当时的本泽和布伦纳都已转向新的狩猎场。委员会也判定他们3人都值得获奖。

如前所述[Ⅲ],本泽从未获得过诺贝尔奖,但他在1993年获得了克拉福德奖。他获得的是生物学奖,"以表彰他在果蝇中所进行的开创性的遗传学和神经生理学研究"。在他令人印象深刻、成果丰硕的科学生涯的最后1/3时间里,他一直致力于该领域的研究。亚诺夫斯基于1971年获得阿尔伯特-拉斯克(Albert Lasker)基础医学研究奖,也从未获得诺贝尔奖。他与本泽和布伦纳分享了这一奖项。幸运的是,布伦纳最终获得了诺贝尔生理学或医学奖,但他不得不等到2002年。那一年,他与罗伯特·霍维茨(Robert Horvitz)和约翰·萨尔斯顿(John Sulston)分享了奖项,"因为他们在遗传调控器官发育以及程序性死亡方面的发现"。与本泽一样,布伦纳也彻底改变了他的研究重点。他在20世纪60年代末离开了噬菌体和分子遗传学领域,开始参与对土壤中的线虫——秀丽隐杆线虫(*Caenorhabditis elegans*)神经系统的全面剖析。它们的中枢神经系统相对来说并不复杂,成熟后包括大约1 000多个细胞，该器官形成和功能的详细细节可以绘制成令人惊叹的谱图。前面已经提到过[Ⅳ]，我于2019年3月在新加坡有幸见到了布伦纳，那也是他逝世的前3周。直到最后，他依然保持着惊人的创造性的好奇心和幽默感。他是一位独一无二的科学家，也是一位远见卓识的科学家。我们在第8章中将再次提到他。

噬菌体病毒学家中其他的诺贝尔奖有力候选人

1965年诺贝尔化学奖评审人菲利普森（Philipson）评审科恩时所做的表格（见第121页）已在上文被多次提及。它强调了分子遗传学领域强大发展的全面性。在尚未提及的名字中，倒数第二位的几个人如雅各布和莫诺也应该被提到。他们在菲利普森发表评论的同一年获得了1965年度的诺贝尔生理学或医学奖，当届还包括利沃夫[Ⅲ]。1969年，名单上的最后一位候选人辛斯海默，与赫尔希以及另一位科学家索尔·斯皮格曼（Sol Spiegelman）一道也被提名了生理学或医学奖。他们是由瑞典的第一代分子生物学家汉斯·博曼（Hans Boman）提名的。我在上一本关于诺贝尔奖的书[Ⅳ]中介绍过他。他所提出的可以被授予的联合发现是"病毒复制的机制"（译自瑞典语）。委员会要求贝尔塔尼撰写一份评审，但其中不应包括赫尔希，他已经得到了充分的评估，而且也已经包括在今年加德所写的总结性评论中了。如前所述[Ⅳ]，斯皮格曼是在1968年由一位俄罗斯同事提名的，同年由彼得·赖卡德（Peter Reichard）进行了评审。他认为其值得获奖，而且这也是委员会的结论。但委员会还是决定对他进行第二次评审，这次是与辛斯海默一道被考察。

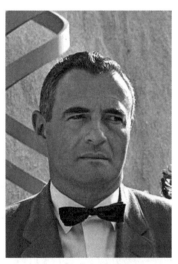

罗伯特·辛斯海默（Robert Sinsheimer）（1920—2017）

此时，人们已经发现病毒的复杂性有很大差异。因此，其遗传物质中存储的信息量会有明显的不同。与此相关的是,病毒核酸的大小也有很大差异。此外还发现,核酸可以是DNA或者RNA,其结构可以是单链或双链,其构成结构可以是线形或环形。这些洞察部分来自被提名人辛斯海默和斯皮格曼对两种微小细菌病毒的研究。选择T-偶数列噬菌体是德尔布吕克等人为了探索细菌病毒在确定分子遗传学基本原理方面的作用。其含有双链DNA,基因组的大小比这些研究人员所研究的微小病毒大10倍左右。辛斯海默在与德尔布吕克的讨论中,选择了一种病毒。我们在第1章提到过,它最初是在德赫雷尔于巴黎所建立的实验室中分离到的。辛斯海默总结了这项工作,在POM杂志中发表了题为《PhiX:小中见大》(*PhiX: Multum in Parvo*)[14]的文章。这种phiX病毒(也称phiX174病毒)含有少量的DNA,但令人惊讶的是,它是单链的,并形成一个环形。这些少量的DNA只能指导11种蛋白质的合成。辛斯海默是麻省理工学院的生物物理学家。他在1957年成为加州理工学院的教授和生物学系主任。他发起了一项雄心勃勃且富有成效的计划,研究包括phiX174在内的一些选定的噬菌体的复制。他和他的同事们的主要发现之一是:一条单链DNA本身就具有感染性。他与沃尔特·菲尔斯(Walter Fiers)的另一个惊人发现是:DNA形成了环状结构。这也解释了单链DNA是如何复制的。

如前所述[Ⅲ],当桑格开发出测定DNA中核苷酸序列的技术时,他选择了噬菌体phiX174的核酸作为其目标。他可以确定一些编码病毒衣壳蛋白的基因序列。由于他同时还确定了这些基因的氨基酸序列,因此首次证实了非重叠密码的三重核苷酸性质。1977年,桑格及其合作者描述了病毒完整基因组的核苷酸序列。桑格为实现这一目标而开发的测序技术是他于1980年第二次(共同)获得诺贝尔奖的基础。通过使用科恩伯格(Kornberg)制备的纯化酶,使得在实验室合成病毒DNA成为可能。2003年,克雷格·文特尔(Craig Venter)及其同事利用单个核苷酸合成了完整的病毒基因组。它具备完整的感染活性。这一尝试的成功标志着向创造性合成生命迈出了第一步。

有一段时间,人们认为不同宿主物种的病毒用于信息存储的核酸种类可能不同。因为已经发现TMV和几种脊椎动物病毒含有RNA,因此,人们初步认为这仅是所使用的宿主细胞的标记。结果证明是错误的。这两种核酸在感染动物、昆虫、植物和细菌的病毒中都有出现，但由于不明原因，含RNA的病毒在噬菌体中的相对比例远低于在其他宿主中所发现的病毒。1961年，一种特定宿主范围的噬菌体被发现。它是从纽约的污水中发现的。令人惊讶的是，它的核酸是RNA而不是DNA。这种RNA噬菌体被命名为MS2，其复制方式由斯皮格曼所揭示。如前所述，他于1968年获得诺贝尔奖提名，并由赖卡德审查[Ⅳ]。并且，他被认为值得获奖，特别是他发展了所谓的杂交技术，通过这种技术可以比较两个DNA分子或一个DNA分子和一个RNA分子的核苷酸序列。赖卡德的结论得到了诺贝尔奖委员会的支持。在斯皮格曼后来研究RNA病毒之前，他在20世纪50年代利用一种T-偶数列噬菌休开发出了比较不同核酸核苷酸序列的技术。20世纪60年代初，他的研究重点转向了病毒的核酸复制，就包括为这项工作所选择的RNA噬菌体MS2。杂交技术的出现对分子生物学领域的发展产生了重大影响。杂交技术也被称为霍尔-斯皮格曼（Hall-Spiegelman）技术，以强调该技术的建立是一个团队的努力成果。噬菌体MS2是第一种RNA病毒，其基因组于1976年由比利时根特大学的菲尔斯（Fiers）和他的合作者进行了完整测序。

　　贝尔塔尼将其评论总结为3个部分。首先，他指出微小病毒首次为全面描述具有复制能力的基因组提供了可能。辛斯海默和斯皮格曼是这一领域最有影响力的工作者。他的第2个观点是，这项工作可能具有最高的质量，但被提名者周围有一大批高素质的研究人员。他的第3个观点值得全文引述。前面提到过，这不需要翻译，因为贝尔塔尼出于自身原因，是用英语写的评论。他说道：

　　　　"博曼教授提名了赫尔希，同时还提名了辛斯海默和斯皮格曼。值得注意的是，赫尔希取得最重要成果的时间与辛斯海默和斯皮格曼开始工作的时间之间有8～10年的间隔。此外，赫尔希（以及德尔布吕克和卢里亚）在噬菌体方面的工作具有开创性的意义，以及这里所评述的工作所没有的理论性内容。"

尽管贝尔塔尼和诺贝尔奖委员会都认为辛斯海默和斯皮格曼值得获得诺贝尔生理学或医学奖,但他们却从未获得这一奖项。无论如何,他们的见解对人们了解核酸及其复制方式的多样化世界产生了重大的影响。病毒学和分子生物学领域的爆炸性发展仍在继续。下一章将概述这些发展。在介绍这些数据之前,是时候结束对1969年度德尔布吕克、赫尔希和卢里亚获得诺贝尔生理学或医学奖的讨论了,并介绍一下当年在斯德哥尔摩举行的庆祝活动。

三巨头的胜利

也许有人会问,为什么过了这么久,德尔布吕克等人才终于获得了他们当之无愧的奖项? 卢里亚在他寄给同事和朋友的感谢卡中提到了这一点。如果早在10年前授予该奖项可能更为合适。毕竟噬菌体遗传学领域是基于1945—1955年期间的发现而建立起来的。在这之后,只有赫尔希对这业已确立的成熟领域作出了额外的重大贡献。然而,在20世纪50年代末和60年代,供委员会审议的值得获奖的候选人数量迅速增加。如前所述,到1969年达到53人之多。实际上,还有两个候选人应该加上,即瑞典科学家苏内·贝格斯特隆（Sune Bergström）和乌尔夫·冯·奥伊勒（Ulf von Euler）,他们曾表示不想在这特别的一年作为候选人。贝格斯特隆在1965年就被评判为值得获奖,冯·奥伊勒则在1970年获奖。因此,我们将很快就会再次见到他。有些令人惊讶的是,他们作为有望获奖的候选人,还参与了评奖委员会的

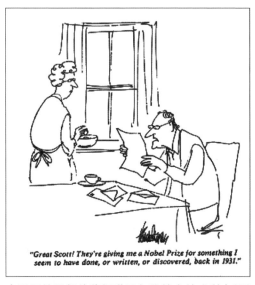

"Great Scott! They're giving me a Nobel Prize for something I seem to have done, or written, or discovered, back in 1931."

卢里亚给祝贺他获得诺贝尔奖的人的感谢卡（引自美国哲学学会档案）

工作。我们也将会继续讨论这个问题。

获奖竞争日益激烈，尤其是在分子生物学领域。令人吃惊的是，在DNA双螺旋结构于1962年被授予奖项之前，距离其发现竟然已经过了足足9年时间。在此之前，分子遗传学和核酸的核心作用分别于1958年授予比德尔（Beadle）、塔特姆（Tatum）和莱德伯格（Lederberg），于1959年授予科恩伯格（Kornberg）和奥乔亚（Ochoa）[IV]。其他邻近的领域在强大的竞争之后，其奖项于1965年颁发给了雅各布（Jacob）、利沃夫（Lwoff）和莫诺（Monod），于1968年颁发给了霍利（Holley）、科拉纳（Khorana）和尼伦伯格（Nirenberg），因其破解了遗传密码。与生理学或医学奖相关的其他领域的竞争奖项主要集中在飞速发展的神经生物学或免疫学理论。1960年，麦克法兰·伯内特（MacFarlane Burnet）和彼得·梅达沃（Peter Medawar）因发现免疫耐受而获奖[II]。随后，1963年[III]和1967年[IV]的奖项颁发给了神经生物学。这就还只剩下两个空缺位置，1961年，教师学院推翻了委员会的决定，选出了一位听力生理学家，格奥尔格·冯·贝凯西（Georg von Békésy），而不是提议的神经生物学候选人[II]。1966年的奖项则授予了一个部分与癌症直接相关的临床奖项，颁发给了佩顿·劳斯（Peyton Rous）和查尔斯·哈金斯（Charles Huggins）[IV]。

实际上，德尔布吕克等人最终获奖的原因肯定是缘于加德多年来在委员会中的重要影响力，以及短期兼职委员贝尔塔尼对他的有效支持，可能还有来自克莱因（Klein）、赖卡德（Reichard）和阿恩·恩斯特龙（Arne Engström）的支持。显然，讨论十分激烈，委员会在9月23日的第一次总结会议上，都未能得出结论。多数人建议在10月16日举行第二次会议之后才能首次给出结论。医学院的同仁们也接受了这一建议。

德尔布吕克、赫尔希和卢里亚已经得知他们被考虑授予诺贝尔奖并非不可能。卢里亚在他的传记中将这一消息描述为一个相对无关紧要的事件。他的照片两次出现在《纽约时报》（The New York Times）上。那时人们发现他的名字仍在美国国立卫生研究院的政治黑名单上。他在信中对那些向他表示祝贺的人的感谢不言而喻。德尔布吕克则优先考虑了他那天已经计划好的网球比赛。在2004年鲍勃·埃德加（Bob Edgar）对T4噬菌体基因组的综述中[12]这样阐述道：

> "在那天最终到来之际，马克斯在凌晨4点接到一个来自瑞典的电话。他获得了诺贝尔奖。后来，当记者问他获奖后的反应时，他回答说，主要还是为了保持镇静，因为当天晚些时候他还有一场非常重要的网球比赛。比尔（伍德）和我带着佳得乐到达球场时，发现那里挤满了观众和记者，我们很难进去。那一天，马克斯和山姆（沃德）没犯任何错误。而且我们尽力了，真的尽力了。我现在还能看到山姆（Sam）在球网前若隐若现的身影，以及后场的马克斯脸上洋溢着满意的笑容。比尔和我被打得落花流水。T4噬菌体之父在那天主宰了球场。"

可以预见，赫尔希的反应应该是谨慎的。3位获奖者均携家人来到斯德哥尔摩。活动计划沿袭了多年以来的惯例。唯一的变化是在颁奖仪式上增设了新的奖项。瑞典国家银行的经济科学奖（Sveriges Riksbank Prize）首次在纪念阿尔弗雷德·诺贝尔的颁奖仪式上颁发。该奖项授予了两位经济学家，他们拘谨地坐在真正的诺贝尔奖得主稍后一点的位置。正如我在第一本关于诺贝尔奖的书中所强调的，经济科学领域没有诺贝尔奖。然而，事实上，在诺贝尔奖颁奖典礼上颁发这一奖项到现在已经有50多年的历史了，这使得公众相信它也是一个真正的诺贝尔奖。经济学奖的获奖者在任何接待方面，就好像他们是真正的诺贝尔奖得主一样——就如同讨论说的"借来的羽毛"！当然，经济学奖的获得者并不介意被称为诺贝尔经济学奖获得者，就像他们在自己的书中或其他场合宣称的那样。

1969年的颁奖仪式遵循既定程序，颁奖仪式在迷人的斯德哥尔摩音乐厅举行，宴会则在该市宏伟的市政厅金色大厅举行。诺贝尔基金会主席乌尔夫·冯·奥伊勒（Ulf von Euler）教授在致开幕词时提到，社会科学在整个科学领域的发展中发挥着越来越重要的作用。他强调了已经启动的诺贝尔研讨会的广泛计划，涵盖"人权的国际保护"和"价值在事实世界中的地位"等广泛主题。他对新奖项的声明是谨慎的。他说（译自瑞典语）："我们当然只能猜测诺贝尔会如何看待在他创立的奖项之外同时颁发经济科学奖。但如果我们认为支配世界经济的因素在未来发展的形成中起着根本性的作用，那么对经济科学的间接支持也会达到目的。这与诺贝尔的本意并非格格不入。"值得一提的是，诺贝尔是瑞典皇家科学院经济科学班的一员，但他从未去过斯德哥尔摩的科学院，也没有参加过科学院的任何活动。此外，"经济"一词在那时有着非常不同的含义，强调的是企业家精神。"经济"一词来源于希腊语 *oikos*，意为"家"。

加德介绍了3位获奖者，同时介绍了噬菌体研究的历史。他首先称赞德尔布吕克"将噬菌体研究从模糊的经验主义转变为精确的科学"。这个由一位物理学家、一位医生和一位生物化学家所构成的具备三位一体能力的宝贵组合也得到了突出强调。并特别称赞了赫尔希是"极其娴熟的实验家"。他在提到这3位科学家时说道，他们"实际上必须被视为现代分子生物科学的创始人"。最后，3位科学家从国王陛下手中接过诺贝尔奖。在音乐厅举行的颁奖仪式之后，晚宴按照传统继续在市政厅举行。如前说明，金色大厅为近800名宾客提供了晚餐。由于某种原因，3人决定通过抽签，由赫尔希致答谢词。致辞非常简短。他提到了他收到的一封信，信中写道："我为您的获奖感谢上帝。您也感谢

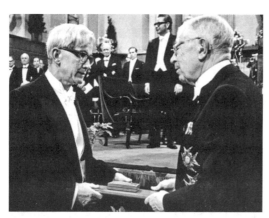

德尔布吕克从国王手中接过诺贝尔奖徽章（瑞典通讯社授权）

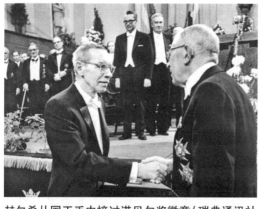

赫尔希从国王手中接过诺贝尔奖徽章（瑞典通讯社授权）

吗?"赫尔希当然没有回信,但他说道,如果他回信了,那一定会这样写"我们虽然说着不同的语言,却有着相似的情感。"他总结道,诺贝尔奖给人们带来了很多快乐,这是因为"人类热爱真理和正义",因此他们在分享纪念这些品质的仪式时会感到由衷的高兴。

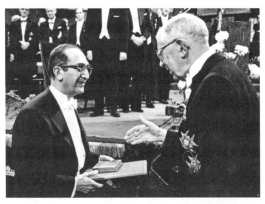

卢里亚从国王手中接过诺贝尔奖徽章(瑞典通讯社授权)

　　旁边的蓝色大厅可以为400多名学生提供额外的座位。晚间,他们用歌声向获奖者表达了敬意。这里也是可以跳舞直到凌晨的地方。在1968年,即全球学生革命运动的那一年,出席庆典的学生当中发生了一些不和谐的骚乱。但到了1969年,事态已经平息了。诺贝尔奖晚宴的传统不易改变。对这一盛大活动的兴趣不断增加。5年后,对门票的需求量如此之大,以至于举办的地点换到了市政大厅。现在,宴会还在蓝色大厅举行,舞会在金色大厅举行。为了清楚起见,应该提到的是蓝色大厅最初是想漆成蓝色的,但却一直没有达成。当建筑师拉格纳·厄斯特贝里(Ragnar Östberg)看到完工的红砖墙面时,他决定不添加任何颜色。但名称却被保留了下来。1969年,学生合唱团在这里举行了一次大型演唱会。此外,还有一场非常迷人的演出。我至今都记得那一天,非常受欢迎的歌手爱丽丝·巴布斯(Alice Babs)进行了表演。她早期曾与艾灵顿公爵(Duke Ellington)有过广泛的合作,随着隐藏在蓝色大厅天花板上的华丽的管风琴的伴奏,她演

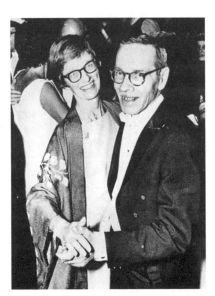

赫尔希和妻子吉尔在诺贝尔奖宴会上跳舞(引自冷泉港实验室档案)

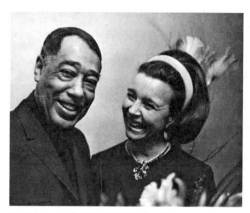

爱丽丝·巴布斯和艾灵顿公爵在1969年诺贝尔奖宴会上演唱

唱了"星期天来临"这首歌。那一刻的时间都停滞了！我至今依然记忆犹新，可能也不仅仅因为那是我和我的妻子第一次参加诺贝尔奖的宴会。

在前几次加德担任主持人的时候，我曾有幸被邀请去他家参加诺贝尔奖得主的小聚会。1960年，我还是一名非常年轻的博士生时见到了伯纳特；到1965年，我刚获得博士学位，则见到了利沃夫。1969年没有安排相应的晚餐，原因很可能是加德的妻子患了一种严重的内分泌疾病——艾迪生病。贝尔塔尼一家则为3位获奖者举办了一次晚宴，但我和他家并不熟悉，因此未能成为客人。不过，我当然聆听了颁奖典礼之后两天的诺贝尔奖演讲。德尔布吕克进行了一场与众不同的演讲[15]。我记得我当时非常失望。但以我现在的眼光来看，我也许会更加欣赏他的演讲。他的主题是物理学和生物学，以及他在20世纪30年代的研究经历。那时作为协同合作的一分子，他策划了"生命之谜"一文的撰写。他随后还谈到了神经生物学，这是他转变兴趣重点的研究领域，但在我的记忆中，他没有介绍任何具体数据。在此之后，他再次扩展了自己的视角，讨论了一些一般性的主题，如身体、灵魂以及艺术家与科学家的比较。德尔布吕克谈到，他曾期待与1969年的诺贝尔文学奖得主见面，但遗憾的是，后者没有来斯德哥尔摩领奖。那一届诺贝尔文学奖的得主是塞缪尔·贝克特（Samuel Beckett），他由于"其写作——以小说和戏剧的新形式——在现代人的贫乏中获得了升华"而获奖。德尔布吕克后来确实在巴黎见到了贝克特，但结果显然有点令人失望。也许他们在思想和审美上很难找到共同点。

赫尔希的演讲[5]很简短，重点介绍了他和他的同事们在过去10年中所开发的表征病毒核酸特征的技术。研究包括两种噬菌体，一种是DNA相对较大的T2噬菌体，另一种是更小更简单的λ噬菌体。他的结论很直接。每个病毒粒子都被证明含有一条单一的核酸。其在大小和解剖结构上有着明显的差异。T-偶数列噬菌体 DNA 呈现出一个功能性的环状的核苷酸排列，可以将双链 DNA 显示为一个圆环结构（见第 145 页）。而 λ 噬菌体的单链 DNA 也可以通过不同的机制形成真正的物理圆环。令人惊讶的是，他没有提到经典的赫尔希-蔡斯实验，但在他简短的自传中提到了这一点。卢里亚最后[16]回顾了一些 20 世纪 40 年代噬菌体的开创性工作，但主要讨论了他最近对研究大肠杆菌素的兴趣。这些物质被某些细菌用来伤害其他种类的细菌。它们可以在细菌内膜上形成孔洞。

分子生物学这一研究领域的低调起步却产生了革命性的影响。人们对核酸和蛋白质在所有生命形式显著进化发展中的相应功能有了深刻的洞察。通过向自然学习，基因结构的设计和基因表达的控制成为可能。携带信息的核酸的新组合体被构建出来，并由此打开了对医学、畜牧业和农业有价值的精选产品可控合成的大门。其中的一些发展在许多情况下成为后来自然科学领域诺贝尔奖所认可的发现的基础。我们将在下一章对此进行说明。

第 4 章
知识进步是一件多么美好的事情

洞察的喜悦

不断增长的知识

惠及人类的好处

遗传密码于1966年被完全破译,该工作在两年后获得诺贝尔生理学或医学奖,这是分子生物学领域得以快速发展的坚实基础。遗传密码的成功破解是一个自然而然的过程,也就是说我们可以尝试开发技术,使解读生命之书成为可能。仅仅在十多年之内,我们就实现了这一目标[Ⅲ]。这些技术使得我们有机会在单个核苷酸水平来解读基因,从而极大地改变了生物学的研究方法。进入20世纪70年代,我们有了另一个显而易见的目标,即试图理解特定基因的表达如何受到基因组中其他基因的调控并与之协调。由于一些显见的原因,病毒仍然是进行这种研究的极具吸引力和可控制性的系统。同时,单倍体细菌也为我们提供了极佳的体系,用于深入分析不同类型的噬菌体感染。在宿主细胞不被破坏的情况下,病毒基因组可以被整合到细菌的基因组中,即形成溶原现象。人们逐渐了解到:这种相互作用可能给细菌带来未知的影响,也可能使细菌获得对其生存具有潜在价值的新特性。

本章介绍了分子遗传学领域发展的进步,以及这些进步对人类医学、畜牧业和农业中基因工程技术发展的实际影响。通过对噬菌体和细菌之间相互作用的特性进行深入了解,分子编辑工程取得长足的发展。也正是通过一个全新的细胞实体王国——古细菌界的发现,我们才会对病毒世界有了一个更为广泛的了解,即病毒无处不在,且可广泛作用于宿主。我们还注意到,真核生物中的病毒世界正在以一种意想不到的方式不断扩展。现已发现一种具有很大基因组的全新形式的病毒，其大小甚至超过细胞内的小型细菌寄生虫。得益于人们对病毒世界的全面认知正在逐渐拓展，我们对进化早期阶段的关键步骤有了越来越深刻的了解。因此，本章最后将有一节专门讨论病毒基因组可以作为研究进化的工具箱的潜力。在探讨这些话题之前，让我们首先回顾了解一下当时在颁发1969年诺贝尔生理学或医学奖时期的认知水平。

噬菌体复制的科普介绍

正如第2章引言中提到的，加德（Gard）委托我于1969年10月16日宣布诺贝尔生理学或医学奖奖项时，为新闻界和其他媒体准备一份材料。材料中需要包含对细菌中生长的病毒及其复制方式的介绍。为了更好地阐述这一现象，我们挑选了6张图，其中4张采用了对比展示的方式。我们将在后续两页中看到这些图片。此外，材料中还介绍了基因的概念，以及这一概念是如何推动噬菌体研究深入发展，进而催生一个全新的领域——分子生物学。巧合的是，我和贝尔塔尼（Bertani）在最后都引用了诺贝尔奖获得者伯内特（Burnet）的话。他曾在谈到三巨头获奖的时候说道："这是一场无与伦比的贡献，足以和20世纪初原子结构的发现相媲美。"一篇展示我所搜集的材料的瑞典语文章，发表在一个由国家抗癌基金会（后来更名为癌症基金[1]）运营的杂志上。

一张电子显微镜照片，显示了T-偶数列噬菌体（T-even phage）头部因渗透压刺激而释放DNA的过程。这里有一点令人费解的是：噬菌体头部理应包含所有可见的环状DNA。对此，他们的解释是：DNA分子本身极其微小，以至于在电子显微镜下也无法被完全

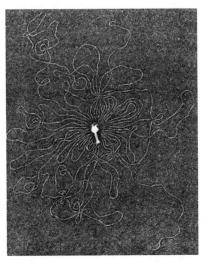

T-偶数列噬菌体DNA的释放（引自 Kleinsmidt A K, 1962）

看到,因此我们使用了金属阴影显影技术,以便使其变得可见。值得注意的是,这个分子只有两个自由端可以被识别出来,说明它应该是一个单链的长分子。由此,这个照片立即引发出了一个新的问题,即利用何种机制才可以把这样的长分子包裹进一个单一的噬菌体头部?相反地,当噬菌体利用其尾部纤维附着在细菌上时,又是如何再把这个大分子注入细菌来启动病毒复制的。

　　下面这两组图片展示了病毒颗粒非常精细的结构,它们是由电子显微镜和负染技术拍摄的,同时配有示意图的说明。第一组图片显示噬菌体是由一个拥有二十面体对称结构的头部、一个短的颈部、一个由多层圆形结构组成的尾部,以及一个连有6个尾丝的基板所组成的。第二组图片描述了当噬菌体利用其尾丝锚定在细菌细胞壁上之后,其头部就像一个注射器一样将所含的DNA链注射到细菌中。后来的研究表明,噬菌体尾部存在一个小分子马达,不仅能将长链的DNA打包进噬菌体头部——一个充满DNA的脑袋,还会通过一个反向机制将这些DNA释放,最终注入被噬菌体攻击的细菌中[2]。鉴于DNA巨大的结构和长度,这种机制的发现是一项重大的成就。在最后的附图(见第145页)中,基因组被描绘成一个功能性的圆形地图,并且说明了在基因组不同位置的那些可以抑制病毒成熟的突变会造成病毒颗粒的何种结构缺陷。这张图展示了1969年的基因图谱。虽然与今天的知识相比略显陈旧,但它反映了当时的技术水平。随着对基因组核苷酸序列的全面测序,如今的基因组图谱精度显著提高。每一个病毒

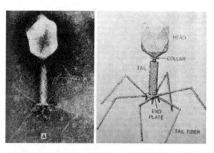
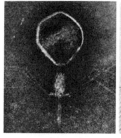
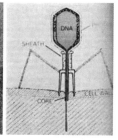

T-偶数列噬菌体的电子显微照片,其头部充满DNA,使用负染技术拍摄(左)。病毒的结构示意图(右)(引自参考文献[1])

与左图相对应,病毒已将其DNA注入细菌中(引自参考文献[1])

的基因产物都可以被精确识别，并通过其三维构象阐明其是否行使催化、信号转导还是病毒结构的功能。目前总共有约300个基因被鉴定出来，特别是那些指导病毒合成的关键基因都已被确认[3,4]。

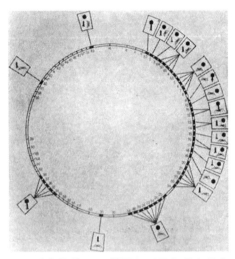

环形噬菌体的DNA基因组以及合成完整病毒颗粒的相关蛋白编码基因的位置

从这些逐渐积累的知识中，我们可以得出两个普遍共识。一是利用二十面体对称性建立的头部，有一个顶点与其他11个顶点不同。二是这个独特的顶点与一个高度依赖能量的纳米马达有关，该马达不仅负责将DNA包装进噬菌体的头部，还在随后负责将其释放到宿主细胞中。进一步研究发现，装入头部的DNA量最大可达噬菌体完整基因组的1.02倍。这确保了所有基因都可以被储存在一个封闭在头部的圆形DNA结构中。当然这只是对当时猜想的非常肤浅的介绍。通过使用现今分子生物学研究的先进技术，并结合冷冻电子显微镜的高分辨率，我们已经可以分析到原子水平[2]。后来，这一卓越技术的发展也得到诺贝尔奖的认可。雅克·杜波切特（Jacques Dubochet）、乔基姆·弗兰克（Joachim Frank）和理查德·亨德森（Richard Henderson）3位科学家于2017年度共享了诺贝尔化学奖，用来表彰他们"开发了冷冻电子显微镜技术，可以解析溶液中生物分子的高分辨率结构"。如今，T-偶数列噬菌体中数百个基因中的每一个基因的功能都已经被确定。这得以对病毒复制的不同步骤都进行非常详细的描述。在我简短通俗的综述中，我曾提出这样的结论：有关噬菌体复制细节的知识可能有助于我们理解动物病毒的复制，后来，从研究其他种类的病毒所获得的深刻见解来看，这一点也得到了验证。

在3位诺贝尔奖获得者德尔布吕克（Delbrück）、赫尔希（Hershey）和卢里亚（Luria）共聚斯德哥尔摩的一周里，东道主加德邀请他们参观了卡罗林斯卡研究所的病毒研究系。该部门当时实际位于胡武德斯塔（Huvudsta）的国家细菌学实验室一座相对较新的大楼里，坐落于距离卡罗林斯卡研究所校区几公里外的索尔纳（Solna）。作为该机构的高级科学家，我的任务是向这3位科学家描述我们当时为剖析一组被称为腺病毒[5]的结构特征而进行的紧张工作。那时，该领域正处于一个令人兴奋不已的快速发展时期，我们也观察到了许多有趣的现象，因此，我的讲解充满热情。这的确激起了3位噬菌体科学家的极大兴趣，他们提出了一系列有趣的问题。我将对那次关于这些病毒所获得的知识做一个简单的总结，然后思考我们的工作可能存在的延伸方向。虽然这些方向也许并不是我们研究的初衷，但它们也许可以从即将获取的对噬菌体复制的深入理解中推测出来。

一些可能的启发性实验

腺病毒是一种广泛存在于人体内的病毒，可引起呼吸道、肠道和眼部的感染。我们使用当时刚刚出现的氯化铯梯度离心技术来研究其中的一些代表性病毒。在氯化铯形成的密度梯度中，我们将粗纯化的病毒颗粒材料进行高速离心的时候，能够明显地识别到两条清晰可见的条带。

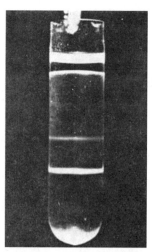

通过在氯化铯密度梯度平衡离心后分离空条带（上）和含DNA的腺病毒颗粒条带（下）（作者供图）

这是一个令人兴奋的发现，我们第一次有可能目睹正在研究的病毒材料以浓缩的形态出现，甚至用肉眼就能看到。紧接着，我们用电子显微镜检查了这两个条带，发现密度为1.34的条带中含有完整的病毒颗粒，但密度为1.29的条带中的颗粒是空的。它们不含DNA，因此也不具有传染性。这些结果让我们备受鼓舞，激励着我们去研究病毒衣壳的不同成分。我们还取得了一些令人振奋的发现，包括最初发现的顶点帽状体携带着以前未被识别的触丝。这些触丝后来被称为纤维（见第147页图中的总结图和病毒粒子[5]）。腺病毒的触丝可以有不同的长度，它们增加了病毒和细胞之间的潜在接触区域,就像噬菌体尾部端板上的纤维那样。病毒没有办法实现有目的的运动,而这个区域的存在对于增加病毒与可被感染细胞之间的偶然接触至关重要。尽管我们了解了很多关于腺病毒的结构,但我们还可以提出这样一个问题,即我们是否可以提出更多具有挑战性的假说。

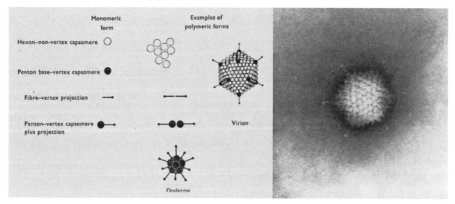

形成完整腺病毒颗粒壳的不同结构组分(右)。通过电子显微镜观察完整的病毒颗粒,显示出微小的顶点投影(作者供图)

我们可以问自己一个问题,为什么会有这么多的空颗粒呢?我们推断,这些空的颗粒可能代表了形成完整感染性粒子前的一个中间步骤。它们是否需要在之后某个时刻注入DNA,才成为一个完整的病毒?如果真的是这样,我们需要回答的另一个问题就是长长的DNA链怎样才会进入一个空的粒子?我们能推测出的最符合逻辑的解决办法也许是,这一过程发生在最初的空粒子的12个顶点中的一个(而且只有一个!)。但这也意味着这个特殊顶点的所谓"五邻体"结构(见上图)与其他11个顶点不同。这是非常具有挑战性的概念,却也是最合乎逻辑的答案。我们刚刚了解到的这种十分具有吸引力的严格对称的二十面体结构,是柏拉图体中最复杂的结构,同时这也让我们有可能使用现有确定的材料来搭建一个相同对称结构的类"球体"状粒子。遗憾的是,我们当时都没有考虑到这些问题。如果我们在那个时候更大胆和更富有想象力,或者我们能够预料到在随后噬菌体的研究中所能积累的知识,我们可能也会提出这类问题。

后来的研究发现,无论是将DNA打包到腺病毒,还是另一大类额外包裹着囊膜的动物病毒——疱疹病毒的二十面体结构中，都是在二十面体衣壳的12个顶点中选定一个顶点。在这个特殊的位置上，有一个不同寻常的纳米马达，它可以像噬菌体那样拉入"充满衣壳"的DNA量。然后同样也可以反向工作，将内部的DNA注入新的宿主细胞。这种纳米马达的运行需要大量的能量，这一能量的来源，实际上就是我们细胞中所有能量的同一来源——腺苷三磷酸（ATP）。需要补充的是，在噬菌体感染的情况下，DNA想要注入还必须透过坚固的细胞壁。而感染真核细胞的病毒则不需要，因为真核细胞只有一个柔软的外膜。我们将在第8章和第9章中再次讨论ATP和这种细胞质膜。动物病毒一旦附着在细胞膜的特定受体上，就会驱动细胞膜囊泡的内吞作用，从而将病毒吞入。在腺病毒感染的情况下，病毒颗粒被由细胞质膜形成的囊泡包裹，然后被拉入细胞中。而疱疹病毒的摄入方式不同，因为它们有一层囊膜包围着二十面体结构。这层膜可以与细胞膜融合，从而将核衣壳释放到细胞质中。

虽然动物病毒进入真核细胞似乎比噬菌体通过细菌致密的细胞壁注入其DNA更加容易，但病毒的最终形成同样要面临一系列不同的挑战，才能够利用真核细胞由细胞骨架所稳定的区室化结构的各个部分组件。细胞中存在的细胞核最初是由安东尼·范·列文虎克（Anton van Leeuwenhoek）在17世纪早期发现的，但直到1831年苏格兰植物学家罗伯特·布朗（Robert Brown）在兰花外层的细胞中观察到这种细胞器时，它才被正式命名为细胞核。而后又经过很长时间，大约在20世纪50年代和60年代，对固定和染色的细胞的高分辨率电子显微镜技术才发展到可以深入了解细胞不同区室和细胞器存在的阶段。正如我在前一本关于诺贝尔奖的书中所提到的那样[IV]，电子显微镜技术取得的重要进展得到1974年诺贝尔生理学或医学奖的认可，该奖项授予阿尔伯特·克劳德（Albert Claude）、克里斯汀·德·迪夫（Christian de Duve）和乔治·帕拉德（George Palad）3位科学家以表彰"他们关于细胞结构和组织功能的发现"。对细胞结构的早期见解产生了许多关于不同阶段基因表达位置的问题。很明显，DNA的复制和不同形式的RNA合成一般发生在细胞核中，但RNA的3种主要形式，即信使RNA、核糖体RNA和转运RNA都会从细胞核转运到细胞质中，并一同在胞质的蛋白质合成中发挥不同的关键作用。因此，不同种类的RNA分子从细胞核到细胞质的运输活动很频繁，某些蛋白质也存在广泛的受控运输，并回到细胞核中发挥其特定的调控作用。

像腺病毒和疱疹病毒这样的DNA病毒需要寄生在真核细胞的不同操纵功能上，才能找到它们进入适当区域的途径。腺病毒或疱疹病毒想要感染，其病毒颗粒的基因组首先要找到进入细胞核的方式。正是在这个区域中，它的DNA才可以复制，进而产生特异性的信使RNA。然后，这些信使RNA通过细胞质中的核糖体机制控制病毒特异性蛋白质的合成，新形成的蛋白质以某种受控的方式再从细胞质中转运回细胞核。在那里，腺病毒就会形成最终的病毒颗粒，而疱疹病毒也可以形成病毒体所需的中心部分。然而，后者仍需要获得包含病毒特异性蛋白在内的包膜。这又是一个复杂的过程，涉及膜相关附件的获取和脱落的多个步骤，最终在高尔基体结构中形成完整的包膜。值得一提的是，有一些DNA病毒家族具有比腺病毒和疱疹病毒更简单的二十面体衣壳，它们会使用不同的包装程序来封闭DNA。它们的DNA被缠绕成紧密的一束，然后被包围在形成的二十面体蛋白质衣壳中。

为了了解腺病毒和疱疹病毒的结构学家们于何时开始研究其衣壳的潜在不对称性，我联系了两位早期的研究生和他们的合作者——玛丽·哈马舍尔德（Marie Hammarskjöld）和格斯塔·温伯格（Gösta Winberg），他们在腺病毒研究领域的时间比我长，同时也为这个领域作出了重要贡献。为了深入了解疱疹病毒家族的发展历程，我还联系了这些病毒研究领域的老前辈伯纳德·罗依兹曼（Bernhard Roizman）。那是20世纪60年代，我在芝加哥拜访了他，并做了关于腺病毒的报告。第一次拜访他的情景仍深深留在我的脑海中。那天，在我的演讲中，我的一张幻灯片因为投影设备上的投射器过热而模糊不清，更糟的是，我那天还丢了手提箱的小钥匙。幸运的是，大伙发现罗依兹曼很会开锁，后一个问题很容易就解决了。从那时起，我们有过很多次交流，最近一次是在2008年，那时我们都受当时学会主席罗伯特·特鲁希略（Roberto Trujillo）的邀请，在墨西哥瓜达拉哈拉（Guadalajara）的泛美神经病毒学会的一次会议上演讲。当我在2020年11月通过电子邮

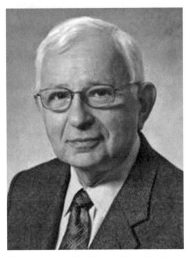

伯纳德·罗依兹曼（引自参考文献［28］）

件再次联系罗依兹曼时，他在一天后回复了我。他告诉我，他已于2017年也就是88岁的时候退休了。为了继续他的科研工作，他与中国建立了密切的联系，因为在中国年龄限制没有美国那么严格。之后，他于2000年成为中国科学院的外籍院士，并于2014年在深圳创建了一个研究所。由于2020年的新冠疫情，他不得不暂时中断他在两边穿梭的生活。罗依兹曼描述了近十年来人们对12种疱疹病毒顶点结构的独特特征以及DNA包装的研究兴趣是如何发展起来的。事实上，他和他的年轻合作者对这一研究领域很感兴趣，并一直进行着实验分析。他在电子邮件中说道："我们还有一段路要走。但我肯定将无法见证终点……"当然，人们也许永远也不会了解终极奥秘。但有一件事可以确定，正是好奇和痴迷推动科学的发展，从而丰富科学家的生活，甚至延长他们的活力。由此可见，求知是一件多么美妙的事情啊！

在过去30年，人们已经了解了很多关于构成腺病毒颗粒的14种蛋白质［6］。人们也可以根据DNA包装门户那个衣壳体上的独特顶点结构特征来重建病毒颗粒。我们已经证明了能量产生部件的特定作用，这些知识的重要性不言而喻，因为腺病毒已被选择用作基因导入人类细胞的递送载体。在撰写本文时，为了管控迅速蔓延的COVID-19传播，腺病毒也成为疫苗生产非常感兴趣的工具。俄罗斯的Sputnik疫苗就是将选择的冠状病毒RNA片段整合进腺病毒衣壳所包装的DNA中。与此同时，关于疱疹病毒衣壳的知识也有了相应的进展。与构成腺病毒的二十面体衣壳所需的252个衣壳粒蛋白相比，疱疹病毒的二十面体结构则由162个衣壳粒蛋白组成。总结最近几十年的研究［7］，电子显微镜技术呈现了蛋白质互作之间的非凡细节，并将分辨率提升到了惊人的原子水平。噬菌体中许多相似的DNA分子包装机制也得以发现。其中值得一提的是脚手架蛋白的使用。它不在最终的颗粒上，而是处在形成最后的明显的二十面体衣壳"球形"样前体的中间状态。它们在衣壳的一个独特顶点处整合进来，从而形成所谓的门户复合体（portal complex）[8]。结果发现这种复合物与预期一致，其大小与由顶点壳粒和纤维所形成的五邻体复合物相同，具有圆柱形状。令人惊讶的是，它们是由 12 个拷贝的独特门户蛋白组成。这种特殊的 12 个拷贝的对称结构也能在噬菌体中观察到。包装病毒 DNA 基因组的所有纳米马达都需要大量的能量[9]。如前所述，这实际上与细胞中普遍利用的能量来源是相同的，即 ATP 系统。我们将在第 9 章中再次讨论这个系统。即使我们已经了解了腺病毒和疱疹病毒的 12 个顶壳粒中有一个是独特的，但仍然存在一个问题。即在严格对称的二十面体病毒颗粒中，有 12 个顶壳粒，进化机制又是如何从中选择一个顶壳粒作为包装位点的呢？在进化过程中，对称性和不对称性的综合运用无疑是一个挑战。生物学中仍然广泛存在一种模仿现象，使一个生物体与另一个生物体趋同。

我们很容易相信，既然噬菌体和两种动物病毒——腺病毒和疱疹病毒在将其"满脑子"的 DNA 包装到衣壳中的机制上有着相似的解决方案，那么它们生命周期可能具有共同的进化背景。然而，情况似乎并非如此。在细菌中复制的噬菌体明显有着单独的和更早发展出来的纳米马达，用于包装它们"满头"的 DNA。因为原核生物及其相关的病毒在真核生物出现之前已经独立进化了大约 5 亿年。腺病毒和疱疹病毒的纳米马达虽然在原理上相似，但显然也是独立进化的。对具有进化相关性乃至不具备进化关系的不同动物病毒家族之间的比较研究表明，即使在感染人类的病毒中，它们也是显著不同的[7]。因而，不可能绘制一个包含不同家族的进化树。例如前文所强调的动物病毒[III]。只有在关注到复制病毒核酸的酶的情况下，才能发现一些进化关系。

如反复提到的，T-偶数列噬菌体感染的第一步是将尾纤维锚定到细菌上的某些表面结构上，该表面结构可被病毒利用作为对接位点。目前尚不清楚这些纤维是否可以自由移动，或者是否可以与噬菌体体表的其余部分有一些紧密附着，然而，这似乎不太可能。20 世纪 60 年代末，卡罗林斯卡研究所的博士生布兰卡·鲁特伯格（Blanka Rutberg）要正式对他的论文进行答辩,按照传统,我被选为答辩委员。他的那篇论文是关于噬菌体及其与细胞的相互作用的。我提出了这样一些问题,即纤维是否可以从病毒颗粒中随机伸展出来,或者在噬菌体的某些部位有一些特殊的锚定。为了说明这一点,我画了一个"Jumping Jack"(一种通过绳子拉动的娃娃玩具,译者注)模型。当我拉动绳子时,底盘纤维可以选择两个位置中的任何一个去伸展。在答辩结束时,我把我画的这个小小的模型送给了他,用来作为对他未来工作的鼓励,但至于后来发生了什么,我就不得而知了。

新的生物界和相关病毒的发现

卡尔·乌斯(Carl Woese)是一位充满独创性的微生物学家和生物物理学家,他从不回避有争议的猜测。尽管他的一些理论并没有得到科学界的认可,甚至被称为"微生物学界伤痕累累的革命者"。他在1977年发现细菌可以分为两个界,即细菌界和古菌界,这是一个非常有远见的发现。在我之前的关于诺贝尔奖的书中提到了他[Ⅲ]。他也因这一发现在2003年获得了由瑞典皇家科学院颁发的克拉福德生物科学奖。这个奖项的价值相当于

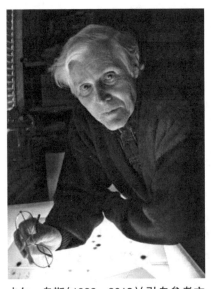

半个诺贝尔奖。他通过比较不同原核生物中核糖体的核苷酸组成,将细菌界又分为细菌和古菌。这真是一个奇异的想法。古菌中被证实包含一些非同寻常的生物,它们能够在高温和高盐等极端条件下生存。它们中的一些是在黄石国家公园的酸性温泉中发现的,但实际上无论是否在极端条件下,它们也都会存在。目前,他们可以分为3组:泉古菌门(Crenarchaeota),可在高温下生长;广古菌门(Euryarchaeota),可在高盐浓度下生长;纳古菌门(Nanoarchaeota),显示出相当大的耐温

卡尔·乌斯(1928—2012)(引自参考文献[28])

性。纳古菌门还可以细分，其中包括一群特殊的在洋底热动物喷口中发现的洛基古菌（Lokiarchaeota），这在前书简单介绍过[Ⅲ]。这个群体的命名来自北欧神话中的洛基（Loke）神。对这个亚群的特别兴趣在于它似乎代表了可能对真核生物后期进化影响最大的原核生物谱系。实际上，古菌比最初推测的还要广泛。它们中的一些代表甚至可以在人体内找到。

这里提到古菌的原因是为了强调它们也是病毒的宿主。我们已经注意到病毒是普遍存在的，因此发现与这些古菌相关的各种先前未知的病毒并不令人惊讶[10,11]。当用电子显微镜观察时，人们发现了许多不同的以前没有见过的病毒。没有一个和细菌的噬菌体类似。对于古菌病毒，我们仍处于探索和了解的过程。不过到目前为止，还没有发现它们与人类或动物的任何疾病有关。如果考虑到它们特殊的生态适应性，这可能并不令人惊讶。某些细菌细胞设法找到了在极端条件下生长的方法，这一事实意味着它们具有独特的相适应的酶系统，比如在高温下操控的能力。尽管这些生物体的蛋白质和核酸与我们体内起作用的相应有机分子的基础架构相同，但它们仍然形成了能够在某些不同的极端生存条件下耐受和发挥作用的结构。

凯利·穆利斯（Kary Mullis）利用古菌DNA复制酶的特殊的温度稳定性，发明了所谓的聚合酶链式反应（PCR），并因此获得1993年的诺贝尔化学奖，表彰他"对于聚合酶链式反应的方法的创造"。开发这种技术的想法，最初起源于挪威分子生物学家基尔·克莱佩（Kjell Kleppe）。当时克莱佩正在诺贝尔奖获得者戈宾德·科拉纳（Gobind Khorana）[Ⅳ]的实验室进行博士后工作，并于1971年发表了相关论文。穆利斯在该技术中使用的关键试剂是耐高温的DNA聚合酶。为了开启DNA的复制过程，还需要使用所谓的引物。这些引物是预先合成的特异性单链DNA的短片段，其核苷酸序列与待复制的原始DNA末端互补。通过一个简单的设置，合成过程在重复的循环中被激活，其中在每个合成循环之后都会有一个加热步骤。而在每个这样的循环之后，需要通过增加温度来使得原来的DNA链和新合成的链分开，随后在温度恢复正常之后，样品中仍然保持活性的耐热酶再介导核酸复制一次。复制的循环次数可以自行选择。这种简单而巧妙的技术已经在许多情况下彻底改变了分子生物学。例如，它被用于鉴别和诊断最近造成COVID-19大流行的病毒的存在。它真的可以大海捞针。这个方法对于合成DNA的拷贝也具有很大的价值，其后可通过桑格技术[III]来确定它们的核苷酸序列。此外正如我们所看到的，它在克隆选定的基因中也有很大的用处。

基因可以在两个维度中移动

随着知识的进步，人们逐渐认识到，特别是在原核生物世界中，有两种载体可以使基因代代相传。一种是基因从亲代向子代的纵向流动，另一种是单个或相关细菌群成员之间基因的水平流动[12]。水平传播可以通过噬菌体引起，也可以通过其他所谓的流动遗传因子来实现，这在第2章中卢里亚（Luria）的介绍中简要提到过。水平基因转移的典型后果，不仅是出现了产生毒素的白喉菌，据推测可能还包括导致15世纪可怕瘟疫的鼠疫耶尔森菌（*Pasteurella pestis*），以及现代社会中越来越多的多重耐药细菌问题，这些在第1章已经提到过了。事实上，水平基因转移对于原核生物在地球早期进化发展期间的存活非常重要。正如多次强调的那样，细菌只包含一套基因，它们是单倍体；而几乎所有真核生物都有双套基因，它们是二倍体。当然，一个例外就是它们的配子，即卵细胞和精子细胞，它们是单倍体的，在受精的那一刻，才开始形成新的二倍体细胞系。

这也存在一种风险，即随着时间的推移，单倍体细胞系有可能积累某些关键的受损基因。这些基因无法自行清除，并可能逐渐降低个体的生命力和适应能力。这种现象有时被称为"棘轮"现象，亦被描述为"红皇后假说"。这个术语源自《爱丽丝梦游仙境》（*Alice in Wonderland*），即指皇后说的"我不知道你说的你的路是什么意思，这里所有的路都属于我"。然而，据推测，由于"棘轮"现象导致的细菌生命力下降可能会通过水平基因转移来补偿，例如通过噬菌体或其他媒介，比如所谓的质粒。这一现象似乎揭示了早期寄主-寄生物之间的军备竞赛，或者更形象地比喻为象棋游戏，很可能在进化中起到了核心作用。

有时，原核生物的防御系统被称为拉马克式（Lamarckian：其理论的基础是"获得性遗传"和"用进废退说",译者注)。但事实上,细菌偶然获得水平转移的遗传物质,例如会导致抗生素的抗性(这是当前一个重大的医学问题),这只有部分是拉马克式的。药物并不会诱导抗性基因的出现,一旦细菌偶然获得这些基因,它们就会利用它。如果没有水平基因转移,进化可能永远不会有机会迈出关键的一步,进而出现更大更复杂的带有双重基因物质的有核细胞。正是这种双倍体染色体的存在,从而在真核生物中遏制了"棘轮"现象的发生,为所需的补偿性能提供机会,进而大大增加个体的适应能力。同源遗传物质之间的交叉互换现象产生了不同寻常的多样性,从而使每个个体在时间和空间上都是独一无二的。因此,每一个人或动物都是自身物种的一个独特存在,在地球上永远不会以完全相同的形式再次出现。

应该强调的是,在原核生物界中,水平基因转移是一把双刃剑。它可以弥补细菌基因组自身的累积缺陷,但也可能对细胞造成伤害。因此,细菌对外源基因的"攻击"并不被动。在进化早期,它们发展出了控制水平基因转移的方式,不仅限于病毒。理解这些机制对于分子生物学领域的实验研究者来说具有重要的价值。人们已经发现了如何在受控条件下通过实验手段对基因进行修改、删除和添加。在这些研究背景下,读取和编写遗传物质的方法被开发出来,并逐渐提高了编辑效率。这显然具有重要的价值。

个体细菌并不总是独自存在。事实证明,它们可以通过使用不同的水平基因转移方式与其他伙伴细菌在一定距离上进行交流。值得一提的是,一些特殊的海洋细菌可以建立起长达几厘米的连接,利用电信号来进行交流。当然,这种现象还有待进一步了解。我们将专注于细菌为控制水平基因转移的影响而发展的各种机制。这些交流方式既丰富多样,又时有交叉重叠。在我之前关于诺贝尔奖的书籍[I-III]中,这些交流方式被部分提到过。如前所述,莱德伯格(Lederberg)是1958年诺贝尔生理学或医学奖的共同获得者之一,他在共同获奖者爱德华·塔特姆(Edward Tatum)[I]的实验室中发现了基因物质的水平传播,即转导。莱德伯格拥有辉煌的职业生涯,他是获得诺贝尔生理学或医学奖的第二年轻的得主。相比之下,詹姆斯·沃森(James Watson)在1962年获得奖项时比莱德伯格大一岁,当时他34岁。

最年轻的得主是胰岛素的发现者弗雷德里克·班廷（Fredrick Banting），他在1923年获得诺贝尔奖时只有31岁[1]。莱德伯格从多个角度研究了细菌之间的基因转移，并且安德烈·利沃夫（André Lwoff）[III]领导的巴斯德研究所团队在溶原性研究中进一步阐明了这一现象，并因此在1965年获得了诺贝尔生理学或医学奖。另一位诺贝尔奖的共同获得者弗朗索瓦·雅各布（François Jacob）扩展了细菌之间的水平基因转移分析，并确定了它们的不同性质、外显子或质粒，以及它们与宿主细胞基因组相互作用的能力。他利用一台厨房设备——瓦林混碎机[Waring blender，即前一章中描述的由赫尔希（Hershey）和蔡斯（Chase）使用过的那种设备]，成功证明了一种细菌的基因能够以一种可重复的、预定的顺序转移到另一种细菌中。从而证明基因是按固定模式顺序排列的。

　　许多不同种细菌间的水平基因转移激发了科学家们的兴趣。这导致新的发现和意想不到的现象。人们发现细菌具有能够在特定核苷酸序列（通常具有回文性质）处切割DNA的酶。这意味着该位点的核苷酸序列在两个方向上读起来是相同的，就像"Madam I'm Adam"（中文意思为"夫人，我是亚当"）。正如我们将看到的，镜像世界在分子生物学中的几个现象中起着非常重要的作用。命名为限制内切酶的酶的发现历史是丰富多彩的。如在第2章中简要提到的，它始于"一个破碎的试管"，即卢里亚（Luria）自传标题的后半部分，其为理解宿主细胞对噬菌体复制的限制提供了线索。1952年，卢里亚与合作者发表了一篇题为"细菌病毒的一种非遗传的、由宿主诱导的变异"（A non-hereditary, host-induced variation of bacterial viruses）的文章。一年后，贝尔塔尼（Bertani）也与合作者一起发表了题为"细菌病毒的宿主控制的变异"（Host-controlled variations in bacterial viruses）的文章。在最初发现的10年后，沃纳·亚伯（Werner Arber）与合作者对限制性酶的作用模式进行了一些重要的早期表征。在对λ噬菌体的研究中，他们得以证明是由酶诱导的噬菌体DNA的修饰导致宿主范围印记的改变。一项拓展的关键的突破性进展是由约翰·霍普金斯医学院的汉弥尔顿·史密斯（Hamilton Smith）及其合作者做出的。与丹尼尔·那森斯（Daniel Nathans）一道，亚伯（Arber）和史密斯一起获得了1968年的诺贝尔生理学或医学奖，因其"发现了限制性酶，并将它们应用于分子遗传学问题"。那森斯在这一发现中的贡献在于，他证明了在噬菌体研究中所发现的限制性酶也可以用于修改动物病毒的 DNA，例如猿猴病毒（simian virus，SV40）的 DNA。

许多限制性酶的特殊之处在于它们不会造成平末端切割，而是造成错位切割，遗留下一些核苷酸以单链形式保留下来。这使得被切割分子的产物在其末端呈现"黏性"，从而有利于构建成新的杂合分子。限制性酶很快就被分为4类[I-Ⅳ]，每类都有几种酶所代表，例如有超过300种Ⅱ类限制性内切酶[13]。紧跟着应该被讨论的问题就是，是否可能在物种之间以受控的方式移动基因，而且在自然界中这种移动方式通常不会自发发生。在20世纪70年代，切割和粘贴 DNA 片段的技术得以开发，使得将控制特定蛋白质合成的被选定的 DNA 片段从一个细胞基因组移动到另一个细胞基因组成为可能。而这种操作方式在自然界中通常是不可能的，正如基因不会自发地从动物细胞转移到细菌细胞。正是这种来自不同物种的 DNA 组合导致"重组 DNA"（recombinant DNA）这一术语的诞生。这一最初的开创性工作是由保罗·伯格（Paul Berg）于20世纪70年代初在斯坦福大学完成的[14]。他旨在研究从一个真核生物物种转染到另一个物种的 DNA 片段的功能。在这项工作中，他利用前面介绍的动物病毒 SV40。这些重要的早期贡献使伯格在1980年分享了一半的诺贝尔化学奖，以表彰他"在核酸生物化学方面的基础研究，特别是关于重组 DNA 的研究"。沃特·吉尔伯特（Walter Gilbert）和弗雷德里克·桑格（Frederick Sanger）分享了当年另一半诺贝尔化学奖，以表彰他们"在核酸碱基序列测定方面的贡献"，这部分内容已经前书中提到过[Ⅲ]。

1973年，斯坦福大学的斯坦利·科恩（Stanley Cohen）与加利福尼亚大学旧金山分校的赫伯特·博耶（Herbert Boyer）合作，携手他们的研究团队一起发表了一篇文章，极大地拓展了重组 DNA 的应用领域。选定的真核生物基因可以在原核生物中进行转染和表达。这项开创性的贡献引发了两个重要议题。一方面，它引发了可能存在的伦理问题的辩论，也就是关于人为创造不能在自然界中产生的基因组合。另一方面，这种技术是否可以用于在异种宿主细胞中生产具有生物功能的蛋白质。当然人们很快便意识到，

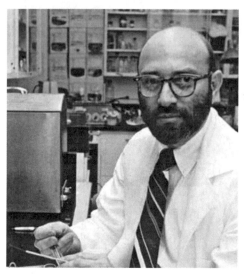

斯坦利·科恩（引自参考文献［28］）

这种技术具有巨大的商业利用前景[15]。在关于使用重组技术可能涉及的伦理问题的辩论中，使用了很多术语。所使用的形容词是"被操纵的"（manipulated），而不是"被精炼的"（refined）或"被改良的"（improved）。当可控的实验没有证实任何所预期中的异常效应时，人们对这项技术的信心也逐渐增强。一些在医学上至关重要的治疗方法得以在安全性上进一步改进，如合成的乙型肝炎抗原用作疫苗、合成的生长激素避免了朊病毒的污染（朊病毒在某些情况下可引发严重的脑炎[Ⅰ]），以及纯正的人类胰岛素和其他具有重要医学意义的化合物合成生产[16]。这些成就不仅代表生物技术产业能够安全生产重要治疗产品的重大进展，也体现了一个源于限制性酶使用的、具有数十亿美元价值的产业的崛起。

包括农业在内的许多领域，对重组DNA产品的开发和讨论一直持续到现在。随着科学家拥有更多精确的基因组改良工具，这种讨论愈发激烈。其中一个特定产品，即所谓的黄金大米，也是某些争论的源头，在我关于诺贝尔奖的后两本书中简要地介绍过[Ⅲ,Ⅳ]。这种大米含有正常大米的所有成分，但加入了常见野生大米中缺乏的维生素A。这种大米的普遍应用将有助于在提供营养价值的同时，防止在世界的某些地区因维生素A缺乏而导致的数百万人的失明。令人惊讶的是，引入这种有价值的谷物一直存在相当大的阻力。2016年，诺贝尔奖得主理查德·罗伯茨（Richard Roberts）提出倡议，并得到很多诺贝尔奖得主的响应，他收集了107个诺贝尔奖获得者的签名，用以支持使用该产品。然而，一些非科学的争论被提了出来，并延迟了该产品的注册。最终，抵制的浪潮似乎已经消退。新西兰和澳大利亚率先通过了该产品的使用许可，随后加拿大和美国也正式批准使用该产品。最近,菲律宾也对该产品的使用给予许可,因为该国迫切需要改善维生素 A 缺乏状况。这些变化表明人们对于使用重组技术的态度正在慢慢改变。即使是欧盟,现在也意识到是时候修订其基因工程规则并允许其更广泛的使用了。发起签名倡议的理查德·罗伯茨曾于 1993 年与菲利普·夏普(Philip Sharp)共同获得了诺贝尔生理学或医学奖,以表彰他们"在剪切基因中的发现",我们在前文描述过[Ⅳ]。理查德早期的一个举措是建立了 REBASE,这是一个限制性内切酶数据库,记录已经鉴定的许多种限制性内切酶的具体特性。REBASE 对于从事分子工程实验的科学家来说极具价值。

在离开应用限制性内切酶这一具有广泛利用前景的领域之前,还有两个应用将被提及。正如第 1 章中已经描述的那样,由于可移动的基因元件的转移,导致细菌对多种抗生素产生抗性的问题在现代医疗中成为一个日益严重的问题。这一问题的根源是人类医疗和畜牧业中对抗生素的滥用。限制性内切酶有助于鉴定具有不同的多重耐药性范围的细菌中的关键质粒,从而可以采取特定的措施。另一个应用领域是法医学。阿雷克·杰弗里斯(Alec Jeffreys)是一位英国遗传学家,他开发了一种 DNA 指纹技术,可以明确解决亲子关系问题,并可以追踪犯罪现场的血迹来源。这种技术有可能为那些被错误指控的个体提供无罪辩护。此外,它还揭示了一个事实,即在美国被判处死刑的一些人,后来基于血液检测被证明是无辜的。

分子镜像的世界和一项革命性的技术

过去 10 年,人类对可控的针对遗传材料的修饰技术研究取得了显著的进展,由此基因工程应用在人类身上的讨论也再次变得频繁。这些取得的成果又是基于对噬菌体和细菌的研究。CRISPR/Cas9 技术的发现已经在我最近的两本诺贝尔奖书[Ⅲ,Ⅳ]中被简要提及,其最终得到 2020 年度诺贝尔化学奖的认可。艾曼纽·沙彭蒂耶(Emmanuelle Charpentier)和珍妮弗·杜德纳(Jennifer Doudna)共获 2020 年度诺贝尔化学奖,以表彰她们"发展了一种基因编辑方法"。详细描述这些最近的进展对基因技术领域所产生的

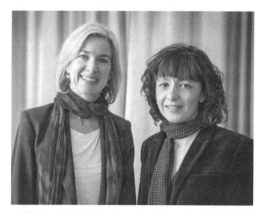

珍妮弗·杜德纳（左）和艾曼纽·沙彭蒂耶（引自参考文献［28］）

革命性影响将过于深入。虽然以科普的方式向受过教育的外行人解释这一新技术是一项不小的挑战，但是还是让我们追随历史的脚步，逐步理解细菌中用来防御特定噬菌体入侵和复制的系统是如何发展成为一种不仅可以在细菌中，也能在植物、动物和人类中实现基因组编辑的异常精确的体系？

这一切始于20世纪80年代中期，当时对一些细菌基因组进行测序时，偶然发现了一个令人惊讶的现象。即常见的肠道细菌大肠杆菌（*Escherichia coli*）被证明拥有一些由29个核苷酸碱基对组成的重复序列，这些序列具有独特的镜像对称结构，并且它们之间被一个由14个碱基对组成的序列所间隔，类似于一个分割的回文序列。同样的现象也在一种古菌以及之后的许多其他细菌中被观察到。由此引入了CRISPR（clustered regularly interspaced short palindromic repeat，即成簇的规则间隔的短回文重复序列）这一名词。随后的研究表明，CRISPR序列总是与一组称为Cas（CRISPR-associated，源自CRISPR相关的）的基因相关联。这些基因被发现能够通过引导DNA链的解旋和切割，从而在DNA代谢和基因表达中发挥重要作用。之后，人们陆续发现了许多不同的Cas亚家族。

经过几年的研究，人们阐明了CRISPR位点的功能重要性。这些位点被证实源于不同类型的可移动基因元件，如噬菌体，并且每个元件都拥有独特的"指纹"。当存在这样一个被称为"间隔子"（spacer）的明显核苷酸序列时，细菌就不再被带有该序列标记的病毒所感染。一种指示性（instructive）的免疫状态似乎得以建立。因此，"间隔子"这个术语多少有些中性意味，因为它实际上仅强调了一种位点特异性的标记。它的操控方式是产生中间互补的RNA，这些RNA可以干扰入侵的DNA。文档中记录了不同特异间隔子的关键作用，它们具有与潜在入侵的噬菌体和质粒相匹配的序列。在这种位点特异性的免疫中,有两个不同的步骤,一个是识别步骤,另一个是涉及Cas组分的干扰步骤。最终目标是噬菌体或质粒的DNA,而非RNA。但是,为什么带有间隔子的具有相关形式的DNA同源物没有被切割呢?这被证明是由于尚未激活的特定的核苷酸序列的相互作用区段受到邻近核苷酸的保护,这一特定核苷酸序列被授予一个复杂的名字——前间区序列邻近基序(protospacer adjacent motifs, PAMs)。因此,即使间隔子在引导对入侵的DNA进行切割之后,它也能毫发无损地幸存下来。

2011年,人们已经鉴定出了许多不同的Cas基因。其中之一Cas9,被发现在干扰现象中发挥独特的关键作用。同年晚些时候,沙彭蒂耶(Charpentier)团队揭示了寄主和入侵核酸之间复杂相互作用的进一步细节。他们确定了CRISPR位点附近其他重要的DNA区域。该区域位于DNA反义链上的一定间隔处,被称为反式编码的小RNA(tractRNA)。这个tractRNA和pre-crRNA能够形成碱基对,并为Cas9所促使的现象提供一个锚点。这种相互作用被发现能够指导位点特异性切割。

正因如此,沙彭蒂耶和杜德纳(Doudna)做出了关键性的发现。她们确定了一个大约10个核苷酸的特定的种子区域,这个区域对于目标识别至关重要。对这些机制的了解,使得创造一个人造RNA嵌合体结构成为可能,这种结构可以将crRNA和tractRNA这两个RNA组分的功能整合到一起。这一尝试取得了成功,实验室设计的分子被称为单链向导RNA(sgRNA)。通过使用这种新的双组分分子,人们可以按照意愿在任意特定的核苷酸序列处对一条DNA链进行切割,并可以在切割位点插入特定的DNA序列。在这一发现之后,该领域得以迅猛发展,并开始应

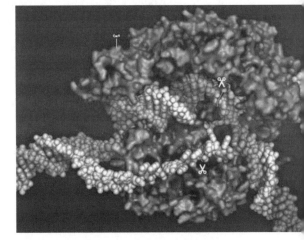

DNA中的关键位点允许目标特异性的修饰(引自瑞典皇家科学院在2020年诺贝尔化学奖相关海报中的说明)

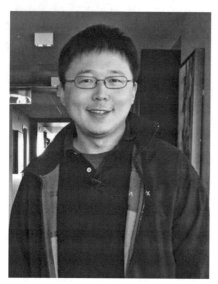

张锋，发展位点特异性DNA修饰技术的重要贡献者之一

用于原核生物及真核生物的体细胞和生殖细胞中。

许多工作原理不仅在实验动物和植物的研究中已经得以证明，同时在农业和食品加工行业中也有着广泛的潜在应用。事实上，在农业和食品加工业中，人们首次观察到并利用细菌针对异常核酸的免疫系统来进行细菌菌株的分型。细菌分型的最初目的是生产抗噬菌体的细菌菌株，从而应用于工业乳制品产业，例如酸奶和奶酪的生产。这类菌株真被鉴定了出来。由此，该技术在原核生物中的应用场景迅速扩大。更为重要的是，许多实验室也开始了在真核生物中的应用研究，尤其是张锋及其团队在麻省理工学院博德（Broad）研究所和波士顿的哈佛大学所做的研究。大概也是从那时起，该领域工作的扩展呈爆炸性增长[17]。全球各地的许多实验室之间开始了紧密合作。同时，非营利组织Addgene促进了全球实验室之间的试剂共享。合作范围扩展到包括向导RNA和靶向RNA目标的Cas13载体。研究表明，这套系统可以使宿主对RNA噬菌体的感染产生抵抗，因此也应该能够潜在地抵抗感染动物的RNA病毒。如果将这种机制转移到真核生物中，也有望干扰像COVID-19等RNA病毒的复制。由于COVID-19引起了2020—2022年的新冠大流行，因而它估计会成为许多研究型实验室的研究目标。

CRISPR/Cas9方法已被用于实验性改造骨髓里的造血干细胞。这些细胞也已成功应用于治疗遗传性疾病，如β-地中海贫血症和镰状细胞贫血，这些疾病都源于单个氨基酸的突变。然而，就目前而言，这种治疗的成本非常高昂。同时，对于基因编辑在人类和植物中的规定，也是一个严肃的国际问题，特别是在讨论生殖系修饰时，需要全面考虑使用这种新技术所涉及的科学、伦理、社会以及法律的挑战，因为引入的变化将会在后代中遗传。在这种背景下,只有特定的明确由基因组缺陷所导致的遗传性疾病,如肌萎缩性侧索硬化症和囊性纤维化,才会考虑应用这种新技术。

除了明确定义的遗传性疾病,还有许多潜在的应用领域,例如癌症,可能还包括朊病。正如我在关于诺贝尔奖的第一本书中提到[1],至少在小鼠中,既然朊病似乎是由一种功能异常的非必要宿主基因所引起的,那么也许可以用这种技术方法来解决。而在遗传疾病的情况下,可能可以首先考虑各种单基因疾病,但也可能包括一些系统性疾病,其中已经明确了某些遗传因子发挥着特定的作用。最后,这项技术还用来证明由基因决定的且在某些情况下似乎无关紧要的细胞表面膜受体,可能对细胞感染某种病毒的可能性起着决定性作用。在缺乏这种受体结构的情况下,个体将对某种病毒的感染具有抗性。一个典型的例子就是细胞上的CCR5受体。由于其遗传构成的原因,没有这种受体的个体不会被人类免疫缺陷病毒(HIV)所感染。然而,国际法规规定所有这类应用都需要在全球范围内遵循严格的伦理规定。如果不遵守这些规定,科学家可能会面临牢狱之灾。这种情况实实在在发生在一名中国研究人员身上,他修改了一对双胞胎的生殖细胞,使他们的细胞无法产生CCR5受体,从而令他们今后对任何HIV感染都具有免疫力。

如上所述,CRISPR/Cas9系统是一个相当复杂的体系,即使对于受过良好教育的人来说,解释其工作原理也具有一定挑战。瑞典皇家科学院多年来一直在制作海报,尝试用多种不同的语言来讲解那些被诺贝尔物理学和化学奖所肯定的发现。这些海报可以在学校或其他教育场合使用。这些海报提供了图解,用以简明扼要地展示复杂的科学关系。如已提到的CRISPR/Cas9系统就可以作为一个范例(见第161页的图)。这种图解有助于人们记住不同的相互作用组分以及其间高度复杂的相互关系,但其简化了一些必须要说明的关系。因此,通过图解仍难以向观众传达分子间互作的数量、空间以及时间的感受。在广阔无垠的微观世界中,数量庞大的分子在不停地随机运动,其中偶然发生的有意义的邂逅必然要靠观赏者的想象力来描绘和理解。对各种生物系统发展的猜测时常会引发对信息传递的反思,即在进化过程中建立起来的各种生物系统所固有的限制条件下的信息传递问题。多样性可以通过不同的方式产生，这也是一个有趣而又高度复杂的话题，常常值得进一步推测和探索。

要如何传达分子在这个以虚空为主导的微观世界中舞动的感受呢？著名宇宙学家兼备受赞赏的科普作家卡尔·萨根（Carl Sagan）将其表述为"亿万又亿万"（billions and billions），尽管他曾幽默地否认自己曾经使用过这个词。大量的数字的确非常难以用一种有意义的方式来理解。我们已经多次提到，在我们生活的世界中，预测的病毒数量为 10^{32} 个。那么，在这个"亿万又亿万"个微生物中，单个微生物又能够识别和抵御多少种不同的噬菌体呢？在特定环境中，某种噬菌体的相对浓度是多少？它是否可以与迁徙候鸟的"轻盈羽翼"一样，在穿越巨大的距离之后，再用尚不确定的机制返回到地球另一边的某块特定的草坪上？人们能否从宏观尺度推断到微观尺度？但是，分子并没有迁徙候鸟那种卓越而且部分未知的导航能力。在微观分子世界的大多数情况下，它们只能通过以非常大的数量进行呈现，并展示出随机的运动以及特定的互作偏好来应对巨大的交互空间。在这个世界中，大部分的存在都是"虚无"和"浪费"。人们甚至可以说，生命之舞的分子无处不在，又无所在，用简洁的拉丁文可以表达为 *ubique et nusquam*。（译者注：无处不在又无所在，这是一个哲学或神学的短语，用来描述一种超越空间的存在）。

病毒成功传播并感染到一个新细胞，其实这是非常罕见的事件。借用《圣经·马太福音》13.8 的著名引述："有的落在路旁，飞鸟来把它吃了。有的落在荆棘中，荆棘长了起来，使它们窒息了。仍会有一些种子落在好的土壤里，长出了庄稼，要比播种时大 100 倍、60 倍、30 倍。"当然，从雄伟的蓝鲸到仅凭 4 个基因存活的微小病毒，所有生命形式的共同点都是它们依赖特定环境条件下的生存和繁殖能力。正如我们已经反复讨论的那样[Ⅰ,Ⅱ]，讨论病毒是生物还是非生物的问题并没有太大的意义。值得注意的是，除了促进适者生存之外，病毒在令人惊叹的和漫无目的的进化过程中起着至关重要的作用。病毒与宿主之间的相互作用可以看作是一场永无止境的国际象棋游戏。当微生物发展出类似 CRISPR/Cas9 系统时，虽然使得某些可移动的基因元素难以存活，但其中一些可能会找到规避某些细菌进化出的特定防御系统的方法。这种相互制约的关系,反过来可能导致细菌利用进化上的修补,从而催生新的防御手段。在动物和人体中的某些大型病毒,比如之前讨论过的疱疹病毒中,我们可以看到这种国际象棋游戏的结果。病毒似乎有时会"偷取"某个宿主基因,利用这些基因并通过自发突变修改其功能,然后将其用作对抗干扰素或细胞介导的宿主细胞机制的反制武器。

指导性和选择性免疫

原核生物和真核生物对抗病毒或细胞病原体等外源基因物质的入侵或竞争的防御机制可以分为指示性(instructive)和选择性(selective)两种。1908年诺贝尔生理学或医学奖得主、微生物学家和免疫学家保罗·埃利希(Paul Ehrlich)使用"钥匙和锁"来比喻这种机制。然而尚未解决的问题是,一把钥匙如何影响一把锁的存在,用以将来可能的互作。如果一把钥匙能够引导与之相匹配的锁的形成,这个过程则被称为指导性的;但如果它只能在非常多的不同的锁中去寻找可能的匹配,那就被称为选择性的。当时,埃利希与瑞典著名科学家斯万特·阿雷纽斯(Svante Arrhenius)对于免疫问题进行了广泛的争论。阿雷纽斯是一位物理化学家,也是首位获得诺贝尔奖的瑞典人,这一荣誉是在1903年获得的(第230页的图)。同时他还是乌尔夫·冯·奥伊勒(Ulf von Euler)的教父,我们将在第6章再次提及他。在接下来的章节中,我们还将再次遇到埃利希:因为在下一章中,我们会介绍一个以他的名字命名的重要奖项;同时在最后一章中我们还要简要地提到他,因为他引入了配体的基本概念。埃利希关注的问题还有免疫系统可能对身体本身产生反应的风险,即"恐怖的自体毒性"(horror autotoxicus)。免疫(immunity)一词借用于罗马帝国的军队,

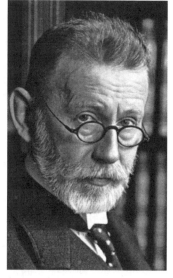

保罗·埃利希(1854—1915)(引自《诺贝尔奖》1908年年鉴)

因为罗马士兵是被免除税务的,也即他们是免疫的(immune)。当人们发现有多种不同的解决方案可以建立免疫的时候,上面提到的问题以及其他的一些问题都得到了解决。

上述讨论中,细菌对入侵的可移动基因元件(如噬菌体)的免疫明显是指导性免疫。由于具有入侵性的移动基因元件的数量似乎并不是很大,因此这也许是最为合适的选择。对于真核生物而言,挑战则更大且更广泛,因此它们逐渐演化出越来越复杂和多样化的结构,并逐步建立起更为先进的免疫系统。在真核生物免疫防御的研究中的发现催生了多个免疫学方面的诺贝尔奖。这些在我关于诺贝尔奖的第2本书中有所描述[II]。随着时间的推移,人们发现免疫应答的产生是可以克隆复制的。因而,一个免疫细胞只能产生一种特定类型的抗体或呈现出一种特异的细胞免疫。这一观察结果促使开发了一种技术,可以将产生唯一类型抗体的细胞克隆分选出来。这个在实验上非常有用的技术使乔治·科勒(Georges Köhler)和塞萨尔·米尔斯坦(César Milstein)于1984年获得了诺贝尔生理学或医学奖的认可。但是,免疫应答的克隆性立即引发了另一个问题,即身体如何有能力对潜在的任何类型的外源结构都产生免疫力? 这当然是不可能的,所以自然界不得不作出妥协。在胚胎分化的后期,未来的骨髓细胞允许即将参与免疫分子(包括抗体)形成的某些基因发生随机突变。其结果就是对于许多不同类型的抗原以非预定靶向的方式具备了广谱反应的能力。

两位卓越的科学家完成了对这一系列事件的概念化,但他们并没有一道获得诺贝尔生理学或医学奖。病毒学家麦克法兰·伯内特(MacFarlane Burnet)与彼得·梅达沃(Peter Medawar)已于1960年就因其“对获得性免疫耐受的发现”而获得诺贝尔奖。而丹麦免疫学家耶尔内(Jerne)则需要再等待24年才与科勒和米尔斯坦一起获得诺贝尔奖的认可,以表彰他在概念化克隆选择理论方面的贡献。诺贝尔奖的奖励动机描述有点长,其内容是表彰“关于免疫系统发育和控制的特异性理论,以及单克隆抗体生产原理的发现”。我不记得为什么我们没有设法去缩减这个颁奖词。正如之前所争论的,颁奖词的长度通常与发现的影响力成反比。人们需要花费一些时间才能理解抗体的多样性是如何通过某种抽签系统所产生的。利用分子生物学技术,利根川进(Susumu Tonegawa)证明了在胚胎分化的某个时期,未来产生免疫球蛋白的骨髓细胞允许一组特定的基因在免疫球蛋白的生产过程中发生随机突变。因此,一个庞大的产生抗体的细胞克隆库得以生成。这也正是伯内特和耶尔内在提出"克隆选择理论"(clonal selection theory)时所预测的内容。

　　然而,在产生这些克隆细胞的过程中有两个注意事项。一是部分克隆细胞可能会与宿主体内各种特化组织细胞的表面抗原发生反应。为了避免这种情况,在胚胎分化的后期阶段,所有会发生此类免疫反应的细胞克隆都将被消除,从而产生一种被称为"耐受"(tolerance)的状态。这一点在很早以前就由伯内特提出了,并因此成为他能够分享1960年度诺贝尔奖的主要原因。二是某种抗原与某种免疫细胞或其产生的抗体之间的反应适应性在初始阶段是相对不精确的。为了改善这一点,当细胞首次接触到某种抗原时,会触发一个微小的进化过程。这个过程通过逐步形成更好的抗体结合物来改进相互作用的效率。被选定的抗体反应力越强,所涉及的免疫球蛋白的亲和活性(avidity)也越强。

　　总体来说,自然界可以使用两种明显不同的法则,在防御系统或者其他需要识别多样化结构的情境中(像嗅觉识别系统)产生多样性。一种是为了防止细菌感染噬菌体和其他水平传播的基因元件,而采用的指示性(instructive)系统。该系统的基础是使用简短的核苷酸序列作为噬菌体的标记,以识别早先感染过某一系细菌的噬菌体。相比之下,在真核生物的免疫系统或嗅觉识别系统中,则通过选择性(selective)系统逐步形成更好的结合体。该系统是基于分子结合结构的随机展示法,使其能够与大量可想象的分子结构发生反应。这两种系统在各自特定的环境下都能很好地运行,但它们处理和利用信息的方法却截然不同。

试管中的抗体进化

　　2018年的诺贝尔化学奖一半颁给了弗朗西斯·阿诺德(Frances Arnold),以表彰他"关于酶的定向进化"的研究,另一半颁给了乔治·史密斯

（George Smith）和格雷戈里·温特爵士（Sir Gregory Winter），以表彰他们在"噬菌体展示多肽和抗体"的相关的工作。曼弗雷德·艾根（Manfred Eigen）曾在年轻时分享了1967年度的诺贝尔化学奖，我在关于诺贝尔奖的丛书中，尤其在最新的一册中[IV]介绍过他。我十分有幸与他成为朋友。他漫长的科研生涯对科学界有着重要的影响。他参与的许多课题中，有一个是关于在酶的选定假设的情况下，如何在实验室中为实验者指导酶的进化创造条件。他注意到，既然基因的特点是将信息存储在核酸中，而其产物在化学上则是由一个或多个折叠的肽链所代表的某种蛋白质，那么这本身就存在着重大挑战。为了利用具有这些特点的系统，我们需要一个实验装置，它可以在随机区域的信息重组、核苷酸序列和功能性蛋白形式的表达之间建立实验性耦合。通过使用噬菌体则可以实现这一点。

史密斯发展了一种非常巧妙的实验室蛋白质进化技术[18]。独具慧眼地选择了一种使用大肠杆菌作为宿主的小的丝状噬菌体。这种线形噬菌体的DNA包裹在两种不同类型的外壳蛋白中。主要的外壳蛋白包裹着整个长的噬菌体粒子，较小的外壳蛋白则密封着丝纤维的末端，有5个拷贝。史密斯选择这个末端蛋白即pⅢ外壳蛋白作为他的目标。他巧妙的构想是将一个外来蛋白的基因转染到pⅢ基因中，并希望它能暴露在噬菌体表面。在他最初的实验中，他选择了一个限制性酶的基因。通过使用特异性抗体，证明了限制性酶蛋白存在于噬菌体表面。这一观察结果为富集携带有外来蛋白结构的噬菌体提供了可能。这种通过使用抗体来进行的富集被称为"淘选"（panning）。因此，有可能建立这样一个系统，在其中，所选的目标蛋白同时携带着自身生产所需的配料（基因）。史密斯能够证明这种技术也可用于针对其他目标蛋白来富集好的抗原结合蛋

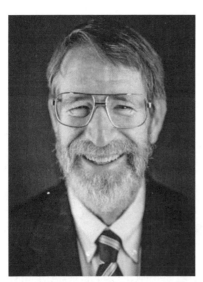

乔治·史密斯（引自《诺贝尔奖》2018年年鉴）

白。而且，这种方法也可以反过来用于鉴定能够与所选抗原更好结合的抗体。在讨论后一种方法的成功应用之前，我们还需要回顾一下蛋白质的免疫学特性。这些在我关于诺贝尔奖的第2本书[Ⅱ]中有所涉及，但我们仍可以再次温习一些关于蛋白质抗原和抗体的重要特性。

蛋白质是一个（有时是多个）由几百个氨基酸组成的链条，折叠成功能性的三维结构。然而，研究发现作为抗原的完整蛋白质与针对它的抗体之间的特殊免疫相互作用也可以使用该蛋白的片段来检测。这些片段可以在实验室中合成，被称作合成肽，长度为10～15个氨基酸。了解特定抗原位点与抗体反应之间的相关性，可以有针对性地选择具有增强结合能力的免疫反应试剂，以便在医学上进行潜在应用。当开发出生产具有所需特异性的小鼠单克隆抗体的技术时，就已经考虑过这种用途了。这种方法的一个缺点是，由于实验的原因，抗体具有小鼠的特征，因此与人类的免疫球蛋白不同。重组DNA技术可以解决这个问题。抗体的关键部分被人类抗体相对应的部分所替代，使其"人源化"（humanized）。这是温特（Winter）开创的领域。比如在治疗人类自身免疫性疾病等方面，应用这些抗体的效果令人鼓舞。而噬菌体展示技术也可以直接产生出具有高效、特异性反应能力的人类抗体，因此其应用范围更加广泛。

利用选定的噬菌体所进行的"淘选"技术使这种应用成为可能，但在这种情况下，要使用反向程序。因此，可以将代表所选抗体而不是抗原的功能片段的基因材料构建到噬菌体基因组中，与噬菌体的pⅢ表面抗原共同表达。这也存在一个问题，因为抗体的抗原附着点取决于两条多肽链（重链和轻链）末端的综合反应性。当耦合状态的两条链的关键部分在噬菌体表面进行实验表达时可检测到抗体活性，并可以通过反复地表达和选择来提高这种反应的效力。这一原理的发现开启

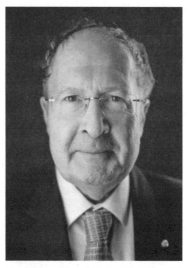

格雷格·温特（引自《诺贝尔奖》2018年年鉴）

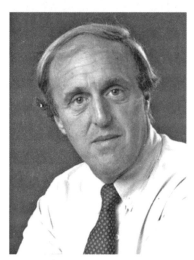

理查德·勒纳（1938—2021）（引自参考文献［28］）

了大规模生产高度反应性的特异性人类抗体的新时代，并可用于各种医疗条件中，尤其是用于治疗自身免疫性疾病。

这些开创性的发现和技术的发展主要由两个实验室完成的。一个是温特管理的实验室（温特分享了诺贝尔奖的一半奖金），另一个是位于加利福尼亚州拉霍亚斯克里普斯研究所（TSRI）的理查德·勒纳（Richard Lerner）实验室。在大约15年的时间里，我几乎每年11月都会在勒纳的实验室待上大约1个月的时间。这段经历促成了我们之间令人鼓舞的学术交流，铸就了我们之间深厚的友谊。因此，我得以亲眼目睹勒纳和他的同事们所取得的令人印象深刻的进展，尤其是他们生产出具有特定靶向结合活性，甚至展示出选定酶功能的抗体，也即所谓的催化抗体。诺贝尔奖委员会必须根据协议做出选择，以满足这一限制，最多只能有3位获奖者。这个限制引发了一场讨论，如何以公平的方式承认这样一个事实，即发现往往来自一个或多个团队，而这些团队往往涉及许多科学家。人们对3名科学家的限制各执一词。我个人认为这个限制的存在是好的。再补充一点，3名获奖者的规则是适用于卡罗林斯卡研究所的，但相对独立地，皇家瑞典科学院的规则实际上并不限制对团队的认可。

可以理解勒纳实验室对没有获奖的失望，因为他们只是在学院的新闻发布中反复被提及。我与勒纳的亲密友谊使我能够感同身受他的失落和不满。但不管怎样，我知道这种遗憾并不会阻碍实验室在其研究中进一步开创重要的探索。科学并不是由奖项驱动，而是源于个人的奉献精神。对于勒纳来说，这一点尤为突出，甚至可以用辛酸来形容。几年前，他患了一次严重的脑出血，从此被束缚在轮椅上。然而，在妻子妮琪（Nicky）的帮助下，他仍然设法到实验室继续科学研究。只要大脑仍然"运转"，他就怀揣希望，他的生活也正是由于热衷于追求科学而充满机遇和喜悦的。正如前面提到的，勒纳和我是通过科学互动逐渐加深认识，进而发展出深厚友谊的典型例子。我一直尽力适当地保持着我在原单位的正式联系，直到我在1997年成为瑞典皇家科学院常任秘书时，才放弃了与TSRI的正式联系。此后，我搬到北托雷斯派恩斯路（North Torres Pines Road）对面，成为诺贝尔奖得主杰拉尔德·埃德尔曼（Gerald Edelman）神经科学研究所的一名访问学者。

　　故事并没有结束。2021年的诺贝尔化学奖表彰了德国明海姆马克斯–普朗克煤炭研究所（Max-Planck-Institut für Kohlenforschung, Mülheim, Germany）的本杰明·利斯特（Benjamin List）和美国新泽西州普林斯顿大学的大卫·麦克米伦（David MacMillan），以表彰他们"发展了不对称有机催化"。这一发现在2000年通过两篇论文呈现。其中一篇论文的第一作者是利斯特，另一篇论文的资深和最后通讯作者是麦克米伦。利斯特的文章起源于他在拉霍亚斯克里普斯研究所（TSRI）的斯凯格斯生物化学研究所（Skaggs Institute for Biochemical Biology）卡洛斯·巴尔巴斯（Carlos Barbas）小组的工作。巴尔巴斯是一位备受赞誉的充满活力的研究领导者，不幸的是他因罕见的髓样甲状腺癌于49岁时去世。这篇文章的另一个中心作者就是勒纳。很显然，作为TSRI的所长，他不仅具备有效组织研究所的能力，还能够紧密关注实验台前的工作，并激发重大科学发现。20世纪90年代末，勒纳开发了催化抗体的使用方法，并且以一种实验性的方法检测了参与醛缩反应的抗体。这项工作表明，通过依赖形成名为烯胺的化学结构的机制，分子反应最终可以建立新的碳-碳连接。这是诞生不对称有机催化新概念的基础。因此，勒纳再一次非常满意地看到自己所得出的重要的"催化"概念，为另一个诺贝尔化学奖所认可的发现作出了贡献，但也是他第二次与诺贝尔奖失之交臂。我于2021年10月6日与勒纳进行了电子邮件交流，他通过妻子妮琪传达道"谢谢你的关心，希望你一切都好。我们两个都祝你一切顺利"。这是我与他的最后一次联系。不到两个月，他便去世了。

　　总结一下2018年的诺贝尔化学奖的获奖事件，还回到温特。噬菌体展示技术提供了一个非凡的机会，该技术可以在实验室中演化出具有高度特异性和有效结合力的抗体蛋白。这项技术使表型（蛋白质序列）和基因（DNA序列）之间建立了令人印象深刻的实验耦合。应用这项技术已经开发出几项重要的治疗方法。以阿达木单抗（Adalimumab）为例，它是一种能够有效结合肿瘤坏死因子（TNF）-α 的抗体，TNF-α 是人体内引发炎症的分子。通过减少 TNF-α 的活性，阿达木单抗对缓解类风湿性关节炎和其他自身免疫性疾病的症状具有显著的作用。此外，利用噬菌体展示技术还开发出了在某些癌症治疗中非常有价值的抗体。温特的诺贝尔演讲[19]题目是"利用进化创造药物"。正如我们所见，利用进化还可以增进对化学领域的了解。

让我回顾另一个独特的例子来结束本节。这个例子展示了通过共同的科学兴趣而建立起的个人友谊。在第7章中，我们将了解从20世纪50年代初开始，美国国会提供的资源使得美国国立卫生研究院（NIH）在马里兰州贝塞斯达得以强大发展。我们将看到，许多诺贝尔奖得主在该机构获得了卓越的技能培训，并在生理学或医学领域做出了重要的发现。NIH也成为病毒学发展的重要力量。因此，自20世纪60年代中期以来，我经常访问该机构。特别地，我了解到了国家过敏和传染病研究所（National Institute of Allergy and Infectious Diseases）充满活力的工作，并与其负责人罗伯特·查诺克（Robert Chanock）及其同事们建立了长达40多年的友谊。他的实验室在NIH从事呼吸道和肠道病毒的开创性工作。与鲍勃和他热心肠的妻子贝

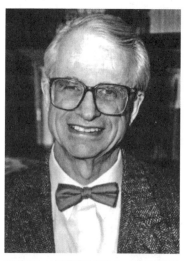

罗伯特·查诺克（1924—2010）（引自参考文献[28]）

丝的亲密友谊在我心中留下了美好的回忆。我都快成了他们家庭的一员，并无数次在他们位于贝塞斯达的朗伍德大道的家即"查诺克城堡"中过夜。在那里，我遇到了许多才华横溢的科学家，比如在NIH工作的卡尔顿·盖杜谢克（Carleton Gajdusek），他于1976年因其对库鲁病体（Kuru agent），一种感染性蛋白的非凡发现而分享了一半的诺贝尔奖，我在前文有详细的描述[1]。但是盛情款待可不仅仅促进了科学上的讨论。

鲍勃对古典音乐深深痴迷。在他这

个安宁传统的家里发生的唯一变化就是墙壁逐渐被越来越多的装有 CD 的书架所掩盖。在音乐的海洋中无尽徜徉的同时，鲍勃还喜欢前往泰森角的运动中心游泳一英里（鲍勃的仰泳很有效率），或者在周围慢跑几英里，欣赏春天美丽的山茱萸或秋天深红的枫叶。像对古典音乐的完全痴迷一样，鲍勃也非常认真地对待游泳。他记录下自己游泳的里程数。直到他的阿尔茨海默病加重时，他才没有再计数。在那时，他已经记录了 11 719 英里的里程（可能还低估了）。在相对较早的时间里，他就已经能够横越北美洲大陆了。华盛顿特区和洛杉矶之间的距离是 2 669 英里。到达加利福尼亚海岸并继续"向西行驶"意味着要穿越世界上最广阔的海洋。我对这段距离有所了解，那是在与克雷格·文特尔（Craig Venter）的船"巫师二号"（Sorcerer II）一起从斐济群岛到瓦努阿图搜集用于研究所有形式 DNA 材料的时候，我们早先介绍过[III]。鲍勃和贝丝的孙辈们跟随他进行了环球旅行，并在他到达北京和后来的戈壁沙漠时进行了庆祝。查诺克家族还向我介绍了美国历史，导致托马斯·杰斐逊（Thomas Jefferson）成为我心目中的伟人之一，描述他遗产的书籍在我的图书馆里大约有 3 英尺高。鲍勃备受多年的阿尔茨海默病折磨后去世，享年 86 岁。几年后，他的妻子和儿子史蒂芬从中收回了大约 22 000 张 CD，其中有 10% 的碟片完好无损，多数是重复的或 3 份的，都可以卖回到华盛顿杜邦圆环的商店，原先他们也是从那里购买的。史蒂夫本身也是一位受人尊敬的科学家，他是 NIH 国家癌症研究所癌症流行病学与遗传学部的主任。他和他的家人接过了源于他们父母的与我浓厚友谊的接力棒。

在 NIH 的其他机构中也进行了病毒研究。在临床中心这座高高的十层砖砌建筑里，同样进行着涉及肝脏感染病毒的开创性研究。随着时间推移，也取得了不少重要的突破。

威胁肝脏组织的特殊病毒

在本章前段提到的由重组 DNA 技术制备的预防乙型肝炎病毒感染的疫苗，可能会引发审视那些与黄疸相关的病毒。在我第一本关于诺贝尔奖的书中[1]，我介绍了马克斯·泰累尔（Max Theiler）在20世纪30年代中期通过在鸡胚细胞中以烦琐的条件传代病毒，成功地开发出黄热病的活疫苗。这种包含17D病毒株的活疫苗一直沿用至今。这一发现使得泰累尔在1951年获得了诺贝尔生理学或医学奖，这也是唯一一次授予病毒疫苗开发的诺贝尔奖。然而，后来还有两次诺贝尔奖表彰了对引起肝炎的其他病毒的发现。当黄热疫苗用于第二次世界大战期间士兵的免疫接种时，发生了严重的并发症。在超过600万接种疫苗的士兵中，有30万人发生了黄疸，这是一种通常与黄热病相关的症状。最终发现，用于稳定活疫苗病毒感染性的人类白蛋白被另一种能够引发肝脏损伤的病毒污染了。经过几十年的探索和研究，人们逐渐确定了能够攻击肝脏的不同种病毒。这些病毒之所以难以捉摸，主要是因为它们能够特异性地在肝细胞中复制，而在实验室培养的细胞通常非常难甚至不能繁殖。

然而，早在20世纪50年代，人们就推断出至少存在两种肝炎。一种被称为感染性肝炎，另一种被称为血清肝炎。据推测，引起前一种疾病的病毒，就像脊髓灰质炎病毒一样，可以通过与受污染的水直接接触而传播，也即所谓的粪口途径（fecal-oral routes）传播，而后者则通过受污染的血液传播。当时，人们观察到疾病有时发生在食用牡蛎的人身上。这种海洋生物通过滤过大量的水，可能导致病毒在其组织中富集。在某些情况下，这种特殊的感染来源导致了患者的特定人口特征，因为牡蛎是富人喜爱的美食。血清肝炎的特点则来自非常复杂的社会背景。

瑞典和其他斯堪的纳维亚（Scandinavian）国家的一项特殊运动是定向越野比赛，瑞典语中称为"orientering"。在这项全国越野比赛中，选手通常会借助一张显示一系列预选站点的地图和一个指南针，前往这些指定的地点，最终抵达终点。1957年至1962年期间，参加这类比赛的人中有500多例肝炎病例。据推测，很可能是当参赛者在简陋的条件下用共用的残留水清洗他们带有血迹的腿时传播了病毒。由于已经知道比赛是何时安排的，以及很可能的接触场合，那么就可以确定从接触到出现症状的潜伏时间。潜伏期被确定为50～150天。在此之后主办方引入新的规定，要求参赛者在比赛时穿长裤，感染也就随之消失。当然，在那个时间节点，还需要一些时间才能确定引起传染性肝炎和血清型肝炎的不同病毒性质。

首先被确认的能够引发感染性肝炎的病原体被称为甲型肝炎病毒。这种病毒最初于20世纪70年代早期利用电子显微镜鉴定发现，并最终在20世纪80年代初经过许多努力而在细胞培养中繁殖出来。这种病毒非常挑剔，难以培养。最终被确认的甲型病毒被证明属于小核糖核酸病毒科大家族，其中还包括脊髓灰质炎病毒。一旦甲型肝炎病毒能够在细胞培养中繁殖，那么生产疫苗就具有了可能性。疫苗的开发方式与用福尔马林灭活脊髓灰质炎疫苗相同。而引起血清型肝炎的病毒是在一个非常令人惊讶的情况下被识别出来的，这在我第一本关于诺贝尔奖的书中[1]有介绍，那一章的标题是"意外发现"（Serendipity）。巴鲁克·布卢姆伯格（Baruch Blumberg）那时正在研究澳大利亚原住民人群的血型抗原。他发现接受过多次输血的人的血清与澳大利亚原住民的血清之间存在显著的免疫反应。后者样本中的抗原被称为澳大利亚抗原，最初被解释为人类自身的成分。令人惊讶的是，后续研究发现它是一种感染性病原体的重要组成部分，最终被命名为乙型肝炎病毒。为了证明这一点，布卢姆伯格不得不学习病毒学，尽管这并不是他最初熟悉的领域。

通过电子显微镜，人们最终确定了乙型肝炎病毒的本质：一种仅能传播给类人猿，并因此只能在类人猿身上进行研究的病毒。人们发现，病毒是囊膜包裹的颗粒，也被称为"丹氏颗粒"。专业的英国电子显微镜专家琼·阿尔梅达（June Almeida）向我展示了它们的样子。结果发现这是一种新型病毒。人们发现它有引发持续性感染的倾向，通常是终身感染，会引起包括肝硬化和肝癌等在内的严重后果。虽然还无法在细胞培养物中培育这种病毒，但已经可以分离出指导关键表面抗原合成的病毒基因，并将其命名为HbS，将该基因克隆到重组载体中。如上所述，这种基因就可以在细菌中指导这种抗原的合成了。这导致了一种高效的疫苗研发的发展，其中默沙东公司（Merck Sharp and Dohme）的莫里斯·希勒曼（Maurice Hilleman）及其合作者为此作出了重要的贡献。布卢姆伯格（Blumberg）的这一发现使其于1976年分享了一半的诺贝尔生理学或医学奖奖金。我很荣幸能够在斯德哥尔摩音乐厅的颁奖典礼上介绍他和他的共同获奖者卡尔顿·盖杜谢克。我们后来成为非常要好的朋友，并有过许多愉快的交往，尤其是在他担任美国哲学学会主席的时候，我也是会员之一。

然而，即使在识别出甲型和乙型肝炎病毒之后，大量深入的动物实验仍清楚地表明，必然存在至少一种其他类型的肝炎病毒。它被简单地称为非甲非乙型肝炎病毒。第3种肝炎病毒，像乙型肝炎病毒一样，也会导致慢性感染，而且它不能在细胞培养中繁殖，因此需要在黑猩猩身上进行研究。在我关于诺贝尔奖的第1本书中，我提到我在盖杜谢克实验动物实验室第一次与黑猩猩接触时所引起的强烈的情感反应。事实上，它们与我们的亲缘关系如此密切，以至于直观上很不愿意考虑将它们用于实验。目前的情况是，我们已经全面禁止使用黑猩猩和其他高等类人猿作为实验动物。然而，仍值得注意的是，如果当初不使用它们，科学家不仅在识别某些肝炎病毒方面会遇到很大困难，而且还很难确定出导致库鲁病的病原体的性质，这种病原体也是人类罕见的克–雅病（Creutzfeldt-Jakob disease）的成因。

非甲非乙型肝炎病毒的研究逐步取得突破，通过确定其独特特性，最终获得了独立的命名，即丙型肝炎病毒。由于无法通过传统方法在实验室扩增后中对该病毒进行特征描述，因此必须通过精细的分子生物学方法以一种迂回的方式进行研究。在感染的黑猩猩中搜索病毒核酸，并经过多次努力，使用分子技术最终鉴定出该病毒的核酸。人们发现该病原体是一种小型的包膜RNA病毒，属于黄病毒科家族（Flaviviridae）。正如其名称所示，该科还包括黄热病病毒，其在一个单独的属中。这一突破为开发特异性诊断工具、疫苗和抗病毒药物提供了可能性。有效的药物已经被开发出来，并且利用这些药物可以治愈患者。不管怎样，疫苗的研发仍需继续。人们已经尝试过在传统黄热病疫苗中"搭载"丙型肝炎抗原，但没能成功。丙型肝炎病毒研究的杰出成就促使哈维·奥尔特（Harvey Alter）、迈克尔·豪顿（Michael Houghton）和查尔斯·赖斯（Charles Rice）于2020年分享了诺贝尔生理学或医学奖，以表彰他们关于"丙型肝炎病毒的发现"。赖斯是我在洛克菲勒大学的好朋友，我曾多次在他的系里做关于我诺贝尔奖丛书的讲座。

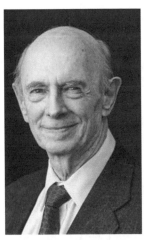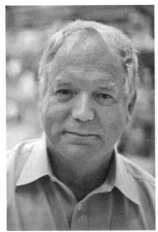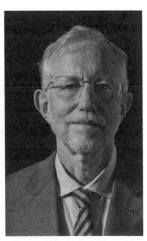

哈维·奥尔特（左）、迈克尔·豪顿（中）和查尔斯·赖斯（引自《诺贝尔奖》2020年年鉴）

　　为了完整起见，补充说明一下丁型和戊型肝炎病毒。丁型肝炎病毒（HDV）非常特殊，它是一种卫星病毒，只能在同时感染乙型肝炎病毒（HBV）的患者中复制，因此可以看作是寄生在寄生体上的寄生虫。这种共感染会加重受感染个体的症状。丁型肝炎病毒在我之前的一本关于诺贝尔奖的书[Ⅳ]中已经讨论过了，因为它是一种独特的小型RNA病毒，没有编码蛋白质的能力，但具有特殊的酶活性，即核酶。戊型肝炎病毒（HEV）主要在发展中国家引起感染。它源于动物，因此被称为人兽共患病毒（zoonosis）。该病毒通常会引起相对轻微的感染，但孕妇是特殊的风险群体，会发展为严重的感染。戊型肝炎病毒引起的感染类似于甲型肝炎病毒（HAV），但致病因子不同。戊型肝炎病毒属于一个独立的小型RNA病毒群——戊肝病毒科（Hepeviridae）。

　　自2014年以来，世界卫生组织一直致力于全球慢性肝炎病毒的消除计划。这些病毒每年导致全球超过一百万人死亡，其疾病负担比艾滋病、结核病和疟疾的总和还要大。在自然条件下，这些病毒的主要传播途径是分娩时的母婴传播。如果通过疫苗接种或抗病毒治疗控制这种传播情况，人类将迈出消除这类感染的重要一步。额外的消除病毒的举措还包括：控制用于输血的血液质量，以确保其不被乙型或丙型肝炎病毒所污染，以及采取额外措施来确保这些病毒不会在滥用静脉注射药物的情况下传播。

消除潜在可根除的病毒性疾病具有重要的意义。因为一旦这些问题得到解决，就有机会永久解决病毒性肝炎，这一点已经通过成功消灭天花得到了证明。就在我撰写这本图书的时候，由野生病毒的传播所导致的脊髓灰质炎已经接近于根除，年发病例仅为100例，而且仅限于阿富汗和巴基斯坦这两个国家。

生产疫苗的新方法

最初开发的疫苗有两种。其中一种是活疫苗。无论哪一种疫苗，都有幸在动物身上发现了病毒的变种，如牛身上的牛痘能在人体中引起轻微感染，但这样人类就会对严重致病的天花病毒感染产生免疫力。或者也可以尝试"减弱"病毒，使其致病性降低，就像马克斯·泰累尔（Max Theiler）在20世纪30年代研制出黄热病病毒株17D时所做的那样[1]。另一个例子是，阿尔伯特·萨宾（Albert Sabin）于20世纪50年代末在实验室反复繁殖脊髓灰质炎病毒的3种血清型，从而消除其致病能力。通过类似的程序，针对麻疹、流行性腮腺炎和风疹的活疫苗得以研发出来。除使用活疫苗以外，灭活疫苗也得到了应用。顾名思义，这种产品能在不复制病原体的情况下产生免疫效果。其疗效取决于反复注射。所开发出的这种类型疫苗的第一批产品是为了预防与细菌感染有关的症状，如白喉、破伤风和百日咳。20世纪40年代，人们发现流感病毒可以在鸡胚中有效复制，于是福尔马林灭活疫苗应运而生。20世纪50年代初，乔纳斯·索尔克（Jonas Salk）对当时在组织培养物中成功培养的脊髓灰质炎病毒也采用了同样的灭活程序[1]。随着DNA重组技术的不断进步和分子生物学技术的普遍发展，生产不同种类疫苗的可能性也随之增加。这一发展的第一步就是前面已经提到的，在细菌中生产乙型肝炎的表面抗原，这使我们能够开发出一种有效的乙型肝炎疫苗。与之前开发的其他传统疫苗一样，这种疫苗的免疫原性也是基于疫苗制剂中蛋白质的特性。需要补充的是，某些针对细菌如肺炎球感染的疫苗，依赖碳水化合物作为关键的免疫原，但大多数疫苗还是依赖蛋白质免疫原。

随着合成各种携带特定信息的核酸制剂技术的发展，人们开始考虑是否可以利用这些技术在待免疫个体的细胞中诱导选择性蛋白质的合成。早在20世纪90年代初，科学家们就进行了首批测试，通过工程化的DNA来表示构成流感病毒基因组的特定RNA片段，并用于免疫。选择DNA的原因是预计其比流感病毒自身RNA基因组更稳定。结果是，DNA虽然可以诱导免疫反应，但这种免疫反应太弱，尚无法提供有效的普遍保护。此外，还制备了其他实验性DNA疫苗，但当时没有一个能够诱导出有效的免疫力。这可能是对于核酸来说，以完整形式进入细胞核并从那里启动以产生抗原再引发免疫是一个不小的挑战。引发免疫的事件序列始于核内的信使RNA（mRNA）的形成，并以细胞质中借助细胞机制合成病毒的特异性蛋白质为结束。这些抗原从细胞中释放出来，才能潜在地引发抗体和细胞介导的免疫反应。因此，人们开始考虑是否可以直接使用适当挑选过的信使RNA来诱导免疫，尽管最初认为这种分子进入细胞后会过于脆弱而很容易被降解。

联系到2020年迅速扩散的新冠疫情，许多制药公司立即展开了大量的努力，并以最快的速度生产了若干种灭活疫苗。时间表被设定为8～10个月，而不是常规可能所需的数年时间。人们利用所有可能的方法，包括使用病毒特异性的RNA，其在病毒基因组中编码形成病毒表面突起的蛋白质，这种包膜表面的突起颗粒特征也正是冠状病毒的名称由来。如下所述，RNA病毒的基因组可以是直接被用作信使RNA的类型，即所谓的正链RNA；也可以是相反的类型，即负链RNA。在后一种情况下，病毒需要携带一种能够合成互补RNA的酶来启动病毒复制。冠状病毒是正链病毒，因此代表病毒基因组选定部分的分子可以以它们天然的形式被使用。在实验室中使用合成的相匹配的DNA，可以生产出选定的冠状病毒特异的RNA。为了使其能够起到信使的作用，构建物需要从所谓的"帽子结构"开始，接着是5′非翻译区（untranslated region），然后是选定的基因，最后是3′非翻译区和一段聚丙氨酸的尾巴。在所选定搭建的结构体中，甚至还使用了更为先进的设计。研究发现，用假尿苷代替尿苷核苷酸可以增加免疫原性蛋白质的产量。而且，在插入关键的冠状病毒RNA基因拷贝之前，还插入了从甲

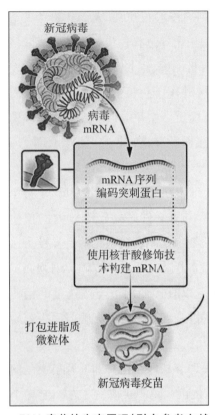

mRNA疫苗的生产原理（引自参考文献[20]）

病毒属复制来的某种形式的信使RNA。通过这种改进，所选定的冠状病毒信使RNA不仅被置于细胞质中发挥作用，而且其作用效果被放大了，并能够扩增出比最初转移的基因量大得多的基因剂量[20]。令人震惊的是，分子工程的发展状态目前已经达到了一个很高的程度。如果德尔布吕克看到他所开创的领域发展得如此迅速，他肯定会说："我不敢相信！"

最后补充一点，寻找一种安全的将RNA以完整形式传递到细胞内的方法是一个挑战。现如今已经提供了不同的解决方案。比如通过使用存储在低温下的脂质微粒中的RNA，这一方案取得了成功。RNA可以通过其周围所包裹的脂质层与细胞质膜之间的融合而被递送到细胞内，这一现象还将在第8章中进一步讨论。一旦病毒特异性的RNA被放置在细胞质中，并且在某些构建的表达载体中增加其表达量，它就可以与核糖体相互作用，并合成病毒特异性的蛋白质。当这些蛋白质释放出来时，宿主的免疫系统将被激活。撰写本文时，已经有第一批不同的RNA疫苗在不同国家的人群中用于免疫，以抵抗新冠病毒（SARS-CoV-2）。通过引入RNA，用于抗击COVID-19大流行的免疫原，也意味着疫苗学的历史正在书写一个新的篇章。关于疫苗的免疫原性的初步报告是令人鼓舞的，但关于免疫的持久性和有效性仍有更多需要了解。RNA疫苗的一个潜在优点是，如果它所要预防的特定病毒毒株因其RNA发生重要突变而改变其行为，那么它也可以很容易地进行修改。然而，应该补充的是，对于真核细胞中可能存在的抵御外源RNA的防护系统及其性质，还有待进一步研究。目前仅仅了解了一部分。其中一个系统是由安德鲁·法尔（Andrew Fire）和克雷格·梅洛（Craig Mello）在研究工作中鉴定出来的。他们因此在 2006 年获得了诺贝尔生理学或医学奖，以表彰其"对 RNA 干扰（RNAi）的发现，即双链 RNA 介导的基因沉默"。RNAi 系统与细菌中的 CRISPR/Cas9 系统截然不同。它们在操作系统上不一样，分别管理真核生物和原核生物的防御系统。

像小细菌一样大的病毒

1992 年，法国马赛和英国利兹的一个科学家小组获得了一项意外的发现。他们在研究一种特殊的阿米巴变形虫（其被认为可能与一种严重的呼吸系统疾病——军团病相关）时，发现细胞的细胞质发生了变化。最初他们认为这是由所谓的革兰氏阳性细菌感染引起的。然而后来，科学家们发现它实际上是一种前所未见的巨型病毒。由于它的外观类似微生物，因此被称为拟菌病毒（*mimivirus*）。后来，在许多不同的环境中又发现了几种具有相关特征和更大基因组的病毒。它们获得了非常具象的名字，如巨大病毒（*megavirus*）、巨型病毒（*mamavirus*）和潘多拉病毒（*pandoravirus*）。这些病毒都被划分为拟菌病毒科（Mimiviridae）[21]，也是模拟病毒目（Imitervirales）下唯一的家族成员。由于这些病毒的巨大尺寸，它们甚至可以用普通的光学显微镜被直接观察到，并且不能通过超滤膜，这也违背了最初对病毒的定义，即超滤性。这些巨型病毒的结构特征（见第 182 页的图）是不同寻常的。它们具有一个直径 400 nm 甚至更大的二十面体结构，即衣壳，这比以前已知的最大的动物病毒——痘病毒（poxviruses）还要大 3 倍。整个衣壳被长长的毛覆盖，可延伸约 100 nm。总体结构独特，因为在衣壳内部还具有一个包裹中间核心的脂质层，核心中包含着 DNA，其大小比以前遇到的最大病毒的 DNA 大 3 倍。这种新型病毒的基因数量接近或甚至超过 1 000 个，与最简单的病毒形式形成鲜明的对比，如植物病毒 TMV 和前面提到的噬菌体 MS2，它们仅通过使用 4 个基因就能引发寄生复制。

大多数 DNA 病毒，如上文讨论的动物疱疹病毒和腺病毒，利用自然存在的宿主细胞的 DNA 复制机制在细胞核中复制其 DNA。如果这种复制过

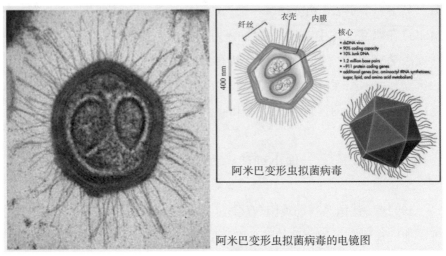

阿米巴变形虫拟菌病毒的电镜图

拟菌病毒的结构（引自参考文献［28］）

程发生在被感染细胞的细胞质中，入侵的病毒就需要能够在局部建立进行
DNA复制所需的分子机制。很显然，拟菌病毒和其他相关的巨型病毒就可
以轻易地实现这一点。值得注意的是，这也可能适用于各种以前已知的动
物病毒，如痘病毒，尽管它们的基因组大小只有拟菌病毒的1/3。

　　正是缺乏建立独立的蛋白质合成机制的基因，这使得巨大的病毒不
得不成为真正的细胞寄生体。因此，它们依赖细胞核糖体和转运RNA的利
用。其中一种名为巨型病毒（mamavirus）的巨大病毒甚至拥有一个名为
Sputnik的噬菌体，可以与它一起复制。正如我在之前的诺贝尔奖书中所讨
论的[IV]，还有许多寄生在其他病毒上的病毒的例子，比如腺相关病毒和丁
型肝炎病毒。因此，在巨型病毒中，病毒噬菌体寄生在其寄主病毒上，共同
利用阿米巴的代谢机制。所以说有时候微生物的生活可以变得复杂而又
交错！

　　这些出乎意料的庞大病毒在进化中所扮演的角色已经引起广泛讨论。
和其他病毒一样，它们无处不在，甚至在南极洲的干燥山谷中也被发现。有
人说，它们独有的特征是否足以使它们被归类为生命的第4个域？它们是
否可能代表细胞生命最初形式的前身，即细菌的前体？当然，它们的独有特
征最终并不足以支持这种划分。然而，这个提议引发了一些其他问题。或

许，它们可能在原核生物向更为复杂的有核动物细胞（真核生物）的过渡中发挥一定作用。关于进化过程中的这一关键性量变，我们还知之甚少，其导致大约20亿年前出现了更大更复杂的真核生物。不过已知的是，正如我们所提到的，这些生物体中的能量生成细胞器——线粒体，起源于一种入侵的α-变形菌，而植物中利用太阳能将二氧化碳转化为氧气的关键细胞器叶绿体，起源于一种蓝藻菌。当这些细胞器成为新兴真核细胞的一部分时，它们通过内吞作用带来一层膜。因此出现一个新的问题，即真核细胞的双膜封闭细胞核是否也源自内吞作用。

我叔叔约翰尼斯·诺尔比（Johannes Norrby）是一位音乐导演，他起初是一名自然科学教师。他在我的第3本关于诺贝尔奖的书中被提到过[III]。当他早在20世纪60年代向我提出这个可能性的时候，我感到非常惊讶。然而，拟菌病毒和相关的大型病毒的发现重新激起了这种猜想。就目前来看，大型病毒作为细菌进化的前体，或者作为真核细胞细胞核的前体是非常有可能的。实际上，也有些强有力的理由认为细胞核并非像线粒体和叶绿体那样具有内共生起源[22]。但依然，真核生物形成膜的重要能力影响着它们的内部结构设计和它们之间的交流方式。其起源很可能与吞噬细菌后形成的囊泡具有同化功能。

在不讨论真核细胞形成细胞核和建立性别这一决定性进化优势的情况下，我们也许可以推测，将转录和翻译进行战略分隔的核膜可能源于细胞内膜生物合成的普遍能力，这最初可能来源于细菌的带膜囊泡，也有可能来源于拟菌病毒而不是细菌？通过连接扁平化的细菌脂质囊泡，并使其形成一个包围DNA的更大的双层膜区，也许一个原始的细胞核就形成了。值得注意的是，在细胞分裂即有丝分裂期间，核膜会暂时溶解。一旦准备分裂的细胞的染色体复制完成，它们会被所谓的纺锤体牵引分离成匹配的染色体组合，并平均分配给两个子代细胞。每个细胞中会形成一个新的核膜，以实现将子细胞分隔成关键的核和细胞质的区域。然而，在推测原始真核生物形成的早期进化步骤中仍然存在许多猜测。大型病毒在核的进化发展中起关键作用似乎是不太可能的。囊泡的形成在真核细胞执行各种功能中是非常关键的。我们将在第8章中讨论囊泡在突触信号传递中的关键作用。推测导致相对简单的小型原核生物能够迈出决定性的进化一步，进而发展成为真核生物的根本性进化变化是很有诱惑力的。要给出这个问题的答案，确实是进化生物学猜想领域的圣杯。

如果在本节结束时给人留下细胞中的所有形式的区域分隔都依赖膜结构的形成这样的印象，那就不合适了。在细胞核内还有一个被称为核仁的结构。它占据细胞核的很大一部分，在细胞的蛋白质合成机制中起特殊作用，即合成细胞核糖体的亚基。核糖体在细胞质中工作，因此构成它们的基石首先需要从细胞核运输到细胞质这个区域中。然而，核仁并未被膜所包围。因此，还有其他形式的结构可以提供独立的物理环境，用于实现其他特定功能的稳定区隔，而无须膜的存在。在细胞生物学领域，这种结构被称为液–液相分离（LLPS）。目前的研究重点是描述和利用实现这种无形物理分离的方法。细胞的这种区隔机制也被称为凝聚层（coacervates）。或许在第1章中因使用这个概念而广受批评的胶体（colloids）研究领域可以重新兴起，并成为一个更为严谨的科学学科。

丰富多样的病毒世界

源于我具有病毒研究者的背景，因此，在我关于诺贝尔奖的书中，对这一学科的知识进展一直是优先关注的主题。现在是时候对此进行暂时的总结了，自从1969年向德尔布吕克、赫尔希和卢里亚颁发诺贝尔奖之后，直到6年后，也就是1975年，以及随后的1976年，病毒学领域的重要进展才再次得到认可。从1973年开始，我个人参与了卡罗林斯卡研究所的诺贝尔奖评选工作，因此未来能有机会写一些关于我自己参与评奖的档案资料无疑是一件令人心动的事情。然而，随着年龄的增长，我对能够完成的每一本有关诺贝尔奖的书都感到非常开心。如果由于健康原因，我无法继续讲述，这也可以由其他对诺贝尔奖历史感兴趣的人来接手。这样的继任者会很快学会欣赏这些奖项的档案所提供的非凡可能性，从而深入了解知识是如何进步的，又是如何对人类文明的发展产生重大影响的。在结束本章对于1970年诺贝尔生理学或医学奖的讨论之前，我们将对病毒在社会中的核心作用，及对地球生命有时在非常不稳定的条件下所扮演的进化关键角色作一些补充性的概述。

　　正如一再强调的，病毒无处不在。只要存在细胞，就会存在病毒。在我之前的一本关于诺贝尔奖的书中[Ⅲ]，引用了全球水域中病毒的估计总数是 10^{24} 个，是宇宙中所有恒星数量的 10 倍。在本书第 1 章末尾，还提到了地球上噬菌体的总数量则是亿倍之多，达到 10^{32} 个。因此，毫无疑问，病毒在各种极具挑战的环境条件下都是生存演化的大师。正因为如此，了解和利用它们储存在 RNA 或 DNA 中的众多信息，以及它们多样化的生命信息的处理方式，使得病毒成为理解生命奥秘的关键对象。

　　我们有充分的理由对无处不在的病毒充满好奇，并了解它们在更广泛的生态环境中的作用。我们在第 1 章结尾提到过，有机物的一半是由我们无法看见的微生物和病毒组成，这一事实在人类如何管理全球环境问题时需要更多地去考虑。在更小的尺度上，我们可以观察我们自己的身体，正如前书提到的[Ⅳ]，与我们身体的细胞总数相比，微生物数量是细胞总数的 10 倍。这可以通过微生物组的分析检测出来，而且可以得出证明，例如在我们的肠道中，如果这种微生物群处于一个不平衡的状态，就可能会导致疾病。但是细菌的存在也意味着，除了可能有感染我们人类体细胞的病毒外，还有感染这些细菌的病毒。它们的存在同样可以通过病毒组的分析来检测，这也将提供重要的信息。尽管存在不同种类的内源性病原体，但是来自外部的病毒通常是最重要的威胁。除了每年都会发生的感染如普通感冒和流感基于自然原因，我们也应该对引发大流行病的病毒株有一定的敬畏之心。

　　一旦通过电子显微镜确定了不同来源病毒的解剖结构，并且确定了它们的一般化学组成，将它们划分为不同组别的分类体系也就发展起来了。用于建立科、属和种的标准是从其他生物实体（尤其是植物）的分类中借用的术语，也正如我之前的书中所介绍的[Ⅱ，Ⅲ]。对病毒生物化学的进一步了解，特别是它们的核酸（DNA 或 RNA，而不是同一时刻的两者）所携带的遗传信息，扩展了追踪进化关系的可能性。为了不被环境中可能存在的酶破坏，病毒核酸由蛋白质提供保护。它们一起形成一个具有螺旋或立方体对称性的核衣壳。最后，动物病毒具有的另一个重要划分特征是有无包膜。这个包膜通常是通过修改某种现有的细胞膜而形成的。这个规则有几个例外，其中一个是又大又复杂的痘病毒，另一个如前文所述，是更近期发现的结构更加复杂的巨病毒目家族（megavirales）。它们可以在细胞质中独立产生新的膜结构。

已经提到的新技术能够方便高效地确定病毒基因组的核苷酸特征，为它们的分类引入全新的维度。目前，可以确定单个基因的数量和特征，并与其他病毒中可能存在的相应基因进行比较。长期以来，基因数量被认为在 4～300 个之间。然而，由于上面介绍的巨病毒目的发现，这个上限后来被扩展到大约 1 000 个，但是仍然可以方便地对病毒基因组进行详细的表征。

病毒核酸的解剖结构非常多样。其中一个特点是，基因组可以像几乎所有已讨论过的噬菌体一样，是一个完整的片段，但也可以分为多个片段，例如流感病毒的 8 个单链 RNA 片段或轮状病毒的 11 个不同的双链 RNA 片段，其中一些可以引起肠道感染。流感病毒以其分段的基因组展示了另一个独特的特点，即可以改变表面的免疫特性，正如前面所介绍的抗原性[II]。正是这种抗原的不稳定性导致每年需要更新疫苗中所包含的免疫原，以便在特定季节使用。有时病毒还可以进行大量的抗原跳跃，并由此可能导致大流行的发生。分割的基因组也出现在单链 DNA 病毒中，例如感染植物并通过昆虫传播的植物双生病毒（Geminiviruses）。一个特殊的例子是一类昆虫病毒——多核糖核酸病毒（polydnaviruses），它们在一个引人注目的共生三要素系统中发挥作用。寄生蜂卵上携带着相关的病毒一并被注入毛毛虫的体内。由于病毒的存在，毛毛虫的免疫系统活性被抑制了。这使得蜂蛹能够在毛毛虫体内发育，进而最终发育成新的寄生蜂，这是一个引人注目的互利共生的例子。人们可以轻易找到许多其他的例子，这些病毒对其寄主具有暂时的共生作用，并且不会立即造成破坏。正如反复强调的那样，病毒与细胞的相互作用多种多样，从急性的破坏性作用到慢性的持久性作用，进而到不表达的休眠病毒的潜伏状态等。现在让我们换一种方法来对病毒进行分类。

在我之前的另一本书中[IV]，详细描述了1970年发现逆转录病毒后引起的轰动。逆转录病毒携带了一种逆转录酶，能够将RNA复制成DNA。因此，最初鉴定的从DNA到RNA再到蛋白质的信息流需要补充另一箭头，显示DNA可以从RNA复制。如之前详细介绍的，这种逆向信息流在某些RNA病毒引起的肿瘤形成中发挥了特殊的作用。在这种情况下，起关键作用的不一定是病毒基因组本身，而是病毒通过在一个宿主中捕获并转移到另一个宿主的某些关键的细胞基因。这些被转移的

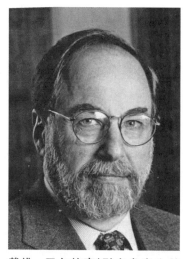

戴维·巴尔的摩（引自参考文献[28]）

宿主细胞遗传物质可以是多种多样的，被称为致癌基因（*oncogenes*）。戴维·巴尔的摩（David Baltimore）与霍华德·特明（Howard Temin）同时发现了逆转录酶的存在，他们与雷纳托·杜尔贝科（Renato Dulbecco）一道分享了1975年的诺贝尔生理学或医学奖，以表彰他们"对肿瘤病毒与细胞遗传物质的相互作用的发现"。

鉴于逆转录的潜力，我们再次回到病毒基因组的多样性设计。巴尔的摩在他的后续工作中对病毒基因组及其复制策略持有广阔的视角。这也促使他对病毒的分类提出了新的系统。该系统是以这些病毒获得病毒特异性的有功能的信使RNA途径为核心，即系统的中枢。正如上文所述，目前用于防止COVID-19感染的最先进的疫苗含有病毒的信使RNA。如果这项技术能够实现，它可能为开发针对病毒或潜在与癌细胞相关的其他重要免疫原的病毒疫苗提供一般性的解决方案。

真核生物和原核生物中的信息中枢以稳定的双链DNA形式存在，其中包括核DNA或与线粒体和叶绿体等细胞器相关的DNA。细胞中的所有RNA分子，无论是信使RNA、核糖体RNA还是转运RNA，都是通过DNA依赖性RNA聚合酶合成的。正如前面提到的[IV]，唯一的例外是在端粒中的RNA依赖性DNA聚合酶，它确保我们细胞和其他真核生物的DNA末端在

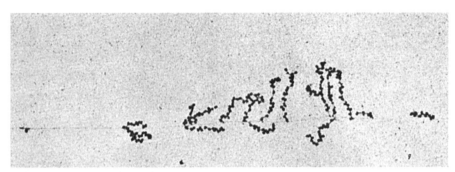

将DNA转录为RNA，并通过与核糖体结合，利用这个RNA在细菌中合成蛋白质

细胞分裂时保持完整且呈双链状。还有就是涉及所谓的RNA干扰调控的RNA依赖性RNA，其利用双链RNA来沉默基因。然而，真核生物和原核生物细胞中，其基因组物质及其表达存在重大差异。在更大的二倍体细胞中，DNA的复制和转录发生在细胞核中，而蛋白质合成发生在细胞质中。而在单倍体细菌中，RNA的转录以及其使用信使RNA进行的蛋白质合成是偶合的事件。

巴尔的摩提出了一个非常合乎逻辑的概念推演，引领了病毒分类的新方式。无论是哪种类型的病毒系统，都不可避免地依赖细胞转录病毒特异性蛋白质来发挥功能。因此，所有类型的病毒复制系统的关键共同点就是生成这些产物。为了实现这一点，需要表达病毒特异性的信使RNA（mRNA）。如果将此视为关键的支点，可以将病毒分为7个主要类别[23]。每个组的成员随后可以根据其他标准进一步细分为所谓的单系亚组（monophyletic subgroups）。

巴尔的摩定义的病毒类别有：

双链DNA：这些病毒的运作方式类似于正常细胞的DNA。就动物病毒而言，需要考虑两种情况。第1种情况是感染病毒的DNA被转运到细胞核中，然后利用正常的细胞机制在细胞核中产生信使RNA。将其运输到细胞质后，利用细胞核糖体和转运RNA合成病毒特有的蛋白质。第2种情况是当某些相对复杂的病毒DNA留在细胞质中，并在细胞质中建立起它们自己的DNA复制机制，并合成信使RNA。这个信使RNA随后在细胞质中利用宿主细胞中正常的蛋白质合成机制而运作。

单链DNA：这些病毒需要细胞酶来补充匹配互补的DNA链，在这种情况下，它就可以像细胞内普通的双链DNA一样工作。然而，需要有一种病毒引导的机制，以确保最终的基因组产物是单链DNA，并整入新的病毒粒子中。

双链RNA：这些病毒的RNA链需要分离，使得来自一个或两个亲本链的单链RNA能够作为信使RNA使用。

单链（+）RNA：这种类型的RNA可以直接在细胞中作为信使RNA发挥作用。它与细胞核糖体形成复合物，并指导病毒特异性蛋白质的合成。这是病毒在细胞中最直接、最简单的寄生形式。

单链（－）RNA：由于这种RNA无法直接与已存在的细胞核糖体相互作用，病毒颗粒需要同时携带一种能够将病毒RNA复制成可用作信使RNA的酶。未感染的寄主细胞没有能够执行这一功能的酶。一旦形成相反极性的病毒RNA，它就可以与细胞核糖体相互作用，并指导病毒特异性蛋白质的合成。

单链RNA并带有反转录酶：当这些病毒进入宿主细胞，它们可以利用其携带的逆转录酶将其基因组RNA复制成DNA。随后，它们利用细胞核内的机制，像核内的双链DNA病毒那样进行运作。

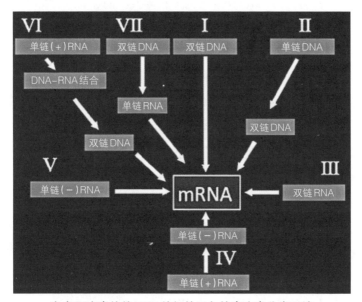

考虑了病毒信使RNA特征的巴尔的摩病毒分类系统

一类非常特殊的病毒：含有相对最少的双链DNA。这种环状DNA有断裂，并只有通过宿主细胞RNA聚合酶产生的中间RNA副本，才能复制成有功能的双链形式。其余部分则利用细胞的转录和翻译机制。

巴尔的摩除了对病毒分类的重要贡献，还对病毒学和分子生物学的发展作出了巨大的贡献。他的广泛影响力在2021年得到认可，并获得了拉斯克-科什兰（Lasker-Koshland）医学科学特别成就奖。在与拉斯克奖委员会主席乔·戈尔茨坦（Joe Goldstein）的通信中，我向他提到了在我的关于诺贝尔奖丛书[IV]中对巴尔的摩的介绍。我还告诉他在20世纪80年代末，当巴尔的摩来到斯德哥尔摩进行诺贝尔奖回访讲座的时候，我还是他的东道主。那时，巴尔的摩曾和我说道，太年轻的时候获得诺贝尔奖不是一件好事情（巴尔的摩获奖时只有37岁）。我很自然地问他为什么。他回答说："因为你就不会再获得其他奖项了！"戈尔茨坦知道了这一点后告诉我，拉斯克委员会最终成功地打破了诺贝尔奖的"诅咒"，认可了巴尔的摩的卓越成就。

在结束病毒分类领域之前，让我们再回顾一下噬菌体的特殊分类领域。我们在第3章提到，由于尚不清楚的原因，RNA噬菌体并不常见。然而，其中一个名为MS2的噬菌体由于其相对简单的结构，被斯皮格曼（Spiegelman）用于病毒复制的基础研究。除此之外，在20世纪90年代初，另一组含有RNA的噬菌体也被发现了。它们被归类为一个称为囊状噬菌体科（Cystoviridae）的家族，其结构比前面提到的MS2噬菌体更为复杂。MS2噬菌体则属于光滑噬菌体科（Leviviridae）家族。囊状噬菌体科的成员含有3个不同的、独立的双链RNA分子组。它们与一个聚合酶一起包装在一个衣壳内，并被脂结构所包围。这种含脂壳层结构在噬菌体中也不常见，只在另外两个家族中发现过。含脂噬菌体与细菌的相互作用是为了在细胞内沉积其遗传物质，这是非常复杂的，因为细菌有3层外膜，即细胞壁。在动物细胞中，这样的沉积更简单，只需病毒包膜与外部细胞膜融合或无包膜病毒通过内吞作用而进入细胞。现在我们还需要看看是否会发现其他的RNA噬菌体。然而，到目前为止，在已经发现的感染古菌的大量噬菌体中，尚未发现含RNA的病毒。因此，我们需要寻找一个解释，为什么全球估计

的噬菌体数量高达 10^{32} 个，完全由 DNA 病毒所主导，而在动物病毒中，RNA 病毒却非常普遍。

生存进化的大师

几十年前，当我给医学生讲解病毒时，我告诉他们由于病毒是细胞的寄生体，所以它们可能在细胞建立之后才出现。人们推测可能是宿主的某个含有基因组的细胞器获得了一种独立存在的形式，或者最初独立的简单微生物经历了一种普遍的退化，最后成为这种高级寄生状态。如果把这种进化依赖的方式与细胞间的传播结合在一起，就可能出现类似病毒的生物。在当时，这被认为是针对病毒起源可以接受的概念。但是随着对分子生物学基本原理的不断深入了解，这种观点逐渐站不住脚了。

从病毒复制的不同机制来看，我们需要再次考虑病毒样系统首次出现的时间，以及这个事件是如何与早期细胞生命的演化时间相互关联的。这个问题在我之前关于诺贝尔奖书[Ⅵ]的结尾部分就已提出。结论是，尽管就像我们今天所了解的一样，病毒是细胞寄生体，但它们并不一定是在第一个细胞出现之后才首次出现，这与我最初向学生们错误地传授的观点不同。相反，病毒似乎从所谓的 RNA 世界[24]开始就是进化的一部分。在这个世界中，RNA 分子具有令人印象深刻的双重功能，既能携带信息，又能作为酶（核酸酶）发挥作用。在这个形成具有复制能力的信息携带结构的前细胞阶段，复杂性逐渐增加。新的功能被一个接一个地添加进来。酶活性通过从核酸酶转为被蛋白酶逐步接管并扩展，从而提供了更多种类的功能。单链 RNA 对核心信息的携带责任也逐渐被双链 DNA 所接管，从而提供了明显增加的稳定性和效率。因此，在生命演化的最初 20 亿年中，在真核细胞最终出现之前，某种先驱独立的胚胎病毒结构逐渐适应了即将出现的细胞结构并以某种方式成为其寄生体。在众多具有不同寻常复制策略的病毒中，我们似乎目睹了胚胎分子生命在前细胞阶段的遗迹。这些细胞前进化的遗迹今天仍与我们同在。这一事实提醒我们，它们在导致生命出现的事件中发挥核心作用。同时，它们与宿主细胞共同成为生命力顽强的见证者[25]。

过去6亿年中，至少发生了5次导致大多数细胞生命灭绝的重大事件，而在之前的30亿年单细胞生命中发生了什么，只能由我们去猜测。也许灾难性事件使生命变得更加顽强。然而，进化的细胞从来不是孤独的。它们总是伴随着病毒的存在，这些病毒往往对它们的生存作出了重要贡献。

如上所述，病毒以多种不同的形式存储遗传信息，因此它们使用了一种非常多样化的基因组周转策略。它们的多样性可以真正地被称为进化的工具箱。基于对病毒基因组进行核苷酸测序所得到的片段性见解和推测，可以窥探生命进一步的发展和进化。在总结这些问题的书籍中，尤金·库宁（Eugene Koonin）的《机会的逻辑：生物进化的本质和起源》（*The Logic of Chance. The Nature and Origin of Biological Evolutions*）[26]是值得推荐的。令人惊奇的是，许多病毒在不同的形式中保留了RNA作为遗传信息的存储方式，因此可以推测出它们的进化发展可能有多个独立的起源。因此，病毒是所谓的多源性的（polyphylic）。

不同病毒之间的蛋白质关系非常有限，只有在核酸聚合酶的情况下才能看到一些序列相似性。由于蛋白质之间没有任何联系，它们被称为病毒的"暗物质"。现有知识证据支持的理论是：病毒是从原始基因池中逃逸出来的基因，而不再被视为退化的细胞内的寄生物或原始的基因元素。正如本章之前所描述的，病毒似乎在与宿主的棋局中不断演化，无论是噬菌体和细菌，还是动物、植物或昆虫病毒及其真核宿主之间。目前，对后者的推测性相互作用了解较少。在真核生物中，相比于原核生物，水平基因转移似乎在真核生物的进化中发挥较小的作用，但对于这个问题还没有最终定论，尤其是考虑到真核DNA中内源性逆转录病毒的频繁存在，就比如在人类基因组中[IV]。为了区分不同的角色，人们甚至提出了以下建议，病毒和其他自私元素与细胞的生命形式可能分别代表两大帝国。

RNA依赖的RNA复制系统和RNA依赖性DNA复制系统经历了从RNA世界的诞生之初一直到现如今的许多不同阶段，有时甚至是在灾难式的变化中得以幸存。这个命题自然也引发了一系列问题。在大约20亿年前，当大气中的氧气浓度逐渐从极低渐渐增加到较高浓度时，它们在进化出更为复杂的真核细胞的过程中起了什么作用？随着越来越复杂的多细胞生命形式的演化，它们的影响又发生了怎样的改变？多细胞生命形式最初在水环境中分化，但后来越来越多地出现在陆地上。植物、昆虫和哺乳动物令人印象深刻的多样化屡次受到上述极端灾难的挑战，只有那些能够幸存并再次分化和扩展的生命形式得以延续。像病毒这样的细胞寄生物在宿主的进化过程中必然发挥了一定的作用，以管理和改善自身的生存，而且还有可能帮助它们的原核生物，甚至后来的真核生物宿主生存下去。还有许多形式的共生关系等待我们去发现。

在编写这一章节的时候，也就是2020年5月，瑞典，尤其是斯德哥尔摩地区正处于COVID-19大流行第一波的管理之中。撰写这部分内容的时候，我正在被迫隔离。我们当时仍然处于所谓的"扁平曲线"的流行期中间。令人印象深刻的是，我们仍在搜集重要的信息，以建立稳定的数学模型，用于正确解读病毒在区域内流行传播的数据。我们正在了解病毒从亚临床感染者（占多少百分比）和临床感染者传播的时间和效力。通过PCR技术，感染性的证明变得非常有效，这要归功于分子诊断技术令人难以置信的进步。我们可以看到分子遗传学的进步带来的成果，这个领域是由德尔布吕克等人开创的。中国的同行们在观察到一种新病毒后的几天内就能确定它是一种新型冠状病毒，因为它所具有大型RNA病毒基因组的特征标志。基因组分析还揭示了蝙蝠是该病毒的原始宿主。这种快速的表征是在1918—1919年大流感杀死5 000万至1亿人的时候所无法想象的。仅仅20年后，人们便发现了流感病毒，并解释了该大流行病是由一种异常致病的变种病毒引起的。随着对特定免疫反应知识的积累，越来越多的有效测试方法已问世。过去100年，微生物学和免疫学的发展是巨大的，这从多个不同的诺贝尔奖项颁发给这些学科可见一斑。比如小儿麻痹症是20世纪上半叶的头号威胁，现在几乎在全球范围内被完全消灭，天花也于1978年被根除。

事实上，在人类医学中，病毒发挥着重要的作用，这一点在2020—2021年的COVID-19大流行背景中不需要再强调，同时在畜牧业和农业中也是如此。再加上病毒对携带信息的中心分子进行研究的独特便利性，使得它们成为聚光灯下的焦点。最近发现的大型病毒以及对普遍存在的病毒的进一步认识，更加彰显了它们的中心作用。正如反复强调的，用来确定核苷酸序列的高效技术已经开发出来。因此，病毒基因组的细节很容易被识别出来。造成COVID-19感染的病毒存在不同的毒株，它们在社区传播的能力也不同，这已成为一个重要的研究焦点。由于大多数病毒在转录过程中没有高效的校对机制，所以在连续的病毒产物的世代中会出现基因组变异。这导致一个新的领域的发展，即分子流行病学。多年来，人们已经知道了像麻疹病毒和HIV这样的传染病原的起源和传播可以很容易地被追溯到。分子流行病学的特征化也适用于细菌和其他原核生物。而早先通过一组噬菌体对特定菌株的耐药性或易感性的特征模式来表征某个特定株系的方法，现在可以被基因组测序所取代。

我之前的书中一再强调我们阅读和编辑生命之书的能力，对于我们如何获取现代生物学和生物医学的新知识具有革命性的重要意义。在这个领域中，真正的先驱是克雷格·文特尔（Craig Venter）及其众多的合作者。之前已经提到，他在2003年首次成功地撰写了生命之书，利用单个核苷酸合成了单链的DNA噬菌体phiX174的完整基因组，这个合成的分子具有感染性。而早于此的8年前，他和他的合作者已经成功地测序了原核生物——流感衣原体（Haemophilus influenzae）的整个基因组，其包括约5 000个基因。2001年，他在赛雷拉（Celera）基因组公司的团队公布了人类基因组的完整序列，同时期，国际人类基因组计划也公布了类似的数据。出人意料的是，我们的基因组中被证明含有大概20 000多个基因。此后，他进行了更大规模的攻关工作。文特尔带着他的100英尺长的帆船"魔法师2号"（Sorcerer II）环游了世界，在7个海洋进行采样。我有幸作为船上的成员参与不同海洋的阶段性航行。每200海里，我们就从船上采集水样。200 L水通过4种不同孔径的滤膜进行过滤。滤膜被冷冻并送到加利福尼亚州拉荷亚的实验室进行全基因测序。所收集的数据量是令人震惊的，结果显示出每毫升水中含有100万个微生物和1 000万个病毒。大部分回收的基因信息来源无法确定。可以说，在盘点地球上的细胞生命和病毒时，我们仅仅触及冰山一角。

现有的知识是多样而璀璨的，获取额外新知识的实验和实践方法也同

样如此。我之前提到过我对帆船航
行的喜爱。因此,作为"魔法师2号"
的船员之一,在我之前的书中简要
提及过我们航行的经历。我将永远
记得我们从百慕大出发,以亚速尔
群岛为目标,历时12天,在部分恶劣
天气中横渡大西洋的经历。我们一
度驶向格陵兰岛,又一度驶向佛得
角群岛,并感受到地球海洋的广阔
空间。在大西洋中部,我看到了一
只孤独的海龟,并问它:"你要去哪

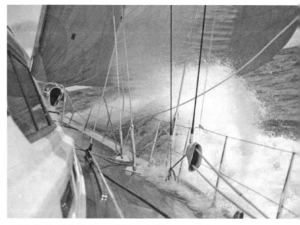

强风中的"魔法师2号"(克雷格·文特尔
研究所免费提供)

里?"但是我们的道路渐行渐远,没有时间等待答案。驶向亚速尔群岛的霍
尔塔港的途中是令人难忘的。那天风势很大,我们以超过十节的速度奋勇
前进。突然之间,当我们到达小岛的逆风侧时,一切又变得如此寂静。我们
已经横渡了大西洋!所以说为了科学搜集材料的努力有时也会带来难忘的
经历!其本身也同样令人叹为观止!

尾　声

　　生命之谜的剖析揭示了分子遗传学并不会超出物理学已经定义的任何
规律。简单来说,它是关于控制断裂或形成氢键的问题。正如斯坦特
(Stent)等许多人所争论的[27],生物学可能仍然存在着最后一个重要的前沿
领域。这涉及提供一个分子解释人类自我意识的可能性。最聪明的学者们
已经接受挑战,寻找人类独特的时空观察能力的分子机制,从我们的经验中
汲取营养,规划新的事业,尤其是进行先进的科学研究。但是意识与物质的
悖论仍然神秘莫测,"意志自由"(freedom-of-will)问题也将继续成为讨论的
主题。在神经生物学领域已经发展出了大量的新的基础理论。正如在我的
第3本诺贝尔奖书[Ⅲ]中所强调的,生理学或医学奖的大约1/7被颁发给了
这个领域。1970年,又有一项神经生物学奖被授予诺贝尔奖,这是十年内的

第3个奖项。这个奖项表彰了伯纳德·卡茨（Bernard Katz）、乌尔夫·冯·奥伊勒（Ulf von Euler）和朱利叶斯·阿克塞尔罗德（Julius Axelrod），他们将在接下来的第6到第8章中被一一介绍。在这些介绍之前，下一章将反思20世纪上半叶自然科学领域诺贝尔奖获得者所代表的国家主导权的转变。

第5章
自然科学主导地位在两次世界大战间的构造性转变

人类和知识

创造性的环境

构造性的变化

第一次诺贝尔奖于1901年颁发。在最初的25年里，在评选自然科学领域的诺贝尔奖时，德国的研究人员占主导地位。在这些学科中，大约一半的获奖者来自德国。然而，经历两次世界大战，获奖者的国籍发生了明显变化。美国扩大了其在自然科学领域的科学研究地位，成为主要的诺贝尔奖获得者来源国。第二次世界大战结束后，获得物理学、化学和生理学或医学奖的美国科学家所占比例接近70%。我在第一本关于诺贝尔奖的书[1]中就曾对这些戏剧性的发展进行了评论，同时还应该注意到在这些学科的获奖者中，具有犹太血统的科学家占据很大的比例。在物理学、化学和生理学或医学3个学科中，具有犹太血统的获奖者比例分别约为25%、16%和25%。应当将这些数字与美国的犹太人比例（约为2%），或者在全球范围内的犹太人比例（约为0.25%）相比较。换言之，相对于全球犹太人的比例来说，犹太人在科学领域获得诺贝尔奖的比例相较全球人口高约100倍！关于这种显著优势的原因已经被广泛讨论了。但它仍然需要解释，这是这本书和我之前关于诺贝尔奖的丛书[Ⅱ-Ⅳ]中的一个重要主题。当希特勒于1933年1月底成为德国帝国总理，并将魏玛共和国变为历史时，这是影响科学领域的犹太人最为重大的事件。这一重大政治转变的关键驱动力是反犹主义。由于犹太人在科学家中具有过高的比例，这自然引发了剧烈的变动。正如《希特勒送给自由世界的礼物》（*Hitler's Gift to the Free World*）[1]一书所描述的那样，绝大部分的一线科学家都被迫离开了德国。

跨越两次世界大战的科学生涯

我们将在下一章介绍1970年诺贝尔生理学或医学奖获得者乌尔夫·冯·奥伊勒（Ulf von Euler）。他在卡罗林斯卡研究所的学术生涯令人印象深刻，这主要得益于他的导师戈兰·利耶斯特兰德（Göran Liljestrand）的指导，以及他的父亲汉斯·冯·奥伊勒-切尔平（Hans von Euler-Chelpin）的影响。他的父亲也是一位诺贝尔奖获得者。汉斯·冯·奥伊勒-切尔平作为一名科学家，其成长经历为我们提供了一种特殊的视角去了解20世纪上半叶两次世界大战所引发的对学术工作环境和全球政治剧变的影响。

汉斯·冯·奥伊勒-切尔平于1873年出生在德国奥格斯堡，他的家族在前几代就已经在科学史上留下了印记，尤其在数学领域。他的祖父卡尔（Karl）在1884年被授予爵位并被赋予"切尔平"这个姓氏，但其后代的名字并没有保留这一姓氏。汉斯·冯·奥伊勒-切尔平的部分学业是在慕尼黑完成的，他在那里进行了两年的绘画学术研究，对颜色光谱的着迷引发了他

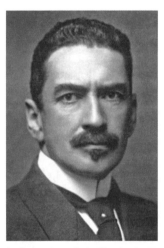

汉斯·冯·奥伊勒-切尔平（1873—1964）（引自《诺贝尔奖》1929年年鉴）

对科学的兴趣。之后他来到柏林，在那里得到了科学巨匠以及未来的诺贝尔奖获得者，如化学家埃米尔·费歇尔（Emil Fischer）（1902年诺贝尔化学奖获得者）和物理学家马克斯·普朗克（Max Planck）（1918年度诺贝尔物理学奖获得者，1919年颁发）的指导。1895年，他获得博士学位，随后移居瑞典，在斯德哥尔摩大学接受斯万特·阿雷纽斯（Svante Arrhenius）的博士后培训，并在那里成为物理化学讲师。结束欧洲实验室的长期工作之后，他回到正在发展中的斯德哥尔摩大学，并于1906年被任命为普通化学和有机化学教授。他以令人称道的方式建

立了这门学科，并特别关注维生素和发酵的研究。1929年，他与英国同行阿瑟·哈登（Arthur Harden）共同获得了诺贝尔化学奖，以表彰他们"在研究糖的发酵和发酵酶方面的工作"，稍后将进一步讨论这个奖项。

在第一次世界大战期间，汉斯·冯·奥伊勒每年在大学有6个月的休假时间，当他没有授课工作时，则在德国军队中担任官员。在这期间，当时40岁的汉斯得以参与德国的军事行动。最开始他是陆军军官，后来又转入空军服役。作为一名飞行员，他参与了许多战线的飞行任务，其中包括在土耳其的作战。在土耳其战线上，他与当地官员有着重要的联系，其中他得到好友——探险家斯文·海丁（Sven Hedin）的帮助，海丁后来成为一个杰出而坚定的纳粹同情者。在战争期间，汉斯结识了其他的德国空军飞行员，尤其是后来在纳粹德国发挥重要作用的赫尔曼·戈林（Hermann Göring）。魏玛共和国的发展和希特勒作为第三帝国领袖的独裁统治，对汉斯·冯·奥伊勒与原籍国瑞典的团结一致提出了挑战。但是对于这种冲突，我们只简单提及。瑞典历史学家斯文·维德马尔姆（Sven Widmalm）曾对此进行讨论[2,3]。此外，汉斯·冯·奥伊勒在生命末期也写了一份自传，瑞典名为《回忆录》（*Minnen*），但从未印刷出版，现在只有两份副本，一份存放在斯德哥尔摩中央图书馆，另一份在瑞典皇家科学院科学历史中心。尽管这本回忆录显然有主观性和粉饰太平的问题，但它仍是一份内容详尽的文献[3]。它是在20世纪60年代初期写成的，因此对了解第三帝国的急剧失败和崩溃以及德意志民族及其科学家所付出的巨大代价提供了一种视角。

汉斯·冯·奥伊勒内心毫无疑问是一个自豪的德国人，他积极促进德国和瑞典之间的联系。他是20世纪30年代瑞典德意志国民协会的创始人之一，他的许多朋友都是明确支持纳粹德国的高调瑞典人。1938年，他接受希特勒于前一年设立的德国之鹰勋章（The Order of the German Eagle）。尽管如此，他晚年在《回忆录》中表示，他仍然希望保持自己作为一名独立科学家的地位。他试图通过与他的原籍国保持密切联系来维持这种平衡，包括与戈林和纳粹德国的其他重要领导人的见面。他甚至曾考虑与家人回到他的原籍国，去领导一家重要的研究所。然而事与愿违，他宣称因为他在斯德哥尔摩的实验室中聘用了3位犹太裔科学家，因此，他最终被当局拒绝了这个可能。但很难判断这是否可能是一种烟幕弹。正如前面描述的[Ⅱ]，他还与犹太血统的乔治·德·海韦西（George de Hevesy）建立了密切联系。在20世纪30年代和40年代，德·海韦西利用新近开发的放射性同位素技术进行了重要的癌症研究。当德·海韦西在第二次世界大战期间不得不逃离丹麦时，汉斯·冯·奥伊勒帮助他在斯德哥尔摩大学建立并启动了一个新的部门。当然，资金支持显然受到已经提及的1944年诺贝尔化学奖（在1945年颁发）对德·海韦西的资助[Ⅱ]。

诺贝尔奖机构和第一次世界大战的危机

在第　次世界大战开始之初，矛盾又讽刺的是，这是被他们称为"伟大战争"的一战，人们普遍感到欣喜若狂，充满高涨的爱国主义。其中一个表现就是1914年8月，德国知识分子的宣言写道：

> "作为德国科学与艺术的代表，我们在此向文明世界抗议，反对我们的敌人用谎言和诽谤玷污德国为生存而进行的严酷斗争的荣誉之盾，这是被强加于我们的战斗，铁一般的事实已经证明，德国的损失是不应该的。
>
> 德国对这场战争负有责任的说法是不正确的。无论是人民、政府还是皇帝都不渴望战争。德国竭尽全力去阻止它。威廉二世在他执政的26年里，已经证明了自己是和平之友。这也是我们的敌人所强调的。是的，这位皇帝，现在有人竟敢称他为阿提拉（匈奴王），多年来他一直因为坚定不移地热爱和平而受到嘲笑。直到数量上占优势的军队从3个方向攻击我们的人民，我们才团结一致地开始反抗。
>
> 相信我们，作为一个文明的民族，我们将战斗到底，对我们来说，歌德、贝多芬和康德的遗产就像这个民族的土地和家园一样神圣。"

这份宣言于1914年10月4日在德国所有主流报纸上发表，由93位科学界和文化界知名的人士签署。其中许多人后来成为诺贝尔奖得主，甚至包括那些具有犹太背景的人，比如保罗·埃利希（Paul Ehrlich）、理查德·维尔施泰特（Richard Willstätter）和弗里茨·哈伯（Fritz Haber）。哈伯甚至写了一封个人信件给阿雷纽斯（Arrhenius）表达相同的情感。人们可能会好奇，为什么即使那些有犹太背景的人也深深地投身于德国事业。答案可能是因为，这是他们想特别强调自己作为真正的、民族主义的德国公民和科学家的责任，当然这是在反犹主义尚未加剧的时期。然而这是多么讽刺的命运，他们很快就因为种族卫生政策的实施而被隔离！有一位犹太血统的科学家没有签署这份文件，他在8年后成为诺贝尔奖得主，这个人是阿尔伯特·爱因斯坦（Albert Einstein），他反而说道："这太疯狂了！"宣言的唯一后果是德国科学家和知识分子第一次被排斥，这种情况一直持续到20世纪20年代中期。

　　当1914年7月底第一次世界大战爆发时，诺贝尔奖机构面临一个两难选择。在军事冲突的背景下，如何以中立的方式颁发和平奖与文学奖奖项？在自然科学领域的3个奖项又该如何处理？是否能够清楚地将民族自豪感及政治影响同无限探索的属于全人类的新兴的基础知识成就区分开？这些问题在授奖机构中被充分讨论，同时也提出了不同的解决方案。基本原则是不谈政治，但这不仅在第一次世界大战期间，而且在两次世界大战之间的时期也成为一种挑战。这本书不是详细分析这个问题的地方，但最近由古斯塔夫·凯尔斯特兰（Gustav Källstrand）以瑞典语出版的书《奥林匹克运动的精神·诺贝尔奖的历史》（*Andens olympiska spel. Nobel prisets historia*）[4]以及罗伯特·弗里德曼（Robert Friedman）于2001年出版的《卓越的政治：诺贝尔科学奖的背后》（*The Politics of Excellence. Behind the Nobel Prize in Science*）[5]中可以找到有价值的参考。当3个瑞典授奖机构的代表于1914年10月会面时，尽管各个代表的想法并不一致，但是普遍的态度还是推迟颁奖。挪威负责和平奖的委员会在独立倡议下决定将1914年至1919年的奖项保留，但是1917年的奖项是一个例外，当年表彰了日内瓦红十字总部在战争中的作用。瑞典学院的做法则不同，只在1914年和1918年保留了文学奖。战争期间的获奖者之一是法国人罗曼·罗兰（Romain Rolland），而另外两个奖项分别表彰了来自斯堪的纳维亚（Scandinavian）地区的作家，其中一项颁给了瑞典人，另一项则罕见地由两位丹麦人共同分享。

1914年，瑞典皇家科学院向其国王陛下和瑞典政府申请不颁发奖项的权利，但遭到拒绝。到1914年末，依然没有做出任何颁奖决定。因此只能在1915年决定前一年和当年的两个年度的奖项。也正因如此，1914年的物理学奖授予了马克斯·冯·劳厄（Max von Laue）以表彰他"对晶体X射线衍射的发现"，而在1915年，一对父子威廉·亨利·布拉格爵士（Sir William Henry Bragg）和威廉·劳伦斯·布拉格（William Lawrence Bragg）共享了奖项，我们以前介绍过[Ⅱ]。正如我们将看到的那样，后面的这两位英国科学家并未前来斯德哥尔摩领取奖章和奖金。不过，这应该已经安排好了，奖品将邮寄给他们。威廉·劳伦斯于1922年才最终来到斯德哥尔摩，并于9月22日在斯德哥尔摩大学举行了一场迟到的诺贝尔演讲。演讲主题是"晶体X射线衍射"[6]。在1914年和1915年奖项宣布之后，物理学奖的颁发就暂停了，但是1916年和1917年的奖金被保留了。瑞典皇家科学院学习了卡罗林斯卡研究所的托词，他们的说法是没有在提名者中找到值得获奖的人。1915年，卡罗林斯卡研究所决定将保留的1914年度的生理学或医学奖授予罗伯特·巴拉尼（Robert Bárány），以表

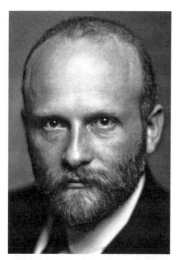

罗伯特·巴拉尼（1876—1936）
（引自《诺贝尔奖》1914年年鉴）

彰他"对前庭器官生理学和病理学的研究"。而在宣布获奖时，巴拉尼这位匈牙利的犹太人正被囚禁在俄罗斯的战俘营。经过包括红十字会在内的谈判，他最终获释。1916年，巴拉尼来到瑞典，发表了他的诺贝尔演讲并领取了奖金。他随后留在瑞典，并成为乌普萨拉大学的教授。选择巴拉尼作为诺贝尔奖获得者受到德国和奥地利科学家的严厉批评，甚至暗示说巴拉尼并没有明确的研究发现。这种批评使得卡罗林斯卡研究所的诺贝尔委员会更加谨慎。正如我们在第1章中所说，有好几年，不仅是

在战争期间，还包括在之后的一段时间里，不颁发奖项的理由都是没有合适的被提名人选。而在战争期间以及之后所节省下来的奖金，引发了关于可能使用积累的资金资源来发展诺贝尔奖机构的讨论。这些机构的发展和其存在的目的已经在先前的书籍中讨论过[III,IV]。

在1918年，物理学和化学领域的诺贝尔奖颁奖恢复，当时决定将保留的1917年度的物理学奖授予查尔斯·巴克拉（Charles Barkla），因为他"发现了元素的特征性伦琴射线辐射"，而1918年度的奖项授予普朗克（Planck）以表彰他"因发现能量量子而为物理学的发展作出的贡献"，这是一项早就该颁发的奖项。需要补充的是，普朗克是一个极其有力的候选人，但巴克拉相对较弱。巴克拉唯一的提名是由欧内斯特·卢瑟福（Ernest Rutherford）提交的，以表彰他对X射线的偏振性认识。尽管在与威廉·亨利·布拉格（William Henry Bragg）的争论中落在下风，但他依然认为射线的波动性解释比粒子性理论更为合理。然而，巴克拉最重要的研究是关于金属暴露在X射线下所发射的次级辐射的性质。这些早期观察结果得到其他人进一步的研究，使得人类能够更深入地了解原子的本质。这项延伸工作的关键发现是由亨利·莫斯利（Henry Moseley）完成的，他对现有数据进行了深入的拓展，建立了一个新的原子概念模型。通过X射线分析，他能够确定元素

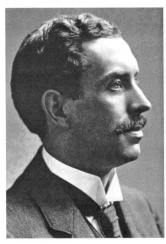 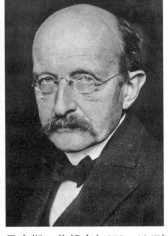

查尔斯·巴克拉（1877—1944）　马克斯·普朗克（1858—1947）
（引自《诺贝尔奖》1917年年鉴）　（引自《诺贝尔奖》1918年年鉴）

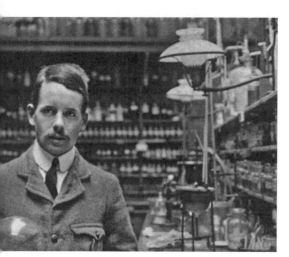

亨利·莫斯利（1887—1915）

的原子质量，并将它们分配到适当的周期表位置。他由阿雷纽斯（Arrhenius）提名，并且委员会也认为他是获得诺贝尔物理学奖的有力候选人。然而在委员会进行决策时，却突然得知亨利·莫斯利于1915年8月在加里波利（Gallipoli）英军惨败期间意外死亡，当时他只有27岁。荣耀的光辉就此逝去（*Sic transit gloria mundi*，源自拉丁语，译者注）。1917年度和1918年度的物理学和化学奖项都是在1918年作出决定的，而在1919年，另一位物理学奖得主约翰尼斯·斯塔克（Johannes Stark）被评选出来，因其"发现了阳极射线中的多普勒效应以及电场中光谱线的分裂"。后来，这个奖项受到非常大的质疑。

化学方面，1915年决定将1914年度的奖项授予西奥多·理查兹（Theodore Richards），以表彰他"对大量化学元素原子质量的准确测定"，这在当时是美国自然科学领域的罕见代表。在第二次世界大战之前，将这些科学领域的诺贝尔奖授予美国公民是相对不常见的。前一位是在1907年，物理学奖所认可的阿尔伯特·迈克尔逊（Albert Michelson），获奖理由是表彰他的"光学精密仪器以及借助这些仪器进行的光谱学和计量学研究"。迈克尔逊出生在普鲁士，但在他2岁时，他与家人一起移居到美国。后一个获得自然科学领域诺贝尔奖的美国公民就是上述的理查兹了。最终，在1933年和1934年，美国人再次获得诺贝尔生理学或医学奖。他们是1933年因为果蝇的遗传学研究而获

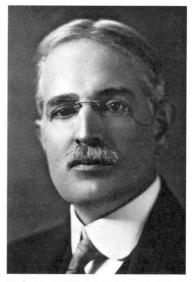

西奥多·理查兹（1868—1928）（引自《诺贝尔奖》1914年年鉴）

得认可的摩尔根（Morgan）（正如我们所看到的那样，德尔布吕克正暂时活跃在他的实验室里），以及 1934 年因"在贫血病例中肝脏治疗方面的发现"而被认可的乔治·惠普尔（George Whipple）、乔治·迈诺特（George Minot）和威廉·墨菲（William Murphy）。这也是生理学或医学奖第一次同时表彰 3 位科学家。美国科学家在自然科学奖得主中的主导地位——正如所引述的知识大陆漂移——发展成为第二次世界大战后的一种现象。有趣的是，阿雷纽斯很早就看到了这个国家的潜力。

在 1919 年，瑞典美国基金会成立，旨在为年轻的瑞典人提供奖学金，使他们能够在美国进行高级学习。阿雷纽斯是该基金会的创始人之一，在其首届董事会中有一些杰出的瑞典人，为其带来了重要的声望。其中包括瑞典大主教纳坦·瑟德布卢姆（Nathan Söderblom），他在后来获得了 1930 年的诺贝尔和平奖；瑞典社会民主党领袖和 1920 年至 1925 年的首相亚尔马·布兰廷（Hjalmar Branting），也是 1921 年诺贝尔和平奖的共同获奖者；瑞典金融界的重要人物雅各布·瓦伦贝格（Jacob Wallenberg），他们家族保持着对这个基金会的主导影响力，一直延续至今；即将获得 1926 年诺贝尔化学奖的得主斯韦德贝里（Svedberg），这位在前面已介绍过[Ⅲ]；1909 年获得诺贝尔文学奖的首位瑞典作家塞尔玛·拉格洛夫（Selma Lagerlöf），她也是首位女性作家；最后是当时世界闻名的瑞典画家安德斯·佐恩（Anders Zorn）。这个基金会一直活跃至今，前不久才庆祝了其百年历史。多年以来，我也很荣幸能够在委员会中服务，帮助基金会遴选最为合格的博士和博士后候选人赴美国和加拿大进行学习。

1920 年夏天一场独特的诺贝尔奖庆典

1915 年的诺贝尔化学奖颁给了德国科学家理查德·维尔施泰特（Richard Willstätter），以表彰其"对植物色素，特别是叶绿素的研究"。因为战争的原因，奖项的颁发被推迟了。1919 年决定将 1918 年度的诺贝尔化学奖授予另一位德国科学家弗里茨·哈伯（Fritz Haber），以表彰他"从元素中对氨的合成"，这项发现确实符合"造福人类"的要求，但保留了 1919 年度的奖项。

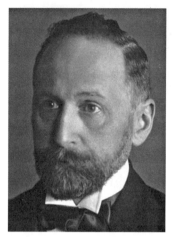

理查德·维尔施泰特(1872—1942)(引自《诺贝尔奖》1915年年鉴)

开发还原氨的重要技术是哈伯与卡尔·博世(Carl Bosch)共同研究的,但后者却被诺贝尔奖排除在外。卡尔不得不再等待12年,直到他与弗里德里希·贝吉乌斯(Friedrich Bergius)一起获得诺贝尔奖,以表彰他们"对发明和发展化学高压方法的贡献"。爱因斯坦是哈伯的最初提名人之一。所有9位在战时获得物理学和化学奖的诺贝尔奖得主都受邀参加了1919年的颁奖仪式。然而,当时决定这次仪式不要在漆黑的12月举行,而是推识6个月,在随后的一年也就是1920年的6月初举行,在每年这个时候可以在斯德哥尔摩体验独特的白夜。然而最后事与愿违,没能获得更好的天气条件为这次活动的氛围作出贡献,因为大部分时间都在下雨。值得一提的是,在6月的颁奖仪式上并没有皇室成员出席,因为古斯塔夫六世·阿道夫王子(Crown Prince Gustaf VI Adolf)的妻子玛格丽塔公主(Crown Princess Margareta)在仪式前不久去世。

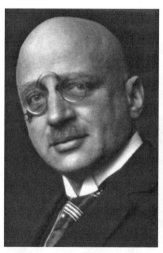 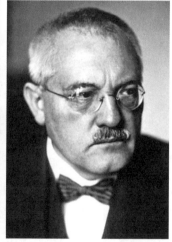

弗里茨·哈伯(1868—1934)和卡尔·博世(1874—1940)(引自《诺贝尔奖》1918年年鉴和1931年年鉴)

　　在1920年那个不同寻常的诺贝尔奖夏季庆典上，诺贝尔奖得主的聚会非常特殊。受邀的9位物理学和化学领域的获奖者中，有6位接受邀请。未出席的是英国的获奖者——威廉·布拉格（William Bragg）父子，他们出于个人原因不想在战后时期与大部分德国获奖者搅在一起。前面提到过，卡罗林斯卡研究所保留了他们战时的奖项，而瑞典学院也没再邀请他们参加这次特殊的六月庆典。因此，最终有6位自然科学领域的研究者出席了庆祝活动，包括英国的巴克拉（Barkla）和5位德国人。来自一个刚刚受到凡尔赛条约摧毁的国家的科学家占据主导地位，毫不意外地引发了一些激烈的讨论。仪式于6月1日举行，普朗克在6月2日发表了他的诺贝尔演讲，其他获奖者在6月3日发表了他们的演讲。例如，维尔施泰特在6月3日进行了他的演讲，演讲主题简明扼要，即"关于植物色素"。

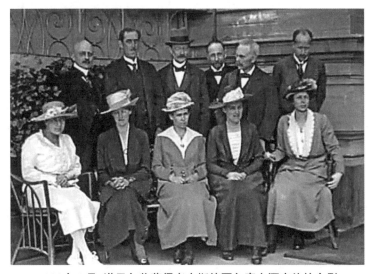

1920年6月，诺贝尔奖获得者在斯德哥尔摩大酒店外的合影

后排左起：哈伯（1918年化学奖）、巴克拉（1917年物理学奖）、普朗克（1918年物理学奖）、维尔施泰特（1915年化学奖）、斯塔克（1919年物理学奖）、冯·劳厄（von Laue）（1914年物理学奖）

　　汉斯·冯·奥伊勒的《回忆录》生动地呈现了与这次诺贝尔奖颁奖典礼相关的事件。他写道（译自瑞典语）：

　　"战争年代之后的第一次诺贝尔奖颁奖典礼于1920年6月举行。

在战争年代，诺贝尔奖颁奖典礼被取消，而现在，这些年的获奖者被共同邀请，为庆典活动赋予了特殊的欢庆氛围。5月底的前一天，我们在利丁厄（Lidingö）家里举行了我们的第一次诺贝尔晚宴（为那些提前抵达的人，作者注）。那是一个明媚、美丽和温柔的夏夜，我们在用脆弱的橡树叶花环和带有德国色彩的丝带装饰的宽敞阳台上享受了这个夜晚。从一开始，气氛就非常活跃，杰出的德国科学家马克斯·普朗克、理查德·维尔施泰特和弗里茨·哈伯因为吃惯了德国单调乏味的饮食，因此特别称赞了我们来自弗尔斯马克（Forsmark）的肥美熏鳗鱼，但也许更高兴的是能够作为来宾在一个中立友好的国家参与这次盛会。特别是哈伯兴奋不已，情绪高涨。在两天后的庄严的颁奖仪式和随后在金色大厅举行的宴会上，巴克拉教授（1917年英国的诺贝尔物理学奖得主）的演讲引起了极大关注。他将其形容为对德国科学家的庆祝。他在伊曼纽尔·诺贝尔（Emanuel Nobel）传统的睡前酒会发表了这篇演讲，这样的场合，对应邀出席的宾客来说，总是能成为当晚的最高潮。几天后，在萨尔特舍巴登（Saltsjöbaden）由德国部长纳多尔尼（Nadolny）主持的晚宴上，由于维尔施泰特的演讲，氛围正朝着沉郁的方向发展，但部长及时挽救了这种局面。之后，我们邀请了约翰尼斯·斯塔克（1919年诺贝尔物理学奖得主），他与一些教授（未特指，作者注）以及冯·劳厄的夫人（冯·劳厄为1914年诺贝尔物理学奖得主）则与其他获奖者的观点相对。"

我们可以从这份材料的字里行间读到很多东西！

最终，6月的诺贝尔奖颁奖典礼并不是1920年的唯一一次。诺贝尔奖委员会的工作继续进行，到12月，又到了在同一年举行第二次典礼的时候，这次依然是由国王陛下亲自颁奖。其中一个颁发给物理学的奖项，出人意料地给予一位法国人——夏尔·纪尧姆（Charles Guillaume），以表彰他"在镍钢合金中发现的反常特性对精密物理测量方面的贡献"。在化学方面，奖项被保留了，但在生理学或医学领域，一共授予了两个奖项。保留的1919年度的奖项表彰了朱尔斯·博尔代（Jules Bordet）因其"与免疫有关的发现",而1920年度的奖项则表彰了沙克·克罗(Schack Krogh),获奖理由是"对毛细血管运动调节机制的发现",正如前文简要描述的一样[I,II]。文学领域也颁发了两个奖项。保留的1919年度奖项表彰了瑞士的卡尔·斯皮特勒(Carl Spitteler),以高度赞扬他的史诗作品《奥林匹克之春》(*Olympic Spring*),而1920年度的奖项则颁给了来自挪威的克努特·汉姆生(Knut Hamsun),因其伟大的作品《大地的成长》(*Growth of the Soil*)。通过这次典礼,诺贝尔奖颁发的安排回到正轨,尽管在未来10年中,有一些奖项仍被保

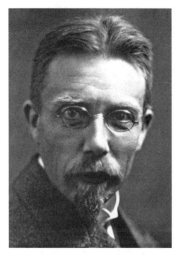

沙克·克罗(1874—1949)(引自《诺贝尔奖》1920年年鉴)

留。然而如前文所述[III],关于诺贝尔奖颁奖机构是否可以建立自己的诺贝尔研究所的讨论正在如火如荼地进行。

两次世界大战之间的岁月和汉斯·冯·奥伊勒

到了20世纪20年代末,希特勒领导的德国与其他欧洲国家,尤其是英国之间的紧张局势逐渐升级。尽管如此,诺贝尔奖仍然保持政治中立。在1929年,诺贝尔化学奖由英国科学家阿瑟·哈登(Arthur Harden)和汉斯·冯·奥伊勒–切尔平(Hans von Euler-Chelpin)共享,以表彰他们"对糖类的发酵和发酵酶的研究"。也是从这时起,诺贝尔奖开始授予生物化学领域,这个领域的名称在1903年由德国化学家卡尔·纽伯(Carl Neuber)引入,该领域被认为更多地与生理学或医学有关,而不是基础化学的范畴。冯·奥伊勒自1926年起就被提名诺贝尔奖。在1929年,委员会中具有重要影响力的成员斯韦德贝里(Svedberg)(他自己本人也在1926年获得了诺贝尔奖)对冯·奥伊勒进行了审查。由于这不是斯韦德贝里自己的专业领域,据说他甚至从被提名人那里得到了一些撰写方面的协助。最终,冯·奥伊勒获得了共享的诺贝尔奖,此后他也为委员会的未来工作作出了贡献。他的获

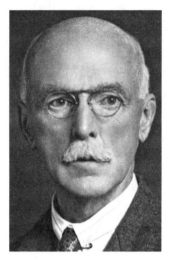

阿瑟·哈登（1865—1940）（引自《诺贝尔奖》1929年年鉴）

奖也意味着快速增长的生物化学领域，扩展到了分子生物学领域，其逐渐也可被视为化学奖的范畴，而不仅仅属于生理学或医学奖。其中分子生物学这个术语于1938年由沃伦·韦弗（Warren Weaver）引入，他在20世纪50年代曾担任洛克菲勒基金会主席。这本书不是详述关于糖的发酵和相关发酵酶的地方，虽然这是哈登与冯·奥伊勒共同分享诺贝尔奖的基础。冯·奥伊勒在他1929年的诺贝尔演讲末尾处[7]的一些特殊言论值得一提。他猜测他对糖消化酶的了解，原则上可能可以解释细菌和植物病毒对细胞的影响。因此，他支持了在第1章中讨论过的博尔代（Bordet）提出的具有误导性的提议，即酶的诱导作用可能解释了病毒对细胞的破坏性影响。冯·奥伊勒甚至称他所猜测的物质为"类酶物质"（enzymoids），虽然我们并不了解这个词到底指什么。此外，在"适应"这个小标题下，他还对免疫和遗传机制进行了一些浅显的猜测。他一直活到1964年，人们不禁要问他对后来的分子生物学分析所提供的截然不同的见解的反思会给他带来什么启示呢？

如今我们显然知道这一重大问题的答案并不是"类酶物质"，但另一方面，这可能并不是科学家第一次无法为最喜爱的猜想提供"万有理论"。这还有另一个例子，正如我们在第1章中已经说明，对"胶体"（colloid）一词的模糊使用导致一些无法推动科学发展的猜测。重申梅达沃（Medawar）的表述："科学是解决问题的艺术。"最后，我们可能还可以再提出一个没有明显答案的问题。当时的冯·奥伊勒是否像维尔施泰特那样认为酶是一种可以与蛋白质结合的模糊的、不明确性质的化学物质？不同的想法可能已经点燃了他探索的热忱，比如詹姆斯·萨姆纳（James Sumner）在1946年的诺贝尔演讲[8]中写道："在这方面，我想提醒一下，汉斯·冯·奥伊勒教授在1929年对我在斯德哥尔摩大学实验室的尿素酶研究给予了很大帮助，并且在1937年当我在乌普萨拉大学（University of Uppsala）斯韦德贝

里（Svedberg）教授的实验室工作时也得到了
宝贵的帮助。"当时的科学界还比较小，1946
年，萨姆纳分享了一半的诺贝尔化学奖，以表
彰其发现"酶可以被结晶"。另一半的诺贝
尔奖颁给了约翰·诺思罗普（John Northrop）
和温德尔·斯坦利（Wendell Stanley），以表
彰他们"以纯化的形式制备酶和病毒蛋白
质"。对于第二次世界大战前的那段时期，
主要的概念尚存在混乱，我们理应对当时科
学家的未知保持尊重。当时的人们不相信
蛋白质具有酶活性。而且基于20种氨基酸
的多样性，当时的科学家甚至认为它们可以

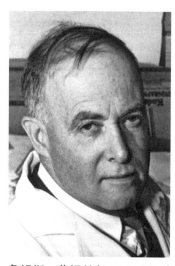

詹姆斯·萨姆纳（1887—1955）
（引自《诺贝尔奖》1946年年鉴）

成为携带基因信息的候选者。而DNA显然不可能成为担任基因传递功能
的有力候选。这种分子太简单了，更不用说在当时尚未猜测其核心功能的
RNA。随着时间的推移，观念确实发生了戏剧性的转变，正如我们在第3章
中看到的那样出乎意料。

汉斯·冯·奥伊勒注意到，他的诺贝尔奖的共同获奖者之一是作家托
马斯·曼（Tomas Mann）。除了曼，还有谁能更好地代表独特卓越的德国文
化呢？但是曼与他的祖国的关系很快就破碎了。这开始于20世纪30年代，
当纳粹主义的影响开始疯长，尤其是在1933年希特勒上台之后。曼当然不
会接受"一体化"政策（Gleichschaltung：也译为均质化、同质化，是一个纳
粹术语，指纳粹政权将整个公众和私人的社会和政治生活一体化，建立协调
并加以绝对控制的进程。译者注），尤其是"整改"—— 一种清除非雅利安
公民，特别是犹太人的委婉说法。在1936年，曼被剥夺了他的学术职位、
荣誉博士学位以及德国国籍。直到战争结束后的1946年，他的德国国籍
才被恢复。然而，汉斯·冯·奥伊勒的回忆录中并没有提到这些后来的
事情。

在卡尔·冯·奥西茨基（Carl von Ossietzky）于1936年被授予1935年
度诺贝尔和平奖之后，希特勒开始禁止德国人获得诺贝尔奖，这导致诺贝尔

奖颁发机构与德国之间的关系恶化。在这个背景下，也许从彼得·德拜（Peter Debye）的案例[9]中可见一斑。他虽然是荷兰籍的物理学家，但在20世纪30年代中期，他主要在德国物理学界发挥重要作用。1935年至1939年期间，他担任著名的位于柏林的凯撒威廉物理学研究所所长，该所进行的是有关核能军事用途的秘密研究。1938年，他担任德国物理学会主席，在任期间，他曾在邮件中要求剩余的犹太成员离开学会。1936年，当宣布他由于"对偶极矩和气体中X射线和电子的衍射的研究，为我们认识分子结构所作出的贡献"而获得诺贝尔化学奖的时候，他通过待在德国以外的地方，并提供他的荷兰护照来规避希特勒的禁令。也正因如此，他才能够获得奖牌、证书和奖金。随着柏林的局势越来越紧张，他在1939年经由瑞士前往美国，在那里，他在纽约州伊萨卡的康东尔大学担任重要学科部门负责人，从而度过余下的科学生涯。他是一位备受尊敬的科学家，作出了许多重要贡献，但他与纳粹德国的关系历来被历史学家以不同的方式解读。一些人暗指他是一位有着肮脏勾当的诺贝尔奖得主，而另一些人则激烈地驳斥。21世纪初，他的名字被乌特勒支（Utrecht）和马斯特里赫特大学（Maastricht）的研究机构删除，这一行为受到激烈的争议，很自然地引发了德拜家族的不满。最后还要补充一点，德国物理学会在1950年，授予德拜马克斯·普朗克奖章。在前一年，该奖章被颁发给了莉泽·迈特纳（Lise Meitner）。事实上，德拜在1938年积极地帮助了她作为无护照的犹太人从德国逃往荷兰。从那里，她通过哥本哈根前往瑞典，最终在瑞典得以继续她的研究。1945年，1944年度的诺贝尔化学奖颁发给了奥托·哈恩（Otto Hahn），至于为什么她没在当时的颁奖名单中，这个问题也曾被广泛讨论。

希特勒禁止德国人获得诺贝尔奖的决定激怒了许多亲德的瑞典科学家，例如在第1章中介绍过的汉斯·冯·奥伊勒（Hans von Euler）和福尔克·亨申（Folke Henschen）。纳粹德国与瑞典之间有着千丝万缕的联系，因此瑞典为了使该国保持中立也做出了一些有争议的让步。冯·奥伊勒于1929年成为诺贝尔化学委员会的成员，但由于这一年是他获奖的年份，他在次年才能开始全面履职。此后，在整个20世纪30年代以及第二次世界大战期间，他一直是委员会的成员，直到1946年。他利用自己的职位，与德国当

局争论,并试图通过与戈林的联系来影响希特
勒关于德国诺贝尔奖获得者的决定,然而一切
都是徒劳的。因此在1939年,当诺贝尔化学奖
授予海德堡的理查德·库恩(Richard Kuhn)和
柏林-达勒姆的阿道夫·布特南特(Adolf
Butenandt)时,他试图干预却徒劳无功。库恩和
布特南特在战后获得了他们的证书和奖牌,但
没有奖金。对于1939年诺贝尔生理学或医学奖
获得者格哈德·多马克(Gerhard Domagk)来
说,也是同样的情况。战后,他只收到了证书
和奖牌,没有奖金。汉斯·冯·奥伊勒也曾试
图与德国当局讨论多马克的情况。同时,病理

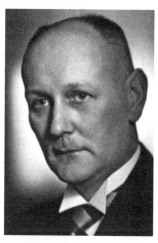

格哈德·多马克(1895—
1964)(引自《诺贝尔奖》1947
年年鉴)

学教授亨申(Henschen)也采取了类似的行动,第1章中我们也提到过他。
他对种族生物学有特别的兴趣,因此在这方面与许多德国同行有着互动。
在与他们的联系中,他也试图为多马克的情况辩护,结果也是无果的。最
后,亨申和他成了好朋友,而且战后多马克也多次访问瑞典。直到1947年,
他才首次参加诺贝尔奖颁奖典礼,也是在同一年进行他被延迟很久的诺贝
尔演讲。这一年的重要事件将在第9章中进一步阐述,包括对格蒂和卡
尔·科里(Gerty and Carl Cori)这对科学家夫妇的介绍,他们也是1971年诺
贝尔生理学或医学奖的唯一获得者厄尔·萨瑟兰(Earl Sutherland)的重要
导师。

战争年代和移民选择

在第2章中,我们了解了德尔布吕克和他的背景。他在两次世界大战
之间移居美国。他的家族世代都是德国学者,尽管他最开始是一名物理学
家,但他迁移到美国的原因是寻找更有利的条件来从事他所选择研究的生
物学科,即基因的性质。他急切搬迁的决策与反犹主义无关。然而,正如我
们后来所看到的,纳粹主义的发展也对留在德国的德尔布吕克家族造成了

悲剧性的后果。一来到美国，德尔布吕克就满腔热情地接受这里的学术文化氛围。相比于他成长的德国学术环境，在新的祖国从事科学研究则更为自由和无视等级。

正如第2章所描述的，德尔布吕克与很多卓越的物理学家都很熟。1934年至1937年期间，他作为莉泽·迈特纳（Lise Meitner）研究小组成员，在凯撒威廉生物化学研究所从事研究工作。在那里，他很清楚地了解反犹主义政策所导致的后果。战争期间的这些挑战性的困扰在许多书籍中都有讨论，其中一本书[9]还提到了德尔布吕克所表述的一些有意思的言论。对于具有显著差异背景的犹太人和非犹太人来说，是逃离还是留守，这种道德上的两难处境是很复杂的。根据德尔布吕克的说法：

"对于那些本可以逃离而没有离开的人，如海森堡（1933年诺贝尔物理学奖的共同得主，作者注），曾经就遭受到许多恶毒的言论攻击……我完全不同意这些贬低性的评论。我认为，我能逃离德国并不是什么值得称赞的事情。我认为这是一个可以用两种方式解决的问题，两种选择都有很大的价值。在道德上，逃离有什么可争论的呢？你只是利用了能够逃离的机会，逃跑了而已。如果你能想到政权可能只会持续很短的时间，那么看到一些优秀的人的坚守就是非常重要的了。"

至于问到那些离开的犹太人和非犹太人，德尔布吕克是这么说的：

"在没有任何安全保障的情况下离开——这意味着在其他地方有一份工作在等着他们——所以说这只限于那些能在另一个国家有出路的职业，并且已经有了职位或能以其他方式获得私人资金，再或者自己有大笔资金可以转移，以及可以在不同的国家开始新生活的人。但那只是人口中微不足道的一部分……如果他不是不得不离开，为什么离开呢？那时人们的态度更多的是这样。我的意思是，我的离开并没有值得称道的地方，但我也被怀疑是因为有一些别有用心的动机才离开的。确实也如此，因为当时有很多纳粹特工是以反对者的面目离开的。"

德尔布吕克始终与他的祖国保持着联系，并在第二次世界大战后重启科学工作方面尽其所能地提供了帮助，我们之后也将会看到。

20世纪30年代初，德国和邻近的中欧国家的政治剧变引起了人们的担忧，尤其是身居国外的学术同行更是对留在这些国家的犹太籍科学同行感到忧虑。1933年，英国经济学家和议员威廉·贝弗里奇（William Beveridge）发起了一个动议，在他前往维也纳的途中，意识到某些群体，尤其是犹太人，在学术工作和参与自由艺术方面存在严重的限制。因此，他提出了一个提案，通过建立一个组织以向需要实际支持、避免在其国内受到迫害的科学家和文化工作者提供帮助，并让他们在英国的大学能够被重新安置。该提案被发送给英国有影响力的人士，主要是学术界的人士。该提议得到广泛和积极的回应，并且成立了由41名成员组成的委员会，1908年诺贝尔化学奖得主欧内斯特·卢瑟福勋爵被选为主席，而我们将在第8章再次见到的希尔（Hill）被选为副主席。委员会还包括其他在生物学或物理学领域具有影响力的人物。学术援助委员会（Academic Assistance Council，AAC）成立了，并在伦敦的皇家阿尔伯特大厅举行了一场盛大的活动，参加人数超过10 000人。爱因斯坦进行了他少有的公开演讲，强调了坚决抵抗对知识和个人自由构成威胁的力量的必要性。AAC最初在伦敦的皇家学会设有办事处，它也是后来发展为其他组织的重要先驱。时至今日，这些组织一直存在，捍卫着自由学习和知识的自由传播。在当前背景下，我们主要讨论纳粹时代AAC的发展。据估计约有2 600名科学家得到救助，其中大约有20人成

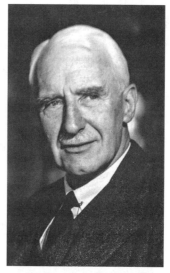

阿奇博尔德·希尔（1886—1977），1922年共享了诺贝尔生理学或医学奖，1923年颁发，当时正值壮年

为诺贝尔奖获得者，有54人当选为皇家学会院士。其中之一就是伯纳德·卡茨（Bernard Katz），他将是第8章的核心人物。

德国科学家的领军人物和世界大战中的两件事情

5位令人印象深刻的德国科学家出席了1920年夏季那场特殊的诺贝尔奖庆典。他们代表了第一次世界大战期间科学家们的紧张关系和截然不同的行动选择，以及由于希特勒上台并由此产生的可怕的反犹主义给德国科学带来的严峻形势。其中4位获奖者中有两位有犹太背景，另外3位是雅利安人。哈伯（Haber）已经在我之前的书中简要介绍过了[II]。他有犹太血统，但更自豪是 个德国人，并已从犹太教改宗为路德宗。他开发出一种从甲烷中获取氨的技术，对全球农业的进步起到了决定性的作用，因此真正符合"造福人类"的标准。然而，在第一次世界大战中期，哈伯的爱国主义使他涉足了生产氯气作为战壕战的战争武器。在这些努力中，他试图在1915年拉上他熟练的化学同事维尔施泰特，然而后者拒绝了。相反地，他与他的同事们一起制造了一个三层过滤器，以消除盟军使用的战争毒气的影响。像哈伯一样，维尔施泰特也有犹太背景，他俩的生活经历都如同希腊戏剧。哈伯生活的悲剧在之前已经提及[II]。故事中应该特别提及的是他的第一任妻子克拉拉·伊默瓦尔（Clara Immerwahr）的遭遇。她是一位化学家的女儿，与哈伯一样在弗罗茨瓦夫（Breslau）长大。她是国内第一个获得博士学位的女性，毕业于弗罗茨瓦夫大学。1915年她与丈夫关于战争毒气发生争吵之后，她便使用哈伯的配枪自杀了，死在他们唯一的当时只有13岁的儿子的怀抱中。

维尔施泰特的职业履历令人印象深刻，他先在苏黎世联邦理工学院（Eidgenössische Technische Hochschule）担任教授，然后在柏林大学担任教授，同时兼任凯撒·威廉化学研究所所长。他和他的团队开创了对花卉和水果色素的研究。战争期间，他回到自己最初受教育的慕尼黑大学。正如之前提到的，20世纪20年代，他支持了一种基本错误的观点，即酶不是蛋白质，而可能是与其相关的某些独立的化学物质。当詹姆斯·萨姆纳（James

Sumner）发现酶可以结晶时，这种不正确的教条主义态度开始受到侵蚀，这在前面也提到过。由于德国的反犹主义也就是汉斯·冯·奥伊勒所称的"悲郁"日益猖獗，维尔施泰特成功的职业生涯在1924年戛然而止，于53岁决定提前退休。维尔施泰特的继任者是他最有才华的学生海因里希·维兰德（Heinrich Wieland），他在1927年获得了化学领域的诺贝尔奖，以表彰他"对胆酸和相关物质组成结构的研究"。正如之前所述[Ⅲ]，他还成为费奥多尔·吕南（Feodor Lynen）的岳父。吕南是1964年诺贝尔生理学或医学奖的共同获奖者。尽管一直受到盖世太保（德国纳粹秘密警察，译者注）的骚扰，维尔施泰特长时间住在德国。1938年，他的一名学生帮助他移民到瑞士，在那里度过了接下来的4年，直至去世。哈伯的最后阶段也是一场悲剧。这位爱国的杰出化学家因德国不断增长的反犹主义逐渐受到排斥。1933年，他放弃德国并逃到英国。在那里，他受到了以色列未来首任总统哈伊姆·魏茨曼（Chaim Weizmann）的邀请，并计划前往。然而，哈伯在去往瑞士的途中去世，之后他的藏书被送到位于特拉维夫后来被称为魏茨曼的研究所。

　　物理学家冯·奥伊勒、普朗克和斯塔克这3位五人小组中的非犹太代表又如何呢？普朗克的故事令人印象深刻，这完全得益于关于他的详尽传记，如由约翰·海尔布隆（John Heilbron）所著的《正直之人的两难困境：马克斯·普朗克——作为德国科学代言人》（*The dilemmas of an upright man. Max Planck as spokesman for German science*）[10]等作品。普朗克的人生轨迹非比寻常，既因他对现代物理学的根本贡献，也因其中所包含的历史事件，以及他出色的文化才华。他是一位熟稔的钢琴家，并能与当时主导柏林德国文化的精英人士积极互动。在第2章中我们谈到的德尔布吕克家族就是附近他众多朋友中的一个代表，这些朋友代表了柏林西南达勒姆区的德国知识精英。这个地区直至今天也一直是学术和文化活动的中心。早在20世纪30年代初，普朗克就看到了苗头，试图在反犹主义气氛日益加剧的情况下尽可能多地挽救德国科学界。他的一生非常漫长，并在战火中幸存下来，亲眼目睹了纳粹第三帝国的最终崩溃。在战争快结束时，纳粹指控他的儿子卷入了暗杀希特勒的阴谋，他不得不忍受独子被处决的痛苦。事实上，他本应该有4个孩子。他的长子在第一次世界大战中去世，两个女儿都因分娩并发症去世。在他生命的最后阶段，也许是上天最后的一点仁慈，盟军将凯撒·威廉研究机构更名为马克斯·普朗克研究所。时至今日，这些充满活力的研究所在德国科学领域仍然占据着主导地位，并逐渐恢复了他们最初实力的很大一部分。

普朗克在20世纪20年代末、跨过整个30年代以及在可怕的战争期间为挽救德国科学而进行的斗争，代表着几乎不可能完成的挑战。然而，有一些有声望的科学家，作为机会主义者站在了纳粹政权一边，很乐意驱逐同他们有竞争的犹太同行。其中一个就是之前提到过的诺贝尔奖得主斯塔克。让普朗克感到沮丧的是，斯塔克试图通过利用政治联系将自己安排到更高、更有影响力的职位上。在这些努力中，他得到了另一位同行物理学家和诺贝尔奖得主菲利普·冯·伦纳德（Philip von Leonard）的支持。事实上，伦纳德是斯塔克获得诺贝尔奖的唯一提名人，斯塔克所作的贡献是否配得上诺贝尔奖也引起了一些争论。伦纳德是在1905年获得诺贝尔奖的，因其"在阴极射线方面的工作"。他是一位在匈牙利出生的德国物理学家，后来逐渐成为极端民族主义者和反犹主义者。他和斯塔克一样，对爱因斯坦的

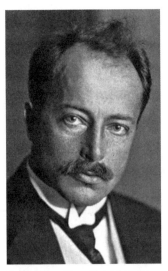

马克斯·冯·劳厄（1879—1960）（引自《诺贝尔奖》1914年年鉴）

理论持有非常批判的态度，他认为这种"犹太式"的物理学，包括"相对论的欺诈"，应该被德国物理学所取代。伦纳德后来成为希特勒的顾问。战争结束时，83岁的他被盟军占领军剥夺了他在海德堡大学的物理学名誉教授职位。

在普朗克之外，另一位令人印象深刻的科学家是马克斯·冯·劳厄（Max von Laue）。早在1914年，他在35岁时就已经获得了诺贝尔物理学奖。在服完兵役并结束在哥廷根和慕尼黑的大学学习之后，他于1902年转到柏林大学与普朗克一起工作，并担任讲师职位。在德国其他大学进行进一步的高级研究后，

他于1919年成为柏林大学的物理学教授。正如前面提到的,当纳粹因为爱因斯坦是一个犹太人而否定了相对论的正确性,并将这一理论谴责为犹太物理学时,劳厄站了出来并坚决捍卫这一理论,这一举措使他在当时的德国学术体系中的地位变得难以维系。他和普朗克都不得不做出牺牲[2]。当时纳粹教育部科学部门的负责人伯恩哈德·鲁斯特(Bernhard Rust)明确规定,官方信件的结尾必须包含"希特勒万岁"(Heil Hitler)的标注。这一规定虽然被忠实地遵守,但偶尔也会被忽略。恰逢劳厄和奥托·沃伯格(Otto Warburg)要写信给鲁斯特的时候,这种心理的矛盾性引发了已安全逃亡至加利福尼亚州的德尔布吕克的嘲弄,他讥讽地说道:

> "问题是他们将会如何结尾呢?是用'希特勒万岁',还是其他什么?选择要么是'希特勒万岁',要么是旧的常规格式'谨致最崇高的敬意'(Mit vorzüglicher Hochachtung)。他们讨论了一会儿,最终劳厄说如果他说'致以崇高的敬意',那肯定是一句大谎话。所以,我猜他们一定写的是'希特勒万岁'。"

伊普西龙行动

由于柏林遭受了密集的轰炸,劳厄在1943年将他的工作地搬到威尔特堡(Württemberg)的海苟根(Hechingen)。德国沦陷后,盟军将他和另外9名德国研究人员转移到英国。虽然这与本章的主题有些无关,但还是很值得简要谈论一下被盟军共同带到英国的这10名德国研究人员。这个行动被称为"伊普西龙行动"。这个团队被称为"铀俱乐部"。从1945年6月到1946年1月,他们被安排在位于戈德曼蔡斯特(Godmanchester)小镇的一座叫作"农场屋"(Farm Hall)的优雅的乡间别墅。这座豪宅完全预置了窃听器,所有的对话都被英国情报部门记录。其目的是了解德国人在开发核武器方面取得了多大进展,以及他们对美国相应发展的了解。与劳厄一样,奥托·哈恩(Otto Hahn)也是其中一员。正是哈恩与莉泽·迈特纳(Lise Meitner)一起发现了核裂变,这使得他成为备受争议的1944年诺贝尔化学

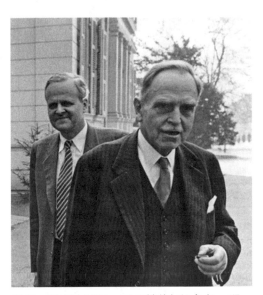

奥托·哈恩（1879—1968）（前）和卡尔·冯·魏茨泽克（1912—2007）

奖唯一的获得者，奖项于1945年颁发，以表彰他"对重核裂变的发现"。尽管他们的背景如此，但劳厄和哈恩都没有参与任何旨在利用核裂变进行军事目的的军工项目中。但是，团队中的其他成员却有。其中最重要的是沃纳·海森堡（Werner Heisenberg），1932年的诺贝尔物理学奖得主，以表彰他"创立了量子力学，并由此导致的，尤其对氢的各种同素异形体的发现"；还有一位极具资历的物理学家卡尔·冯·魏茨泽克（Carl von Weizsäcker），他在1941年提出了制造钚原子弹的专利申请。

在"农场屋"正式和非正式搜集的资料对历史学家来说具有很大的价值[11]，但对于德国科学家在制造核武器方面取得了多大进展的解释仍然存在一定的分歧。特别是海森堡的见解和信仰，以及这些内容在多大程度上分享给了纳粹政权，仍然是一个谜。实际上，他们似乎普遍高估了启动裂变反应所需的所谓铀-235的临界质量。显而易见，德国科学家在这方面远远落后于他们的美国同行。就在他们监禁期间，当得知美国已经于1945年8月6日在广岛成功引爆第一颗原子弹时，他们确实感到非常意外。他们的自信可能受到德国教授系统的提振，也许夹杂着傲慢和自满的态度，使他们相信他们在整个战争期间一直处于领先地位。据说哈恩在得知日本爆炸和所有伤亡人数后情感上受到影响。在得知这一消息后的整个晚上，劳厄都不得不特意照看他。

1941年，海森堡和魏茨泽克在被占领的丹麦对尼尔斯·玻尔（Niels Bohr）进行了一次尴尬的"文化"访问。这在迈克尔·弗雷因（Michael Frayn）的戏剧《哥本哈根》（Copenhagen）中得到了充分展现，其历史真实性则引发了广泛的讨论。在我担任瑞典皇家科学院常任秘书长的 6 年时间里，当时正值世纪之交，我得以有机会带着整个科学院的团队在斯德哥尔摩戏剧院的一个小剧场里观看这出戏剧。它是一部精彩的室内剧，涉及 4 个角色，3 位科学家和尼尔斯·玻尔的妻子玛加丽塔。特别是玛加丽塔对 3 位科学家所发表的陈述中的矛盾之处，评论得一针见血。在随后的讨论中，我们注意到了真相概念的相对性，以及所谓的军事工业复合体对科学的影响。毫无疑问，这种互动是第二次世界大战期间许多发现得以成真的推动力，比如雷达的发现，还有足以治疗严重感染患者的奇迹药物——青霉素的生产。然而我想说的是，科学最重要的推动力是好奇心，是对理解和积累新的、有质量的基础知识的渴望。科学进步之路往往铺满各种不同种类的道德问题，除了利用军事工业资源，如利用人类进行新疗法的测试，利用动物来推动生理或病理学的发展，以及利用各种手段特异地进行基因改变（参见第 4 章）等。所有这些问题都在持续引发需要认真思考的伦理问题，这些主题在我之前关于诺贝尔奖的书中也被反复讨论。

　　这一非同寻常的德国科学家团队在"农场屋""逗留"了 6 个月。现在，是该和他们告别的时候了。需要注意的是，对于重要的历史问题，最终并不是总能得到完整的答案。真理有时可能是相对的。我们再回到冯·劳厄，他在这个团队中代表着一种稳定的个性。另外要补充的是，他在 1946 年返回德国，领导了在哥廷根的马克斯·普朗克研究所。再后来，他终于又回到柏林，成为马克斯·普朗克学会弗里茨·哈伯物理化学研究所的所长。他还是一位竞速自行车手和摩托车手，他在 1960 年因为遭遇了一场交通事故而意外去世，享年 80 岁。事故并不是他引起的，而是由一名经验不足的摩托车手导致的。

意识形态的挣扎和先进科学

　　德国科学的消亡与纳粹主义指导下的专制意识形态以及最终灾难性的第二次世界大战有关，这使得许多欧洲知识分子反思了应该选择何种意识形态以促进社会的进步。共产主义关注个体的公平发展来造福社会，雅克·莫诺（Jacques Monod）那样杰出的思想家，也在寻找在苏联发展起来的共产主义专政的潜在积极的一面，他在我之前关于诺贝尔奖的书[Ⅲ]中被详细描述过。然而，在1956年，他看到墙上写的字（苏军出兵匈牙利后，有人把党证烧掉或撕毁，一位老党员把党证贴在墙上，并在旁边写道"这是我愚蠢的证明"。译者注）之后，莫诺改变了自己的看法。即便在20世纪40年代，也依然有一些科学家称赞斯大林。

第1章的中心人物德赫雷尔曾提出了一个概念，即细菌噬菌体在肠道中被适应性地改变，以对入侵的微生物表现出更强的毒性。他和他的偶像巴斯德一样，都是新拉马克主义的支持者。如前所述[Ⅲ]，这一理论与农业生物学家特罗菲姆·李森科（Trofim Lysenko）在20世纪30年代中期所提倡的理论大致一致。基于此，德赫雷尔对发展中的苏联充满热情。他使用了诸如以下的一些表述："对于苏联科学家而言，这个非凡的国家，选择了清醒的科学，而不是无理的神秘主义，这在人类历史上还是第一次，没有这种科学，就没有逻辑或真正的进步。"

他对苏联的热情还体现在以下方面：2年后，即1937年，他将一本法文书的俄文版献给了斯大林，书名为《传染性疾病的治愈现象》（*Le phenomena de la guérison des maladies infectieuses*）[12]。其中写道："这本书总结了20年来在医学领域找寻新路径的探索，它被献给不惜一切代价追寻历史发展脉络的那个人，献给站在社会变革门槛的那个人，献给已登上顶峰的那个人。我谨以此书献给斯大林同志。（签名）德赫雷尔。"正如我们所见，德赫雷尔对斯大林的看法在他生命的最后几年发生了改变。值得注意的是，在这段时期，德赫雷尔并不是唯一一个赞扬斯大林政治手段的知识分子。例如，在前书[Ⅲ]已经介绍过并在第1章也提起过的，1946年诺贝尔生理学或医学奖获得者穆勒（Muller），同样是一位优生学的拥护者，他曾在一年前给斯大林写信，并附上了他最近出版的书《黑夜之外》（*Out of the Night*）[13]的一本副本。在这封长信的前半部分，他写道："亲爱的斯大林同志！作为一个对布尔什维克终将在人类各个领域取得胜利而充满信心的科学家，我就一个涉及我自己的科学领域——生物学，尤其是遗传学，向您提出一个非常重要的问题……"在这封非常长的信的结尾，他又写道："在社会主义的组织下，人类抛弃了虚伪的神,勇敢地扮演着创造者的角色,以布尔什维克的热情甚至征服了禁锢自己内在本质的最坚固的堡垒。"然而可能是因为当时的李森科(Lysenko)想淡化人类遗传学,穆勒的申请并没有得到良好的反响。

德尔布吕克对祖国的毕生关怀

在 20 世纪 50 年代中期,德尔布吕克开始进军新的领域。他离开了噬菌体的实验领域,开始从事神经生物学领域的工作,当然再一次地以非常规的方式。然而,却没有重大发现。与此同时,他还进一步积极推动故国的重建。从 1947 年开始,他定期前往德国,但直到 1956 年他才在那里开设了第一门噬菌体课程。就在他首次访问期间,他在柏林做了两场演讲,东道主是1931 年诺贝尔生理学或医学奖的获得者奥托·沃伯格(Otto Warburg)。尽管有犹太血统,沃伯格却能在战争中活下来,主要是因为他的研究对于揭示癌症发展机制具有潜在的重要性,而希特勒害怕这种疾病。德尔布吕克也很早就试图在战后的德国激发学界对噬菌体研究的兴趣。他促成了奖学金的设立,让对分子生物学感兴趣的德国科学家能够前往美国工作,而且他为设立相关研究领域的多所德国大学提供了噬菌体和细菌等研究材料。从他的倡议中受益的科学家之一是卡斯滕·布雷斯奇(Carsten Bresch)。他在柏林的罗伯特·科赫(Robert Koch)研究所开始了他关于噬菌体的研究工作,后来又辗转去了位于哥廷根的马克斯·普朗克物理化学研究所,那里的负责人是德尔布吕克的姐夫卡尔-弗里德里希·邦霍夫(Karl-Friedrich Bonhoeffer)。1954 年,德尔布吕克访问了哥廷根,这是他首次较为官方地回到故乡,并在那里举行了关于新遗传学的演讲。但是当时他所接触的学术环境仍保留着许多战前的遗风,工作条件和文化氛围亟须剧烈变革,以便接纳现代科学领域所崇尚的新形式,比如由美国学者主导并发展起来的分子生物学。因其在美国的科研经历,德尔布吕克所带来的不拘礼仪的科学探讨氛围,对德国学术界的建立造成了一场文化冲击。也正是如此,人们理解到,是时候要进行一场巨大的变革了,不过这需要时间。

其中一个认识到改革必要性的人是约瑟夫·施特劳斯(Joseph Strauss),

他是科隆大学遗传学研究所的植物学教授。他发起了试图让德尔布吕克回到德国的动议，并最终至少暂时取得成功。德尔布吕克收到许多回国的聘任邀请，比如来自图宾根（Tübingen）的马克斯·普朗克生物学研究所等，但经过长时间的考虑和斟酌后，他最终被说服担任科隆的一所新研究所的领导职务。对施特劳斯来说，德尔布吕克能在1961年至1963年期间领导这个机构让他感到非常满意。从阳光明媚的加利福尼亚搬到德国科隆对德尔布吕克整个家庭来说是一个巨大的挑战。两个年龄较大的孩子仍留在美国，但其余的家庭成员，包括曼妮（Manny）和两个年龄较小的孩子（当时分别为8岁和9岁），都经历了文化环境的巨大变化。科隆在战争中遭受了毁灭性的破坏，它是最早遭受"饱和式"轰炸的德国城市之一。但由于大家都明白的原因，城市中心的科隆大教堂在很大程度上保持完好，与战后整个城市成为一片废墟形成鲜明对比，更加突出了周围所发生的毁灭打击的印象。德尔布吕克在科隆大学所做的事情不亚于一场洗礼。正如他写给姐夫的信中所说，他希望"借此机会与德国生物学术界的森严组织性彻底决裂"。德国学术体系中的"教授"（Herr Professor）称谓不再存在，取而代之的是一个受加利福尼亚影响的穿着T恤和拖鞋的科学家形象。时间流转到了1962年，科隆研究所的正式开幕典礼开始了。德尔布吕克成功地邀请了当时已

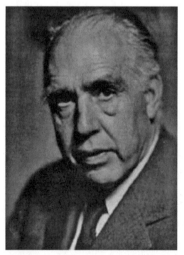

尼尔斯·玻尔（1885—1962）老年像

经76岁的物理学泰斗玻尔发表讲话，正是大约30年前，德尔布吕克决定从物理学转向生物学时，受到了玻尔的关键启发。玻尔进行了一场关于"光与生命，回溯"的主题演讲。这最终也成为他在公开场合的最后一次演讲，同年晚些时候，他因心脏病发作去世。

在第2章中，有关分子生物学领域建立的历史贡献的汇编，用缩写名PATOOMB[14]出版了多次重印版。其中，最后一版的封面上有一幅现代画家珍妮·曼门（Jeanne Mammen）创作的德尔布吕克的肖像画。

她是1890年出生于柏林的表现主义画家，在魏玛时期精进了自己的艺术造诣，在海外度过数年后于20世纪20年代回到柏林。她在那座城市中经历了许多艰苦的挑战，直到1976年去世。提及她的原因是因为她成了德尔布吕克非常要好的朋友。多年来，德尔布吕克在许多方面帮助她在海外推广她的艺术作品，为她提供财务支持，并多次去东柏林的家探望她。德尔布吕克还帮助了很多"铁幕"（Iron Curtain）背后的科学家，例如给东柏林实验室的同事——负责人艾哈德·盖斯勒（Erhard Geissler）转送他作为会员所收到的《美国国家科学院院刊》（*Proceedings of the National Academy of Sciences*）的个人副本。1991年，当铁幕最终崩溃时，柏林布赫区的实验室被更名为马克斯·德尔布吕克分子医学中心，附近的咖啡馆则以他的妻子曼妮的名字命名。不同于巴黎有一条以德赫雷尔的名字命名的街道，柏林没有一条街道以德尔布吕克的名字命名。这可能是因为柏林早在很久以前就有一条以马克斯·德尔布吕克的父亲命名的德尔布吕克大街（Delbrückstrasse）。

　　并非所有在德国的原始研究都在战争中被摧毁。在图宾根的马克斯·普朗克研究所，艾尔弗雷德·吉勒（Alfred Gierer）和格哈德·施拉姆（Gerhard Schramm）进行了关于烟草花叶病毒（TMV）的开创性工作。他们证明了从TMV中分离出的核酸（RNA）携带着完整的感染活性。加利福尼亚大学伯克利分校的德国犹太移民海因茨·弗伦克尔-康拉特（Heinz Fraenkel-Conrat）也发现了类似的结论。弗伦克尔-康拉特的父亲曾是布雷斯劳（Breslau）的一名教授。正如我早期关于诺贝尔奖的书[I，II]以及本书第3章中多次强调的，这个发现极度接近被诺贝尔生理学或医学奖所认可。我首次访问德国的病毒学实验室是在1962年，隶属于图宾根的马克

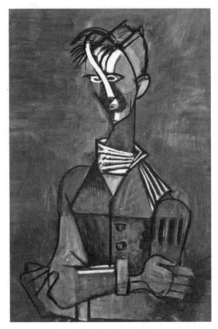

珍妮·曼门所作的德尔布吕克画像

斯·普朗克发育生物学研究所，在那里施拉姆（Schramm）的合作者之一维尔纳·舍费尔（Werner Schäfer）——一位杰出的兽医病毒学家，和他当时的两位初级助理鲁道夫·罗特（Rudolph Rott）和克里斯托夫·斯科尔蒂塞克（Christoph Scholtissek），正在积极地研究流感病毒。对于当时的我——一个刚刚崭露头角的病毒学者来说，能够造访具备如此强大专业能力的动物病毒学研究环境，无疑是非常开眼界的。也是在此期间，我获得了对我的博士论文非常有价值的重要知识。同他们之间也建立了几十年的友谊。

保罗·埃利希和以他名字命名的奖项

保罗·埃利希（Paul Ehrlich）生活在上两个世纪之交。他是一位多领域的德国科学家，在血液学、免疫学和抗菌化疗等领域都取得了重大发现。他发展出了第一种有效的梅毒医学治疗方法，并创造了"魔法子弹"一词。1908年，他与伊利亚·梅奇尼科夫（Ilya Mechnikov）共同获得了诺贝尔生理学或医学奖，以表彰他们"在免疫学领域的工作"，这在前一章和早期的书籍中已经提到过[II]。他在前一章中被简要提及，因为他曾猜测免疫系统是有指导性的，但后来被证明这是错误的。我们之前也提到过1903年获得了诺贝尔化学奖的阿雷纽斯，他是第一个获得诺贝尔奖的瑞典人，与埃利希一样，他也对免疫学有着浓厚兴趣。他有自己的坚定看法，并与埃利希进行过激烈的辩论，然而在大多数情况下，埃利希被证明是正确的。埃利希在德国知识界具有重要影响力，正如前文提到的，他是那些在第一次世界大战初期签署公开声明的犹太人之一，抗议同盟国军队对德国人的区别对待。因为他重要的原创性思想，即两组特定分子之间的亲和性对于生物活性的表达至关重要，我们将会在第9章再次遇到他。仅举几个例子，这个观点可应用于毒素的作用、抗菌药物的作用、抗体的作用以及激素通过特定细胞受体的作用。

在埃利希去世14年后的1929年，他的遗孀海德薇格（Hedwig）设立了一个纪念基金。向获奖的学生提供5年内的助学金，但由于埃利希是犹太人，纳粹政权禁止这笔基金的进一步使用。因此，它长时间内处于休眠状

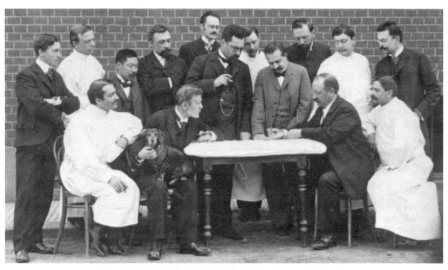

保罗·埃利希（抱狗者）与斯万特·阿雷纽斯激烈争论

态，直到1952年与另一个基金合并后才被重新激活。第二个基金是由一位名叫路德维希·达姆施塔特（Ludwig Darmstädter）的德国化学家和历史学家建立的。新设立的奖项命名为"保罗·埃利希和路德维希·达姆施塔特奖"，自那以后一直颁发至今。它已经发展成为德国医学领域两个主要奖项之一。许多获奖者后来也被诺贝尔生理学或医学奖或者化学奖所认可。当我在1997年离开卡罗林斯卡研究所成为瑞典皇家科学院常务秘书时，我成为保罗·埃利希和路德维希·达姆施塔特奖的评审委员会成员。在这持续12年的工作中，我亲身经历了许多杰出人士如何被保罗·埃利希和路德维希·达姆施塔特奖所认可的过程。我印象中特别的一位——美国晶体学家迈克尔·罗斯曼（Michael Rossman），他在2001年与同胞斯蒂芬·哈里森（Stephen Harrison）共同获得了这个奖项。我对他有所了解，是因为他之前对于病毒蛋白质组成亚基的三维结构的开创性研究。当我们在法兰克福会面，即去参加他的颁奖典礼的时候，他给我讲述了他早年生活的一些故事。

他于1930年出生在法兰克福，但由于他的犹太背景，他在第二次世界大战初期不得不与母亲一同逃离这个国家去往英国，也是在那里，他接受了他的学术启蒙。通过与凯瑟琳·朗斯代尔（Kathleen Lonsdale）接触并受到启发，他也想成为一名晶体学家。朗斯代尔是我早期关于诺贝尔奖的一本书中

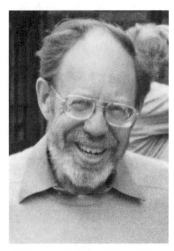

迈克尔·罗斯曼（1930—2019）

所描述的众多有出色技能的英国女性晶体学家之一[Ⅱ]。再后来，罗斯曼移居美国，并于1964年在印第安纳州的普渡大学生物科学系建立了自己的实验室。在那里，他成了正教授，并工作终身，而且一直在专业领域中活跃到21世纪。他生涯中重要科学数据的产出令人印象深刻。他是最有影响力的科学院成员之一，并获得了很多不同种类的科学大奖。然而，瑞典皇家科学院却并未授予他诺贝尔奖，但他获得了该机构的格雷戈里·阿米诺夫奖（Gregori Aminoff Prize），这是专门用于表彰晶体学领域重大进展的奖项。

在这些关于科学、文明和政治意识形态的探讨之后，现在是时候回到1969年至1971年诺贝尔奖的叙述中来了。1970年诺贝尔生理学或医学奖授予了汉斯·冯·奥伊勒的儿子乌尔夫、朱利叶斯·阿克塞尔罗德（Julius Axelrod）和伯纳德·卡茨（Bernard Katz）。以上的每个人，我们将在之后的单独章节中进行介绍。

第6章
天生的诺贝尔奖得主

一个有利的开端

深入参与评奖的工作

然后获得自己的奖项

    1970年颁发的诺贝尔奖肯定特别受瑞典国民的喜爱。诺贝尔生理学或医学奖是由卡罗林斯卡研究所的生理学教授乌尔夫·冯·奥伊勒(Ulf von Euler),以及来自英国的伯纳德·卡茨(Bernard Katz)和来自美国的朱利叶斯·阿克塞尔罗德(Julius Axelrod)3人共同分享,以表彰他们"关于神经末梢的体液递质及其存储、释放和失活机制的发现"。1970年的奖项还包括另一位瑞典人汉尼斯·阿尔文(Hannes Alfvén),他与路易·奈尔(Louis Néel)共同分享了诺贝尔物理学奖,以表彰他们"在磁流体力学的基础研究和发现,以及在等离子体物理学的不同领域中的富有成果的应用"。冯·奥伊勒是卡罗林斯卡研究所第3位获得诺贝尔奖的教授,之前分别是1955年和1967年获得诺贝尔生理学或医学奖的胡戈·特奥雷尔(Hugo Theorell)和拉格纳·格拉尼特(Ragnar Granit)[Ⅲ,Ⅳ]。为了完整起见,还应提到的是1911年的诺贝尔生理学或医学奖同样授予一位我们之前简要描述过的瑞典科学家[Ⅱ],那就是来自乌普萨拉大学的眼科学教授奥尔瓦·古尔斯特兰(Allvar Gullstrand)。他因"关于眼睛的屈光学研究"受到表彰。后来,他在瑞典皇家科学院担任物理学奖委员会的职务,并在诺贝尔奖评选工作中非常积极。他在数学方面的专长使他能够在委员会中掷地有声,因为他当时对爱因斯坦的理论持批评态度,也就阻止了早期委员会将诺贝尔奖授予阿尔伯特·爱因斯坦的尝试。

    在物理学领域,瑞典科学家在之前也曾获得诺贝尔奖。1912年,间歇

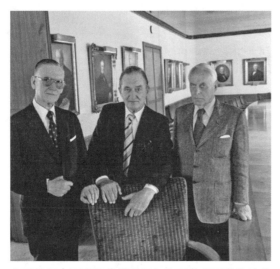

卡罗林斯卡研究所获得诺贝尔生理学或医学奖的前3位教授。从左到右依次是乌尔夫·冯·奥伊勒（1970年获奖）、胡戈·特奥雷尔（1955年获奖）和拉格纳·格拉尼特（1967年获奖）（照片由伦纳特·尼尔森提供，获瑞典通讯社授权）

性闪烁灯塔的发明家古斯塔夫·达伦（Gustaf Dalén）被表彰，这是物理奖中为数不多的表彰发明的奖项。12年后，1924年的奖项表彰了曼内·西格巴恩（Manne Siegbahn）关于其X射线光谱学的发现。在自然科学的第3个领域，即化学领域，也有一系列的瑞典籍获奖者，这始于斯万特·阿雷纽斯（Svante Arrhenius），他是第一个被表彰的瑞典人，他于1903年以充足的理由，因"电解离理论对化学发展所作出的非凡贡献"而获得奖项。在他之后，还有3名瑞典化学奖获得者。1926年，斯韦德贝里（Svedberg）获奖，理由是他"对分散系统的研究"。两年后，乌尔夫·冯·奥伊勒的父亲汉斯与另一位英国科学家分享了奖项，这在前一章中已经介绍过。最后，正如之前详细介绍的那样[III]，在1948年，阿恩·蒂塞利乌斯（Arne Tiselius）因"在电泳和吸附分析方面的研究，特别是他关于血清蛋白复杂性的发现"而获得奖项。化学领域中应该提到的另一位获奖者是乔治·德·赫韦西（George de Hevesy），他也已经在之前被详细介绍过[II]。他于1944年获得1943年度的诺贝尔化学奖，理由是"在化学过程研究中使用同位素作为示踪剂方面的工作"。在得到诺贝尔奖后，他还获得了瑞典公民身份。

正如我们将在后文看到的那样，乌尔夫·冯·奥伊勒在卡罗林斯卡研究所有着令人印象深刻的职业生涯，这主要得益于他的导师戈兰·利耶斯特兰德（Göran Liljestrand），同时也受他父亲汉斯的一些影响。冯·奥伊勒家族的老一辈成员及其德国血统和政治关系已经在前一章中介绍过。现在是时候考虑与乌尔夫·冯·奥伊勒作为个人及科学家的发展相关的故事部分了。正如之前介绍过的[1]，还有一些其他的例子，同一家族连续几代人都获得诺贝尔奖。事实上，上述的曼内·西格巴恩（Manne Siegbahn）的儿子凯·西格巴恩（Kai Siegbahn）于1981年获得了诺贝尔物理学奖，理由是他"对高分辨率电子显微镜的发展所作出的贡献"。

含着银汤匙出生

乌尔夫的父亲汉斯早期在瑞典的时候结识了一位著名的瑞典化学家——发现两种化学元素钕和钬的佩尔·克里夫（Per Cleve），他是乌普萨拉（Uppsala）大学的教授。克里夫有一个女儿，名叫阿斯特里德（Astrid），她在职业道路上取得了相当的成功。1898年，她作为瑞典第一位成功在乌普萨拉大学完成博士论文的女性，获得了自然科学学位。在那个时代，这是非同寻常的。她在1902年嫁给了汉斯·冯·奥伊勒，并在8年内生下5个孩子。其中第2个孩子就是乌尔夫，他于1905年2月7日出生。汉斯·冯·奥伊勒在他的回忆录中记录了为什么他在儿子出生时不在场。因为就在那一天，他与两位军事朋友一起参加了一场热气球比赛，比赛地点是在斯德哥尔摩和附近的瓦克斯霍尔姆之间。他们赢得了比赛，并从玛丽亚王室的代表英格博格（Ingeborg）公主那里获得了一块奖牌。而另外两个参赛的热气球在斯德哥尔摩群岛迷了路。他的家人对他缺席儿子的降生颇为不满。乌尔夫的洗礼则是一次重大事件。前面提到的瑞典知名科学家、瑞典第一位诺贝尔奖获得者阿雷纽斯（Arrhenius）是他的教父。这也难怪乌尔夫后来成为一名科学家。汉斯·冯·奥伊勒和阿斯特里德·克里夫（Astrid Cleve）的婚姻并没有持续很长时间。他们在1912年离婚，一年后，汉斯与贵族出身的伊丽莎白（贝丝）·阿夫·乌格拉斯［Elisabeth (Beth) af Ugglas］结婚了，他们又生了4个孩子。

似乎这个家庭的前5个孩子不得不与家庭助手一起生活，并且学会自己照顾自己。1912年至1918年期间，这些孩子住在斯德哥尔摩外的一个农场，由一位助手照顾，之所以在农场，可能是为了确保他们在战时的困境中得到足够的食物。阿斯特里德·克里夫保持着职业学术活动，并在她父亲

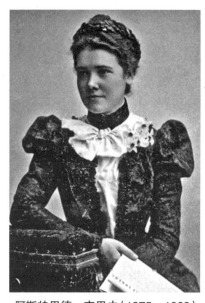

阿斯特里德·克里夫（1875—1968）

的研究轨迹上继续硅藻的研究。她的父亲对大西洋浮游生物的化学非常感兴趣。同时，她还担任教师工作。1917年至1923年，她受雇于一家位于瑞典韦姆兰省乌德霍尔姆的公司，因此乌尔夫在该省的中心城市卡尔斯塔德接受中学教育。阿斯特里德在她的一生中继续参与科学研究工作，作为一名女性科学家，她在1955年凭借自己的开创性贡献获得了个人教授职位，以表彰她杰出的早期研究工作。而在此时，她已经回到她的家乡乌普萨拉。她于1968年去世。大约50年后，在斯德哥尔摩新建的卡罗林斯卡医院附近的新城市区的一条街道被冠以她的名字。这个提议引发了争议，因为她被指责对战时德国和纳粹主义抱有同情。然而，最初决定命名的政治家们认为，她作为一名开创性的女性自然科学家的独特贡献比她暂时的政治倾向更为重要。然而，6年后，政治家们改变了主意，她的名字被删除，这条街道被重新命名为玛丽亚·阿斯普曼（Maria Aspman），以表彰一位女性教师和公共教育家。乌普萨拉大学也以她的名字为进化生物学中心的一个讲堂命名，但最终也更改了这个讲堂的名字。此后的学生则将这个讲堂称为"我们不被允许称呼的阿斯特里德·克里夫讲堂"。后代如何评判我们历史前辈的道德价值观是一个复杂的问题。当卡尔·冯·林奈（Carl von Linné）和托马斯·杰斐逊（Thomas Jefferson）的雕像被移除时，我开始担心我们究竟有没有为他们对社会进步的贡献给出一个整体客观的评价。而100年后的未来，后世又将如何评价我们现今社会的道德价值观呢？

乌尔夫于1922年完成中学学业，通过考试并获得学士学位，那时他仅仅17岁。之后，他便搬到斯德哥尔摩与父亲同住，开始在卡罗林斯卡研究所学习医学。从一开始，他就对科学产生了浓厚兴趣，并且幸运地选择戈兰·利耶斯特兰德(Göran Liljestrand)作为他的导师。在我之前的所有有关诺贝尔奖的书籍中[Ⅰ-Ⅳ]，我们已经提到过利耶斯特兰德。从1918年到1960年，他在卡罗林斯卡研究所的诺贝尔委员会担任秘书长长达42年。尽管他在1951年在药理学教授的职位上退休，但实际上，他仍然又担任了9年的委员会秘书长职务。汉斯·冯·奥伊勒在他的回忆录中强调了导师的重要性。他不仅强调了利耶斯特兰德在指导乌尔夫方面的关键作用，还提到了他也指导了乌尔夫同父异母的弟弟——柯特(Curt)。他的导师是拉格纳·格拉尼特(Ragnar

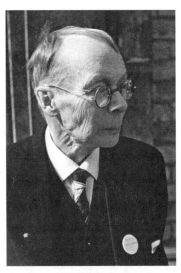

戈兰·利耶斯特兰德(1886—1968)是卡罗林斯卡研究所诺贝尔奖委员会的长期秘书

Granit)，1967年度的诺贝尔奖得主[Ⅳ]。早在开始医学学习的几年时间里，乌尔夫·冯·奥伊勒(Ulf von Euler)就已经开始参与研究工作。1926年，他参加了在斯德哥尔摩外的萨尔特约巴登举行的第十二届国际生理学大会，这使他有机会见到当时的伟大生理学家，如伊凡·巴甫洛夫(Ivan Pavlov)、欧内斯特·斯特林(Ernest Starling)、奥托·洛伊(Otto Loewi)等人。

　　在一次穿越群岛的船上，他结识了赫尔曼·布拉什科(Hermann Blaschko)，同行大多称他为休(Hugh)。因为职业的原因，他们成了朋友，一起涉足从氨基酸酪氨酸出发的生化途径的方方面面，并在后来发现通过一步生化修饰就可以将其转化为左旋多巴，然后进一步转化为多巴胺、去甲肾上腺素和肾上腺素(见第243页)。布拉什科在德国的多个知名大学都有着成功的职业经历，但在1933年，由于他的犹太血统[1]，他不得不离开德国，前往牛津大学继续他的科学生涯。尽管他偶尔被严重的结核病所困扰，但他的一生硕果累累，直到93岁与世长辞。同冯·奥伊勒一样，他也成为皇家学会的会员。当冯·奥伊勒于1983年去世后，他写了一部非常全面的回忆录[2]。有关冯·奥伊勒科学科学生涯的宝贵信息，还可以在1971年出版的《药理学年度综述》(*Annual Review of Pharmacology*)[3]中的一篇自传中找到。冯·奥伊勒的父亲对于他从事研究的引导是显而易见的，他们合作发表了许多文章。第一篇文章发表时，冯·奥伊勒只有17岁。但他很快就找到了自己的方向，并与隆德大学生理学系的同事们开展了合作。利耶斯特兰德(Liljestrand)指导了冯·奥伊勒的论文工作，关于研究低氧条件下肺部血管的收缩。学生对他的导师的评价是"很难想象有比他更有帮助、更能激发灵感的老师和合作者了"。在他作为科学家的整个时间段内，冯·奥伊勒共发表了400多篇科学论文。难能可贵的是，这其中包含许多开创性的贡献和真正的发现。利用当时相对粗糙的药理学和生物化学技术，他们开辟了许多突破性的研究。

乌尔夫·冯·奥伊勒于1939年被任命为卡罗林斯卡研究所的教授，这个职位一直保持到1971年他退休的时候。在这32年里，他在该研究所的发展上留下了深刻的印记，尽管他从未担任过任何领导性的学术职位，比如院长或副校长，但他始终保持一颗科学家的赤诚之心。然而，正如前面所提到的，他在研究所的诺贝尔奖评选工作中扮演了不同的重要角色。让我们把目光再稍微回到20世纪30年代和40年代，处在当时的科学和政治氛围中，冯·奥伊勒父子与纳粹德国的关系值得反思。在前面提到的瑞典文图书《知识分子的背叛》(*De Intellektuellas Förräderi*)[4]中，有一章专门讨论了卡罗林斯卡研究所的教授们对20世纪30年代在德国发生的世界大战进程的态度。阅读这些内容引发了我难以言状的复杂情感。研究所中最为突出支持纳粹的声音来自组织细胞学教授格斯塔·哈格奎斯特(Gösta Häggqvist)。1956年，我在医学专业学习中的第一次专业口试就是和他一起进行的。当然，当时我对他早先的纳粹倾向一无所知。我只记得，他对我在回答他的一个问题时急切想要讲述的大脑中小胶质细胞的所有细节都缺乏兴趣。在他办公室的一面墙上挂着一张他和一头大猪的合影，他正把手放在猪身上。后来我才了解到，当时有人认为通过增加染色体组数，就可能会培育出更大的动物，就像多倍体的杨树那样。现在我们都知道这显然是不正确的，这张照片也是经过处理后，改变了教授和猪的相对大小。

从上述书中可以看出，20世纪30年代的学术界在处理瑞典与德国之间互动的政治条件时存在很多虚伪之处。在1939年一场关于包括犹太人在内的难民医生在瑞典定居和工作的权利的辩论中，卡罗林斯卡研究所的医学院就出现了分歧。针对两位特殊的德国医生的情况，教师学院成立了一个三人小组委员会来提供建议。这3位成员分别是神经外科教授赫伯特·奥利夫克罗纳（Herbert Olivecrona）、解剖学教授尼尔斯·安东尼（Nils Antoni）和新任命的生理学教授乌尔夫·冯·奥伊勒。他们建议允许难民移民瑞典并从事医生工作。这也是书中唯一提到乌尔夫·冯·奥伊勒的地方。相比之下，他的父亲在书中则在4种不同的场合下被提及，而且是以一种不那么被人称道的方式。

2021年，卡罗林斯卡研究所发起了一场关于道路和讲堂命名的讨论。长期以来，一些历史上有影响力的教授的名字一直被用于此目的。而在由学生发起的有关种族问题的辩论中，甚至有人提议删除所有的名字。不过最终只有一些名字被删除了，比如19世纪的解剖学教授父子安德斯（Anders）和古斯塔夫·雷齐乌斯（Gustaf Retzius），因为他们测量了不同人群的头骨尺寸比例。校园内还有一条冯·奥伊勒路，被解释为旨在表彰父亲汉斯和儿子乌尔夫，可能还包括他同父异母的弟弟柯特（Curt）。然而，他的父亲汉斯从未在研究所工作过。因此，有人建议将其更名为乌尔夫·冯·奥伊勒路，因为他与纳粹德国保持了距离。

在深入讨论冯·奥伊勒早期广泛的科学活动之前，值得一提的是他作为一个经常不在家的父亲的私人生活。1930年，他与简·索德斯蒂尔纳（Jane Söderstierna）结婚，并育有4个孩子。20世纪50年代，简在由利耶斯特兰德管理的《斯堪的纳维亚生理学杂志》（*Acta Physiologica Scandinavia*）办公室担任秘书。而乌尔夫在20世纪50年代末离婚后再婚，就像他的父亲进入贵族社会的方式一样，在乌尔夫这里，他依靠的是达格玛·克朗斯泰特（Dagmar Cronstedt）。他的第二段婚姻里没有孩子。在第二次世界大战期间，克朗斯泰特女伯爵曾在加里宁格勒（Königsberg）担任广播员，向中立的瑞典宣传德国纳粹。据乌尔夫父亲所写的回忆录，他对儿子的第二次婚姻感到高兴。

天才科学家的培养

在卡罗林斯卡研究所，冯·奥伊勒与解剖学副教授罗宾·法赫拉乌斯（Robin Fåhraeus）建立了他首个重要的科学合作。法赫拉乌斯是一名血液学家，他开发了一种测试方法，用于确定红细胞的沉降速率，这是一种预示感染的简单测量方法。正如前面提到的，他的主要导师是传奇的药理学家利耶斯特兰德，即诺贝尔医学委员会的"永久"秘书。冯·奥伊勒许多早期的科研文章都是与利耶斯特兰德一起发表的。利耶斯特兰德在几十年间一直是冯·奥伊勒的关键支持者，但令人遗憾的是，他在冯·奥伊勒获得诺贝尔奖的两年前去世了。冯·奥伊勒获奖这件事显然是会令他感到非常自豪的事情。早在1960年，冯·奥伊勒就接任了利耶斯特兰德长期担任的诺贝尔委员会秘书一职，而在利耶斯特兰德去世后，他还接任了拥有很好声誉的科学期刊《斯堪的纳维亚生理学杂志》的主编职责。他在生命的最后阶段仍然保持着这一职责。该杂志后来则由研究所药理学教授伯尔杰·乌文纳斯（Börje Uvnäs）接管，我们之后将会多次见到他，因为他在冯·奥伊勒获得诺贝尔生理学或医学奖的讨论中发挥了核心作用。当时，这本杂志以英文发表文章，但在1889年创刊时，它其实还有一个德国名字。它在1939年更名为英文名称，而从那时起，文章就开始以英语而不是德语发表。这种语言上的转变也代表了学者之间沟通方式的变化，通用的学术语言（*lingua communis eruditorum*）从拉丁语到德语再到英语。可以说，最后一个不可逆转的步骤是由于自然科学的主导之地从德国转移到了美国。也就是在同一时间，冯·奥伊勒也从使用德语到几乎完全改用英语来撰写他的许多科学文章。正如我们将看到的，他迅速习惯了新的语言。同样地，他还非常喜欢旅行，在他的父亲和利耶斯特兰德的帮助下，他得以在世界知名的实验室工作，并积累了的宝贵的经验。

洛克菲勒奖学金的帮助，使得乌尔夫能够开始前往著名科学家的实验室工作。他似乎具备了一种不会出错的本能，这可能得益于家中导师的良好建议。他选择前往已经获得诺贝尔奖或者以后将获得诺贝尔奖的科学家

所领导的实验室。他的首次较长的
出国经历发生在1930年6月。他前
往伦敦汉普斯特德的亨利·戴尔
（Henry Dale）爵士实验室，并在那里
待了7个月。也正是在这段时间，他
做出了自己的第一个主要的重大发
现，即鉴定了最终被命名为P物质的
因子。6年后，戴尔与奥托·洛伊
（Otto Loewi）共同获得了生理学或医
学领域关于神经生物学领域的第四
个诺贝尔奖[Ⅲ]。诺贝尔奖的获奖原
因是表彰他们"关于神经冲动的化学
递送的发现"。在访问戴尔实验室之
后，冯·奥伊勒又在伯明翰大学的生

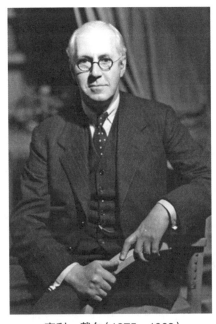

亨利·戴尔（1875—1968）

理学系度过了2个月。随后他前往比利时根特的科尼尔·海曼（Corneille
Heyman）实验室。海曼继任了以他父亲的名字命名的研究所所长和研究
员，并于1939年获得了保留的1938年度的诺贝尔生理学或医学奖，以表彰

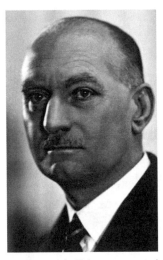

科尼尔·海曼（1892—1968）
（引自《诺贝尔奖》1938年年鉴）

他"发现了窦和主动脉机制在呼吸调节中的作
用"。冯·奥伊勒最后3个月的科学之旅将他
带到了法兰克福大学教授古斯塔夫·恩登
（Gustav Embden）的实验室。恩登非常接近获
得生理学或医学领域的诺贝尔奖，因为他共同
解释了碳水化合物的代谢与肌肉收缩之间的
联系，遗憾的是他最终未能获奖[Ⅰ]。1932年1
月，乌尔夫在外出20个月后回到家乡。

　　1932年的晚些时候，多亏了利耶斯特兰德
的另一项倡议，冯·奥伊勒获得了另一笔洛克
菲勒奖学金。考虑到瑞典未来可能会开放更
多的教授职位，利耶斯特兰德认为，对于冯·

奥伊勒的职业规划来说，发展生理学的科学背景比药理学更具有战略意义，尽管药理学是利耶斯特兰德自己从事的学科。因此，在1934年，冯·奥伊勒被派往伦敦大学学院的希尔（Hill）实验室，相关的简要介绍已经在第5章呈现过了，他在那里度过了5个月。希尔在1923年获得了1922年度的诺贝尔生理学或医学奖，以表彰他"关于肌肉产热的发现"，这个奖项是其与奥托·迈耶霍夫（Otto Meyerhof）共同获得的。正如我在第一本关于诺贝尔奖的书中所描述[1]，有关该奖项的决定非比寻常，因为它只基于一个提名。我们将在第8章中看到，希尔将是一个非常核心的人物，特别在伯纳德·卡茨的科研发展中。在他出国访问期间，也曾有一些建议试图将乌尔夫·冯·奥伊勒招聘到德国工作，不过最终幸运的是，因为考虑到即将发生的政治动荡，这一切都没有实现。在第二次世界大战爆发之前，冯·奥伊勒本来有机会在汉普斯特德的戴尔实验室再多待5个月。正如我们接下来将看到的，这促成了另一项重要的发现。

　　第二次世界大战一结束，冯·奥伊勒就再次做好了旅行的准备。这一次，他选择了一个看似遥远的科学研究环境，即伯纳德·侯赛（Bernhard Houssay）教授位于布宜诺斯艾利斯的实验室。不管怎样，在那个实验室做出持续发现的可能性还是很大的。冯·奥伊勒现在已经成为去甲肾上腺素研究领域的权威之一。他与实验室的一位同事爱德华多·布劳恩-门德斯（Eduardo Braun-Menéndez）一起，在研究这种递质在内分泌学和实验性肾性高血压中的作用方面取得了许多有趣的成果。当然，天生通晓多种语言的冯·奥伊勒迅速学会了西班牙语。正如从他的访问中可以预料的那样，侯赛也将分享诺贝尔生理学或医学奖。这发生在1947年，当时他因"发现垂体前叶激素在糖代谢中的作用"获得一半的奖项。事实上，冯·奥伊勒在准备授予侯赛奖项方面起到了举足轻重的

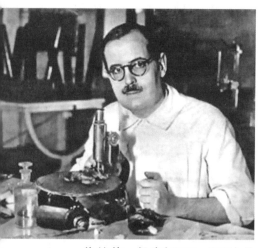

伯纳德·侯赛（1887—1971）是
1947年诺贝尔生理学或医学奖的
联合获得者

作用。奖项的另一半授予卡尔·科里（Carl Cori）和他的妻子格蒂·科里（Gerty Cori），以表彰他们"发现了糖原的催化转化过程"。这也是诺贝尔生理学或医学领域首次授予女性科学家。在第 9 章中，我们将看到科里一家在 1971 年诺贝尔生理学或医学奖的产生过程中发挥了重要作用。

发　现

接下来，我们将会了解到在与生物学密切相关的各种生理系统中研究生物递质的一些开创性发现。生物递质包括两大类生物活性化合物。一类是参与神经传递的不同化合物，另一类是具有类似激素作用的脂质化合物家族。正如我们将看到的，乌尔夫·冯·奥伊勒作出重大贡献的第一个发现涉及一种后来被命名为 P 物质的物质。它是一种神经递质。此后，他又鉴定出另一种重要的神经递质，去甲肾上腺素。对这种递质的研究将构成他研究的核心部分。此外，一些独立的研究使人们发现了一类被称为前列腺素的脂质化合物家族。让我们跟随冯·奥伊勒的视角，看他丰富而卓越的科学之旅是如何演变的。

P 物质（Substance P）：乌尔夫·冯·奥伊勒的首个发现在他第一次拜访戴尔期间就已初见端倪。当时，关于神经末梢可能通过体液传递信号的概念正处于激烈的争论之中。如前所述[III]，有"汤论者"（soupers）（也即递质派，译者注）猜测可能存在帮助信号传递的物质，但也有一些"火花论者（sparkers）"认为，电信号是在细胞之间直接传递的。戴尔实验室的最新证据表明，乙酰胆碱这种物质参与了神经信号的传递。冯·奥伊勒的任务是参与旨在可以进一步支持体液传递理论的实验。他与研究所的合作者，特别是约翰·加达姆（John Gaddum）一起，制备了从肠来源的组织提取物。加达姆后来成为著名的神经药理学家和英国皇家学会成员，并被封为爵士。他们在 1931 年制备的提取物被发现可以引起肠道收缩和血管舒张，但根据该系统的特征得出的结论是，活性物质一定是一种迄今为止尚未被确认的化合物，而不是乙酰胆碱[5]。加达姆和另一位合作者海因茨·席尔德（Heinz Schild）一时冲动，将这种新物质命名为 P 物质，而 P 仅仅代表制剂或

P物质是一种由11个氨基酸组成的肽链

粉末。回到斯德哥尔摩后，冯·奥伊勒继续对这种物质进行研究。从现代的角度看，科学家们在当时得出的结论似乎是非常大胆的，他们认为所研究的是一种单一的物质。而可以支持这一大胆结论的一个发现是，观察到了一种明显的、可反复确认的生物活性，而早期的P物质研究大概就是这种情况。

P物质后来被发现对胰蛋白酶的处理敏感，因此在相对早期的阶段，其被推测为蛋白质。到20世纪50年代中期，冯·奥伊勒重新回到对P物质的研究，并发现它存在于大脑中，还存在于非哺乳动物如鱼类中。若干年后，他发现这种物质存在于神经末梢的颗粒中，但当时他还不敢断言它是一种神经递质。在距离冯·奥伊勒最初发现大约40年后，P物质的完整化学结构才被揭示出来。结果发现，它是一种多肽，含有11个氨基酸，是神经肽家族中的一员，因其能迅速减轻肠道收缩，所以统称为速激肽（tachykinins）。"Tachy"在希腊语中是迅速的意思，其反义词是"brady"。这种物质在某些感觉神经的末梢释放，在许多种细胞中都有这种神经递质的特定受体。有记录表明，它与疼痛的诱发和炎症过程有着特殊的联系。P物质还具有明显的扩张血管的能力，即血管扩张（vasodilation），这是通过释放一氧化氮气体实现的。我们也将在下一章简要回顾这一惊人的发现。人们已经发现，P物质与其受体相互作用的功能障碍在许多疾病中都起着作用，包括某些形式的癌症，以及因感染艾滋病毒、麻疹和呼吸道合胞病毒等病毒而导致的特殊疾病。

P物质被证明是比后神经递质大得多的分子。令人惊奇的是，像许多其他神经递质一样，P物质在很多不同的生理情境中发挥作用，因此在其功能失常或缺乏的情况下，可能会导致不同的疾病症状。冯·奥伊勒在他漫

长的科学生涯中一直对P物质感兴趣。在他早期的一些工作中,他与隆德
大学的科学家们进行了合作,这些联系对于即将到来的其他发现也非常重
要。P物质的生理作用吸引了数十年的研究热潮。在20世纪80年代,我在
诺贝尔委员会共事多年的同事托马斯·霍克费尔特(Tomas Hökfelt)在研
究中补充了部分有关P物质生理作用的数。他能够确定大脑神经元和神
经胶质细胞等非神经细胞中都存在这种物质。它还在大脑之外的神经细
胞和与免疫系统相关的细胞中被发现。然而,这两个涵盖全身的系统之间
的界限仍然是个谜,因此有时会使用模糊的术语"神经-免疫轴"(neuro-
immunological axis)。在破解P物质的生理作用方面仍有许多工作要做,其
可能是一类神经肽信号物质中尚未确定的几种成员之一,利用这些知识开
发治疗药物的可能性也仍未确定。冯·奥伊勒的学生本特·佩尔诺(Bengt
Pernow),曾对P物质的早期研究作出了重要贡献。1953年,他提交了一份
关于P物质的论文。佩尔诺后来成为卡罗林斯卡研究所的副所长,我与他
在1978年至1980年期间有着非常愉快的合作,那时他担任诺贝尔委员会主
席,我担任副主席。

　　前列腺素(Prostaglandins):乌尔夫·冯·奥伊勒在第一次访问戴尔实
验室之后,就对生物活性分子产生了浓厚的兴趣。他在文献中注意到,已经
有人观察到精液对平滑肌制备物有影响。他的实验室采用药理学和生物化
学的方法对这一观察结果进行了扩展。在电泳方法的应用中,未来的诺贝
尔奖获得者特奥雷尔(Theorell)为他提供了良好的帮助。冯·奥伊勒制备
了前列腺的提取物。经过逐步纯化,排除了肾上腺素和P物质,他鉴定出一
种新型的生物活性物质。20世纪30年代末的进一步研究表明,这些物质是
不含氮的有机酸,它不饱和也不含脂质。显然,他面对的是一种与P物质等
生物活性分子完全不同的活性分子。冯·奥伊勒初步将其称为前列腺素。
由于冯·奥伊勒在位于男性膀胱后方、为精液提供尿液的膀胱腺中也发现
了相关的生物活性物质,因此他又提出了"膀胱腺素"(vesicoglandins)这一
术语[6]。后来证明这并不是一个错误的名称。冯·奥伊勒的一位学生,鲁
内·埃利亚松(Rune Eliasson),证明了精液中前列腺素的来源主要是精囊,
而不是前列腺。

虽然前列腺素的进一步生化分析主要由其他人接手，但其确切的起始日期清晰可辨。那是1945年10月19日，苏内·贝格斯特隆（Sune Bergström）在我之前的关于诺贝尔奖的书中对他有过详细介绍[Ⅲ]，在卡罗林斯卡研究所生理学学会的会议上发表了一场演讲。也正是在这次会议上，冯·奥伊勒询问贝格斯特隆是否有兴趣深入研究前列腺素的生物化学。后面发生的事情也就成了历史。贝格斯特隆及其同事，特别是他的学生，专业的生物化学家本特·萨穆埃尔松（Bengt Samuelsson），一起揭示了这个家族的生物活性分子的多样性、详细的生物化学特性及其生物活性范围。它们代表天然存在的脂肪酸，源自不同种类的不饱和脂肪酸，特别是花生四烯酸。它们具有许多关键的生物活性，例如控制我们的平滑肌收缩。前列腺素在炎症过程中的作用已被记录在案，这也促使人们开发出了许多有用的药物疗法。有关前列腺素的研究工作也取得了令人瞩目的进展。1982年，诺贝尔生理学或医学奖授予前列腺素的研究成果，颁发给了贝格斯特隆（Bergström）、萨穆埃尔松（Samuelsson）和约翰·文（John Vane），以表彰他们"关于前列腺素和相关生物活性物质的发现"。可以推测，冯·奥伊勒的开创性贡献以及对前列腺素的关键性的后续生理学研究，可能会引发是否应该将他取代文而列为诺贝尔奖得主之一的讨论，但是冯·奥伊勒再也没有获得第二个诺贝尔奖。不过，他和他的同事继续在前列腺素研究领域作出了卓越贡献，正如他在1983年的一篇综述文章中总结的那样[7]。

去甲肾上腺素：一种交感神经递质（noradrenaline, a sympathetic transmitter）。战争中期，冯·奥伊勒将工作重点放在了吡啶的研究上。这种有机化合物的名称源自拉丁语"piper"，意为"胡椒"。它早在19世纪初就被一位丹麦科学家发现了。冯·奥伊勒记录了这种化合物的一些生物效应。它不仅在许多有价值的药物，甚至也在致幻药物（如"angel dust"）中，都已经成为核心的化学物质。然而，冯·奥伊勒自己的主要发现是在4年后揭示了去甲肾上腺素作为交感神经递质的作用。

在我们的神经系统中有两个独立的系统，一个通过意愿来控制，另一个是自主的。自主神经系统有两个分支，一个是交感神经系统（sympathetic），另一个是副交感神经系统（parasympathetic）。通俗来说，前者是"战斗或逃跑"系统,而后者是"休息和消化"系统。这两个系统使用完全不同的递质物质,分别是肾上腺素或去甲肾上腺素和乙酰胆碱。冯·奥伊勒花费了相当长的时间才让科学界相信,除了肾上腺素,去甲肾上腺素作为交感神经系统中的递质也发挥着核心作用。正如人们后来所理解的那样,有一系列非常核心的递质物质,它们共同起源于氨基酸酪氨酸。酪氨酸在特定的激素——甲状腺素(thyroxine)的特殊发育过程中起着重要的作用,其通过甲状腺控制新陈代谢过程。这个腺体的名称源自希腊语"*thyroio*",意为"类似盾牌"。然而,冯·奥伊勒和其他科学家感兴趣的是酪氨酸的衍生物所引起的一种非同寻常的生物活性。

酪氨酸来源于另一种氨基酸苯丙氨酸,它可以代谢成左旋多巴(L-DOPA),最后生成多巴胺,并从多巴胺进一步合成去甲肾上腺素和肾上腺素。多巴胺(hydroxytyramine)这个术语是戴尔(Dale)在1952年提出的。但在此之前,早已有了"去甲肾上腺素"(noradrenaline)这个名称。从图中可以看出,去甲肾上腺素是肾上腺素的非甲基化前体。由于缺少这个额外的结构,也即所谓的基团,因此它被命名为N-Ohne-Radikal(德语意为无基团,无侧链的意思),即去甲肾上腺素(noradrenaline)。1939年,布拉什科(Blaschko)和彼得·霍尔茨(Peter Holtz)确定了去甲肾上腺素的生物合成机制。布拉什科已经在前面介绍过,我们将在本章后面再次谈到霍尔茨。肾上腺素是一种熟知的应激激素,可以在肾上腺的髓质中大量发现,它也因此得名。如前所述,它是交感神经系统的核

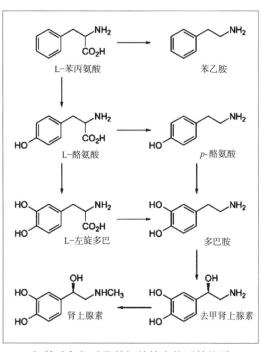

氨基酸色氨酸及其相关的生物活性物质

心驱动力。正如我们将在下一章中所看到的，左旋多巴和多巴胺不仅是形成去甲肾上腺素和肾上腺素的中间物质，其本身也是递质物质。正是发现了肾上腺素的前体——去甲肾上腺素，才引发了有关它可能作为递质物质的讨论。

我们在之前的关于诺贝尔奖的书中已经提到过肾上腺（adrenal）[Ⅲ]。这些位于肾脏上的不引人注意的器官可能看起来不起眼，但它们是产生多种不同激素的源头，用以维持我们复杂的身体平衡，这种状态被称为稳态（homeostasis）。肾上腺最外层的结构被称为皮质（cortex），由最外层、中间层和最内层3个独立部分组成。它们负责分泌不同种类的类固醇激素；最外层分泌的是控制人体盐平衡的矿物质皮质激素；中间层分泌的是控制压力和炎症的糖皮质激素；最内层分泌的是性激素。这似乎还不够，肾上腺还是交感神经系统信号分子的重要来源，其中肾上腺素和去甲肾上腺素尤为重要，而后者正是本章的论述重点。这些递质物质是由肾上腺的最内层，即髓质（medulla）产生的。正如我在诺贝尔奖丛书中所描述的那样[Ⅲ]，类固醇类激素已经成为早先的4个诺贝尔奖的焦点。其中两个是诺贝尔化学奖，两个是诺贝尔生理学或医学奖。前两次分别是在1927年授予海因里希·维兰德（Heinrich Wieland），以表彰他"对胆汁酸及相关物质结构的研究"，以及在1928年授予阿道夫·温道斯（Adolf Windaus），以表彰他"通过研究甾醇的结构及其与维生素的联系而作出的贡献"。诺贝尔生理学或医学奖则分别在1950年颁发给爱德华·肯德尔（Edward Kendall）、塔德乌什·赖希施泰因（Tadeus Reichstein）和菲利普·亨奇（Philip Hench），以表彰他们"对肾上腺皮质激素及其结构和生物学效应的发现"；并在1964年颁发给康拉德·布洛赫（Konrad Bloch）和费奥多尔·吕南（Feodor Lynen），以表彰他们"在胆固醇和脂肪酸代谢机制和调控方面的发现"。肾上腺皮质不同部分的功能失调可能会引发严重的疾病。其中一个例子就是由于缺乏不同种类的类固醇激素而引发的伴有不同症状的艾迪生病（Addison's disease）。然而，尽管肾上腺皮质对个体的生存至关重要，但对于髓质来说却并非如此。这显然是因为还有其他的辅助来源也可以提供交感神经递质。尽管如此，交感神经系统的功能失调仍然会发生，比如由于与我们肠道有关的所谓的"嗜铬细胞"中肿瘤的形成。我们稍后将再次讨论这种肿瘤。

　　讨论交感神经递质和类固醇激素在细菌中的作用可能有点太过了。但是值得注意的是,它们也确实存在于这些简单的生物体中,因此人们可以推测,可能自生命进化之初,它们就已经发挥了作用。不过,我们还是应该在这一点上适当地犹豫一下,并反思这样一个事实,即与蛋白质的基本构建模块密切相关的分子在进化中被选中作为信号递质物质。那么在不同生命形式的发展过程中,关于这个信号机制,包括独立的递质物质和特定的受体,又是在何时首次建立起来的呢? 这仍然是一个充满猜测的问题。在大约 15 亿年前,具有不同种类组织的多细胞生物体形成后,肯定需要建立反馈机制,但问题是,信号传递机制是否在进化过程更早的时候就被选择了? 独立的细胞单位成员之间的信号传递可以随时为整个群体提供有价值的信息。因此,我们也许可以解释为什么在复制分子发展的早期阶段,单个氨基酸就具有信息传递功能。我们将在最后一章再次讨论这个问题。

　　早在 1897 年,美国约翰斯·霍普金斯大学的约翰·阿贝尔(John Abel)就已经制备出了一种从肾上腺提取的具有有趣生物活性的物质。他称其为肾上腺素(epinephrine)。该名字源于希腊词语 "epi"(在……之上) 和 "nephros"(肾脏),因为它存在于肾上腺的中央部分。然而,曾是阿贝尔实验室的访问学者的日本科学家高峰让吉(Jokichi Takamine)于 1901 年制备出了一种更纯的化合物。他则更喜欢使用拉丁语,因此他将这种物质称为肾上腺素(adrenaline),如前所述,这个词来自拉丁词根 "ad"(在……之上) 和 "renal"(肾脏)。这种双重术语被保留了下来,在去甲肾上腺素 "norepinephrine" 和 "noradrenaline" 也有所体现。正是剑桥大学的托马斯·埃利奥特(Thomas Elliott)首次提出是肾上腺素参与了交感神经末梢的信号传递。然而,这一点一直存在争议。直到 1936 年的诺贝尔生理学或医学奖的共享者奥托·洛维(Otto Loewi)作出了开创性的观察,并促使了伟大的生理学家沃尔特·坎农(Walter Cannon)提出了交感神经素和肾上腺素可能存在差异反应的可能性。我在以前的一本书中曾介绍过他[Ⅲ]。也正是他和埃德加·阿德里安（Edgar Adrian）一起提名了汉斯·贝格尔（Hans Berger）作为20世纪40年代初的诺贝尔奖候选人。对于可能是去甲肾上腺素而不是肾上腺素作为交感神经递质的问题，似乎是由巴克（Bacq）首次提出的，那是他在一篇介绍命名历史的综述评论中说到的。

1945年夏天，当冯·奥伊勒综合回忆录的作者布拉什科（Blaschko）因患肺结核病正在休养时，他收到了冯·奥伊勒经由加达姆（Gaddum）转给他的一封信。他在信中询问是否能够获得去甲肾上腺素的制备物。冯·奥伊勒的这个请求很快就得到许可，并将材料寄给了他。这些材料得到了很好的利用，并取得了重要的成果。这些突破性的发现于1946年春季发表在《自然》（*Nature*）杂志上[8]，随后又有两篇跟进文章发表在《斯堪的纳维亚生理学报》（*Acta Physiol Scand*）上[9,10]。冯·奥伊勒对他的发现充满热情，这种热情早在1945年11月写给亨利·戴尔爵士（Sir Henry Dale）的一封信中就体现出来了。信中的一部分如下：

> "今年秋天，我找了另外一个人来代替我进行教学工作，我把大部分时间都花在了实验室，这令我非常愉快，也使我想起了作为访问学者时的快乐时光。也许你会对我最近一直在研究的脾脏的交感神经物质感兴趣。牛脾脏的普通酒精提取物中似乎含有相当惊人的肾上腺素，多达每千克10 mg当量。纯化之后，我发现这种活性物质与肾上腺素有所不同，根据您与伯格（Barger）1910年对拟交感神经胺的作用所进行的令人钦佩的分析，它更像一种类似于去甲基的肾上腺素氨基酸，而不是肾上腺素或甲基化合物……"

信件的最后：

> "诺贝尔庆典临近，看来弗莱明（Fleming）、弗洛里（Florey）和柴恩（Chain）都会来参加。在先前的诺贝尔奖获得者中，海曼斯（Heymans）（1938年度诺贝尔奖得主，1939年授奖，表彰其发现窦房和主动脉机制在呼吸调节中的作用，作者注）和加瑟（Gasser）（1944年共享了诺贝尔

奖,因其关于单一神经纤维高度分化功能的发现,作者注)也可能会来。这将是一次相当盛大的庆典。"

除了肾上腺素,确定去甲肾上腺素也发挥着重要的作用,这是一个具有深远影响的发现。原来,冯·奥伊勒最初的突破性结果是利用他从另一来源获得的材料而取得的。这是由德国法本工业公司(I. G. Farbenindustrie)供应给利耶斯特兰德的一种制剂,被称为 D.N.E.(dl 3:4–二氢去奎宁)。但后来他得到了供应的去甲肾上腺素来进行后续的对照实验。他还继续探索自己制备的制剂的药理作用。他发现最好的来源是马和牛的脾动脉神经丛。他首次介绍这些数据是在 1946 年 6 月的英国生理学会的会议上。在那次演讲中,他简要比较了他的发现以及加农(Cannon)关于交感神经的早期观察结果。他从交感神经纤维中提取的物质既有兴奋作用也有抑制作用,就像去甲肾上腺素一样。冯·奥伊勒在他的诺贝尔演讲中重温了这一关键的于 1945 年的发现[Ⅱ]。他还在 1971 年撰写了关于这个主题的综述,名为"拼图中的碎片"[3]。随后发现,去甲肾上腺素可以通过与细胞上两种不同类型的表面结构相互作用来发挥作用,这些结构被称为 α 和 β 受体。通过激活这些不同的受体,体内的基本生理机制,如血压等,就得到了控制。而对这些机制的了解,也已经使人们开发出了重要的相关药物,我们将在下一章继续讨论。

拟交感神经递质在细胞中释放信号并激活它们的能力可能会产生许多后果。这里仅举几个例子,比如心率加快,而在同一时间动脉血管收缩,血压升高。肾脏会释放一种激素——肾素(renin),导致血流内钠离子潴留。此外,还会释放另一种激素——胰高血糖素,会导致肝脏生成更多的葡萄糖。最后,正如前面所提到的,交感神经系统与免疫系统及其众多分支之间也存在着密切的相互作用[Ⅱ]。此外,在我们的大脑中也存在产生交感性递质物质的特定中枢,特别是在髓质和脑干。不仅如此,我们皮肤中的马歇尔细胞(Merkel cells)也是去甲肾上腺素的一个来源。而发生于这些细胞中的肿瘤则可能会导致该物质的过度产生,从而引起各种病理后果。

尽管冯·奥伊勒拥有传统的神经药理学背景,但他始终紧跟不断发展

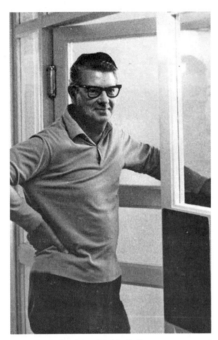

尼尔斯-奥克·希拉普（1916—1965）
（图片由南瑞典医史学会提供）

的新兴技术。他在20世纪50年代中期与尼尔斯-奥克·希拉普（Nils-Åke Hillarp）的合作富有成效。冯·奥伊勒在其诺贝尔演讲中也强调了这一点。希拉普在我以前的有关诺贝尔奖的书中已经有所介绍[Ⅲ]，但是他的这次合作以及他在20世纪60年代中期对推动卡罗林斯卡研究所神经生物学学科发展所起的明显催化作用（虽然时间太短）是值得我们一再重申的。希拉普与他在隆德大学的合作者率先提出了研究神经科学问题的新概念。他们开发了特殊的免疫荧光染色技术，用于分别识别大脑和外周神经组织中不同种类的神经递质。这种技术的应用使人们得以发现神经末梢的递质储存在亚细胞颗粒中[12]。这是一项重要的观测技术，后来在20世纪60年代中期得到冯·奥伊勒和他的合作者的进一步发展[13]。

1962年希拉普调入卡罗林斯卡研究所，并召集了一支令人印象深刻的年轻科学家团队开展神经生物学研究。在短时间内，他培养出了一个全新的科学家流派并使神经科学成为研究所的核心研究领域之一。例如，利用试剂识别不同种类的神经递质，从而绘制大脑中的细胞图谱。1964年，安妮卡·达尔斯特罗姆（Annica Dahlström）和基尔·福克斯（Kjell Fuxe）绘制了第一个使用去甲肾上腺素的神经细胞群。达尔斯特罗姆后来成为瑞典哥德堡大学的教授，而福克斯则留在了卡罗林斯卡研究所。可惜的是，希拉普从未了解到他在研究所3年的工作对未来所产生的巨大影响。如果他不是因为罹患恶性黑色素瘤在1965年（年仅49岁）去世，那他毫无疑问将是诺贝尔奖的有力竞争者。然而，他从未被提名，因此也从未被评估过，但正是他把冯·奥伊勒带上了分析可能存在的递质定量释放的轨道，这仍然是不争的事实。我们将在后续的章节中详细探讨这一现象。在后面的内容中,我们还将考虑阿尔维德·卡尔松(Arvid Carlsson)的假说,他最初在隆德大学,后来又去了哥德堡大学。他推测,去甲肾上腺素的前体——多巴胺(见第243页),可能本身就是一种递质物质。正如我们将看到的那样,他证明的这一点产生了重大的影响。

总之,像冯·奥伊勒这样能为多个重要发现作出贡献的单个科学家是很少见的。许多因素可能促成了他的多次决定性的贡献。当他开始探索这一领域时,寻找生物活性分子的生理学领域还是一块处女地,并且一旦某种提取物制备出来,就需要使用当时还比较粗糙的生物学和生化测定方法来进行表征。冯·奥伊勒的长处不仅在于他能积极主动地从选定的组织中提取出提取物,并能分离出提取物中的成分,而且他还能够通过直观和果断的生物学测定来部分确定这些组分的特征。其自研的生物测定方法能够与当时还比较粗略的物理表征以及粗糙的生化分析相结合。冯·奥伊勒似乎对当时可用的测试手段都有很好的理解和掌握,并能凭直觉直击问题的要点。他的朋友们经常提到他的执着,以及他直面困难的能力。有时,他似乎具有"点金术"(Midas touch)的能力,或者称之为幸运? 实际上,让他抓住机会的原因并不重要。他似乎对自己在实验室中的作用有良好的认识。这可以通过他在1962年为《循环》(Circulation)杂志撰写的一篇社论中的一段较长的引文[14]来说明。其中写道:

> "工作中的科学家会进行观察,得出结论,偶尔也会有发现。边界并不总是非常容易划定的,但某些迹象常常有助于正确地判断。观察和发现并不会造成任何干扰,一般都会被平静地接受,有时甚至还会受到友好的赞赏。而一项发现往往会在发现者和其他科学家中引起更多样化的反应。科学家有幸偶然发现了一个问题的解决方案,而这个问题在一段时间内一直困扰着其他研究者。科学家自然会受到诱惑,以这样一种方式来重构事件,以使最终结果看起来像是深思熟虑和独特实验规划的非凡产物。在某些情况下,这可能是真实的,但很多时候,道路往往是曲折的,思维是不充分和不科学的。当一些明显不协调的

结果有可能被一个看似相当大胆甚至可以说是过于乐观的假设或猜测所解释时，科学家的心中当然会闪过一丝喜悦。我们都知道，这种想法通常寿命很短，很快就会被证明是错误的。在进行适当的对照实验后，最美丽的发现也往往会被遗弃。而如果它们能碰巧幸存下来，那就意味着斗争才刚刚开始。还有许多错误要犯。新的发现应该何时发布？在哪里以及如何发表？是立即发表一份简短的报告以确保优先权？还是进行更全面的研究，考虑一些细节？选择第一种选择是很自然的，因为你可能会突然发现，这个美丽的想法其实非常简单、显而易见，其他人也可能在同一时刻想到。当期刊编辑将论文寄回，要求你提供更多证据，并在字里行间告诉你，他并不太相信那些在你自己看来如此清晰的大部分观点时，你才第一次会感到欣慰。

然后是一段艰苦而无趣的工作时期，目的是向他人证明一个看似不言自明的事实，尽管事实并非如此。然后经过了一段看似很长的时间，文献中可能会出现第一批谨慎提出的论点，巩固期也随之开始。与此同时，但不会更早，第一个说法出现了，大意是这一观点确实是一个非常古老的观点，当然这经常也是事实，作者可能也确实是从其他人那里得到的暗示，这当然也可能是真的，尽管那位'某人'对他的暗示并没有多少信心。不过，他以后会相信的。这里有一个关于奥斯卡·王尔德（Oscar Wilde）的故事，他曾经听到一个朋友讲了一个非常好的悖论。然后他对朋友说：'我真希望我自己也能发现这个悖论。'他的朋友立刻回答道：'别担心，你很快就会找到的。'科学家对自己的理论和成就保持距离就永远不会错。"

文本还有数段，但在这里引用它的结束语就可能已经足够了。结尾的句子是这样的："我们必须始终捍卫思想的自由，并牢记某种程度的异端观点是精神生活健康的标志。"这是一位科学家的观点，他对自己所从事的科学工作有着深刻的认识，并具有健康的幽默感。

冯·奥伊勒并不是外向的人，也不是一个有魅力的老师。他是贵族，但又有一种吸引学生的个人温情。我对他在1958年春季医学专业第4学期的生理学授课的印象非常模糊。那里还有着更加有趣和技巧娴熟的老师,如大卫·奥托森(David Ottoson)和卡尔·伯恩哈德(Carl Bernhard)。而后者要确保他的学生能及时到校。否则,他们的到来就由他带来的牧羊犬来登记! 冯·奥伊勒给人留下的印象更像是一个矜持的英国绅士,但他的眼神是温暖的,甚至是友好的。正如我后来了解到的,他给许多学生留下了深刻的印象,这些学生则继续传承了他在科学方面的深度投入。他不是帝国的建立者,而是在研究中追求自由和想象力的坚定捍卫者。他还有一种坚持不懈解决问题的能力,这不仅是一种毅力,更是一种坚韧。那些与他一起工作的人都喜欢他开放的思维和真正的科学好奇心。他确实也曾邀请学生到家中做客,但社交互动在一定程度上是有计划的,比如通过一张卡片上的特定绘画来辨认出是来自哪位艺术家。冯·奥伊勒还会一直关注他的学生,当他们获得博士后奖学金出国进修时,他会前来跟进了解他们的情况。不过,我想说只有他的少数弟子真正了解这位科学家。然而,毫无疑问的是,他对科学的全神贯注地投入,促使他能够与其他科学家建立友谊,同时也能促进他学生的发展。

作为一名科学家,冯·奥伊勒的成功使他获得了许多奖项。除了诺贝尔奖之外,他还获得了1961年的加德纳奖(Gairdner Prize)(加拿大),1965年的贾尔奖(Jahre Prize)(挪威),1967年的斯托弗奖(Stouffer Prize)(美国),1967年的施米登贝格奖章(Schmiedenberg plaquette)(联邦德国)和1970年的拉·马多尼纳奖(La Madonnina)(意大利)。他也获得了来自世界各地不同大学的荣誉博士学位,并成为一些不同学院的成员。其中值得强调的是,他当选为美国哲学学会会员,并于1973年成为英国皇家学会外籍会员。他于1983年去世,并在此之前仍然积极从事研究工作。

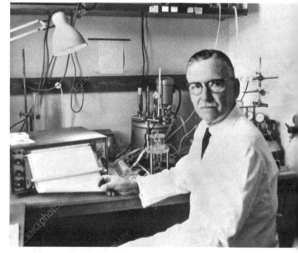

乌尔夫·冯·奥伊勒(1905—1983)在他的实验室(来自卡罗林斯卡研究所)

冯·奥伊勒参与的诺贝尔奖工作

在讨论对冯·奥伊勒获得诺贝尔奖的评价之前,让我们先总结一下他自己以前参与的这项工作。其影响广泛而且是多方面的。他作为评审委员受到委员会的赏识,并在20多年的时间里对委员会的工作产生了重大影响。在他获得诺贝尔奖的时候,他还是诺贝尔基金会(Nobel Foundation)的董事会主席,该基金会负责诺贝尔奖工作的财务、法律和仪式方面的事务。不管怎样,该基金会对获奖者的遴选并无深入了解。获奖者的选择,包括其资质、完整性和保密性,是颁奖机构的独立责任,这些机构包括瑞典皇家科学院、卡罗林斯卡研究所、瑞典文学院以及由挪威议会选出的和平奖委员会。那是在1965年,冯·奥伊勒当选了这一崇高职务。并随后担任主席一职长达11年之久。这其中的一项重要职责是需要在诺贝尔奖颁奖典礼上发表开幕词,当然,在1970年他自己获奖的时候除外。

不仅在他加入诺贝尔基金会之前,而且在此期间冯·奥伊勒也积极参与卡罗林斯卡研究所大量的诺贝尔奖评选工作。因此他在我之前的关于诺贝尔奖系列书籍中出现在许多不同的情境中[Ⅰ-Ⅳ],并且将在第9章中再次出现。正如我们已经知道的,他的主要导师是利耶斯特兰德。因为长时间担任奖项委员会的秘书,利耶斯特兰德对诺贝尔奖工作产生了非凡的影响。冯·奥伊勒是卡罗林斯卡研究所诺贝尔委员会的附属成员(1948—1951年),并在1953—1960年成为正式委员会成员,其中最后的3年担任主席职务。之后,他接替利耶斯特兰德担任委员会秘书,这是一个具有历史意义的重要变动。他承担这一职责长达5年。随后的继任者是本特·古斯塔夫松(Bengt Gustafsson),又担任了这个职位12年之久,非常高效[Ⅱ]。在我担任委员会成员的最初5年,我也亲身经历了这一点。令人费解的是,在冯·奥伊勒从事委员会秘书的工作之外,他在1963年和1964年依然被列为附属成员。即使在其担任诺贝尔基金会董事会主席的那些年,冯·奥伊勒仍然列席为附属成员,并与委员会关联紧密,其中包括1967年、1968年、1970年(也就是他获奖的那年),以及1971年。不过,有关他在1969年的参与情况存在一些相互矛盾的信息。他未被列在《诺贝尔奖》1969年年鉴上,但他签署了包括委员会最终决定在内的议定书。这可能是编辑上的问题,因为在《诺贝尔奖》1969年年鉴卡罗林斯卡研究所诺贝尔委员会常务委员和兼职副席成员的名单中还有一些其他错误。因此,他肯定是该年的副席成员。很难以理解为什么冯·奥伊勒在这些年没有退出委员会的工作。关于可能存在的利益冲突问题将在第8章进一步讨论。1969年总结报告中的一份说明提到,贝格斯特隆(Bergström)和冯·奥伊勒曾声明他们不希望被作为候选人讨论,但这是我找到的唯一一份这样的记录。1970年,他们两人最终至少在讨论1970年奖项的最终决定时弃权,他们都没有签署最后的议定书。他们都被列为值得获得诺贝尔奖的人。我们将在第8章继续深入讨论1970年诺贝尔奖评审和最终推荐3位获奖者的推测背景。但在这里,我们将首先要考虑的是,冯·奥伊勒作为卡罗林斯卡研究所诺贝尔奖候选人的评审所做的令人深刻的工作,然后再考虑对他本人贡献的评价。

　　冯·奥伊勒本人负责评估神经生物学领域以及偶尔的生理学相关子领域的许多候选人的资质。他在20世纪40年代早期参与了评估汉斯·贝格尔(Hans Berger)即脑电图之父的工作。冯·奥伊勒认为他值得获奖,而这一点汉斯他自己永远不会知道了。我在前书中已介绍过[Ⅲ],汉斯·贝格尔于1941年在他从事研究的医院的花园里上吊自杀了。冯·奥伊勒自然还参与了对另一位瑞典神经科学家拉格纳·格拉尼特(Ragnar Granit)的评审,拉格纳·格拉尼特早于他在1967年分享了诺贝尔生理学或医学奖。冯·奥伊勒是卡罗林斯卡研究所的科学家小组成员之一,他们在第二次世界大战早期将格拉尼特从芬兰带到了瑞典,并让他与该研究所关联在一起。格拉尼特在1946年首次获得诺贝尔奖提名时,就是委员会委派冯·奥伊勒进行的审查。根据他的广泛分析和建议,委员会判定格拉尼特值得获奖。事实上,委员会中有相当一部分人早在1947年就想将奖项授予格拉尼特,但委员会意见分歧。最终格拉尼特不得不再等上20年,这主要因为委员会在1947年辩称,首次获奖的卡罗林斯卡研究所的教授应得到委员会的一致支持。分别在3年和10年后,冯·奥伊勒再次被请来进行额外的后续评审。1949年的审查还包含对霍尔登·哈特兰(Haldan Hartline)的评议,他是格拉尼特未来的共同获奖者。格拉尼特一直是一个有资格获奖的候选人，尽管在一些场合中，关于他是否值得获奖引起了广泛的讨论。后来，委员会的其他成员对他进行的补充审查最终促成了格拉尼特在1967年分享了诺贝尔奖[IV]。在1946年和1947年，冯·奥伊勒还对侯赛（Houssay）的工作分别进行了8页纸和14页纸的广泛分析。而侯赛正如前面所提到的，他在1947年获得了一半的诺贝尔奖。在1946年，冯·奥伊勒还对麦克林·埃文斯（McLean Evans）进行了额外审查，他是维生素E的共同发现者，也是理解垂体生理作用的贡献者。但是由于年龄的原因，委员会建议暂不考虑授予他奖项。和冯·奥伊勒一样，他获奖时也已经65岁了。

在1950年，冯·奥伊勒首次对查尔斯·贝斯特（Charles Best）的工作进行了评估，他是弗雷德里克·班廷（Frederick Banting）在胰岛素发现中的重要合作者。这一发现得到了认可，1923年的诺贝尔奖颁给了班廷和约翰·麦克劳德（John MacLeod），那是一次备受争议的奖项[1]。查尔斯·贝斯特在1950年至1954年间被提名了14次，并经历了4次独立的全面审查。其中一次就由冯·奥伊勒进行。他得出结论，贝斯特后来发现的胆碱的促脂代谢活性值得获奖，该建议得到委员会的支持。然而，贝斯特却从未获得诺贝尔奖，反而对自己应该获得诺贝尔奖产生了一种痴迷，这种状态被称为"诺贝尔狂躁症"（Nobelomania），这在之前的各种文章中都有所讨论。从另一个角度看，冯·奥伊勒在1950年对贝斯特的评估也值得关注。它包括一个附录，这是对1936年的诺贝尔奖得主亨利·戴尔（Henry Dale）提名贝斯特的附件所进行的评论。在这一附件中，他评论了1923年的诺贝尔奖，认为当时仅有24岁的贝斯特应该被纳入奖项。令人感到惊讶的是，冯·奥伊勒主动支持了这一观点，这在前文已经更为详细地讨论过了。如前所述，冯·奥伊勒在1954年对威廉·费尔德伯格（Wilhelm Feldberg）——亨利·戴尔的亲密合作者之一，也进行了初步评估，并得出结论：现在讨论他是否有资格获奖还为时过早。不过后来，威廉再未被提名。

到20世纪50年代末，冯·奥伊勒进行了一系列额外的评估。这些评估涵盖与阿克塞尔罗德（Axelrod）即将进行的工作相关的神经生物学领域。因此，它们将在下一章中讨论。然而，这里将考虑对另一位候选人的评估。

这些评估涉及法兰克福大学药理学教授彼得·霍尔茨（Peter Holtz）。他与冯·奥伊勒在同一时期做出了重要的工作。他们是同一代人，都出生于1902年。事实上，这两位候选人的工作部分重叠，正如我们将看到的，他们在20世纪60年代末曾多次一同被一位芬兰同事——艾莫·佩卡里宁（Aimo Pekkarinen）教授提名，并使用一个共同的获奖理由。霍尔茨自20世纪30年代就开始了关于肾上腺中递质物质的研究，两人工作的相似之处引发了一个问题：如果候选人的研究领域与评审人的研究领域非常接近，那么

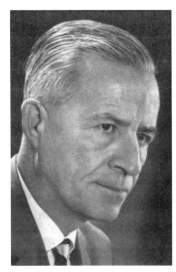

彼得·霍尔茨（1902—1970）

评审人是否有可能对候选人进行客观的评价？这可能会导致评审过于热心，把自己的工作看得更重，又或导致评审过于挑剔，强调被提名者可能缺乏优先权，并在很大程度上将这一优先权更多地归功给评审者自己。关于这一点，我们将在第8章进行更详细的讨论。

　　1959年，冯·奥伊勒对霍尔茨进行了一次评估。这份评估是带有敬意和非常翔实的，涵盖7页纸。霍尔茨1959年的提名是由格赖夫斯瓦尔德（Greifswald）提交的，他是一位出生于1890年的资深同事。格赖夫斯瓦尔德于1917年就提交了他关于肾上腺素对肾脏功能的作用研究的博士论文。冯·奥伊勒肯定了霍尔茨的主要发现，包括他在1938年发现的l-多巴脱羧酶，这个酶在去甲肾上腺素的产生中起着重要作用，还包括他所发现的肾上腺髓质除了含有肾上腺素之外，还含有一种具有与去甲肾上腺素相似活性的激素[15]。后面的这一项发现也是在1946年，即冯·奥伊勒强调除了肾上腺素，也不可忽视去甲肾上腺素同时期的重要性。历史事件的发展脉络得到了恰当的展现，正如它所突出展示的那样，霍尔茨发现那个酶一年后，赫尔曼·布拉什科（Hermann Blaschko）（另一位第二次世界大战时的德国犹太移民，我们之前已经见过了）就提出了一个链式反应，其中不仅新发现的多巴脱羧酶是活化的，而且去甲肾上腺素也可假定作为代表由亮氨酸和多

巴合成肾上腺素过程的中间产物（见第243页）。冯·奥伊勒随后描述了布拉什科有关肾上腺素合成的理论是如何在20世纪50年代早期通过使用同位素标记的化合物来加以确认的。霍尔茨和他的同事在20世纪60年代继续对他所发现的酶进行了重要的表征研究。他还在20世纪40年代末对大家称作"交感素"（sympathin）的物质的特征鉴定作出了有价值的贡献，发现其实质上是去甲肾上腺素的类似物，并同时检测了它在机体中的作用。我们无须对冯·奥伊勒仔细考证的评审内容进行进一步的细节展示就可以得出结论，两位竞争对手霍尔茨和冯·奥伊勒在开创性的贡献上存在重大重叠。而关于霍尔茨是否可以获得诺贝尔奖的资格，冯·奥伊勒作出了非常谨慎的结论（译自瑞典语）：

> "就发现去甲肾上腺素作为肾上腺腺体内产生的激素，以及是一种原位产生的物质的问题而言，单凭这一贡献本身似乎就足以激发（诺贝尔）奖项的认可。如果也考虑到这一研究领域的其他科学家的贡献（这包括冯·奥伊勒自己的研究，作者注），授予奖项几乎不成问题。因此，关于此次是否值得授予奖项的决定可以留待至将来。"

在此次尝试过既平衡又潜在存有偏见的分析之后，再看到后来一位评审对霍尔茨的评价是很有趣的。乌文纳斯分别在1966年和1968年对霍尔茨做了两次带有尊重的评估。乌文纳斯注意到了冯·奥伊勒早先的详细评论，但他也强调了霍尔茨及其合作者一直在这个领域持续作出重要的贡献，直到20世纪60年代末期。他在1968年评估的最后一段中作出的最终评价如下（译自瑞典语）：

> "霍尔茨的早期贡献，包括在1938年发现了1-多巴脱羧酶，以及在20世纪40年代观察到肾上腺髓质中存在一种具有去甲肾上腺素特性的激素，已经在先前两次的评审中经过了仔细分析。在那两次评审中，都认为霍尔茨目前还不值得获奖。正如上文所描述的，现在新的发表成果被增加了进来，其涉及一个具有吸引力的古老主题，即多巴胺相关

的药理学和药物治疗问题。通过充分的实验观察和精细的数据讨论，霍尔茨他们为有关肾上腺素传导的药理学方面的持续争辩作出了重要贡献。尽管霍尔茨通过他的最新贡献表明了他仍然处于生物胺的研究前沿，但在我看来，这和现在就宣布他值得获奖是不相关的。"

也许无须进一步比较奥伊勒和霍尔茨的相关贡献，但值得注意的是，在1968年、1969年和1970年由佩卡里宁（Pekkarinen）针对两人的联合提名中所使用的获奖理由整合了冯·奥伊勒和霍尔茨的共同贡献。其理由是（译自瑞典语）："在交感神经纤维和组织以及尿液中发现了去甲肾上腺素。"

顺便提一下，在1942年，霍尔茨曾与瑞士-德国解剖学家奥古斯特·希特（August Hirt）接触过。奥古斯特·希特曾参与过神经毒气的测试，包括使用被囚禁的人作为实验对象。不过，有证据表明霍尔茨并没有参与这一反人类的罪行。

冯·奥伊勒的广泛知识也涵盖内分泌学领域。早在1953年，他就与另一位科学家一起评审了"神经内分泌学之父"——杰弗里·哈里斯（Geoffrey Harris）的贡献。这之后，罗尔夫·拉夫特（Rolf Luft）在1962年又对其进行了另一次评审。最后在1967年，冯·奥伊勒又进行了一次额外的评审。哈里斯提供了令人信服的证据，表明垂体功能依赖与大脑下丘区的血管沟通。基于冯·奥伊勒的第二次评估，委员会在那一年作出结论，认为哈里斯的贡献值得诺贝尔奖。他一直被列为有资格获奖的人，直到1971年，可能随后也是。然而，哈里斯却从未获得奖项，但他的工作为1977年的诺贝尔奖铺平了道路，该奖项的一半授予了罗歇·吉耶曼（Roger Guillemin）和安德鲁·沙利（Andrew Schally），以表彰他们"关于脑部产生肽激素的发现"。

冯·奥伊勒经常被选为评审者，在1968年，他被选为对1971年诺贝尔生理学或医学奖的获奖者厄尔·萨瑟兰（Earl Sutherland）进行首次审评。我们将在第9章再次提到这次评审。

最后需要补充的是，1969年冯·奥伊勒被选为评审候选人令卡茨非常惊讶，因为就在随后的一年，他们一同分享了奖项。这当然是不可接受的安排。这次评审也将在第8章中提及。尽管他参与了许多评审报告的撰写，但冯·奥伊勒从未承担过在斯德哥尔摩音乐厅举行的颁奖典礼上介绍奖项获得者的任务。在1963年的埃克尔斯（Eccles）等人和1967年的格拉尼特（Granit）等人获奖的时候，分别是由格拉尼特和伯恩哈德（Bernhard）进行的奖项介绍[Ⅲ,Ⅳ]。

卡罗林斯卡研究所委员会对自己成员的评估

冯·奥伊勒于1954年首次被提名诺贝尔生理学或医学奖的候选人，但他拒绝成为候选人，因此没有对他进行审查。提名是由伦敦圣托马斯医院的生理学教授亨利·巴克罗夫（Henry Barcroft）提出的，他对血管的交感控制非常感兴趣。他提出冯·奥伊勒作为候选人的4点论据是：① 他发现了动物组织中存在去甲肾上腺素的事实；② 他后来的研究表明去甲肾上腺素可能代表大多数肾上腺素能神经末梢的递质物质；③ 广泛使用去甲肾上腺素来对抗手术休克；④ 他在生理学界的地位被普遍认可其为该领域的大师。

冯·奥伊勒的下一次被提名是由1964年分享诺贝尔奖的费奥多尔·吕南（Feodor Lynen）[Ⅲ]于1965年提出的。该提名还包括贝格斯特隆（Bergström），并涉及前列腺素的发现和化学分析。哥德堡大学的生理学家比约恩·福克（Björn Folkow）对冯·奥伊勒发现了前列腺素以及贝格斯特隆分析了其化学特性进行了简要的初步审查。他指出冯·奥伊勒关于前列腺素的发现很重要，但他的贡献主要还是在生物胺传递领域。他认为贝格斯特隆的工作非常重要，但由于他自己不是生物化学家，他建议其他人对这项工作进行审查。正如先前所描述的[Ⅲ]，委员会邀请斯德哥尔摩大学的生物化学家卡尔·米尔贝克（Karl Myrbäck）对其进行审查。他得出结论是，贝格斯特隆值得获奖。人们本来期望这会结束贝格斯特隆继续参与卡罗林斯卡研究所的诺贝尔奖的相关工作，但实际情况并非如此。如前所述，他一直参与这项工作直到1974年，而在这6年的时间里，他作为常任委员担任了3年副主席和3年主席，这其中包括1970年，那一年冯·奥伊勒获得了奖项。不管怎样，也是在那一年，他将主席职位交给了伯恩哈德。最后，他和冯·奥伊勒都没有签署委员会拟定的关于最终结论的协议。相比之下，与贝格斯特隆一同获奖的本特·萨穆埃尔松（Bengt Samuelsson）直到1982年获奖后才开始参与诺贝尔奖工作。我们将在第8章回顾委员会成员的职责问题。

在20世纪60年代期间，针对冯·奥伊勒的所有后续评估都依赖一个独立的审查者，即卡罗林斯卡研究所的药理学教授伯尔杰·乌文纳斯（Börje Uvnäs），他也是冯·奥伊勒在委员会中的同事。正如我们将看到的，另一位评审比约恩·福克（Björn Folkow）也被邀请来对冯·奥伊勒进行审查，但他在1965年只对冯·奥伊勒关于前列腺素的工作进行了简要评论，并在1970年作了第二次评论。人们可能会问为什么当时没有其他卡罗林斯卡研究所的同事进行额外的审查，如伯恩哈德或格拉尼特。他们也应该参与其中，尤其是冯·奥伊勒，在1966年乌文纳斯对其进行首次评审时，就应当被排除在卡罗林斯卡研究所的诺贝尔奖工作之外。而且需要记住的是，当时委员会依然没有启用外部顾问。

现在是该介绍乌文纳斯的时候了，我们已经多次提到过他。他在隆德大学学习医学，并于1942年获得博士学位，然后继续他的研究。1949年，他成为隆德大学的生理学教授，3年后，他转到卡罗林斯卡研究所并继任利耶斯特兰德成为药理学教授。乌文纳斯建立了一个强大的研究机构，并随后在1969年至1978年担任卡罗林斯卡研究所系主任等领导职务。他是一位强有力的领导，自从我在1972年成为病毒学教授以来，我从他那里获得了有关学术领导方面的第一手资料。当我自己在1990年至1996年担任卡罗林斯卡研究所系主任时，我很好地运用了这些见识。乌文纳斯还在1961年至1978年之间积极地参与诺贝尔奖评审工作，作为常任委员或附属成员承担其中的各种职能，并在1973年至1975年担任委员会主席。1970

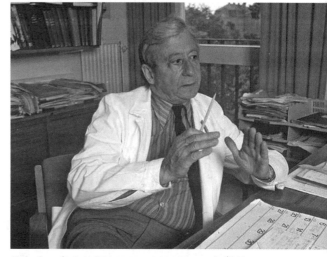

伯尔杰·乌文纳斯（1913—2003）1970年诺贝尔生理学或医学奖候选人的重要评审人

年，即他本人获奖那年，他是附属成员。他从1975年起担任诺贝尔基金会董事会委员，直到1979年退休。

在他开始直接参与委员会的工作之前，他就曾提名过丹尼尔·博韦（Daniel Bovet），博韦于1957年获得诺贝尔生理学或医学奖，获奖理由是"关于他发现的合成物质，特别是其对血管系统和骨骼肌的作用"，这是一个较为费解的引文。自从我在1973年成为诺贝尔委员会成员以来，我也有幸在这方面与乌文纳斯密切合作。他是一个充满活力、卓有成效的合作者和领导者。我从他那里学到很多东西。乌文纳斯在冯·奥伊勒的候选资格上是主要的推动者。他对冯·奥伊勒进行过3次评审，分别在1966年、1968年和获奖的1970年。这确实是一个人的表演。在最终评审中，还包括另外两名被提名者，分别是阿克塞尔罗德（Axelrod）和欧文·科平（Irwin Kopin）。自然而然地，乌文纳斯被选为1970年诺贝尔奖颁奖典礼的主持人，这也正如我们将在后面所看到的。

乌文纳斯对冯·奥伊勒的初始评审是在1966年进行的。正如前面所提到的，冯·奥伊勒在12年前首次被提名，但他拒绝成为候选人。而在一年前，他再次被提名，但那一年是因为他的前列腺素研究，我们在前面也已经讨论过。1966年则是他首次因其递质研究而被提名，并被评审的年份。鉴于他从20世纪40年代中期起就是该领域内非常有影响力的研究者，人们可能会想知道为什么他之前没有被多次提名。在1966年，他有两次提名，一次来自他的同事、乌普萨拉大学医学教授埃里克·阿斯克–乌普马克（Erik Ask-Upmark），原因是"他多年来在去甲肾上腺素中的研究"（译自瑞典语），另一次来自前文提到的芬兰奥博大学教授佩卡里宁，他的提名原因类似，以表彰"他发现去甲肾上腺素作为交感神经系统递质的卓越成就"（译自瑞典语）。乌文纳斯对去甲肾上腺素在神经系统中的作用进行了非常彻底的描述。他提到早期由洛伊（Loewi）、戴尔（Dale）和坎农（Cannon）所作的历史性贡献。1945年至1946年被描述为冯·奥伊勒工作中的一个突破时期，其为证实去甲肾上腺素在交感神经系统中的递质核心作用提供了证据。需要注意的是，通过巧妙的实验所提供的所有证据都是利用各种染色技术进行的生物学和形态学分析。更精细的生化分析，包括放射性同位素的使用还需要等待。脾脏的神经末梢是他研究工作中特别重要的对象目标。正如我们将在下一章中所看到的，生物化学领域不断进步的方法使人们能够深入了解重要的药理化合物的代谢。乌文纳斯描述了冯·奥伊勒是如何与许多同事合作发展这个领域。其中包括伦纳特·斯特恩（Lennart Stjärne）、鲁内·埃利亚松（Rune Eliasson）、罗尔夫·泽特斯特伦（Rolf Zetterström）、罗尔夫·拉夫特（Rolf Luft）等人，他们后来也成为卡罗林斯卡研究所有影响力的科学领袖。

在20世纪50年代的早期和中期，冯·奥伊勒与隆德大学的一组人开展了重要的合作，该小组由前面提到的希拉普（Hillarp）领导。在开创性的共同研究中，他们证明了去甲肾上腺素被包裹在利用分离技术由脾脏所制备的特定分离组分的囊泡中。研究人员对神经递质与颗粒（也称为晶粒）之间相互作用的动态过程进行了研究。结果推断出，这些化合物的封装相对来说并不特殊。颗粒的发现引发了冯·奥伊勒在一篇评论文章中对其在神经末梢可能具有的生理重要性的猜测[13]。就这一观察结果对了解突触生理学的意义展开了激烈的讨论。随后，详细的综述还讨论了尿液中的神经递质及其与肾上腺的关系。该综述以一页纸的概要作为总结，强调通过生物学手段鉴定去甲肾上腺素作为递质的核心作用。在随后20多年的发展中，发现存在颗粒相关的神经递质储存和释放的核心作用得到强调。这项工作被称为"进行中的工作"。在最后一段中，乌文纳斯没有使用瑞典人通常使用的"prisvärdig"这一直截了当的说法来表明冯·奥伊勒值得获得诺贝尔奖。相反地，他使用了更隐晦和委婉的表述，称冯·奥伊勒"值得作为诺贝尔奖候选人而被提及"（译自瑞典语）。然而，委员会毫不犹豫地将他列入有资格获奖的候选人类别。最后，贝格斯特隆（Bergström）和冯·奥伊勒在这一年签署了一份协议书，宣布他们两人都有资格获得诺贝尔奖！在1967年，冯·奥伊勒没有获得提名，因此他在该年没有被列为有资格获奖的候选人之一。

接下来的一年，即1968年，乌文纳斯对其进行了第2次审查。那年冯·奥伊勒被提名了3次。其中一次提名来自科隆大学的 H. 梅尔（H. Meier）教授，提名理由是"交感神经递质物质——去甲肾上腺素的发现"（译自德语），第2次是由佩卡里宁（Pekkarinen）提名，第3次则是由来自马里兰州贝塞斯达美国国立卫生研究院（NIH）的大卫·托尔（David Tall）和乔治·科斯米德斯（George Cosmides）提名，理由是"因为发现和阐明了哺乳动物的肾上腺素能系统和中枢神经系统中的神经传递，特别是儿茶酚胺、去甲肾上腺素和血清素，以及药物对它们药理作用的影响，尤其是在大脑中的作用"。正如前所提到的，第2次是联合提名，还包括霍尔茨（Holtz），第3次则包括朱利叶斯·阿克塞尔罗德和伯恩哈德·布罗迪的共同提名，这将在下一章中的单独评价中进行评论。乌文纳斯回顾了他之前的评审，总结了以下关键的发现：① 确定去甲肾上腺素是交感肾上腺素能神经末梢（至少在哺乳动物中）的化学递质；② 肾上腺素能递质的颗粒状储存和释放；③ 儿茶酚胺在尿液中的排泄。他还提到，在之前的评估中，他已经宣布冯·奥伊勒有可能获得诺贝尔奖，尤其是基于他确定去甲肾上腺素是交感肾上腺素能神经末梢的化学递质的贡献，这一建议得到诺贝尔委员会的支持。

乌文纳斯解释说，1953年首次提出包含儿茶酚胺的肾上腺髓质细胞中存在膜包围的囊泡。大约在同一时间，牛津大学的布拉什科（Blaschko）和韦尔奇（Welch）以及隆德大学的希拉普（Hillarp）和尼尔森（Nilsson）也报告了这一现象。3年后，冯·奥伊勒和希拉普研究了牛脾脏匀浆物中与囊泡相关的去甲肾上腺素[12]。通过使用电子显微镜，证明了这些膜封闭的囊泡直径为0.03～0.1 μm。乌文纳斯描述了对递质物质颗粒储存的认识如何激发新的研究，尤其是对神经信号机制的研究。这些颗粒还包含蛋白质-ATP复合物，这是一种能量来源。据此推测，颗粒膜上存在活跃的离子转运载体。

总的结论是，去甲肾上腺素既可以以颗粒结合的形式存在，也可以以游离的形式存在。讨论了各种"汇集"递质物质的方式之后，人们推断出游离去甲肾上腺素的重要性较低。冯·奥伊勒推测有一连串均衡的反应和反馈关系控制着递质物质的合成、储存和释放。布罗迪等其他研究人员也提出了类似的结论。综述的其余部分讨论了仍在进行的关于储存和按时间适当释放递质的研究。在这些生物学研究中，使用了不同的特定化学物质的处理方法，也使用了完整的动物。冯·奥伊勒现在更接近药物代谢研究，其中包含对生理物质(包括一些精神药物)的生物转化时间进行评估。这些观察结果代表了当时正在快速发展的领域,并可以被看作是源于最初的基本发现。在总结中,乌文纳斯再次强调冯·奥伊勒及其合作者的主要发现以及他们的扩展分析。他对那时已经63岁的冯·奥伊勒及其众多合作者的研究强度印象深刻。乌文纳斯还提到这项工作的实际效果,这促使了越来越多不同精神药物的问世。他的结论是"显而易见",冯·奥伊勒值得获得诺贝尔奖。委员会在一份由贝格斯特隆和冯·奥伊勒共同签署的声明中表示同意。1969年,冯·奥伊勒被提名了3次。其中一次提名来自苏联的同事S. 阿尼奇科夫(S. Anichkov)教授,他强调去甲肾上腺素作为交感神经递质物质的作用,并开发了一种估计其浓度的微量方法。另一次则是对冯·奥伊勒和霍尔茨的重复提名,使用了与之前相同的共同获奖理由,最后是吕南(Lynen)的重复提名,提名冯·奥伊勒和贝格斯特隆的前列腺素研究。不过在当年的议定书中有一个特别的说明,指出贝格斯特隆和冯·奥伊勒已经拒绝作为候选人参选,因此他们没有被列入候选人名单。

1970年,当冯·奥伊勒最终获得他的诺贝尔奖时,他有4个不同的提名,分别与不同的候选人组合在一起,但其中都没有包括卡茨。在斯坦福大学医学院大卫·格里克(David Glick)的提名中,包括厄尔·萨瑟兰(Earl Sutherland),他是利用所谓的环磷酸腺苷(cyclic-AMP)进行胞内信号转导的发现者,以及贝格斯特隆,他对前列腺素的多样性、生物化学和生理作用进行了深入的分析。正如我们将在最后一章中看到的,萨瑟兰成为1971年诺贝尔生理学或医学奖的唯一获奖者,而贝格斯特隆不得不等到1982年才获得共享奖项。提出这种候选人组合的原因是环状腺苷酸和前列腺素之间的生物化学相互关系已经得到了证实。提名中强调了萨瑟兰的工作,并建议他获得一半的奖金。在图尔库大学药理学教授兼主任的佩卡里宁的第2次提名中,冯·奥伊勒第3次被提议与霍尔茨并列。冯·奥伊勒还与阿克塞尔罗德(Axelrod)一起被提名了,后者就是他未来的共同获奖者,另一位共享者是马里兰州贝塞斯达美国国立卫生研究院(NIH)化学药理学实验室主任布罗迪,我们将在下一章再次见到他们。提名人是美国国立卫生研究院的欧文·科平(Irwin Kopin)。最后,还有来自北卡罗来纳大学医学院的精神病学教授亚瑟·普劳格（Arthur Proug）的提名。他提议冯·奥伊勒、阿克塞尔罗德与前述的提名人科平一起分享奖项。

委员会决定使用两位不同的评审人。他们请来了哥德堡大学生理学教授比约恩·福克（Björn Folkow）进行补充审查。如前文所述，早在5年前，他曾被要求对冯·奥伊勒和贝格斯特隆在理解前列腺素的生理作用和化学方面的相对贡献中发表意见。在他1970年写给委员会的两页信中，福克重申了他的观点，认为贝格斯特隆和冯·奥伊勒都值得获奖，但他强调，冯·奥伊勒的主要贡献主要涉及前列腺素以外的其他领域，特别是他对递质的研究，尤其是去甲肾上腺素和物质P的研究。作为一位生理学家，福克强调他认为他并没有资格对贝格斯特隆和冯·奥伊勒生物化学方面的研究发表评论。最后，福克建议将贝格斯特隆和冯·奥伊勒分开对待，并有可能将后者与其他一些科学家结合起来。他提到克利夫兰医学中心高血压研究的先驱欧文·佩奇（Irwin Page）。福克的论点在涉及冯·奥伊勒的候选资格时存在一些弱点。那是因为他主张要特别强调冯·奥伊勒在不同领域所累积的贡献。然而，这并不是诺贝尔奖获奖者的遴选方式。诺贝尔奖的评选标准是单一的发现，而不是在理解科学中各种问题所累积的终身贡献。但是就冯·奥伊勒的情况而言，这并不是一个大问题，主要是因为他对了解去甲肾上腺素的作用所作的贡献在他积累的工作中仍然如此重要。

在1970年针对冯·奥伊勒、阿克塞尔罗德和科平的总结性评论中，乌文纳斯注意到这3位被提名人之间的联系在于他们对肾上腺素能神经传导机制的贡献。评审意见首先以一个5页的总体介绍开始。随后，分别对3位候选人进行了分析。阿克塞尔罗德和科平的评审结果将在下一章着重讨论。评审重点突出了冯·奥伊勒的两个特别发现：一是鉴定了去甲肾上腺素作为关键的递质物质；二是发现这一递质物质在颗粒中的储存。在这两个发现中都提到了冯·奥伊勒，分别注释为1949年和1956年的发现，后一项是与希拉普合作发现的。在对冯·奥伊勒的3页半纸的总结性评价中，首先自然而然地提到了乌文纳斯在1966年和1968年的评价，这些评价也促使其被宣布为值得获奖。他强调，证明去甲肾上腺素是交感神经中的递质以及在神经末梢中发现这种物质的这一事实是至关重要的。同样重要的是对递质存在于"颗粒"的证明——这提供了递质物质量子化释放的生理学解释。颗粒储存和量子释放的机制后来被发现也适用于其他几种递质。这一普遍现象将在接下来的两章中进一步讨论，因为它被标注为是 3 位获奖者之间的共同发现。冯·奥伊勒和合作者对递质包装机制的研究也被讨论了。结果表明，颗粒的构建是一个依赖能量的过程，需要细胞通常使用的天然能源腺苷三磷酸（ATP）。尽管冯·奥伊勒做出了许多发现，但乌文纳斯认为，其证明了与神经冲动有关的递质释放包裹的这一事实是冯·奥伊勒分享诺贝尔奖的最无可争议的理由。

正如我们将在下一章中看到的那样，乌文纳斯的最终建议是，冯·奥伊勒和阿克塞尔罗德应共享 1970 年的诺贝尔生理学或医学奖。然而，我们还将看到，委员会的讨论最终导致另一位被提名人——卡茨也被列入其中。因此，下一章将介绍阿克塞尔罗德，随后是卡茨，这两位科学家最终将与冯·奥伊勒一起荣获 1970 年度的诺贝尔生理学或医学奖。值得注意的是，他们两人都有着有趣的人生故事，而且他们作为科学家的发展经历，与冯·奥伊勒被塑造成研究者的方式形成了鲜明的对比。

第7章
一个大器晚成的科学家

在新的故土
机遇和挑战共存
一个关于成功的故事

20世纪50年代至60年代，神经生物学与神经药理学领域正在蓬勃地发展。新的技术不断地被开发出来，人们对外周神经系统以及大脑中关键作用分子的化学本质的认知也日渐增长。这些新的认知对严重精神疾病患者的护理工作产生了重大的影响。正如我们将要看到的那样——从机构护理到非住院护理的转变成为可能。阿克塞尔罗德和他在美国国立卫生研究院的同事们一起在此次强大知识体系的建立中担任了核心角色。他所提升的不单单是技术熟练度，同时还学会了如何提出正确的、通常是简单而又直接的问题，并能为这些问题给出有效的答案。

冯·奥伊勒同他在1970年获得诺贝尔奖的两位分享者之间有着截然不同的成长经历。正如我们所看到的，冯·奥伊勒拥有德国贵族背景，而阿克塞尔罗德和卡茨则来自东欧的犹太人社区。许多诺贝尔奖得主都有着相似的背景，为此，我还特意在诺贝尔奖丛书中提到过这一点[Ⅰ-Ⅴ]。在第一本书中，我们就曾注意到这样一个事实：犹太人在全球人口中约占0.25%，但他们在自然科学诺贝尔奖获得者中的占比却比这高了100倍，尤其是在物理学和生理学或医学方面的奖项。这种十分显著的特点已经在不同的诺贝尔奖获得者身上得到了讨论，比如朊病毒之父——斯坦利·普鲁西纳（Stanley Prusiner）[Ⅰ]，他曾在现今乌克兰的某个地方找寻到自己的根，那个地方有着和他的家族相似的姓氏，而且另一位诺奖得主——杰拉尔德·埃德尔曼（Gerald Edelman）也有着类似的地域籍贯[Ⅱ]。正如前文所述，埃德尔曼与斯蒂格·拉梅尔（Stig Ramel）成了好友，拉梅尔曾于1972年至1991年间在诺贝尔基金会担任执行董事。在拉梅尔的自传中[1]，他仔细回顾了诺贝尔奖的犹太裔获得者拥有原东欧犹太人贫民区背景这个显著的特点。顺着该视角，让我们在本章中回顾一下阿克塞尔罗德卑微的出身，然后在下一章再介绍卡茨。

一个有着东欧血统的科学家

在阿克塞尔罗德引人注目的人生历程里，他的科研生涯是其最重要的组成部分。《天才学徒》（*Apprentice to a Genius*）[2]一书曾对那段经历有过很好的描述。阿克塞尔罗德最杰出的学生——所罗门·斯奈德（Solomon Snyder）[3]也在国家科学院和美国哲学学会的传记回忆录中详细提及。莱斯利·伊弗森（Leslie Iversen）[4]同样在皇家学会的传记回忆录中有所着墨。

在19世纪末和20世纪初的大屠杀之后，许多犹太人离开了他们在东欧的"小村落"（shtetls），在一场被称为金色天堂（Goldina Medina）的运动中移民到美国。正如之前反复强调的那样，数量惊人的诺贝尔奖获得者都有着这样的出身。阿克塞尔罗德的父母伊萨多（Isadore）和莫莉（Molly）出生在波兰的加利西亚（Galicia）。那里位于东欧，有着一千多年坎坷的历史，在如今的地理版图上属于波兰东南部和乌克兰西部的一部分。他们是移居美国后在曼哈顿下东区相遇的，许多具有类似移民历史的人一起在那里定居。伊萨多继续以编织篮子为生，并把他的产品卖给该地区的杂货商。他的儿子朱利叶斯（Julius）出生于1912年，有时会和他一起乘坐马车，甚至掌控缰绳。而莫莉（Molly）几乎不识字，只是充当女仆。这个家庭的物质生活非常有限。他们不怎么积极地践行他们的信仰，但让他们的儿子在正常的公立学校学习之余，还上了一所宗教学校（haida），学习说意第绪语。尽管家里没有书，但朱利叶斯（Julius）经常光顾公共图书馆，并成了一个阅读狂热者。或许是因为汉弥尔顿-菲什公园图书馆（Hamilton Fish Park Library）离他们居住的房子很近，只隔了半个街区。在后来的生活中，他又进一步发展了自己对阅读以及音乐的兴趣。他用诺贝尔奖奖金的一部分来购买新的高保真设备。同其他脱离宗教或者那些皈依其他宗教的犹太人一样，他很可能对犹太民族的历史依然非常熟悉。他知道七臂烛台，即犹太教灯台，以及它在阿夫历新年（禁食节）被盗后的命运。那是公元70年，即将称帝的提图斯（Titus）对圣殿所进行的最后破坏。这些知识可能是他犹太血统中根深蒂固的重要部分。关于最初的圣殿灯台是否最终出现在拜占庭或又发生了什么事，被人们一直猜度至今。直到现在，它仍然作为一个符号出现在以色列议会大厦的讲台上。根据阿克塞尔罗德自己的描述，他在成年礼后成为无神论者，并且再也没有去过犹太教堂。虽然身为不可知论者，但他仍然维护犹太文化，并强烈反对反犹主义。

他的母亲希望他成为一名医生，这一点不足为奇。在母亲的鼓励下，阿克塞尔罗德开始了在纽约大学的学习。然而，一年后，他的钱用完了，不得不搬到位于哈林区的纽约市立大学城市学院，那是一个哥特式的校区，并且是免学费的。他把它称为"无产阶级的哈佛"。这所学院帮助了许多缺乏经济能力的、有才华的年轻人。对于其学生名录中能列出7位未来的诺贝尔奖得主，学院一定会感到无比自豪。例如阿瑟·科恩伯格（Arthur Kornberg），他在1959年与塞韦罗·奥乔亚（Severo Ochoa）一起获得诺贝尔生理学或医学奖[I、III、IV]。47年后，科恩伯格（Kornberg）的儿子罗杰（Roger）获得了诺贝尔化学奖，这是除冯·奥伊勒和西格巴恩家族（Siegbahn）外，另一个后代也获奖的例子。在纽约，与男子城市学院对等的女子院校是亨特学院。能在生理学或医学领域获得诺贝尔奖的女性很少，但这所学院却拥有两名这样的学生。她们是犹太裔女性获奖者罗莎琳·亚洛（Rosalyn Yalow）和格特鲁德·埃利恩（Gertrude Elion）[I]。她们分别于1977年和1988年分享了诺贝尔生理学或医学奖。我们将在第9章再次见到她们。阿克塞尔罗德原本想学医，但这一点未能实现，主要是因为当时学校普遍对犹太人有名额限制。然而，在那个萧条的年代，他很幸运地在纽约市公共卫生局找到一份工作。每月工资25美元。他的任务是测量不同种类食物中的维生素含量，职称是"化学家"。如前文所述[III]，维生素在当时已经被发现，并由此产生了一些诺贝尔奖，因此在营养品中添加维生素已经成为普遍的做法。

　　在1934年的一个炎热夏天，发生了一件可能对阿克塞尔罗德造成终身影响的事故。一瓶氨水在实验室里爆炸了。这导致阿克塞尔罗德的双眼暂时失明，但幸运的是，他的右眼最终恢复了。由于这次事故，他的左眼戴上了眼罩，所以当战争来临的时候，他没有被征召入伍。这让他能够继续在实验室里工作。通过在纽约大学上夜校，他获得了硕士学位。1936年，阿克塞尔罗德遇到了他未来的妻子，当时她还在上高中。他们于1938年结婚，她发挥自己的知识才能，成为一名教师，在我们之前提到的亨特学院学习。在第二次世界大战后的1946年

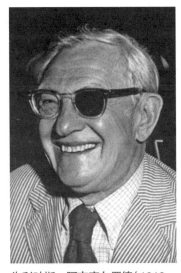

朱利叶斯·阿克塞尔罗德（1912—2004）（图片来自美国国立卫生研究院的历史办公室）

和1949年，他们的两个儿子保罗（Paul）和艾尔弗雷德（Alfred）相继出生。1975年，有着成功教师生涯的莎丽（Sally）退休了，但她仍然继续着教书识字的工作。

　　阿克塞尔罗德当时的任务是测量不同种类食物中的维生素，这在他的职业生涯中仍是一个相对平淡的阶段，但这激发了他对科研的兴趣。1946年，实验室负责人乔治·华莱士（George Wallace）询问阿克塞尔罗德是否有兴趣研究当时某些流行的止痛药如乙酰苯胺和苯丙胺对代谢的影响。因为人们发现，过度使用这些药物会产生严重的副作用——血液紊乱。为了这个研究能够得以启动，他帮助阿克塞尔罗德与纽约大学药理学教授伯纳德·布罗迪（Bernard Brodie）取得了联系。那时，布罗迪的实验室位于东河福利岛（Welfare Island in East River）的戈德华特纪念医院（Goldwater Memorial Hospital）。我在洛克菲勒大学上学时，每日吃早餐的时候就可以看到哈德孙河上的那个岛。在第二次世界大战期间，美国不可能再从日本获得抗疟药物（美国之前的疟疾药物均来自日本）。但由于在太平洋地区作战的美军需要这种药品，因此需要建立一个生产这种药品的国家机构。这个开发项目被指派给戈德华特实验室负责，由詹姆斯·香农（James Shannon）

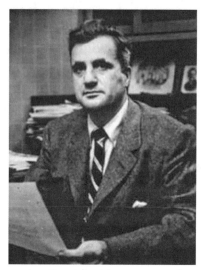

伯纳德·布罗迪（1907—1989）

领导。在第二次世界大战后，作为在马里兰州贝塞斯达建立美国国立卫生研究院的核心人物，他是一位非常高效的科学企业家。我们将在后面更为详细地了解他。

阿克塞尔罗德与布罗迪的相遇改变了接下来的游戏规则。阿克塞尔罗德成了推动药效作用研究的先驱。阿克塞尔罗德真正第一次在科学和智力方面遇到的挑战促使他潜在的天赋开始崭露锋芒。他了解到一个基本概念，即药物在体内会被改造和分解，也就是会被代谢。在对乙酰苯胺及其代谢的研究中，他有了重要的新发现。我记得在20世纪40年代中期，我刚读书不久，就有人建议我们不要舔食苯胺铅笔。有一次，阿克塞尔罗德在自己身上测试了苯胺。由于体内形成了高铁血红蛋白——一种正常载氧蛋白的失能变体，他的身体暂时变成了蓝色并出现了严重的症状。但最终，他们成功地追踪到了乙酰苯胺的代谢物，其具有减轻疼痛的作用。这是一种不同形式的苯胺，即N-乙酰对氨基苯酚。这种分解产物保留了原始物质的镇痛作用，但没有副作用。阿克塞尔罗同布罗迪一起发表了这些数据，这也是阿克塞尔罗德发表的第一篇科学论文。这一发现也促使药厂在美国研发出了迄今仍在流行的药物泰诺以及在欧洲的扑热息痛。有些人因此成了百万富翁，但并不是阿克塞尔罗德。

布罗迪和阿克塞尔罗德之间的关系从一开始就很明确。因为布罗迪拥有医学博士学位，因此他可以与同级别的同事共进午餐。而阿克塞尔罗德的职业为技术员，所以与其他技术人员一起共进午餐。身为布罗迪的超级技术员，阿克塞尔罗德称他的老板为布罗迪博士，而不是史蒂夫。布罗迪之所以被他的学术同事称为史蒂夫（Steve），而不是伯纳德（Bernard），据说是因为一个故事：纽约一个名叫史蒂夫·布罗迪（Steve Brodie）的23岁酒馆老板在1886年从布鲁克林大桥跳下东河,从而赢得了200美元的赌注。从那时起,城市俚语中就有了"去拉布罗迪"这个短语。布罗迪的一个早期合作者对他的个人活力具有非常深刻的印象,因此开始叫他史蒂夫,从而形成这种流行的称呼方式。

人们相互以头衔称呼对方的方式是有文化基础的。在瑞典,资产阶级的运作创造了一个依赖头衔的社会互动系统,这使得人们在20世纪初经常使用头衔。如前所述[Ⅲ],直到20世纪60年代中期,瑞典语的"Du"一词才开始演变为与英语中用法相似的"you"。特别是在学术界,头衔最初被广泛使用,如讲解员、讲师、教授、院长和校长(rector)。可能对于以英语为母语的人来说,后一个术语是令人困惑的,但在瑞典,由于它与德语区的学术界有联系,它并不是指领导当地教区的牧师,而是用来表示一所大学的领导者。如今,卡罗林斯卡研究所的所长(Rector),按照国际惯例,也被称为President。而在瑞典最古老的两所大学,乌普萨拉大学和隆德大学,校长甚至被称为Rector Magnificus。瑞典各学院的成员在他们的互动中摒弃了等级,取消荣誉称号(*sine honoris titulae*),而以先生(Herr)和夫人(Fru)相互称呼,但学院的实际领导人被称为负责人(Preses),而秘书则被称为常任秘书(Permanent Secretary)。但是,即使在强调平等的组织中,某些人也可能成为突出的人物(*primus inter pares*),意思是平等中的第一。瑞典的皇室成员代表一个特殊的群体,他们总是以头衔来称呼,如陛下。但是由于历史原因,美国的情况与之不同,其人口主要来自移民。因此,平等自然被强调,一般不使用头衔,也许被布罗迪使用的医学博士是个例外。有时,人们甚至能在美国医生的汽车车牌上看到印有M.D.。

尽管在社会关系上还有些疏远,但应该强调的是,正是这个特别有活力的布罗迪引发了阿克塞尔罗德与生俱来的能够从事科学研究的能力。当阿克塞尔罗德了解到药物在体内被加工成更简单的化合物时,这让他大开眼界。它们在体内被代谢,并由此产生了重要的后果——这可能会带给人们所希望的药效,但也有可能出现副作用。布罗迪所散发出的那种根深蒂固的热情,确实可以鼓舞他的合作者们。"让我们来试一试"是布罗迪最喜欢说的话。这在他们关系的演变中,类似的事情还有很多。

黄 金 机 会

20世纪40年代，美国国立卫生研究院在国会的支持下获得了强有力的发展，其附属的国家精神健康研究所也开始着手创立。招聘新的科学领军人才的活动如火如荼地展开了，在这种情况下，我们之前提到的香农成为其中的关键人物，他当时在施贵宝制药公司（Squibb's Pharmaceutical Company）。在此之后的将近20年，他承担了将美国国立卫生研究院发展成为一股优秀科学力量的主要责任，使这个机构成为许多未来诺贝尔奖得主的科学家园。当时的阿克塞尔罗德注意到了美国国立卫生研究院有一个新的招聘活动，并把这看作是一个从布罗迪那里获得独立的机会。因此，他申请了一次面试，结果便是香农给他提供了一个职位。事实证明，布罗迪也注意到了美国国立卫生研究院的升级，也申请了一个职位。所以，最终布罗迪和阿克塞尔罗德都换了雇主，而阿克塞尔罗德仍然是一个超级技术员。

在1946年至1949年期间，公共卫生局局长便是香农。他在华盛顿大学的一间实验室里开展研究工作，那里是1947年诺贝尔生理学或医学奖获得者卡尔（Carl）和格蒂·科里（Gerty Cori）这对夫妇的实验室。我们可以注意到，厄尔·萨瑟兰（Earl Sutherland）也在那里工作，他是1971年诺贝尔生理学或医学奖获得者，我们将在最后一章中见到他。然而，如前所述，香农在20世纪40年代主要在纽约大学工作，他同时还领导了上述的戈德华特纪念医院。1949年，他被聘为美国国立卫生研究院新成立的国家心脏研究所副所长，主要负责科研工作。这一年，由国会发起创建的研究所从屈指可数的几个逐渐发展到数十个，构成了国家卫生研究院。香农也从戈德华特纪念医院带来了许多最好的科学家，其中就有布罗迪、阿克塞尔罗德、西德尼·乌登

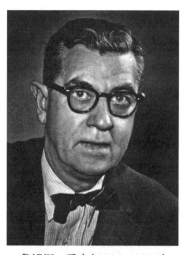

詹姆斯·香农（1904—1994）

弗兰德（Sidney Udenfriend）等人。乌登弗兰德后来成为一名非常成功的药理学家，我们会在后面的章节遇到他，他曾在20世纪60年代末被提名为诺贝尔生理学或医学奖的候选人。也正是由于香农高效地解决1955年的卡特事件——在当时由于使用未充分灭活的索尔克疫苗进行免疫治疗，导致200多名儿童出现脊髓灰质炎，使他被选为美国国立卫生研究院院长。1955年至1968年，香农承担了这一责任。任期内，他通过有效地招募顶尖科学家建立了一个非常强大的机构。在他的领导下，工作人员的规模从6 300人增加到13 300人。该机构取得了许多重要的发现，并在其中发挥了核心作用，例如，马歇尔·尼伦伯格（Marshall Nirenberg）同合作者一起破译了遗传密码，并因此获得了1968年的诺贝尔生理学或医学奖，这在前面已经有了详细的描述[Ⅳ]。

在美国国立卫生研究院举行的各种招聘活动期间，阿克塞尔罗德也是其中一员。1949年，他加入布罗迪的团队，彼时的布罗迪是美国国立卫生研究院下属国家心脏研究所化学药理学实验室的主任。这个机构在当时有着高质量的创新氛围，致使阿克塞尔罗德能够接触到许多重要而有意义的工作。国家心脏研究所与国家关节炎研究所均位于三号楼，那是一个不起眼的三层建筑。在很短一段时间，除了阿克塞尔罗德之外，还有4位未来的诺贝尔奖获得者在这栋楼里经历了他们职业生涯中的关键成长期。其中之一就有克里斯蒂安·安芬森（Christian Anfinsen），他因对蛋白质结构的深入研究而获得了1972年的诺贝尔化学奖。对于这一发现，我们将在未来可能出版的关于诺贝尔奖的书中再次提及。其他的还有阿瑟·科恩伯格（Arthur Kornberg），前面有详细的描述[Ⅰ, Ⅲ, Ⅳ]，以及斯坦利·普鲁西纳（Stanley Prusiner），他与著名的生物化学家厄尔·斯塔特曼（Earl Stadtman）一起工作。普鲁西纳于1997年首次获得诺贝尔奖，虽然在我写第一本关于诺贝尔奖的书[Ⅰ]时尚未能获得他的档案材料，但他的工作已经在书中讲述过了。最后还有迈克尔·布朗（Michael Brown），他在1985年与约瑟夫·戈尔茨坦（Joseph Goldstein）一起获得了诺贝尔生理学或医学奖，这在前面也有详细描述[Ⅲ]。戈尔茨坦和布朗曾经讨论过美国国立卫生研究院发展的黄金时期[5]。他们指出，2012年因发现和描述G蛋白偶联受体而分享诺贝尔化

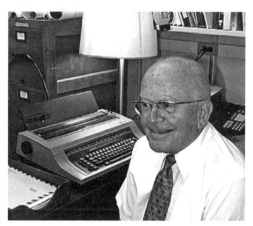

伯恩哈德·威特科普（1917—2010）

学奖的科学家罗伯特·莱夫科维茨（Robert Lefkowitz），是在这个黄金时期的美国国立卫生研究院接受培训的第8位科学家。2003年在对阿克塞尔罗德的采访中，尼伦伯格（Nirenberg）和伯恩哈德·威特科普（Bernhard Witkop）也回顾了美国国立卫生研究院这一蓬勃发展的阶段。他们在采访中强调，研究所的知识氛围很浓，但他们也有时间参与其他的社交活动。偶尔在星期五，会有人在一个预订好的房间里放一个"应用统计学"的标志，而那些参加的人都是扑克俱乐部的非正式成员！威特科普是一位非常有能力的生化学家。我们相识于德国法兰克福，那会儿我们都是为保罗·埃利希（Paul Ehrlich）和路德维希·达姆施塔特（Ludwig Darmstädter）颁奖的委员会成员。威特科普出生在德国，母亲是犹太人，他的导师是我们曾经提到的德国生化学家和诺贝尔奖获得者维兰德（Wieland）[III]，曾在一段时间内保护他免受纳粹的迫害。最终，威特科在第二次世界大战期间选择了离开，到波士顿的哈佛大学工作。他在那里活跃了37年，直到被招募到美国国立卫生研究院工作。

布罗迪团队的合作工作取得了重要进展。那时对拟交感胺（sympathico-mimetic amines）的研究已经开始。研究发现，它们增加血压的能力与某些代谢产物的出现有关，而且也有发现表明代谢过程对行为也有着重要的影响，如妄想症和幻觉的产生。阿克塞尔罗德首先研究了咖啡因的作用以及它被加工成各种生物活性物质的过程。在20世纪50年代初期，人们意识到身体通过一种特殊的方式来管理外源的化学物质群，这种处理方式是利用新发现的"微体酶"（microsomal enzymes）的复合体来实现的。20世纪60年代中期，随着研究的进一步发展，人们将这些催化剂命名为细胞色素酶450，它具有清除细胞内化学废料的重要功能。这种复合物的鉴定是一项重大的主要发现。布罗迪小组的几位成员都为这一发现作出了贡献,这让布罗迪觉得有必要作一次联合发表。于是他说:"让我们一起发表这个成果。除了我排在第一外,大家将按名字的字母顺序排序!"这对阿克塞尔罗德来说并不友好,因为他认为自己的贡献对这一发现有着重大的意义[2]。但他不得不带着遗憾而忍气吞声,而且他还有更多的事情要做!

在确定出版物作者姓名表中的姓名顺序时所应遵循的原则可能是一个微妙的问题,并屡屡引起争议。在我已出版的书中[Ⅱ],我也曾简要地提到过这一点,因为与麦克法兰·伯内特(MacFarlane Burnet)共同获得1960年诺贝尔生理学或医学奖的梅达沃(Medawar)采用了字母顺序原则。因此,他的合作者比林厄姆(Billingham)成了团队里所有突破性出版物的第一作者。在这一案例中,诺贝尔委员会在各种充分证据的证明下,才确定了梅达沃是团队中的既定领导者。在别有用心的人手中,按字母顺序排列的系统很容易被滥用,我在卡罗林斯卡研究所工作时就见到过一些这样的例子。只不过,在如何分配作者名单的排名顺序时,还是有一些公认的基本规则的。其中最重要的位置自然是第一个和最后一个。通常,排在第一位的人对实验的执行和计划负有主要责任。有时还会用星号来强调第一和第二甚至第三作者对工作的实际执行负有同等责任。列表中的最后一位作者通常承担着协调团队工作的重要责任,这可能意味着他要负责很多事情,比如作为整个实验室的领导者。随着时间的推移,团队合作在许多科学领域变得越来越重要,尤其是在某些依赖非常先进技术设备的物理学前沿领域。这重新引起了人们的争论,即诺贝尔奖的授予规则是否也需要为此做出改变——如果这样的话,一个奖项的获奖人数就不会限制在3人以内。

例如,2012年,在日内瓦的欧洲核子研究中心鉴定希格斯粒子(玻色子)的出版物上,就印有一长串的名字。然后在2013年颁发诺贝尔物理学奖以表彰这一粒子的发现时,它只包括预测其存在的两位科学家,即弗朗索瓦·恩格勒特(François Englert)和彼得·希格斯(Peter Higgs)。而在欧洲核子研究中心(CERN)参与提供玻色子存在证明的实际工作人员却没有被包括在内。这本就不需要。就诺贝尔和平奖而言,像红十字会这样的组织已经被承认,甚至是多次被承认。事实上,每个机构颁发奖项时都有自己的规则，比如瑞典皇家科学院在颁发物理或化学奖项时，就认同可以以组织形式授奖，尽管这还没有被实施过。相反地，卡罗林斯卡研究所的规定则禁止承认组织获奖。因此，令人遗憾的例子便是世界卫生组织在1978年根除天花方面取得的成就从未得到诺贝尔生理学或医学奖的承认，而我个人认为这本来是非常适合诺贝尔奖的。值得强调的是，一个奖项最多承认3名获奖者（或两个单独的奖项）的规则是很好的。它能让在特定情况下谁是主要发现者的讨论更加尖锐。最后要补充的是，用于确定出版物作者名单的原则是可以灵活多变的。在现代不断变化的、形式多样的出版界中，当然有可能通过自发的电子出版物来主张对某一发现的优先权。同时，电子出版物还有可能缩短传统科学期刊的匿名评审制度。

终于成为一个独立的科学家

阿克塞尔罗德在美国国立卫生研究院的新环境中受到很大的激励，他的工作效率也明显提高。1954年，他已经发表了大约25篇论文，其中许多是独立发表的。在这期间，他还学会了如何研究酶，最初他是通过在活体动物分离的组织中研究酶的活性，即体内实验。后来，他了解到选用允许代谢活跃的细胞存活的条件时，器官的碎片也可以在实验室中保存，即体外实验。他还开始使用一些技术，利用所谓的差速（超速）离心分离法，分离不同的细胞组分。关于这项技术的具体信息，我们将在介绍阿克塞尔罗德的诺贝尔演讲时再来讨论。现在，他确定了细胞的微粒体部分在灭活关键生物分子方面的重要性。他研究的分子是肾上腺素，并发现肾上腺素可以通过去除一个甲基而转化为去甲肾上腺素。肾上腺素在人类医学历程中有很长的使用史。几千年前，中国医生就发现它是一种叫作马黄的草药的有效成分，可以用于治疗多种疾病。在20世纪初，它还被用来提高血压。

因此，阿克塞尔罗德在这个研究培训的早期阶段就取得了一些重要进展。然而，当他在美国国立卫生研究院申请晋升时却被拒绝了。原因是他没有任何正式的博士学位，这是他能开展独立研究的前提。有人鼓励他攻读研究生，但这是一个不现实的建议，因为他要负担家里的经济来源。最终，在一个特殊的安排下，乔治·华盛顿大学（George Washington University）的药理学教授保罗·史密斯（Paul Smith）同意阿克塞尔罗德已经发表的文章可作为一篇学位论文。最后，他需要做的只是在研究生院修习一年的课程，并达到期末考试的合格要求。他很好地完成了这些，并最终获得了学术学位。据说，考试结束后，阿克塞尔罗德和他的学术评委们一起去吃了一顿午餐。评委们想借此机会向一个懂得比自己多的学生请教学习！当时这个学生已经42岁了。

现在，阿克塞尔罗德可以离开美国国立卫生研究院的国家心脏研究所，前往国家精神卫生研究所（NIMH）管理他自己的研究小组了。在这个新的环境中，阿克塞尔罗德遇到了一些同事，他们的共事给这位大器晚成者带来了快速的发展。其中一位叫戈登·汤姆金斯（Gordon Tomkins），我们曾经提到过他，他是曾给尼伦伯格（Nirenberg）[Ⅳ]带来极大鼓舞的导师。汤姆金斯在阿克塞尔罗德的微体酶工作中给予了很大的支持。另一位对阿克塞尔罗德未来科学事业的发展进程带来重大影响的人是化学家西摩·凯蒂（Seymour Kety）。他既是一位优秀的科学家，也是一位资深的管理者。身为国家精神卫生研究所的科研所长，他建立了一个临床科学实验室。事实上，在20世纪50年代，他还在领导另一个重要的研究所，即国家神经疾病和失明研究所（NINDB）。1960年初，随着美国国会分配的资源增加，这两个研究所被分开，NINDB改名为NINDS，其中S代表中风。由这些强大的研究所支持的最为异端的项目之一是由卡尔顿·盖杜谢克（Carleton Gajdusek）和乔·吉布斯（Joe Gibbs）管理的项目。他们成功地证明了一种在新几内亚前石器时代的人中由食人仪式所引起的破坏性脑部疾病——库鲁（Kuru）病，这是由一种在大脑中复制的蛋白质所引起的非炎症性感染。这一惊人的发现使盖杜谢克在1976年分享了一半的诺贝尔奖奖金，1997年将另一个诺

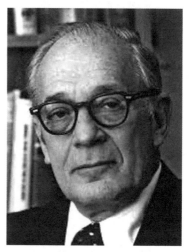

西摩·凯蒂（1915—2000）

贝尔奖颁给了普鲁西纳（Prusiner），以表彰他对于朊病毒的认定。朊病毒正是之前讲述过的关键的相互因子[Ⅰ]。

凯蒂了解到阿克塞尔罗德的迅速崛起，并招募他作为国家精神卫生研究所的药理学科负责人。阿克塞尔罗德将他新的研究重点放在了中枢神经系统。凯蒂希望他研究重要的精神性脑部疾病的治疗方法，并研究所用药物的代谢周转机制。阿克塞尔罗德现在已经可以从布罗迪的实验室搬到位于临床科学大楼3层（2D45）编号为10的属于他自己的实验室了。正如他在一次采访中所承认的那样，阿克塞尔罗德在撰写经费申请书时一直缺乏自信。作为美国国立卫生研究院的一部分，他被豁免了这一流程，并通过美国国立卫生研究院的内部计划获得了用于其科学研究的经费。前文提到过，在与布罗迪一起工作期间，阿克塞尔罗德就已经对拟交感神经药物进行了实验研究，其中之一是肾上腺素。事实上，人们对这种生物活性物质的了解已经有几千年的历史了。如前所述，在古老的中国药典中已经描述了它的功能。它的化学式是在20世纪30年代提出的，戴尔（Dale）及其合作者首次合成了它[Ⅲ]。阿克塞尔罗德通过实验研究了这组物质的代谢，并受到凯蒂的鼓励后继续从事这项工作。多年来，凯蒂激励了许多有前途的科学家。1999年，就在他去世前的6个月，他获得了阿尔伯特-拉斯克医学科学终身特别成就奖。

总之，阿克塞尔罗德的职业生涯充满活力，随着他科研水平的提高和他所领导的科研团队的壮大，他的职业生涯也出现了一些转折。他曾以"一个迟来的生化神经科学家的旅程"（Journey of a late blooming biochemical neuroscientist）为题，在2005年出版的《生物化学杂志》（*Journal of Biological Chemistry*）[6]百年纪念版上很好地描述了自己的生涯。虽然其中的一些发展我们已经讲述过了，但这里仍值得简要地回顾一下。比如在他搬到美国国立卫生研究院后，他从3号楼的同事们所提供的研究氛围中得到了巨大的智力激发。其从事的主要研究重点是关于咖啡因、安非他命和肾上腺素的代谢[7,8]。他与合作者们还在药物代谢方面作出了重大的贡献，这一点我们之前也提到过，它被另一个研究小组命名为细胞色素P450系统。在搬到国家精神卫生研究所后，作为一个独立的科学家，在凯蒂的启发下，他获得了快速的发展。他的研究计划扩展了，并因氚化发射性物质的使用受到进一步的刺激[9-12]。在他的实验追求中，阿克塞尔罗德很早就发现了一种以前未被识别的酶——儿茶酚-O-甲基转移酶（cathecol-O-methyltransferase）。这种酶能够在肾上腺素、去甲肾上腺素和多巴胺上添加一个甲基。他能够证明在大脑和周围组织中存在这类化合物的甲基化形式，并推断这种化学修饰是使它们失活的一种手段。这让他对儿茶酚胺的代谢周转情况有了新的认识。

　　阿克塞尔罗德率先在这类研究中使用放射性标记的甲基供体，设法扩大了对所涉及酶的深入认知，并发现了新的机制。阿克塞尔罗德研究了心脏所吸收标记的去甲肾上腺素，并从研究结果中提出了一个全新的概念。他意外地发现，如果他破坏了交感神经对该器官的支配，吸收就基本上被消除了。因此，他发现交感神经的存在是去甲肾上腺素能否被吸收的决定因素。既然对神经的刺激导致了神经递质的释放，人们大胆地猜测，可能在去甲肾上腺素释放的地方会有一个重新吸收去甲肾上腺素的部位。一些实验利用同位素标记的去甲肾上腺素和各种条件下的活体动物来验证这种再吸收理论。人们获得了可靠的证据，证实了存在可以重新获得完整生物活性递质的机制。此外，还可以确定出在神经末梢的什么地方储存了递质。对超微结构的研究确定了其他研究人员也观察到的颗粒状囊泡，但阿克塞尔罗德与合作者对图片的补充是，具有生物活性的肾上腺素一旦从囊泡中释放出来就会被重新吸收，这是第二类失活。很显然，为了在储存于囊泡之后还可以被重新使用，去甲肾上腺素的主要部分被保留了生物活性，这是保存神经递质的有效方法。这一发现意味着确定了一个新的原理。它的存在很快在其他实验室也得到证实，而且还发现它也适用于其他神经递质。在进一步的研究中，阿克塞尔罗德的团队发现，当时新发现的一种三环类抗抑郁药物是摄取去甲肾上腺素的有效阻断剂。在精神刺激药物可卡因中也发现了类似的效果。

　　阿克塞尔罗德同时还参与了精神刺激药物如安非他命和咖啡因的代谢研究。在一个单独的项目中，他提议研究麦角酰二乙胺（d-LSD）的代谢。那是以前提到的阿道司·赫胥黎（Aldous Huxley）在撰写《感知之门》（The

Doors of Perception)一书时所试验的药物[Ⅲ]。令人遗憾的是，这本书激发了所谓的"嬉皮士"一代，使他们自愿接受危险的迷幻药实验。在1970年的诺贝尔奖颁奖典礼上，乌文纳斯的介绍性发言提到了对这一现象的担忧[13]，1968年的学生对这一年的学生运动记忆犹新。事实上，LSD最终被赫胥黎用来与生命告别，结束了他与致命癌症的斗争。他去世的那天正好是约翰·肯尼迪（John Kennedy）总统被暗杀的日子。

在20世纪60年代中期和70年代，阿克塞尔罗德小组的研究焦点进一步扩大和多样化。现在的研究涉及松果体和褪黑激素[14-17]。褪黑激素是带有甲基的5-羟色胺，因此它的来源是氨基酸色氨酸。当用褪黑激素来接触蝌蚪时，会漂白它们的皮肤，而在人体中则会诱发嗜睡现象。人们试图了解一天之中褪黑激素在松果体中出现的规律，以及它在确定昼夜节律中的作用，即自动记录白天和黑夜的转变。人们发现，不同的传递物质，如5-羟色胺发挥了作用。它的浓度与褪黑激素的浓度呈反比变化。我们将在后面进一步深入了解这一研究领域。

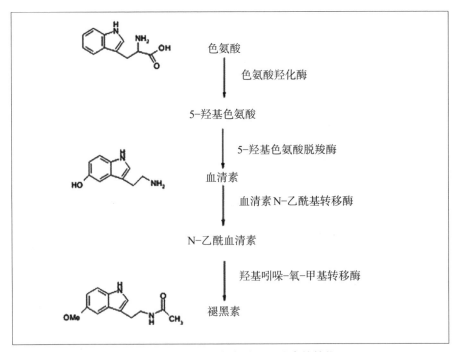

色氨酸

↓ 色氨酸羟化酶

5-羟基色氨酸

↓ 5-羟基色氨酸脱羧酶

血清素

↓ 血清素N-乙酰基转移酶

N-乙酰血清素

↓ 羟基吲哚-氧-甲基转移酶

褪黑素

氨基酸色氨酸向5-羟色胺和褪黑素的转化

阿克塞尔罗德的团队继续从事的动态研究是关于神经活动和酶诱导的相关性。新型的酶–同位素检测方法得以发展，用于测定一些重要的生物胺。它可以在技术上证明海蛞蝓（Aplysia）的单个神经元中存在多种生物活性胺[18]。这是由埃里克·坎德尔（Erik Kandel）引入的用于神经生物学研究的动物模型系统，其大脑只有 2 000 个神经细胞。2000 年，坎德尔、阿尔维德·卡尔松（Arvid Carlsson）和保罗·格林加德（Paul Greengard）"因为发现了神经系统的信号转导"，共同获得了诺贝尔奖。1977 年，卡罗林斯卡研究所一位非常友善的以及在不断扩张的诺贝尔委员会中工作多年的同事托马斯·霍克费尔特（Tomas Hökfelt）也证明了去甲肾上腺素和一种神经肽（生长激素抑制素）在同一哺乳动物神经元中拥有共存性。

关于阿克塞尔罗德实验室的创造性气氛，我们可以说很多。许多学生见证了它的独特之处，而且如前所述，一本描述其活跃氛围的书已经出版了[2]。在那本书中，阿克塞尔罗德被描述为"一个一只眼戴着眼罩，嘴上叼着香烟的人，他疯狂地跑来跑去，配置、称重、清洗和安装设备。无人想惊扰他；他似乎被一个内置的陀螺仪所驱动"。他通常与大约 4 个博士后一起工作，由于他的职业生涯很长，随着时间的推移，他大约同 60 个博士后一起共事过。阿克塞尔罗德是一个真正富有想象力的实验者，他喜欢与他的学生分享他的热情。他不愿待在办公室，因此他把他的办公桌放在了实验室天平所在的工作台旁边。由于每个人都需要来称量实验中使用的物质，这让他可以自然而然地与他的学生保持联系，并进行或短或长的交谈。他满脑子都是想法，并乐意同他的学生们分享。而他给自己学生们的建议通常很简单。其中他用德语分享的那些成功的要素，是他从埃利希那里借来的。它们分别是"Glück, Geduld and Geld"，即"运气、耐心和金钱"。在撰写科学出版物方面，阿克塞尔罗德依旧是一位优秀的引导者。他会与他的学生们坐在一起，鼓励他们进行个人写作。从没有人见他发怒过，相反，他很有耐心，而且有着很强的幽默感。阿克塞尔罗德会试图简化、精练他的实验。"我不是一个复杂的人，也不做复杂的实验。"但即使是简单的应用也是有要求的。通过类比，阿克塞尔罗德借鉴了毕加索和他对单线条的使用，但前提是"这条单线需要花费大量的时间和心思"。这

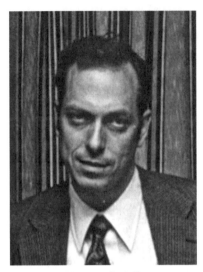

所罗门·斯奈德

一信条概括了他作为一个科学家的哲学，他曾提到过的、非常成功的学生斯奈德（Snyder）对另一句话的引用[3]也能说明这一点。那句话是这样说的：

> "我很快就了解到，做原创性研究并不需要一个伟大的大脑。但一个人必须有高度的积极性，运用良好的判断力，并有智慧、想象力、决心和一点运气……我发现，做研究的一个最重要的品质是在正确的时间提出正确的问题。我了解到，不论是研究一个重要的问题或是研究一个普通的、微不足道的问题，都需要付出同样的努力。同时当机会来临时，我也会试图做出正确的选择。"

阿克塞尔罗德曾多次被邀请在美国国立卫生研究院中担任更全面的领导角色，或是进入著名大学进一步发展他的事业，但他拒绝了这些邀请。阿克塞尔罗德将生活的重心全部放在了他在美国国立卫生研究院的实验室和他的学生身上，他同时也是一个顾家的人。虽然他从未将自己的学生带到家中。他的妻子在1992年因糖尿病并发症辞世，独留他于人间12年。他们的两个儿子都在威斯康星州定居，一个成为人类学教授，另一个则是林业顾问。阿克塞尔罗德经常前往威斯康星州去看他的孩子以及他们的家人，包括4个孙子。即使在他生命的最后十年，阿克塞尔罗德每周也会多次前往他在美国国立卫生研究院的"办公室"，以了解最新的文献资料，并与他的同事交流。在2004年12月29日的早晨，他在起床时心脏病发作，结束了他圆满的一生。

阿克塞尔罗德不是一个追求学术名利的人。他进行了一些特邀演讲，并获得了芝加哥大学的一个荣誉博士学位。他还获得了盖尔德纳基金会（Gairdner Foundation）颁发的杰出贡献奖。他于1971年成为美国国家科学院院士，1995年成为美国哲学学会会员，1979年成为英国皇家学会外籍会员。

神经药理学领域的发展

在我的第3本关于诺贝尔奖的书中[Ⅲ]，我在首个主要部分就专门讨论了神经科学领域的发现以及对其的认可。与免疫学并行，神经科学也是医学学科里认知度最高的一个，在各奖项中占比约有15%。在此背景下，20世纪从经验医学到理性医学的转变被勾勒出来。20世纪，人们仍然需要对传染源的性质加以甄别，并合理地确定预防方式和治疗手段。令人惊叹的发展证明了细菌和病毒在病因学上的重要性，这使得抗体和疫苗，尤其是抗生素的预防性干预得以开发。

在理性医学治疗之前的时代，对病人的治疗依赖对使用天然物质的效果的经验观察。使用这类物质开出的药方通常很长，但能利用其合理治疗疾病的手段却十分有限。此外，由于体液病理学的理论存在已久，放血可能会进一步减少重病患者的生存机会。下面将对所使用的一些天然产物进行评价，其中一些会在稍后讨论的药理学研究中再次出现。颠茄植物之所以被称为颠茄，是因为可以从它的叶子中提取一种具有药理活性的物质。当滴入眼睛时，由于阿托品（含颠茄碱，译者注）的存在，瞳孔会扩大，这个名字是林奈（Linnaeus）参照希腊神话中的一位命运女神而命名的。后期的化学分析显示，该物质是一种所谓的生物碱，具有阻断副交感神经系统的能力。另一种公认的生物活性物质是洋地黄，能够稳定心律，可以从毛地黄类植物中提取。咖啡因和可可碱都是流行的热饮中的成分，使我们保持清醒和活跃。但其他植物提取物会使我们昏昏欲睡，如从罂粟种子中提取的吗啡，或者像已经提到的LSD，则会产生多动症。罂粟种子提取物的应用在人类文明中可以追溯到古希腊时期，甚至更早。它有许多用途——减轻疼痛、抑制痛苦、促进睡眠和止泻。后来人们发现它含有大约20种不同的所谓生物碱，其中最主要的是吗啡。后者虽能有效地减轻疼痛，但容易导致药物依赖。

由于美国对效果上类似吗啡的药物管制过于宽松，导致阿片类药物的流行，这是一个严重的健康问题。我们将在下面简要地讨论这个问题。正如我们最近了解的那样，疼痛信号是有用的，简单粗暴地消除它可能会适得其反。LSD在早期历史中也曾被南美原住民发现。当时人们会从某些种类的仙人掌中提取LSD。而另一种来自萝芙木属植物蛇根木的提取物——serpentin，也被发现会被原住民用来干扰情绪。后来的工作显示，serpentin阻断了去甲肾上腺素和多巴胺/5-羟色胺受体。它被发现能消耗大脑中的5-羟色胺和儿茶酚胺。最初，它被用作首批抗高血压的药物之一，但没过多久就被后来开发的更有效的治疗措施所取代。我们也将在下一章再次看到它们。

如前所述[Ⅲ]，20世纪40年代和50年代的发展意味着工业化社会对严重精神病患者的护理方式发生了巨大变化，如精神分裂症患者（约占人口的0.5%）和躁狂抑郁症（后来更名为双相障碍，是第二大精神病）。最初，这些严重的精神疾病患者被送入收容机构，并接受有限的治疗，如电击疗法，甚至是前脑叶白质切除。1949年，安东尼奥·莫尼兹（António Moniz）因前脑叶白质切除术获得了诺贝尔生理学或医学奖。后文将讨论这次选择[Ⅲ]。由于新的精神药物的引入，护理病人的方法发生了巨大的变化。早期引进的一种物质是氯丙嗪（chloropromazine）。它最初是作为一种改良的抗组胺药使用，但结果却发现它具有明显的镇静作用。于是它成为第一种用于合理治疗精神病的药物，一种神经安定剂（neuroleptic），词根来自希腊语的*lepsis*，意思是照顾。很快，更多种类的神经安定剂被引入。封闭式的精神病院可以关闭了，病人在适当的药物治疗下可以在走动中接受管理。最后一次前脑叶白质切除是在1960年进行的。这些都是对晚期精神疾病患者护理方面的巨大变化。但是，抑郁症仍是困扰广大民众的一个主要健康问题。抗抑郁药物的开发在名单上名列前茅。这一药理概念的出发点是，人们认识到可卡因、苯丙胺和其他替代品会阻断多巴胺和血清素（5-羟色胺）等递质的摄取。这为今后抗抑郁药的不同发展方向指明了一条道路。正是由于阿克塞尔罗德及其合作者的工作，让具有抗抑郁作用的新药物被确认，它们阻断了大脑神经中去甲肾上腺素和5-羟色胺的吸收和释放。他们的工作加快了药物发现的步伐。一个很好的例子是氟西汀（百忧解）的问世，它是一种特殊的5-羟色胺摄取抑制剂。当然也有几种去甲肾上腺素摄取的阻断剂同样被发现具有良好的临床效果。

正如我们将看到的那样，在20世纪50年代和60年代，人们对中枢和周围神经系统的运作方式有了更深的了解。与此同时，人们对这两个范围广泛的系统的复杂功能感到尊重和钦佩。当时的一个主要假设是，一些不同种类的精神疾病是由于单胺类物质的浓度紊乱造成的，单胺类物质是5-羟色胺、多巴胺、去甲肾上腺素和肾上腺素的总称。尽管我们对大脑的了解已经取得了惊人的进展，但许多基本问题仍未得到解答。在我们的社会中，作为一个人的复杂性很大程度上受到城市和农村环境不同区域人口比例的影响。对精神疾病的管理仍然是维持人口健康的优先事项之一。这使得为保持健康的心理而开发的药物也可能被滥用。我们将回顾那些在大脑非凡功能方面所取得的深入进展。这里或许适合引用凯蒂（Kety）的话，因为正如我们在之前所了解到的，正是他给了阿克塞尔罗德发展自己实验室的机会。他曾经说过："在生物化学和药理学中，大脑往往是最后被解决的器官，也肯定是最后一个被理解的器官。"

诺贝尔委员会的扩展考虑

如我们所见，在20世纪50年代末和整个60年代，药物代谢领域吸引了诺贝尔奖委员会越来越多的兴趣。阿克塞尔罗德成为最重要的候选者。然而，该领域中其他一些有影响力的科学家也被考虑在内，特别是布罗迪，阿克塞尔罗德最初的导师。他领导了美国国立卫生研究院在该领域中最有活力的实验室中的一个。1957年，他与他的合作者帕克赫斯特·肖尔（Parkhurst Shore）一起被首次提名，并由冯·奥伊勒进行评估，这在前一章已经提到了。为其提名的人是华盛顿的亚历山大（Alexander），他提到了他们对大脑中血清素（5-羟色胺，见第280页）和去甲肾上腺素功能的研究。研究的重点是记录这些递质在大脑不同部位的浓度变化，以及关于所选定的药剂的影响，如已经提到的LSD，这种物质通过血清素受体对大脑的生理功能产生影响。其他致幻物质的影响也被检查出来,因为它们对选定的生物胺存在影响,例如,生物碱reserpin,它能降低血压并具有镇静作用,如前所述,这在印度医学中早已闻名。这些研究的主要目的是要深入了解精神病的机制以及可能的治疗方法。总的来说,该系统的复杂性以及在控制关键参数方面的相关限制使得很难得出明确的结论。

在大约6页的篇幅中,冯·奥伊勒点评了他们所进行的实验的优势和劣势。作为一位绅士,他在总结中首先表达了一个鼓励性的评价,他指出利血平(reserpine)能够突然从血清素储存库中将其释放出来,而且这种效应可以被LSD阻断,这引起了人们的普遍关注。但之后,他的评论就变得犀利了。他谈到了"空洞的、不确定的、推测性的"理论,认为5-羟色胺和去甲肾上腺素作为神经递质在大脑中发挥着核心作用,但这些推测所依据的证据相当脆弱。同时,他还驳斥了英国科学家加达姆(Gaddum)的声明,即LSD的抑制效果暗示着5-羟色胺存在于我们的大脑之中"以保持我们的精神健康"。冯·奥伊勒的结论是(译自瑞典语):

> "现在对布罗迪和肖尔(Shore)的关于两种主要递质(在大脑中的作用)的假说进行评论可能还为时过早。如果以后能证明5-羟色胺在脑干的生理学中确实起着核心作用,就有理由重新考虑他们的候选资格。"

第2年,即1958年,冯·奥伊勒担任了评估相关研究领域的另外5名候选人的责任:包括由图卢兹的文森特(Vincent)提名的欧文·佩奇(Irvine Page)、莫里斯·拉帕波特(Maurice Rappaport)和奥迪·格林(Audy Alder Green),由牛津的伯恩(Burn)提名的维托利奥·厄斯帕默(Vittorio Erspamer)和拉帕波特(Rappaport),以及最后由蒙特利尔的汉斯·塞利(Hans Selye)提名的厄斯帕默(Erspamer)、佩奇(Page)和西德尼·乌登弗兰德(Sidney Udenfriend)。

这篇16页的评论非常全面,每页包括2～6个参考文献,说明冯·奥伊勒对该领域非常熟悉,包括所涉及的中枢介质的生化知识。他把分析分为3

个部分。第一部分专注于鉴定由所谓的肠道嗜铬细胞所产生的生物活性物质。它们的名字来自希腊语 *enteron*，意思是肠子、消化道，以及它们能被含铬试剂染色的特点。这类细胞因其在胃肠道中的出现而最为人所知，在那里它们参与调节肠动力和分泌，但它们也能在其他器官中被发现。这些具有内分泌活性的细胞也可能是肿瘤的起源，被称为类癌。这样的肿瘤由于能够分泌过量的介质，从而可以导致一系列的相关症状。事实上，在同一年，乌文纳斯审查了那些因为对类癌肿瘤做出表征而被提名的奖项候选人。冯·奥伊勒讲述了关于厄斯帕默（Erspamer）的故事，其在长达20年的研究中，对包括来自章鱼唾液腺在内的生物材料进行分析，以及与哺乳动物的肠嗜铬细胞的比较，最终证明那种活性物质就是血清素，即5-羟色胺。

　　冯·奥伊勒在总结发言中讨论了厄斯帕默是否能够成为诺贝尔奖候选人的可能。在同次讨论中，他也提到了佩奇。佩奇是克利夫兰大学研究小组的负责人，从不同的生物材料中鉴定并确定了血清素的特征。上文已经提到了血清素对大脑中不同功能的重要性。1958年的一篇综述进一步讨论了他们对大脑中血清素的后续工作，但这次的重点是布罗迪在该领域中最亲密的合作者乌登弗兰德（Udenfriend）。他曾率先对5-羟色胺的合成进行了分析。像阿克塞尔罗德一样，他是一位熟练并高产的化学家，能有效地利用同位素标记的化合物，但在最后的决定中，冯·奥伊勒认为他不能作为奖项的候选人，因为不能确定他的任何重大的独立发现。最后，冯·奥伊勒得出结论，就连厄斯帕默和佩奇在当时也不应该被认为是值得获奖"……只要5-羟色胺本质上的生物学重要性仍然不清楚"（译自瑞典语）。

　　在药物代谢领域对候选人的所有后续评估，包括上一章提到的1969年对霍尔茨的最终评审，都是由乌文纳斯完成的。他始终非常忙碌。这一切始于1964年，当时他单独评估了布罗迪，也单独评估了乌登弗兰德并首次评估了阿克塞尔罗德。乌文纳斯回顾道：1909年，布罗迪出生于英国利物浦，他早期在加拿大蒙特利尔的麦吉尔大学（McGill University）进修，1931年在那里获得学士学位。后来他继续在纽约大学学习，并于1935年获得博士学位。正如我们已经看到的那样，他随后被招募到美国国立卫生研究院的

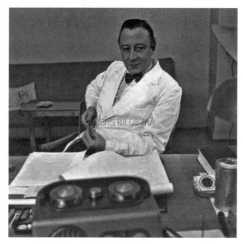

伯尔杰·乌文纳斯（1913—2003）

国家心脏研究所建立化学药理学实验室。布罗迪从事的一些项目被提名为诺贝尔奖，但提名的一个弱点是他没有一个具体的可被突出强调的发现。如前所述，冯·奥伊勒在1957年和1958年评价该领域的一些科学家时，提到了历史上关于确定血清素的化学性质和生物活性的早期实验分析。他甚至提到了1949年诺贝尔生理学或医学奖共同获得者沃尔特·赫斯（Walter Hess）的工作，"因为他发现了间脑协调内部器官活动的功能组织"。赫斯与安东尼奥·莫尼兹（António Moniz）分享了这一奖项。安东尼奥·莫尼兹则是因为引入了前面详细讨论过的脑叶切除术[Ⅲ]。赫斯引入了拉丁语中的 *ergotropic*（强化作用的）和 *trophotropic*（放松状态的），简单的意思就是"去消耗能量"和"去休息"。在布罗迪当时的实验中，人们推测5-羟色胺可能是向营养性系统（trophotropic system）的一般驱动力，而去甲肾上腺素可能在非特应性系统（ergotropic system）中有相应的作用。认为血清素起着核心作用的信念是建立在使用药物"利血平"（reserpine）的实验基础之上的，这种药物似乎能排空体内的血清素，从而导致被动性。这一假设很快就被证明过于简单化了，包括卡尔松（Carlsson）实验室在内的许多实验室的数据都证明了这一点。因此，最终来看，布罗迪的理论仍然是不稳固的，这一点也可以从乌文纳斯在1964年的评述总结中看到。他写道（译自瑞典语）：

"总之，5-羟色胺（5-HT）作为中枢神经系统中的一种神经递质，布罗迪在其中的贡献是提出了一种高度推测性的工作机制假说。该假说受到了相当多的批评，但迄今为止，它既没有被证实也没有被推翻。目前看来，他认为5-羟色胺是镇静作用的介质的可能性不大。然而，5-

羟色胺在大脑中具有某种递质功能的可能性仍然存在。"

4年后，乌文纳斯再次审查了布罗迪。这一次，他被来自贝塞斯达美国国立卫生研究院的大卫·拉尔（David Rall）和乔治·科斯米德斯（George Cosmides）所提名，因为其"发现和阐明了哺乳动物肾上腺素和中枢神经系统的神经传递，特别是儿茶酚胺、去甲肾上腺素和5-羟色胺，以及药物的影响，特别是它们在大脑中的药理特性"。乌文纳斯回顾了他之前的两次评价，建议在考虑布罗迪是否值得获奖时采取限制条件。在第3次评议中，我们再次引用最后一段话就足以体现这点（译自瑞典语）：

> "布罗迪是一位精明强干、独具慧眼的研究者，多年来以一种吸引人的清新和无畏在最高的知识层面上开展工作，不断将刺激性和富有成效的想法带到人们面前。但目前，我们还无法说明这些想法和对其成果的解释在多大程度上影响未来的发展，也不能确定这能否在未来关于肾上腺素递送的事件中留下永久的痕迹。关于布罗迪作为可能的获奖候选人的潜在资格的决定，我建议保留期待。"

2019年，法国作家米歇尔·韦勒贝克（Michel Houellebecq）出版了一部名为《血清素》（*Serotonin*）的小说。该书成了畅销小说。书名源于一种抗抑郁药的使用，它能选择性地阻断血清素的特异性受体，从而改善书中主角的心理平衡。阅读这本书，可以更好地了解故事的相关描述。但到目前为止，似乎还没有另一本小说使用"去甲肾上腺素"这个标题。

布罗迪继续在该领域占据主导地位，1969年，他再次被美国国立卫生研究院的弗雷德里克·斯通（Frederick Stone）所提名，他的资格被明确概括为"彻底改变了治疗人类疾病的制剂的开发、研究和有效使用的定性概念"。乌文纳斯又做了一次非常全面的评审，涉及29页。他提到了早先的3篇评论，即冯·奥伊勒在1957年的评论以及他本人在1964年和1968年的两篇早期评论。他引述了对布罗迪的研究所具有的独创性和丰富想法的特征的赞扬，同时也指出了在评估其工作的总体重要性方面所存在的困难，这导致人们对其是否值得作为诺贝尔奖的候选人持犹豫态度。在1969年的评论中，乌文纳斯做了一个令人印象深刻的广泛而有深度的分析。在不同的标题下，他讨论了其对4个不同领域的贡献：① 抗疟疾药物、方法学研究；② 药物的生物转化；③ 物种差异；④ 药物的物理特性与它们在肠道中的重吸收、在体内的分布和肾脏的排泄之间的相关性。这篇综述从10个不同的方面指出了肝脏在利用其微粒体酶降解药物中的核心作用。在他的总结中，乌文纳斯注意到药理学在最近20年的发展，即从一门与生理学相关的经典的描述性学科发展成为一门以化学和物理学知识为基础的独立科学学科。新的认识使得在治疗方面对药物的定量使用得到了明显的改善。这篇评论的最后一段是这样写的（译自瑞典语）：

> "我认为伯纳德·布罗迪的贡献是值得奖励的，他的诺贝尔奖候选资格该被给予高度重视，应当为他在关于药物的生物分布和生物转化的发现分配一个奖项，他引领了在药理学、毒理学和医学治疗方面的革命性创新。"

这些都是真正的赞美之词，发现的关键概念被恰当地提到了。唯一需要注意的是，"discovery"（发现）一词相对通用的用法。它被应用于整个药物治疗学的领域。它描述了布罗迪一生在科学上的贡献，但这一般不是颁奖的依据。但委员会还是被乌文纳斯1969年的评论所打动，布罗迪被列为值得获得诺贝尔奖的人。由于他与阿克塞尔罗德活跃在同一领域，甚至是他的导师，而且虽然他成为未来奖项讨论中一个值得认真考虑的名字，但他却从未得到诺贝尔奖的认可。

乌文纳斯分别在1964年、1968年和1969年对其他奖项候选人进行了分析，他们与布罗迪的研究领域相同。1964年，布罗迪的合作者之一乌登弗兰德再次被提名。他从布罗迪在纽约大学获得博士学位时就与他一起工作了，并跟随他来到美国国立卫生研究院。最终，他在美国国立卫生研究院被赋予主管自己的临床生物化学系的职责。乌登弗兰德参与了5-羟基色胺的原始研究，如上所述，冯·奥伊勒在1958年就对这项研究进行了评审，那时乌登弗兰德和4位同事一起被提名。虽然当时冯·奥伊勒赞扬了他的贡献,但认为他不配得奖。6年后,乌文纳斯的评论也得出了同样的结论,尽管他赞扬了其已经获得的高知名度和可重复的成果。在他后来的工作中,乌登弗兰德的兴趣重点已经从5-羟色胺转移到其他生物胺以及氨基酸色氨酸作为前体的作用。他的一些发现对于理解某些精神药物的作用机制具有重要意义。乌文纳斯的最后一段话是(译自瑞典语):

> "在其他方面的贡献中,乌登弗兰德还为生物胺的生物化学和药理学的目前解释所代表的复杂拼图添砖加瓦。然而,他只是众多生物胺研究者中的一员,他们的合唱是多声部的,但肯定还不是和谐的。乌登弗兰德对共同成果的贡献往往是迷人而有趣的,但就目前而言,这些影响还不足以使他成为一个有资格获得诺贝尔奖的候选人。"

乌登弗兰德获得过其他一些重要奖项,但从未获得过诺贝尔奖。他还是国家科学院的一名成员。

1970年,乌文纳斯关键的最终评估包含冯·奥伊勒,这在上一章已经讨论过,但也包括阿克塞尔罗德,这将在后面详细讨论,最后还有欧文·科平(Irwin Kopin),他是马里兰州贝塞斯达国家精神健康研究所(National Institute of Mental Health)的临床科学实验室主任。作为阿克塞尔罗德最成功的学生之一,科平参与了对生物胺的生物化学研究。并作为

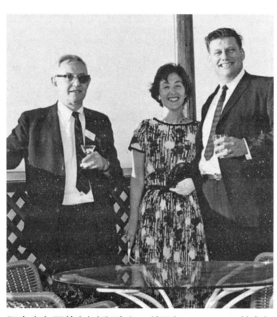

阿克塞尔罗德(左)和欧文·科平(1929—2017)(右),中间是科平的妻子

检测灭活去甲肾上腺素各种生化方法的小组成员,科平被提名为诺贝尔奖的候选人。乌文纳斯用6页纸的篇幅评估了所完成的各种重要实验,但我们无须详细考虑这些实验,而是引用他的总结即可。其内容如下(译自瑞典语):

> "总之,回顾科平的科研成果,他带给人的印象是一个非常有活力的以药理学为导向的研究者,他的工作建立在对生物化学技术的熟练应用之上。他选择的研究课题涉及与生物胺有关的研究领域,特别是酪氨酸的羟化作用,其中部分研究采用了他自己的定量方法,除此之外还借助了'假'递质的形成和储存,以及这些过程对各种精神药物的生理学和药理学及作用模式的重要性。但我认为,在科平的工作方式和他对研究问题的选择中,缺少了原创性和创造性的想象力,而这是他的发现能够被列为诺贝尔奖候选人的贡献所必需的。所以我认为科平的成果不值得获得诺贝尔奖的认可。"

正如我们所看到的,阿克塞尔罗德主要参与了一项独立线条的研究,这与他对肾上腺素递质机制的主要关注不同。他因与亚伦·勒纳(Aaron Lerner)一起研究"褪黑激素的分泌和代谢"而被提名。我们将回到阿克塞尔罗德在这一研究领域的参与过程,但首先我们需要总结一下乌文纳斯对勒纳工作质量的评判。勒纳参与了褪黑素的化学鉴定,他描述了1955年到1956年期间与T. 李(T. Lee)合作将这种激素从松果体中提取出来的分离过程。这促使了在接下来的一年对其氨基酸序列的确定,与此同时,其他研究小组也有类似的描述。在不进一步推演这项工作的情况下,我们可以引用乌文纳斯的评判(译自瑞典语):

> "勒纳(Lerner)的贡献,就切合本奖项动议范围之内的部分,仅限于通过松果体的提取物,分离和鉴定出褪黑激素为N-乙酰基-5-甲基色胺。恕我直言,勒纳的这一贡献以及对褪黑素的鉴定虽然对阿克塞尔罗德的分析和松果体功能的其他分析具有重要意义,但我认为勒纳

在褪黑素方面的工作还不足以宣称他值得获得诺贝尔奖。"

现在,是时候考虑阿克塞尔罗德和他的合作者在20世纪50年代末和60年代的研究工作的动态进展了,这让他被列为诺贝尔奖项的主要候选人。

阿克塞尔罗德成为诺贝尔奖的主要候选人

作为最终入选1970年诺贝尔生理学或医学奖的3位主要科学家中的第2位,阿克塞尔罗德被进行了一系列的评估。他被评审了4次,分别在1964年、1967年、1968年和1970年,而且所有评审都是由乌文纳斯进行的。最后一次评审也包括冯·奥伊勒,这在前一章中已经部分地讨论过了。其他两位候选人,勒纳和科平的评审,在本章的前面也已经讨论过。乌文纳斯对阿克塞尔罗德的第一次评价有10多页纸。它首先探讨了他通过添加甲基而使生物胺失活的研究。当时的推论认为,失活包括两个步骤,在甲基化之前还有一个脱氨作用。而阿克塞尔罗德的研究结果表明,失活的步骤是以相反的顺序进行的。这些研究是通过向实验动物注射预先用选定的同位素标记的化合物来进行的。通过在不同的条件下,从不同的器官中分离提取,以及检查尿液中的排泄物,从而来判断化合物的修饰变化。这些研究在20世纪50年代末被大量发表,一般是在最杰出的期刊上,如《科学》(Science)、《自然》(Nature)和《生物化学杂志》(J Biol Chem)。阿克塞尔罗德的结论是:去甲肾上腺素有两种储备形式,一种与其他分子的关系比较松散,可以通过添加酪胺物质来提取分离;另一种则是更牢固地附着在其他分子上,只能通过神经冲动才会释放。一个特别的发现是,注射的化合物不能通过血脑屏障,这表明大脑中生物胺的存在只能是由大脑局部合成。

有生物活性的生物胺可能存在于特定的亚细胞小泡中,这与20世纪60年代中期冯·奥伊勒和希拉普(Hillarp)的工作相关。通过所谓的密度梯度差速离心,这些亚细胞小泡库被证明是存在的(见第336页的图)。起初,人们对于在神经末梢囊泡中所观察到的放射性颗粒持怀疑态度,但在不同器官中有特定小泡的存在得到了证实。大约10年后,它们的存在也在形态学上得到了证实。人们对神经末梢生物胺的摄取、储存和释放有了更深入的了解。阿克塞尔罗德与其合作者所发表的高质量文章的数量非常可观，而且他们还研究了选定的精神药物对摄取生物胺的影响，这都引起了人们的注意。乌文纳斯总结说，阿克塞尔罗德和其合作者扩大并巩固了生物胺的储存场所——小泡的概念。但他在判定实验结果的坚实性和影响时犹豫不决，因为阿克塞尔罗德及其合作者提出的令人印象深刻的新机制还没有被当时的科学界所证实。

在接近尾声时，乌文纳斯还提到了一条单独的研究路线，该研究基于对松果体中存在的一种新激素——褪黑激素的鉴定。正如上文简要提到的那样，这种激素被发现在调节大鼠的昼夜节律和发情期的进程中发挥作用。我们将回到对这一独立研究领域发展的评价。这些高质量的研究工作和有关生物胺的研究给人留下了深刻的印象，很难理解阿克塞尔罗德仅作为一个研究小组的领导者是如何管理如此大的工作量的。从这个角度来看，乌文纳斯在他的第一篇评论中的总结出乎意料地尖锐。他写道（译自瑞典语）：

> "他的兴趣领域相对狭窄，而且所做的观察不具有影响力和原创性，目前还没有能让他被考虑成为该奖项候选人的动机。"

乌文纳斯随后的评语弱化了这些尖锐的批评，他提到阿克塞尔罗德的工作在短短几年内就有了很大进展，并建议在几年后重新进行评估分析。3年后，机会便出现了，阿克塞尔罗德再次被提名。正如上文所简要讨论的那样，针对他们对松果体（corpus pineale）的研究工作，这次他和勒纳一起被提名。这个看起来像松果的腺体藏在我们大脑的中央。在17世纪，松果体被哲学家勒内·笛卡尔（René Descartes）认为是身体中存放我们灵魂的位置，并提出它具有管理身体和灵魂关系的功能。但事实证明并非如此，该腺体管理的是我们的昼夜变化，即调节昼夜节律。

在20世纪60年代初的实验中，人们发现将大鼠置于永久的光照或黑暗中会影响腺体的大小。在恒定光照条件下饲养的动物，其腺体会变小。而腺体提取物则可以恢复动物性行为的周期。阿克塞尔罗德进一步发现，腺体中存在血清素的节律变化——它在白天含量低，在晚上则升高。

右图显示了大脑的横切面，松果体孤立存在于大脑的中心位置。在大脑中央再往前一点，头骨底部有一个印记，被称为"蝶鞍"（sella

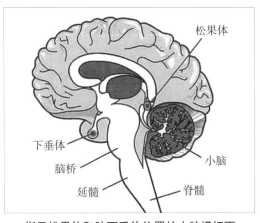

指示松果体和脑下垂体位置的大脑横切面

turcica）（土耳其鞍），这里承载着最核心的激素控制器官——脑垂体。在这个腺体的上方，视神经部分穿过中线，将光信息从眼睛的视网膜[IV]传到大脑后部的视觉中心。在视神经的上方，部分交叉的地方是视上核的位置。这是诠释昼夜节律的中心，它根据来自视网膜上特殊的视神经受体的信号，记录着昼夜变化，在与松果体进一步交流后，通过监测褪黑素的水平来指导我们的警觉性。

乌文纳斯在1967年的评价只涉及褪黑素的研究，这是阿克塞尔罗德当时的全方位研究的重点。由于阿克塞尔罗德对松果体功能的研究最终没有成为他获得诺贝尔奖的关键补充，因此在下文只作简要评论。他和他的合作者在1960年至1965年期间发表了一系列著名的论文，描述了松果体分泌的关键激素褪黑素的代谢特点[14-17]。在此之前，勒纳已经发表了一些关于这种激素的重要数据，前面已经讨论过了。在这一年，乌文纳斯对阿克塞尔罗德的工作的总结性评论是（译自瑞典语）：

　　　　"总之，我认为阿克塞尔罗德和勒纳在褪黑激素方面的工作都不能成为奖项候选的动机，但阿克塞尔罗德是否值得获奖应在更广泛的背景下进行审查，包括他在生物胺领域内所作的贡献，这些贡献应接受评估，并与其他研究人员在高度相关的研究领域中近十年来（作者有疑问）所作出的贡献相联系。"

因此，阿克塞尔罗德需要时间才能得到诺贝尔委员会的充分认可。现在是改变策略的时候了。

在他后来的职业生涯中，正如下一章将讨论的那样，卡茨也开始对松果体以及光线暴露下如何引导褪黑激素的合成产生了兴趣。然而，他在这个问题上的工作从未被诺贝尔委员会评估过，也因此对他获奖的认可没有影响。同样，阿克塞尔罗德关于褪黑激素的工作虽然因其质量受到乌文纳斯的赞扬，但也并没有直接影响对他的奖项评估。然而，正如我们将看到的，阿克塞尔罗德在他的诺贝尔演讲中不能不提到这项工作。许多年后，在褪黑激素研究中的发现才最终被授予诺贝尔奖。当时这一研究领域已经明显扩大，2017年诺贝尔生理学或医学奖表彰了杰弗里·霍尔（Jeffrey Hall）、迈克尔·罗斯巴什（Michael Rosbash）和迈克尔·杨（Michael Young），"以表彰他们发现了控制昼夜节律的分子机制"。他们的工作主要是基因方面的，确定了特定的基因产物。这些基因产物通过复杂的相互作用控制我们的生物钟，并调节它与白天和黑夜的关系。

1968年，阿克塞尔罗德再次被美国国立卫生研究院的大卫·拉尔（David Rall）博士和乔治·科斯米德斯（George Cosmides）博士提名，以表彰他"对于哺乳动物肾上腺素能和中枢神经系统的神经递质所作出的发现和阐明，尤其是在儿茶酚胺，去甲肾上腺素和血清素方面的贡献，以及药物对它们药理代谢的影响，特别是在大脑中的作用"。乌文纳斯特意关注了上一次评估之后他在此领域的研究进展。他注意到，神经递质在神经末梢的特定储存已成为一个既定事实。他也曾回顾过，这源于冯·奥伊勒和希拉普于1956年所作出的最初发现[19]。一个尚未解答的问题是递质物质如何从颗粒中释放出来。有人提出，它会被过度释放，随后未使用的信号物质会被尿液失活并排泄出体外。阿克塞尔罗德的贡献在于部分描述了递质的失活方式，甚至更重要的是，递质物质可能在神经末梢处被再次吸收。随着时间的推移，后一种观察结果变得尤为重要。然后，乌文纳斯描述了多个不同的精妙实验，证明了再吸附起着重要作用。简单来说就是，利用丽塔·列维-蒙塔尔奇尼（Rita Levi-Montalcini）发现的神经生长因子的抗血清（这帮助丽塔得以分享了1986年度的诺贝尔奖）验证了再吸收的阻断。其他的巧妙实验也被引用来证明颗粒中存在递质物质及其加工过程。如前一章所述，递质物质虽然不能通过血脑屏障，但这些物质在该系统中积累，这显然是基于局部的产生。正如在前面章节描述的，肾上腺对交感神经肽系统的运作至关重要。肾上腺素通过去甲肾上腺素的甲基化而形成，介导这种转化发生的酶则被发现存在于肾上腺的髓质中。在缺乏肾上腺皮质的动物中，骨髓仅含有去甲肾上腺素。进一步的实验表明，去甲肾上腺素向肾上腺素的转化受到垂体腺的内分泌控制。

令人惊讶的是，阿克塞尔罗德及其合作者富有想象力的实验将他们带入了这些意想不到的领域。由此，在兔的肺中和鼠海豚腮腺中寻找到了失活的甲基化酶（他们从哪里得来的？）。这些被发现的酶特异性较低，但通过对 5-羟色胺进行甲基化得到的产物——5-羟基-N,N-二甲基色胺则具有致幻作用。尚不清楚这种观察结果是否是一种人为现象。乌文纳斯将这些实验称为技术上具有挑战性而且精妙的实验。他还回顾了在阻断物质（如可卡因）存在的情况下出现的"超敏感性"状况，并讨论了存在两个递质库的理论，一个是现成的，另一个是备用储备库，但他指出当时这种安排的证据不足。

乌文纳斯提到，哥德堡和斯德哥尔摩的研究表明，一种名为丙胺明的物质影响了一种推测的膜泵，可以通过阿克塞尔罗德所阐明的机制阻止递质物质的再吸收，而另一种物质利血平可以阻止颗粒中递质物质的摄取。他随后赞扬了阿克塞尔罗德在褪黑激素上的工作——"格外精美的工作"——具体的研究历程已经在上文单独的段落中描述了。他还称赞阿克塞尔罗德和其合作者所使用的令人印象深刻的方法库，且在档案材料中所省略的参考书目中还包括该小组数量惊人的出版物！阿克塞尔罗德在过去10 年的研究中所作出的强有力的贡献最终被总结成两页纸。该报告概述了除被誉为"杰出"的褪黑激素研究之外的其他亮点，并指出阿克塞尔罗德目前已经在生物胺研究领域占据"精英地位"。他引述道阿克塞尔罗德的生产力是"惊人的"，在过去 5 年，他在最好的期刊上发表了约 70 篇文章。据称他（译自瑞典语）"在使用优雅而灵敏的方法绘制不同生物胺的形成、储存、释放和降解图谱方面开发出了非凡的技能、独创性和工作强度，并突出了它们在生理和药理方面的重要性"。

鉴于这些非凡的赞誉，审查的结论却令人惊讶和失望。乌文纳斯表示，他建议推迟对阿克塞尔罗德是否值得获得诺贝尔奖的决定，并建议委员会在做出最终决定之前等待。显然，委员会对这些矛盾的陈述感到有些困惑。正如我们将在以下看到的那样，在最后，委员会主动宣布阿克塞尔罗德配得上奖项。因此，在1969年委员会的最后会议纪要中，阿克塞尔罗德被认为值得获奖。

这种矛盾和不确定的状况一直持续到1970年，并最终颁发了一个共享的奖项。这一年乌文纳斯做了总结性的审查，包括被提名人阿克塞尔罗德、冯·奥伊勒和科平。如前一章所述，正是美国国立卫生研究院的科平提交了对阿克塞尔罗德、布罗迪和冯·奥伊勒的联合提名。在北卡罗来纳州的普劳特（J. Prought）的第2次提名中，阿克塞尔罗德和冯·奥伊勒反而与科平一起被提名。如前所述，乌文纳斯表达了他的观点，后者不值得获奖，而其他两位被提名人值得获奖。乌文纳斯对冯·奥伊勒贡献的分析已经在上一章详细地讨论过了。3位被提名者被逐一评审。乌文纳斯用了4页半纸的篇幅介绍阿克塞尔罗德，如前述，用了3页半纸的篇幅介绍冯·奥伊勒。对首次接受评审的科平，用了长达6页纸的篇幅进行了讨论。乌文纳斯讨论了有关在神经末梢存有递质物质库的解释。他强调神经颗粒的识别是核心，且阿克塞尔罗德关于释放的递质可被再吸收的证明被认为是重要的。通过甲基化使递质物质失活的作用也被认为是重要的，但其在时间和空间上的意义在一定程度上仍然是个谜。

在1970年的总结性评论中，乌文纳斯首先明确了审议这些发现的基本参数。他回顾说，要讨论的递质物质来源于氨基酸酪氨酸。通过羟化作用，酪氨酸被转化为二羟苯基丙氨酸（DOPA），也正是这一步骤决定了去甲肾上腺素最终的合成量，它还需要另外两个步骤，一个是脱羧，另一个是羟化（见第243页的图）。当时有人推测后一个步骤可能发生在神经颗粒中。递质物质的形成取决于能量、ATP，还有二价阳离子钙的获取。释放机制当时也在争论中。一旦颗粒内的内容物被释放，就需要失活生物胺。阿克塞尔罗德和他的合作者在这个背景下发现了重要的机制。

　　通过使用放射性的去甲肾上腺素和肾上腺素,阿克塞尔罗德发现添加一个甲基基团是失活中最重要的步骤,这一点被反复提到。在这些研究中,阿克塞尔罗德有了一个意外的发现,即降低递质物质影响的一种方法是将它们再次吸收回它们起源的细胞中——回收(recycling)。这是一个意外的发现,也可能间接地解释了某些精神药物的成瘾效应。在他的评论中,乌文纳斯再次提到阿克塞尔罗德对褪黑素和松果体的后期研究,这是一个已经单独讨论过的单元。此外,他还提到1968年最近一次评审后来自扩展实验的额外的重要数据,但它们并没有增加对递质回收这一发现的理解。乌文纳斯的结论是,阿克塞尔罗德自1968年以来的额外贡献进一步强调了他值得获得诺贝尔奖,这也是诺贝尔委员会在那一年就已经得出的结论。

　　对阿克塞尔罗德的评审并没有给他的候选人资格增加多少帮助。乌文纳斯在对其候选人资格的结论性诠释中再次令人惊讶地表达了犹豫,他是这样说的(译自瑞典语):

　　　　"自1968年的上一次评审以来,阿克塞尔罗德及其合作者的科学研究一直在继续,强度丝毫未减。他以不同的方式补充和扩大了他早期的观察,但几乎没有添加任何新的、具有基本重要性的内容。"

　　撇开这些难以理解的负面评论,我们可以专注于乌文纳斯的总结。上面写着(译自瑞典语):

　　　　"可以概括地说,自从对阿克塞尔罗德的成果进行评审以来,他关于去活化肾上腺素递质所发表的论文已经得到了证实,他的发现对肾上腺素递质的生物化学、生理学和药理学领域的认识发展产生了极大的影响。如果说有什么不同的话,那就是过去的这段时间增强了诺贝尔委员会在1968年做出的认为其具有获奖资格的声明。阿克塞尔罗德当前成果中特别重要的一部分涉及使用Doca和离子水治疗大鼠的高血压。如果他的解释是正确的,即高血压是由于组织中的盐平衡紊乱导致肾上腺素的递质结合能力不足,那么他的观察结果将对高血压

研究领域的进一步发展具有重要意义。然而，现在就要确定导致肾上
腺素递质及其代谢物排泄紊乱的原因是什么，还为时过早。"

有人可能会问，为什么乌文纳斯在其批判性评论的末尾把这些未经证
实的近期观察放在如此突出的位置。他最后的判断写在了其评论的第22
页（译自瑞典语）：

> "在3位获奖候选人中，我认为阿克塞尔罗德和冯·奥伊勒因其有
> 关外周和中枢肾上腺素能神经传递的生物化学、生理学和药理学的发
> 现而值得获奖。他们两人共享这一奖项是恰当的。"

这些积累的文献留下了许多无法回答的问题。如前所述，不同委员会
提供的档案材料的内容和性质有很大的不同。卡罗林斯卡研究所的委员会
在其总结会议上使用了一份决策协议，如果有必要，有时会召开两次会议，
只列出所考虑的不同的候选人名单，并说明他们当时是否有资格获得诺贝
尔奖。在提交的最终推荐的协议里还会列出拟议的获奖者姓名和一份获奖
引文。与卡罗林斯卡研究所的委员会类似，物理学和化学奖的委员会也是
以类似的方式运作，但他们提供了更为丰富的材料，包括在确定强有力的候
选人后的讨论和审议。在这之后，还会附上为某年度选定为特定奖项的加
权论据。因此，不可能推断出为什么卡罗林斯卡研究所委员会在1970年10
月14日的第二次会议上决定将卡茨与冯·奥伊勒和阿克塞尔罗德结合在
一起，尽管卡茨已经被保留为强有力的候选人长达7年了。他们需要两次
会议才能达成一致的事实表明，委员会最初很难找到多数人都支持的特定
提议。正如早先所指出的那样[IV]，如果过于慷慨地就给被提名者贴上值得
获奖的标签，这一审查程序就会变得钝化。实际上在20世纪60年代就发生
过这种情况，当时最终有50多个候选人被列为值得获奖的人。但是，就
1970年的情况而言，还有更多显然未解决的问题。但为什么在1968年，乌
文纳斯在他倒数第二次审查后没有宣布阿克塞尔罗德值得获奖呢？显然，
委员会的成员说服了他，阿克塞尔罗德在那一年就应该被列为值得获奖的

人。在接下来的一年，当他赞扬布罗迪的工作时，他可能会摇摆不定，无法确定自己是更倾向于阿克塞尔罗德还是布罗迪。然而，他可能认为，从阿克塞尔罗德的广泛贡献中提取连贯的发现比从布罗迪的更容易。此外，与布罗迪及其合作者的工作相比，阿克塞尔罗德的研究结果更加能和谐地与冯·奥伊勒的主要贡献协调一致。

但是，主要问题仍然存在，比如委员会中是谁将卡茨引入视野的？需要再次强调的是，没有外部提名这3位科学家，并且他们从未一起接受过审查。在接下来的章节中，我们将了解卡茨及其富有成效的科学追求。此外，1970年的诺贝尔奖事件将被描述，并对目前突触传递的广泛见解进行反思。

第8章
一个由诺贝尔委员会决定的联合奖项

聪颖的智慧

执着地探索

终拨云见日

    1970年诺贝尔生理学或医学奖得主的组合是不同寻常的,这明显是诺贝尔委员会的决定。没有任何外部提名者提议将卡茨、冯·奥伊勒和阿克塞尔罗德组合。从前两章以及本章可以看出,他们中的每一个人都是单独被提名的,或者与其他候选人以各种组合方式提名的。而且,他们是被单独评审的,偶尔以两人联合的方式被审议,有时也会与之后的某位共同获奖者一起被评审。但是,他们3人从没有被一起审查过。当在宣布奖项以及在颁奖典礼上介绍获奖者的时候,他们也并没有按字母顺序排列,这自然是最常用的颁奖方式。卡茨之所以首先被提到,是因为他的发现是在不同的背景下,且做出发现的时间较早。如之前所述[Ⅲ],他其实早在1963年就已经被认真地考虑与艾伦·霍奇金(Alan Hodgkin)和安德鲁·赫胥黎(Andrew Huxley)一同获奖,但最终选择了约翰·埃克尔斯(John Eccles)。卡茨被放在了后排。他比埃克尔斯年轻8岁,这可能是一个重要因素,但值得注意的是他比冯·奥伊勒年轻6岁。幸运的是,埃克尔斯在接下来的几年里持续地提名卡茨。

    卡茨的主要发现是神经向肌肉细胞传递信号的机制,是在20世纪50年代和60年代早期完成的。正如我们已经看到的那样,确定冯·奥伊勒确切发现(有好几个)的时间更加困难。他在20世纪40年代中期发现去甲肾上腺素是最有可能的交感神经递质,这一点尤为突出,这正体现了他在生理学和药理学的交叉领域中有着卓越才能,能够多次开辟新的研究领域。而且几十年来,他一直保持初心,总是能不断拓展其原始发现的视野,做出新的重要发现。阿克塞尔罗德在1970年的奖项提名中被列为最后一个,可能是因为他所做出的发现的性质,即递质物质的再循环,这一发现拓展了卡茨和冯·奥伊勒独立发现量子式释放的基础概念。这些观察扩展并巩固了对突触间隙事件的描述,这一过程在无法想象的极短时间内,即一瞬间,从一个细胞传递到另一个细胞。所有3位获奖者的获奖动因被置于一个广泛的共同主题,"因其在神经末梢的体液递质以及其储存、释放和失活机制方面的发现"。早先有人争论过[Ⅲ],奖项表述的简洁程度与发现的影响力之间存在负相关关系。由此可见,1970年诺贝尔生理学或医学奖的获奖理由可能无法胜出。然而,接下来我们将会看到,关于神经信号传递的基础性发现具有其自身的魅力,并且代表着早期进化发展中非常核心问题的偶然和部分意外的解决方案,即在不同复杂程度的生物体细胞之间的信号传递。

卡茨早期的生活

卡茨于1911年3月26日出生在莱比锡。他是默多克(马克斯)[Murdoch(Max)]和尤金妮(Eugenie)的独生子。尤金妮生于诺斯特姆(Nostrum)。马克斯出生在莫吉廖夫(Moghilev),目前是白俄罗斯第聂伯河畔的第3大城市。这个城市历史悠久,在16世纪是立陶宛大公国即后来的波兰-立陶宛联邦的一个贸易区。马克斯的父亲是一位犹太裔俄罗斯毛皮商人,在第2次婚姻中有了15个孩子,他是其中之一,并继承了父亲的职业。由于俄罗斯的大屠杀,马克斯(Max)于1905年搬到莱比锡,1909年在维也纳结婚。俄国革命后,他的家庭没有国籍,仍然使用南森护照(Nansen passport:指第一次世界大战后由国际联盟发给难民的旅行护照,译者注)作为其户籍文件。当时,这个家庭似乎过得很好,他们住在科尼格·约翰大街(König-Johann-Strasse)13号二楼的公寓里。一楼有一家面包店,这也许可以解释为什么他们唯一的儿子伯纳德(Bernard)一生都爱吃甜食。提到具体地址的原因是,该地区犹太人的生活被记录在史米尔·阿格农(Shmuel Agnon)写的《卢布林先生的商店》(*Mister Lublin's Shop*)一书中,阿格农于1918年至1924年住在同一条街上。他后来移居以色列,并于1966年与内莉·萨克斯(Nelly Sachs)共同获得了诺贝尔文学奖[IV]。阿格农虽然是一位受传统束缚的作家,但他在虚构作品中有着创造复杂人物的天赋,这些人物通常都能给人留下深刻的印象。

小学毕业后,卡茨参加了席勒皇家文理中学(Schiller-Real-Gymnasium)的入学考试。虽然他取得了最高分,但因为种族偏见他未能进入这所学校。然而,他被录取到阿尔伯蒂纳姆皇家中学(The König-Albert-Gymnasium)。学习对他来说很容易,他总是班级的佼佼者。他还跳了一年级,而且甚至还有足够的时间在莱比锡的咖啡馆里下国际象棋。至于继续深造,他在人文科学和自然科学之间摇摆不定,但最终还是选择了医学。因为在一种普遍存在的反犹氛围中,这一职业的可转移性具有潜在的价值。他的学习毫不费力,但有两个学习环境特别吸引他。一个是西格里斯特医学史研究所(The Sigerist Institute for the History of Medicine),另一个是吉尔德迈斯特生理学研究所(The Gildemeister's Institute for Physiology)。其中,在后者展开研究的一个核心主题是对髓鞘神经纤维的激发。他最初独立进行的科学工作取得了进展,这使他在1933年获得了加登奖(Garten Prize)。然而,这一奖项最终因"种族"原因而未授于他。但私下里,吉尔德迈斯特(Gildemeister)本人秘密地将该奖颁发给了他。纳粹政权对犹太人施加的压力越来越大,但卡茨还是完成了他的学业,并在吉尔德迈斯特研究所(The Gildemeister Institute)进行了医学博士论文答辩,并发表了他的头两篇科学文章。他甚至有时间在艾廷顿犹太医院(The Eitingon Jewish Hospital)接受短暂的内科培训,之后便不得不离开这个国家。

1934年8月,卡茨有了一次幸运且具有决定性的经历。他遇到了以色列未来的第一任总统欧文·魏斯曼(Irwin Weissman),我们在第5章中曾经提到过。当魏斯曼得知卡茨非常愿意和1922年诺贝尔生理学或医学奖的共同获得者阿奇博尔德·希尔(Archibald Hill)一起在伦敦工作时,他采取了行动。我们在第5章中也已经介绍过希尔,因为他在20世纪30年代通过建立AAC帮助德国犹太人移民的过程中起到了领导作用。卡茨特别想加入希尔的团队,这其中还有一个特殊的原因,即希尔在《自然》杂志上发表文章谴责纳粹对德国犹太科学家的迫害。在20世纪30年代初,正如我们在

第5章中所看到的,斯塔克(Stark)则对于纳粹限制自己科学同行的行为表示支持,并对希尔提出了强烈的反驳。卡茨在《自然》杂志上目睹了希尔和斯塔克之间的辩论,并因此受到鼓舞,决定申请希尔(Hill)实验室的职位。通过吉尔德迈斯特(Gildemeister)给卡茨写的一封支持信,魏斯曼(Weissman)与希尔取得了联系,并设法为卡茨在他的实验室安排了一个职位。这对卡茨的整个未来生活产生了重大影响。1935年2月,卡茨在没有护照的情况下就飞往英国,开始了一段全新的文化和语言之旅。

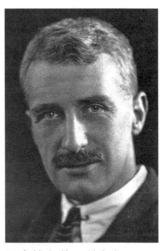

阿奇博尔德·希尔(1886—1977)(引自《诺贝尔奖》1922年年鉴)

卡茨从一开始就在伦敦大学学院(UCL)生理学系的希尔实验室感到宾至如归。起初,他获得了难民基金的资助,使他能够延长他的博士培训两年。实际上,卡茨成为希尔家庭不可或缺的一部分,并与他们一起生活,这突出了他们所展现的独特的共情能力。这一定极大地增加了他在生活中的稳定感。卡茨的研究从青蛙扩展到螃蟹,由于螃蟹神经的体积较大,这为他的实验提供了优势[Ⅲ],尤其当他的研究重点越来越多地转向突触传递的时候。他所选择的研究目标是神经/肌肉突触连接。亨利·戴尔(Henry Dale)和另一位德国移民威

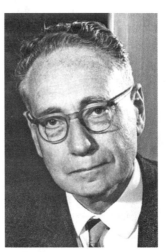

伯纳德·卡茨(1911—2003)(引自《诺贝尔奖》1970年年鉴)

廉·费尔德曼(William Feldman)已经证明,这种连接中的关键传递物质是乙酰胆碱,其也能被自主神经系统用于减慢心脏收缩的速率。正如前面所述[Ⅲ],神经信号的体液传递作用首次被承认是在1936年诺贝尔奖授予戴尔(Dale)和奥托·洛伊(Otto Loewi)的时候。1937年,卡茨就曾向《生理学成果》(Ergebnisse der Physiologie)杂志提交了有关神经电兴奋性的早期综述。

当出版商要求与一名雅利安人合著时，手稿就被撤回了，并最终由牛津大学出版社出版。1938年，卡茨提交了他的博士论文"神经和神经肌肉接头的兴奋和传递"（Excitation and Transmission in Nerve and Neuromuscular Junction）。该学位由伦敦大学授予。在这项工作中，卡茨为希尔的理论提供了实验支持，即局部阈下刺激有助于动作电位的激发。

在抵达英国那年，卡茨就有了一次重要的邂逅。他遇到了当时在牛津大学查尔斯·谢灵顿（Charles Sherrington）系工作的澳大利亚人约翰·埃克尔斯（John Eccles）。那个著名的院系工作环境在前书已做了详细的描述[Ⅲ]。当时，"火花派"（sparkers）和"递质派"（soupers）之间存在激烈的争论，前者认为神经传导是通过直接的电传导，后者则坚持是通过某种中间的化学信号物质来实现的。埃克尔斯曾是"火花派"的坚定捍卫者。而他最终皈依"递质派"是受他与卡茨交流的影响。当埃克尔斯决定返回澳大利亚时，他邀请卡茨一同前往。这一邀请也最终被接受了。卡茨获得了贝特纪念奖学金（Beit Memorial Fellowship）和卡内基研究所（The Carnegie Institutions）的额外资助，这使他得以加入埃克尔斯的团队。在夏季旅居期间，卡茨在普利茅斯海洋生物实验室（Plymouth Marine Biology Laboratory）进行了突触传递研究的初次尝试，他还与他的科学家同伴艾伦·霍奇金（Alan Hodgkin）成了朋友，霍奇金也就是1963年的诺贝尔奖获得者[Ⅲ]。霍奇金在给他母亲的信中写道："卡茨，一个研究神经的逃难者，他来这里有几天了，我经常见到他。他两周后要去澳大利亚，与埃克尔斯一起在悉尼工作。他是一个非常适合与之谈论科学的人。"

新的家园和公民身份及最终归宿

1939年初，卡茨终于成功将他的父母从纳粹德国带了出来，并同他们一起于6月乘船前往悉尼。当8月第二次世界大战爆发时，他们在锡兰（现斯里兰卡）的科伦坡停留了几周。10月，他们终于抵达悉尼，并开始适应他们的新家园。埃克尔斯还成功招募了另一位非常受尊敬的神经科学家——匈牙利裔斯蒂芬·库夫勒（Stephen Kuffler）。他后来成为一名非常成功的

科学家,并作为精神导师影响了
很多代神经科学家[Ⅲ]。然而,他
本人从未获得过诺贝尔生理学或
医学奖。在坐落于悉尼港口可以
俯瞰悉尼港的兼松株式会社
(Kanematsu)公司4楼,他们3人
通过科学互动共同建立了一个研
究企业,以加深对突触生理学的
认识。虽然埃克尔斯和库夫勒是
"猫人",但卡茨仍然是"蛙人"
(这里指所使用的模式动物,译者
注)。他非常喜欢澳大利亚的绿
色和金色钟蛙,这种蛙在悉尼地
区和新西兰北部很常见。它们在
他的实验中很有用。卡茨和库夫
勒最终说服了埃克尔斯——这位
"火花"假说的最后捍卫者之一终
于认为自己错了。他们在关键实
验中,证明了神经肌肉连接处的末
梢板是由乙酰胆碱酯酶的存在而
激活的,并且可以通过使用酯酶抑
制剂——丝氨酸来阻断[1],这也

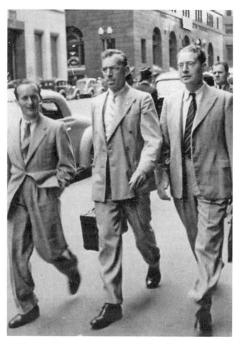

左起:斯蒂芬·库夫勒(1913—1980)、约
翰·埃克尔斯(1903—1997)和伯纳德·卡
茨,20世纪40年代在澳大利亚悉尼

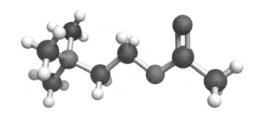

神经递质乙酰胆碱的结构

支持了戴尔及其合作者在20世纪
30年代提出的乙酰胆碱是一种化学传递物质的理论[Ⅲ]。而且丝氨酸的化学
结构与乙酰胆碱的非常相似。这是一个重大的突破。

　　在管理这些关键实验的同时,卡茨还申请加入澳大利亚皇家空军。起
初,他因为没有国籍而无法被接纳,但是在1941年,他成为澳大利亚归化公
民后,这一情况发生了改变。在1942年至1943年期间,他带领一个由约20
人组成的可移动雷达部队在新几内亚东北海岸的古登岛上作战。后来,他

还参与了悉尼大学的雷达应答器研发工作。大学期间，他在网球场上遇到了玛加丽塔·彭利（Marguerite Penley）。彭利后来成为他的妻子并负责澳大利亚广播公司的儿童节目。他们在1945年结婚。一年后，卡茨收到希尔的邀请，要他回伦敦。对方称已经为他安排好了一份奖学金，所以是时候回到老地方伦敦大学（UCL）了。在最初的2年，即1947年至1948年，慷慨的希尔允许年轻的卡茨一家住在自家的顶楼，直到他们拥有自己的住所。卡茨的两个孩子分别在1947年和1950年出生。但直到1960年，卡茨的父母最终才能够回到伦敦生活。在孩子们成长的头十年里，他们很遗憾地错过了与孙辈亲密互动的机会。

1946年，在洛克菲勒基金会（The Rockefeller Foundation）和医学研究委员会（The Medical Research Council）的帮助下，希尔于1946年将位于高万街（Gowan Street）的实验室（后来被命名为生物物理研究单元）恢复了全面运作。卡茨成为英国皇家学会亨利首席研究员（Henry Head Research Fellow）。他开始与霍奇金（Hodgkin）合作，一起证明了在没有盐的情况下，螃蟹的神经纤维无法被激活[2]。这一发现促使他们继续合作，共同发现了在鱿鱼巨大的神经纤维中，钠离子对于引发轴突电位过冲是必不可少的。这项工作也进一步促进了霍奇金和安德鲁·赫胥黎（Andrew Huxley）对动作电位的持续研究，成为他们共同获得1963年诺贝尔生理学或医学奖的基础[Ⅲ]。

20世纪50年代初，卡茨开发了一个程序来理解骨骼肌收缩的控制。正如已经提到的，乙酰胆碱已被证明是在这种情况下关键的递质物质。箭毒碱则被发现可以阻断传递给肌肉纤维的信号。关于起始和兴奋递质竞争受体的工作是一个引起卡茨和他的合作者注意的补充主题。精细玻璃微电极的发明，使得胞内记录青蛙单个肌肉纤维成为现实，这一重大进步为未来的发现奠定了基础。在与密切的合作者保尔·法特（Paul Fatt）的共同工作中，这些电极的使用促成了突破性发现[3,4]。早些时候，在细胞外的记录中发现了肌肉中的小的电信号点。使用更细的电极，得以记录细胞内毫伏范围内的微型端点电位（MEPP："miniature" endpoint potentials），但在细胞外以微伏呈现。1952年，希尔退休了，他需要找一位继任者。霍奇金决定留在剑桥，而当时35岁的赫胥黎则被认为年轻了一点，还不适合担任主任职务。

卡茨比他大6岁,是一个非常有吸引力的、显而易见的选择。通过参考堪培拉澳大利亚国立大学(Australian National University)提供的一份匹配的职位提议,他最后谈成了一笔不错的协议。

20世纪50年代和60年代,卡茨研究的主要进展是发现乙酰胆碱释放中的量子效应[5,6]。这些量子的处理受到离子渗透性条件的影响,导致细胞内Ca^{2+}浓度增加[7,8]。囊泡结构的潜在重要性最初是由其他人提出的,但通过使用电子显微镜进行了大量的工作,其中包括前面介绍过的休·赫胥黎(Hugh Huxley)等资深合作者的工作[III],为巩固卡茨及其合作者提出的概念提供了巨大的价值。最终,他们成功证明了神经末梢囊泡和轴突膜的融合,发现了量子递质的释放是通过特殊的膜结构进行的,这些膜结构可以将外部的钙离子转运到细胞内。量子释放及其与细胞外低浓度的钙离子和高浓度的镁离子之间的关联性得以详细地研究。研究表明,针对神经冲动作出应答的量子单位的数量是随机的。我们将在审阅卡茨诺贝尔奖的研究工作时回顾这些重要观察。关于钙的重要性的研究一直延续到20世纪70年代。结论性的总结表述为:"递质的释放是由外部的钙流通过去极化脉冲所打开的特殊膜通道引起的。"如前所述[III],膜片钳作为一种特殊的技术被最终开发出来,其可以表征单个离子通道的离子流动情况。这一发现受到1991年诺贝尔生理学或医学奖的肯定,被颁发给了埃尔温·内尔(Erwin Neher)和伯特·萨克曼(Bert Sakmann),以表彰他们"关于细胞中单个通道功能的发现"。借助这一技术,这两位科学家在1976年证明了青蛙肌肉突触的起始事件就是一个突然的开关事件,这也是卡茨(Katz)和米勒迪(Miledy)于4年前提出的两种可能性之一。卡茨去世后,萨克曼(Sakmann)稍后为皇家学会撰写了回忆录[9]。

在获得诺贝尔奖时,卡茨就已经对作用机制有了更深入的见解。早在20世纪50年代末,卡茨就在名为《神经的电激发》(*Electric Excitation of Nerve*)[10]一书中总结了他对神经信号传递方式的看法。到60年代末,他又在两本书中总结了进一步的科学进展,分别是1966年的《神经、肌肉和突触》(*Nerve, Muscle and Synapse*)[11]和1969年的《神经递质物质的释放》(*The Release of Neural Transmitter Substance*)[12]。在晚年时期,他还在一次芬恩讲座（Fenn Lecture）中总结了他的贡献[13]。

　　20世纪60年代末，卡茨在那不勒斯动物学研究所度过了部分夏季时光。这让他有机会接触到当地渔民捕获的巨型乌贼。动作电位的形成细节得到进一步澄清，可以概括为去极化打开某些膜通道，从而允许钙离子流入。最后，他和研究团队还研究了量子递质的释放。从20世纪30年代中期对乙酰胆碱作用的推测到对其作用机制的更全面理解，人们花了30多年的时间。他持续这项工作直到1978年退休。然后，在他职业生涯最后的15年，与其亲密合作的来自墨西哥的里卡多·米莱迪（Ricardo Miledi）接任了他的工作。然而，米莱迪在几年后就离开了加州，生物物理研究单元也因此不复存在了。

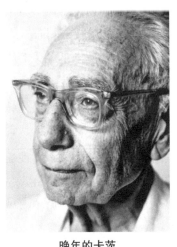

晚年的卡茨

　　在卡茨的晚年职业生涯中，他除了获得诺贝尔奖外，还得到了许多荣誉和奖项的认可。1952年，他被选为皇家学会会员。16年后，他成为皇家医师学院会员，并于1969年被封为爵士。1976年，他当选为美国国家科学院的外籍院士，这也是他的另一项公众认可。此外，他还获得了许多荣誉博士学位，分别来自英国、澳大利亚。他重返德国后，魏茨曼研究所于1979年和莱比锡大学于1990年也分别授予他荣誉博士学位。

　　卡茨很享受他的退休生活，并抓住机会和妻子一起旅行。他越来越频繁地回到德国，寻求方法来支持那些在他的研究领域中有前途的年轻科学家。尽管他对莱比锡的回忆是复杂的，但他接受了在大学医院里放置一块纪念他的铜板和一条以他的名字命名的街道。卡茨带着热情参加了年度林道会议（Lindau meetings），促进了诺贝尔奖得主与学生之间的联系。他还成为获得功勋勋章（Pour le Mérite）的一员。这个勋章最初由普鲁士国王于1740年创立，后来在1952年重新建立。它有30名德国成员和30名非德国成员。卡茨认为他同时符合两者，因为他是混血。他的同事们经常称他为卡茨或 BK,他具有非凡的创造力和活力,但偶尔会表现得难以让人接近,这可能减少了他与其他人的社交互动。当面对思维上的马虎或更糟糕的不可重复的科学数据时,他也可能有些不宽容。他对于生活的热情在他的妻子于 1999 年去世后逐渐消退,但他在妻子去世后又活了 4 年。在此期间,他的许多学生为他的 90 岁生日举办了一个温馨的庆祝活动。与其他成功的科学家一样,他对知识进步的重要影响将永远存在。在一篇回忆录中,霍雷斯(Horace)的名言被引用:"不,我不会完全死去;在坟墓之外,我最高贵的部分将永存,我的名字将为世界而流传。"的确,科学发现作为基石构成了科学事业能够无止境地拓展和不可磨灭的稳固结构,从定义上讲,它们具有永恒的生命。

诺贝尔研究委员会对卡茨的评价

现在是时候通过诺贝尔奖评审员的眼光来审视卡茨研究中所取得的里程碑了。我的诺贝尔丛书第 3 本[Ⅲ]已经在一定程度上对此进行了探讨,因为那本书包括对 1963 年诺贝尔生理学或医学奖得主埃克尔斯、霍奇金和赫胥黎的介绍。授奖时,卡茨已经是一个强有力的候选人了。他对于定义动作电位过冲的离子基础作出了开创性贡献,并得到了奖项的认可。然而,在不同评审员的支持下,委员会最终决定,除了霍奇金和赫胥黎之外,埃克尔斯也应该得到认可,而不是比他小 8 岁的卡茨。尽管如此,这仍然提醒我们,证实动作电位过冲是钠依赖性的想法似乎是两个实验室分别独立发现的。卡茨曾是霍奇金和赫胥黎所发表的 5 篇重要论文中第一篇的共同作者,这些论文是他们获奖的基础。事实上,委员会决定推荐埃克尔斯或许是件好事,因为卡茨后来又有更多的独立发现,大大加强了他的候选资格。他描述了导致终板电位出现的生物物理机制,并最终对神经-肌肉连接处乙酰胆碱递质释放的机制给出了重要的见解。正如我们所看到的,在将后者概念化地描述为囊泡形成和量子释放问题时,他的贡献可以与冯·奥伊勒以及阿克塞尔罗德在完全不同的系统中所作的贡献相媲美。故此,他们形成了一个相对关联但有着独特个体特征的奖项群体。随着时间的推移，人们逐渐解开了单个突触的复杂结构。研究发现它们具有固有的复杂性，含有几个独立的信号控制，部分地与它们的大小相关联。在某种程度上，即使是单个突触也可以被视为代表着它自己的一台微型计算机。

不必将简单（simplicity）和复杂（complexity）仅仅视为反义词。希腊语 *plektós* 的意思是扭曲或交织。它与拉丁语 *complexus* 同源，意思是"编织在一起"，这是"复杂性"（complexity）一词的起源。但是，*plektós* 这个词与拉丁语 *simplex* 中的 *plex* 也有较远的关系，其原意是"一折的"（one-folded），后来成为英语词"简单性"（simplicity）的词源。因此，可以说 *plektós* 为简单性和复杂性提供了一个交汇点。对于一个病毒学家来说，单纯疱疹病毒（Herpes simplex）是引起口唇疱疹或生殖器疱疹的病毒的名称，但并没有复杂疱疹病毒（Herpes complex）这个名称，尽管其他多种疱疹病毒确实可以引起复杂的感染。

卡茨于1959年首次获得诺贝尔生理学或医学奖提名。其中的4次提名提议与霍奇金和赫胥黎一道，这些提名者主要来自德国哥廷根的科学家。霍奇金和赫胥黎本身也是强有力的候选人[III]，他们自己还额外获得了12次提名。卡罗林斯卡研究所的诺贝尔委员会对后两位科学家非常熟悉，因为他们在20世纪50年代就曾被提名过。提名者强调，卡茨在定义神经信号动作电位的动力学方面作出了重要贡献，特别是在阐明钠离子过冲方面。正如已经提到的，他是霍奇金和赫胥黎获得诺贝尔奖的5篇重要论文中第一篇的共同作者。然而，有人补充说，卡茨还在运动肌肉终板的信号传导机制方面做出了非常重要的发现。由于委员会对卡茨的提名印象深刻，所以对他进行了两次评估。第一次评估是由卡尔·伯恩哈德（Carl Bernhard）教授进行的，他自1947年以来一直在卡罗林斯卡研究所担任生理学教授。他在之前就已经被详细介绍过了，因为他对埃克尔斯、霍奇金和赫胥黎于1963年的获奖，以及格拉尼特、哈特兰（Hartline）和瓦尔德（Wald）于1967年的获奖都起到了关键作用[IV]。第二次评估是由阿恩·恩斯特龙（Arne Engström）教授进行的，他是该研究所的医学物理学教授。尽管他对分子神经生物学没有特别的看法，但他对分子生物学领域的进展有着重要的全面见解。为此，他曾在研究所于1962年表彰弗朗西斯·克里克（Francis Crick）、詹姆斯·沃森（James Watson）和莫里斯·威尔金斯（Maurice Wilkins）对于DNA结构的发现时，发挥了核心作用[11]。

伯恩哈德的评论详尽无遗，共有29页，而且包含相当具有历史意义的信息。卡茨的生平故事被巧妙地融入文本中。介绍如下（译自瑞典语）："考虑到伯纳德·卡茨在神经生理学领域中通过实验所得出的证据确凿的发现，不仅具有重要性且可普适应用，他为何没有被更早地

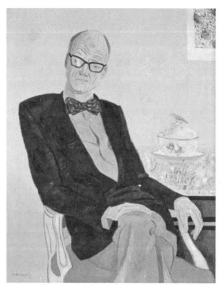

卡尔·伯恩哈德（1910—2001）[泰格·海德奎斯特（Tage Hedqvist）绘于瑞典皇家科学院]

提名诺贝尔奖呢？这是令人惊讶的。"他在已经提到的第一本关于该主题的书中[10]总结了卡茨在20世纪30年代的工作。正是在这10年的后半段，许多顶尖的科学家决定研究横纹肌的终板电位。第二次世界大战期间，当卡茨和库夫勒在澳大利亚加入埃克尔斯团队时，这项工作得到了发展。当卡茨返回英国后，他利用他和同事们开发的微电极尖端在细胞内沉积的技术改进了他的方法。

伯恩哈德强调了卡茨在扩展关于行动电位本质和神经递质领域认知的重要性。他工作中的成功被诠释为是由于他对实验的精通以及实验的清晰设计。特别地，有3个发现被提到。一个是已经提到的与霍奇金的合作，记录了钠离子过冲在动作电位中的重要性；另一个是对横纹肌终板电位信号转导机制的描述；尤其是神经递质量子释放的重要性。第一个发现主要留给了恩斯特龙（Engström）负责。它被认为是重要的，但它本身并没有为其诺贝尔奖的颁发提供充分的支持。卡茨的第2个贡献则更具有独立性，关注于肌肉收缩的相对复杂情况，其中涉及运动终板，即激活和抑制纤维的交汇处，定义了收缩的最终效果、强度是否分级，以及肌肉的感觉细胞器记录

激活的效应，并通过感觉信号来判断其适当的强度，其中也包括反馈机制。需要注意的是，动作电位的表征对于理解信号从一个神经元到另一个神经元的传递是必不可少的，但是信号从一个神经元到肌肉细胞的传递，从而导致它们的收缩则是一个特殊的问题。在后一种情况下，包括 Ca^{2+} 在内的离子转移被证明具有特别重要的作用。

虽然这些研究的质量很高，但令人惊讶的是伯恩哈德并没有把它们注解为获得诺贝尔奖的原因，部分原因是其中合作者的贡献也很重要。被伯恩哈德带到前台的贡献是卡茨发现了所谓的量子效应，可作为其获得诺贝尔奖的动因。对这一现象进行研究的诱因是卡茨和他的合作者在端板区域观察到自发电位放大的低振幅。乙酰胆碱的核心作用早已为人们所知，早期包括埃克尔斯和库夫勒在内的工作表明，神经中的脉冲导致终板区域的局部去极化［终板电位（end plate potential, e.p.p）］，从而导致肌肉的动作电位和收缩。卡茨在一段时间后才意识到e.p.p.并不是一个无关紧要的现象或者人为产物，而是机制中更为基本的标志。事实上，对这一现象的重新诠释是巩固神经冲动的传递依赖体液递质这一概念的核心，正如"汤论者"（soupers）所主张的那样。微管技术的使用也使得证明乙酰胆碱是在神经末梢外而不是在神经末梢内展现出活性成为可能。e.p.p.的发生是由于乙酰胆碱影响了肌细胞突触的后膜所致。技术的应用得以定量分析递质在肌肉细胞终板的接受影响，从而得出一种量子效应的关键结论，即激活肌肉的细胞动作电位需要一定剂量的递质。卡茨证明了钠以外的离子也很重要，以及钙离子和镁离子的不同作用，这是一个重大的进步。量子释放量随镁离子浓度的增加而成比例减少，而随钙离子浓度的增加而相应增加。卡茨推断乙酰胆碱量子化释放的重要性一定反映了递质在神经末梢形成和包装的机制。伯恩哈德随后思考了这样一个事实，即卡茨关于包裹递送的理论可以与最近的形态学观察相吻合，这些观察表明神经末梢存有囊泡，并被诠释为可移动到表面，从而释放其内容物。与此同时，这些囊泡也在交感神经节的突触前末梢中被观察到。在总结他的印象之前，伯恩哈德表达了对卡茨的钦佩（译自瑞典语）："……深刻的影响和广泛的前景，包括为我们的知识提供持久价值的可靠事实。"他之后在他的评论中通过以下方式总结了这些新的见解（译自瑞典语）：

> "卡茨发现突触递质以多分子量子的形式释放，从而对某些突触后结构产生影响。这一发现对突触传递机制的讨论具有广泛的重要性，使得这些机制更加具象。因此，很显然，我们正在处理一个极具重大影响的发现。"

评审的最后一段则是这样写的（译自瑞典语）：

> "因此，我的结论是，我认为伯纳德·卡茨值得获奖，因为他发现了静息或活动时神经肌肉连接处乙酰胆碱释放的量子机制。"

恩斯特龙（Engström）的评价则基于两位德国提名人所强调的卡茨的两项不同发现。一个是他与霍奇金和赫胥黎共同在突触中发现的离子效应，另一个是更广泛的神经元-肌肉细胞连接传输领域。这位非神经生物学家恩斯特龙所呈现的评述从不同于伯恩哈德的角度出发，可能更容易被诺贝尔委员会和教师学院所接受。他概括性地介绍了已知的神经解剖及其周围膜和内容物。参考最近的电子显微镜研究，他还提到周围髓鞘是由施万细胞（Schwann cells）形成的。细胞膜的选择性渗透导致静息时神经中的钾离子浓度比外部高30倍，而钠离子浓度则相反，只有外部的1/10。这些早期的观察引出了存在离子泵的假设。恩斯特龙随后提到，霍奇金和赫胥黎在研究章鱼巨大神经元的动作电位时所发表的5篇论文阐明了这些电位的基础。正如之前提到的，卡茨在第一篇论文中作出了贡献。这些论文也是1963年诺贝尔生理学或医学奖颁给埃克尔斯、霍奇金和赫胥黎的基础。恩斯特龙指出（译自瑞典语）：

> "作为一个非神经学家，阅读了一系列关于离子迁移及其对神经纤维电活动的重要作用的出版刊物之后，我想表达一个观点，即有4位科学家作出了特别的贡献，他们分别是霍奇金、赫胥黎、卡茨和凯恩斯

（Keynes）。关于卡茨，值得注意的是，他是一些在1950年前后3年所发表的开创性论文的共同作者。"

恩斯特龙随后将霍奇金确定为该小组的领军科学家。卡茨则被认为是（译自瑞典语）"一些基础的、非常漂亮的出版刊物的共同作者，特别是1952年所发表的在方法论上很重要的论文"。他随后指出，伯纳德（Bernard）教授的任务是评估卡茨后续发表的论文，并表示（译自瑞典语）："我斗胆提议，卡茨在离子跨膜迁移方面的贡献可以与他对突触传递的贡献一起评估，其余的可以参考我对霍奇金和赫胥黎的单独评价。"然而，最终还是有其他已经提到的补充论据决定在1963年[Ⅲ]选择埃克尔斯、霍奇金和赫胥黎，而将卡茨排除在此次诺贝尔奖之外。恩斯特龙参与了神经信号领域候选人的后续评估。他特别强调了肯尼斯·科尔（Kenneth Cole）在加州洛杉矶拉霍亚斯克里普斯海洋研究所神经科学系（Neurosciences, Scripps Institute of Oceanography）所作出的贡献。并行于霍奇金和赫胥黎，他通过使用微移液管和所谓的膜片钳技术，对我们理解神经冲动的性质方面作出了决定性的贡献。1969年，科尔甚至一度被诺贝尔委员会认定为有资格获得诺贝尔奖，但由于该领域的奖项已经在1963年授予了埃克尔斯、霍奇金和赫胥黎，他仍然是该领域科学发展史上一个尚未被认定的重要部分。

卡茨在1961年被再次提名，也是在这一年，他与霍奇金和赫胥黎一起被提名。卡罗林斯卡研究所电生理学领域的权威人物，也是后来的1967年诺贝尔奖获得者格拉尼特（Granit）[Ⅲ,Ⅳ]对他们3人以及埃克尔斯进行了另一次全面的评估。他的分析非常透彻且富有教育性，总共30页纸，后面7页半都是关于卡茨的。文中提到了卡茨学术生涯中的一些里程碑，包括战争期间他与埃克尔斯在澳大利亚的合作，以及他被选为希尔接班人的声望。格拉尼特简要提到了卡茨在霍奇金和赫胥黎分析动作电位时所作出的重要早期贡献，然后，他把注意力集中在了卡茨对青蛙肌纺锤体末梢电位如何产生的开创性分析上。

格拉尼特将事件过程的全部解释概括为5个步骤，然后解释了卡茨是如何通过巧妙的实验来解开这些事件的。所引用的5个步骤是：① 与肌肉肌动细胞接触的轴突的动作电位；② 乙酰胆碱的释放；③ 肌纤维端板动作电位的发展；④ 肌纤维相应电位的动作释放；⑤ 由此引起的肌纤维收缩。卡茨及其合作者的发现涉及第 2 ～ 4 步。这项工作依赖微量移液器与细胞内环境相接触。许多科学家，尤其是诺贝尔奖得主戴尔（Dale）实验室的科学家，以前也曾尝试过同样的方法，但都没有成功。格拉尼特在他的评论中用英语引用了卡茨于 1958 年在约翰斯·霍普金斯大学 Herter 讲座中所发表的关于该发现初期阶段的一篇相对较长的演讲，这篇演讲在伯纳德两年前的评论中已经被部分地引用了。由于它很好地展示了一个重大发现中的意外成分，所以全文引用如下：

"有一天，当我沿着还连着青蛙感觉轴突的细肌束表面移动一个探查电极时，我注意到在某些点上有一种特殊的自发激活，这种活动与轴突同时记录下来的感觉冲动无关。经过仔细观察，我发现这种起源不明的活动看起来很像随机发射的端板电位。偶尔会接二连三地出现，并逐渐增高，而且时不时地还会引发传播的尖峰和微小肌肉的抽搐。我试了一剂箭毒，整个现象都消失了。我当时对这种奇特的终板电位给出了一个简单的解释，即这些奇特的端板电位可能是由于运动轴突分支的切断端产生的损伤放电脉冲而造成的，这使我很容易忘记了整个事情。直到几年后，当我和法特博士在另一个非常偶然的场合……观察到一个非常相似的现象时，我突然想起了它。我们重新发现了肌肉某些部位特有的自发电活动。这一次，法特和我决定好好研究一下。"

在这一长段的引文之后，格拉尼特继续描述了识别微小而快速变化电位的重要性，后来被称为"miniatures"，即微型终板电位的缩写。这样的小变化可以在运动末梢板上的任意位置被识别出来。格拉尼特将诠释这一现象的连续分析方法归类为"精确而清晰的杰作"。自发放电是随机发生的，但依赖神经和肌纤维之间的连接。Miniatures 似乎是神经向肌肉传递信号过程中的一个组成部分，为此也取决于乙酰胆碱的释放。正是这些信号的累积效应最终激活了肌肉终板。这种释放可被箭毒阻断，箭毒则被证明可以减小Miniatures的尺寸。得出的重要结论是,它一定是包裹有几千个乙酰胆碱分子,代表了系统中运行的量子。最后推导出递质的量子释放具有解剖学背景。另一个研究小组利用电子显微镜证明了神经末梢含有"突触囊泡"。最早发现这种结构的科学家之一是乔治·帕拉德(George Palade),来自后来成为洛克菲勒大学的洛克菲勒研究所(The Rockefeller Institute)。乔治在细胞的细节形态分析方面作出了重要贡献,并于1974年与阿尔伯特·克劳德(Albert Claude)和克里斯汀·德·迪夫(Christian de Duve)共同获得了诺贝尔生理学或医学奖,以表彰"他们对细胞结构和功能组织的发现"。

神经信号传递的复杂事件不仅依赖钠和钾离子,还十分依赖钙等二价离子。因此,这种信号传输的性质不同于两个神经细胞之间的信号传输。格拉尼特将乙酰胆碱小泡描述为神经传递到肌肉细胞的电信号的放大器。他将这个事件称为肌细胞膜的生理"功能"。无须深入讨论任何细节,我们可以总结出,神经信号激活肌肉细胞的一个关键的化学中间步骤是递质量子释放的现象。在这种情况下,递质物质是乙酰胆碱。格拉尼特用以下方式进行了总结(译自瑞典语):

> "得益于卡茨及其团队发表的这些论文,我们现在可以获得一个非常详细的画面,以了解化学递质是如何被一个电信号调动的,并且它本身可以调动一个新的电过程(终板电位),这意味着人们可以概念化突触信号传递的过程。此外,还应强调这个过程量子化的发现是非常迷人的,这似乎是卡茨研究的一部分,并让他值得获奖。"

格拉尼特总结了他对埃克尔斯、霍奇金和赫胥黎的综合评价,指出这4位被提名者都值得获奖。他随后指出霍奇金和赫胥黎才是真正的先驱,而埃克尔斯或卡茨也许有可能被纳入考虑范围。他推荐将埃克尔斯纳入奖励之列,因为他的贡献在性质上更接近于霍奇金和赫胥黎,这一判断在之前的一本书中已经更加深入地讨论过了[Ⅲ]。正如之前所指出的,埃克尔斯和格拉尼特在20世纪30年代早期同在查尔斯·谢灵顿(Charles Sherrington)实验室工作,所以他们非常了解彼此,但这很可能并不会影响他关于等待卡茨一并获奖的提议。从格拉尼特在1961年的综述中可以明显看出他对卡茨关于量子现象的重要发现的深深尊重。

卡茨在20世纪60年代初继续被提名，但委员会直到1966年才重新关注他。那一年，卡茨被先前提到的另一位德国犹太移民费尔德伯格（Feldberg）推荐。如前所述[Ⅲ]，他在戴尔（Dale）的团队中扮演了重要角色。委员会要求伯恩哈德对他之前在1959年所做的全面评估进行后续审查。他总结说，卡茨最初与霍奇金和赫胥黎共同对神经突触的离子交换作出了重要贡献，阐明了其作为动作电位的基础。此后，他又有了3个重要的发现：① 在特定的感觉单元中冲动形成的本质；② 兴奋性和抑制性突触前信号在相互作用的神经肌肉系统中的重要性，这对埃克尔斯和库夫勒后来的工作很重要，后者也曾在1966年被伯恩哈德评估；③ 神经肌肉连接处乙酰胆碱的量子化释放。正是后面的发现促使伯恩哈德早在1959年就宣称卡茨配得上诺贝尔奖。

伯恩哈德在他的总结中再次强调了这一重要发现。由神经传递到突触的电信号不够强，以至于无法传递到另一个细胞受体，比如在卡茨的例子中提到的肌肉细胞。故信号需要被放大。化学传递的方式使这成为可能，特别是证明了递质（在卡茨的例子中是乙酰胆碱）可以被包裹在颗粒中，从而实现了信号的增强。据推测，这是因为突触前膜电荷的变化导致含有递质的囊泡与面向突触间隙的膜融合被增强了，即所谓的胞吐作用，能有效地将其内容物释放到细胞外。这暗示髓鞘包裹的轴突的冲动传递和突触的信号传递是两个不同的过程。这种质的差异也反映在钠和钙离子在事件中的不同依赖性上。根据卡茨和米莱迪（Miledi）提出的假设，钠离子依赖的动作电位允许钙离子随后通过，从而增强囊泡和细胞质膜之间的接触，进而导致递质释放的爆发。由于卡茨发现的普适性，他被认为是诺贝尔奖非常有力的候选人。

对卡茨的最后一次评议是在1969年，评议者是后来与他共同获得诺贝尔奖的冯·奥伊勒。令人惊讶的是，在其获得共同奖项的1970年，并没有关于他的评论。也许更令人惊讶的是，1969年的评审报告竟然是由与他在次年共同分享奖项的科学家来撰写的。尽管当时并不知道委员会会提议将卡茨和冯·奥伊勒结合在一起作为下一年的获奖者，但人们很早就已经知道他们两人都被认为值得获得诺贝尔奖，且因为他们的研究领域的相似性，推测他们有可能共享一个奖项。虽然该领域的专家格拉尼特和伯恩哈德已经被任命为卡茨的评审人，但委员会要求冯·奥伊勒进行1969年的评审仍然是错误的。当然，冯·奥伊勒接受该项评审也是错误的。因为他可能会过分强调卡茨的贡献，从而为自己赢得与他共同获奖的机会；或者他可以淡化卡茨的发现，以便更好地展示自己的发现，为自己成为单独的奖项得主提供便利。事实上，正如前一章反复强调的那样，任何被宣布有资格获得诺贝尔奖的委员会成员都应被明确限制对诺贝尔奖工作的任何影响。这个问题暂且不谈，让我们考虑一下冯·奥伊勒在他对卡茨的评论中的结论。

这篇评论的形式和内容都非常值得称赞。1969年，卡茨获得了令人印象深刻的7项提名，凸显了他在神经生理学领域的影响力。他曾被库夫勒、位于图宾根的马克斯·普朗克研究所（Max Planck Institute in Tübingen）的赖卡德（W. Reichard）、哈佛大学未来的诺贝尔奖获得者大卫·胡贝尔（David Hubel）[Ⅲ]、1967年共享诺贝尔奖的得主霍尔登·哈特兰（Haldan Hartline）[Ⅳ]单独提名，并且还与库夫勒被联合提名，这并不意外地由埃克尔斯发起，同时还与R. 凯恩斯（R. Keynes）一起，被伯尔尼大学的A. 冯·穆拉特（A. von Muralt）联合提名，最后还与他的合作者法特一起被提名，这是由渥太华大学的M. 贝斯纳克（M. Besnak）发起的。获奖理由是突触传递以及递质的量子释放。

冯·奥伊勒提到了前面的4篇评论。他重新引入了微型终板电位（min. e.p.p.）的概念，该概念被格拉尼特称为特征码（signatures），可通过蛙类横纹肌突触区细胞外和细胞内的记录来识别。各种实验表明，这种效应可能是由于许多乙酰胆碱受体的共同作用。有人提出，乙酰胆碱的这个包裹，即量子，包括1 000～10 000个分子。人们研究了多种显示微型端板电位的实验方法。结果表明，当神经纤维的动作电位到达神经末梢时，大约有数百个包裹同时释放出它们的递质内容物，从而产生一个主要的放大效应。研究进一步证明，钙离子对于囊泡的同时释放是至关重要的，而信号的有效传递需要同时打开囊泡和轴突的膜。如果将钙替换为镁，传递物质从包裹物中的释放将被阻断。在某种程度上,递质的量子释放是受控的,但当时对于这一机制的具体细节还只是推测。关于机制性细节的猜测还包括囊泡中递质物质可能重新填充,但这种机制在当时仍然是一个悬而未决的问题。

在之后的研究中,有记录显示整个末髓鞘化的神经末梢实际上代表了一个突触神经末端,它可以释放乙酰胆碱的囊泡。在这方面,它们不同于肾上腺素神经末梢的相应功能部分,该末梢可以膨大,由希拉普(Hillarp)首次鉴定出来,并被称为曲张,它们含有高浓度的囊泡。当时,关于末梢的精细组织仍然存在一些未解答的问题,人们希望囊泡的鉴定可能为所提出的一些问题提供答案。从现有的数据提出,神经和肌肉细胞之间的冲动传递和突触传递是不同的且独立的过程,钙对于前者的重要性是至为关键的。冯·奥伊勒指出了一些仍有待澄清的特性,但他总结说,这并没有减损所提出的量子概念的普遍影响。尽管卡茨的研究涉及许多优秀的合作者,但他作为主导的中心地位毋庸置疑。

冯·奥伊勒的最后一段是这样写的(译自瑞典语):

"在我看来,伯纳德·卡茨对神经肌肉传导的研究以及他对递质乙酰胆碱以离散的多分子单位释放这一事实的发现是值得获奖的。"

1970年,埃克尔斯再次提名了卡茨和库夫勒。

诺贝尔委员会面临的挑战

正如之前提到的,卡茨、冯·奥伊勒和阿克塞尔罗德的组合是诺贝尔委员会的决定。并没有外部提名者建议将这3位科学家组合在一起。在所有评审中,他们3人都没有一起被讨论过。早在1963年,卡茨就非常接近成为3位共享奖项的科学家之一,但最终诺贝尔委员会选择了比他大8岁的埃克尔斯。自那以后,卡茨就被保留在后备人选中,等待在某种适当的情况下得到认可。当神经科学领域的另一个奖项再次被认真考虑时,他自然就成为一个被优先考虑的候选人。值得注意的是,在他最终获得奖项的1970年,并没有对他进行评审，而这通常是需要进行的。他显然可以独自拿奖，但该主题是否也适用于他的两位共同获奖者可能需要讨论。神经递质释放的量子化现象提供了一个诱人的机会，很自然地让卡茨回到视野中，从而也认定了其他的独立科学家，即冯·奥伊勒和阿克塞尔罗德，他们对"包裹"式递质物质释放的相关发现也作出了重大贡献。然而，应当记住的是，被审查的研究系统之间存在着重大差异。冯·奥伊勒和阿克塞尔罗德研究的是副交感神经系统的传递物质，主要是去甲肾上腺素，但在某些情况下也包括肾上腺素；而卡茨则专注于神经肌肉突触连接中的乙酰胆碱作为递质物质的研究，而不是其作为交感神经递质的作用。从利耶斯特兰德（Liljestrand）对生理学或医学奖的全面介绍以及伯恩哈德（Bernhard）于1972年对这些奖项的修订中[15]，可以明显看出所从事研究的独特性。在他们的权威评论中，冯·奥伊勒和阿克塞尔罗德被归入自主神经功能-化学递质的讨论部分，而卡茨则在神经纤维传导和突触连接的部分中被单独进行了分析。

1970年，65岁的冯·奥伊勒就要退休了，而他于1971年正式退休。格拉尼特也有类似的情况，他在1967年获得诺贝尔奖的同一年退休。冯·奥伊勒的即将退休，可能为他获得奖项的认定以及被选为1970年度诺贝尔奖的共同得主提供了额外的动力。在最终提出的组合中，冯·奥伊勒是资深科学家，只比6年前获得诺贝尔奖的埃克尔斯年轻2岁。有人可能会想，如果希拉普（Hillarp）没有在1965年仅49岁的时候死于黑色素瘤，那会发生什么呢？很明显，是他和同事们的初步观察激发了冯·奥伊勒和他的合作者去进一步详细地研究递质物质的量子释放，这也为他们能够将这些增加的成就作为1970年联合获奖的相关动因提供了机会。如果希拉普还活着，这个领域的发展如何，我们只能揣测。由于英年早逝，希拉普从未获得过诺贝尔奖提名。当然，若为了顾及希拉普，则有可能会排除阿克塞尔罗德，而这也将是一个重大的遗漏，因为他发现的传递物质的再吸附和甲基化导致的代谢失活，为该主题的发现增添了特殊的品质。

关于可能是谁提议了卡茨的入选，我们只能进行推测。如前所述，格拉尼特已经退休了。因此，一定是伯恩哈德，他在1970年担任委员会的副主席，但在最后的讨论中行使的是主席的职责。早先的评审人恩斯特龙可能也支持了这一提议。随着神经生物学的发展和人们对突触间隙放电的分子事件细节的洞察,卡茨得以被纳入其中,这可以说是幸运的。从长远的角度来看,他在这一发现中的作用是最有影响力的。他是最重要的参与者(*primus inter pares*)。因此,可以考虑给卡茨一半奖金,让阿克塞尔罗德和冯·奥伊勒平分另一半。这就需要起草两个奖项的引文,而委员会成员可能会认为这样会使工作变得更加复杂且没必要,而所使用的引文确实已经涵盖3位奖项获得者的贡献。

在颁奖仪式中,奖项获得者的排列顺序并没有按字母顺序进行,这已经引起了注意。首先引用卡茨必然是有吸引力的,因为他的发现曾被格拉尼特在其1961年的评论中精细呈现,提到这是量子化释放最具原创性的和首次被高质量记录的观察现象。其次引用冯·奥伊勒或许也是合乎逻辑的。他自第二次世界大战后就把兴趣集中在神经递质上,特别是去甲肾上腺素,但正如所强调的那样,霍尔茨等人也作出了相应的发现。直到很久以后,冯·奥伊勒才受到希拉普原创性思维和实验的激发,逐渐多地参与到量子释放现象中来。正如他在诺贝尔奖演讲中所强调的,他在这项工作的进展中很大程度上依赖利耶斯特兰德(Liljestrand)的熟练合作。大器晚成的阿克塞尔罗德以他富有的想象力、充满活力和孜孜不倦的实验成就了这个三人组。在1970年以后颁发的诺贝尔奖中,获奖者都是按字母顺序排列的,除非两个不同的发现同时获得认可。我认为乌文纳斯是1970年奖项安排的主要推动者并非不可能。他被选中在颁奖典礼上致辞,这一事实凸显了他的影响力。后来我与他一起在诺贝尔委员会工作。1976年,他建议我们安排巴鲁克·布卢姆伯格(Baruch Blumberg)和卡尔顿·盖杜谢克(Carleton Gajdusek)共享一个奖项,而我推荐了一篇联合奖项的引文,表述为"因为他们关于传染病起源和传播新机制的发现"。

委员会于9月24日举行了第一次会议,以决定1970年度诺贝尔生理学或医学奖的获得者。显然,在这次会议上没能得出结论,因此于10月15日举行了第二次会议。9月份会议的记录中列出了60位候选人,但冯·奥伊勒被提及两次,首先是因为他对儿茶酚胺神经递质的研究被认为值得获奖,其次是因为他对前列腺素的研究被列为"目前不值得获奖"(!)。这是一种不同寻常的组合备注，反映了冯·奥伊勒在科学上的广泛参与。目前尚不清楚，那些经过审查并被认为是有资格的候选人，但于当时，其实力不足以支持获奖，是否应该被明确地列在委员会的最终记录中。1970年，提到了7位属于这个类别的候选人。其中包括康拉德·洛伦兹（Konrad Lorenz）和尼古拉斯·廷伯根（Nikolaas Tinbergen），后来他们与卡尔·冯·弗里施（Karl von Frisch）一起获得了1973年度的诺贝尔生理学或医学奖，以表彰"他们关于个体和社会行为模式的组织和诱发的发现"。

对于那些被认为有资格获奖的人情况有所不同。因为委员会秘书古斯塔夫森（Gustafson）于当时提出了一项规则，即如果某一年一个候选人被认定为值得获奖，那么在次年，即使没有外部提名，他也将由委员会秘书提名。冯·奥伊勒对前列腺素的研究工作，使其在当时被列为不值得获奖的候选人，这是基于1965年和1969年由福克（Folkow）所进行的简要评估。贝格斯特隆也被包括在此次提名中，他被列为值得获奖。正如之前所述^[Ⅲ][Ⅲ]，这可以追溯到1965年时化学家米尔贝克（Myrbäck）进行的补充评估。事实上，很难理解为什么贝格斯特隆在1965年被宣布有资格获奖时没有离开委员会，也很难理解为什么冯·奥伊勒在1966年因其去甲肾上腺素的工作被宣布有资格获奖时也没有离开他的委员会助理职位。最有可能的解释是他们向委员会表示了不希望被考虑获奖。这样的声明已经被添加到1969年的总结会议的议定书中。即使有所保留，委员会成员是否可以参与讨论，并且签署声明自己值得获奖的议定书，仍然是有问题的，这在贝格斯特隆和冯·奥伊勒的案例中都反复发生过。

在不同的时代，对于利益冲突问题的看法很可能发生了变化。最初，人们可能质疑瑞典学者在诺贝尔奖工作中的诚信，也许其所强调的路德国教教堂的义务会员身份，为其公正客观的评估提供了一定基础。为此，根据第2章所描述的情况，今天的人们可能不接受像贝尔塔尼（Bertani）这样的人来评估他的导师德尔布吕克（Delbrück）和博士后合作者卢里亚（Luria）。而且，现在也不可能让冯·奥伊勒这样的人对霍尔茨和卡茨进行评价，霍尔茨（Holtz）是其在该领域的主要竞争对手，而卡茨后来则和他共享了诺贝尔奖。随着时间的推移，越来越严格的规则被引入，甚至需要签名说明不存在不符合评审条件的情况。值得注意的是,冯·奥伊勒甚至在 1971 年,也就是他退休那年,仍然是一个附属成员。这可能是因为在 1968 年,他第一个完成对萨瑟兰(Sutherland)的全面评估,而萨瑟兰在那一年获得了诺贝尔奖,更多内容请参见最后一章。在贝格斯特隆的案例中,他一直是委员会的成员,直到 1974 年,并在 1969 年至 1971 年担任主席。我试图回忆起他在 1973 年和 1974 年参与委员会的工作,当时我们都是委员会的成员,但我不记得这两年他出席过大大小小的会议。值得注意的是,作为副所长管理卡罗林斯卡研究所的事务,他这段时间非常忙。从 1967 年至 1977 年期间,他一直在这个职位上。最后需要注意的是,1970 年的议定书没有贝格斯特隆和冯·奥伊勒的签名,可能是因为他们两人都被列为有资格获奖的人。因此,他们不应该出席会议。为此,副主席伯恩哈德应该接管贝格斯特隆作为主席的职责,但议定书中并没有明确说明情况是否如此。

1970 年被认定有资格获奖的候选人总数为 54 人。正如前几本书 [Ⅲ,Ⅳ] 中所讨论的那样,将发现相对慷慨地标注为值得获奖,并不能很好地决定谁才是最终的得主。如前所述,秘书提名的引入进一步加剧了这种富有的困扰(*embarras de richesse*)。当谈论 1970 年度获奖者的最终决定时,人们只能猜测。正如前面提到的,冯·奥伊勒即将退休是一个事实,他在次年就这样做了。作为一位受人尊敬的同事,同时在诺贝尔奖的工作中有着几项功绩,他必然是一个有吸引力的候选人,继早年的特奥雷尔(Theorell)和格拉尼特(Granit)之后,成为卡罗林斯卡研究所的第 3 位诺贝尔奖获得者。如上所述,伯纳德必定在 1970 年委员会的总结会议上挑起了主席的担子。他和恩斯特龙都曾评审过卡茨,应该是这 3 位神经生理学家的良好代言人,而且对于在场的临床医生来说也可能如此:包括博雷尔(Borell)、吉尔茨(Giertz)、汉堡(Hamberger)、拉夫特(Luft)、斯约斯特兰德(Sjöstrand)、特奥雷尔(Thorell)和泽特斯特伦(Zetterström),尽管其中一些人可能也对布罗迪作为药物治疗学"之父"的贡献印象深刻。最后,如已经强调的那样,乌文纳斯应该是一位非常有影响力的人,因为他对冯·奥伊勒,阿克塞尔罗德和布罗迪都做了批判性的评论。他没有审查卡茨,但他是 3 位候选人中最有力的一位,大约 8 年前就已经被刚参加委员会的成员——伯纳德和恩斯特龙审查过了，缺席的冯·奥伊勒也在一年前就评审过他了。

正如前一章所述，乌文纳斯1969年对布罗迪的评论，导致委员会宣布他有资格获得诺贝尔奖，这也意味着竞争环境的改变。在最终考虑阿克塞尔罗德的发现时，对布罗迪的贡献的讨论一定是一个关键因素。可以再次指出的是，在布罗迪的案例中，"发现"（discovery）一词的使用范围比在阿克塞尔罗德的案例中更广泛。通过单独列出阿克塞尔罗德对递质量子化释放以及可能通过重吸收或甲基化使其失活来重新利用递质的论证，则可以更加连贯地使用"发现"这一概念。当然，把布罗迪和他最成功的学生阿克塞尔罗德结合在一起当然是可能的，但这可能意味着卡茨和冯·奥伊勒将被排除在整个未来之外了。最终，将卡茨、冯·奥伊勒和阿克塞尔罗德这种有点牵强的组合结合在一起的想法吸引了委员会。10月15日需要进行第2次会议才能得出结论，这一事实凸显了找到一个大家或至少大多数人都可以接受的方案是需要时间的。

诺贝尔委员会于1970年10月15日在教师学院的大会上做出的最终决定如下：

> "诺贝尔委员会决定提议将1970年度诺贝尔生理学或医学奖联合授予伯纳德·卡茨、冯·奥伊勒和朱利叶斯·阿克塞尔罗德，以表彰他们关于神经细胞接触器官中的信号物质及其储存、释放和失活机制方面的发现。"

认可了阿克塞尔罗德在研究重要生物分子代谢方面作出的开创性贡献；尤其是那些在神经突触中起作用的分子，并由此发现了可能阻止严重疾病过程的化合物，这可并不是寻常的发现目标。大多数奖项都是授予更基础的发现。医学院的临床教授经常问我们委员会成员是否有可能认可那些对患者护理更为紧迫重要的发现。应该记住，该奖项是在生理学或医学方面的。对胰岛素的关键鉴定，促使弗雷德里克·班廷（Frederick Banting）和约翰·麦克劳德（John MacLeod）于1923年获得了诺贝尔奖。由于证明了肝脏疗法可以治疗某些形式的贫血，奖项授予了乔治·惠普尔（George Whipple）、乔治·迈诺特（George Minot）和威廉·墨菲（William Murphy）；格哈德·多马克（Gerhard Domagk）因发现偶氮磺胺（prontosil）的抗菌效果，亚历山大·弗莱明等人因发现了青霉素，塞尔蒙·瓦克斯曼（Selmon Waksman）因发现链霉菌素，都获得了诺贝尔奖对于抗生素发现的认可。而丹尼尔·博韦（Daniel Bovet）因发现了对肌肉和血管系统中某些机体物质起作用的化合物而获奖。这些都是被广泛认为有用的发现的例子。正如第4章所讨论的那样，抗体已经被开发用于治疗，疫苗的发展也已经被诺贝尔奖所认可[I]。然而，最能代表延续阿克塞罗德药理学研究的奖项是1988年的诺贝尔奖。正如之前简要介绍的那样[II]，该奖项表彰了格特鲁德·埃利恩（Gertrude Elion）、乔治·黑斯廷斯（George Hastings）和詹姆斯·布莱克（James Black）"因其发现了药物治疗的重要原则"。布莱克（Black）成功合成了首个临床上有用的叫作 β 受体的细胞阻断剂。这些阻断剂是竞争性拮抗剂，能够干扰交感神经系统中肾上腺素和去甲肾上腺素的结合位点。它们可以与G蛋白家族的代表蛋白相结合，而G蛋白又能反过来通过环磷酸腺苷激活细胞内的信号。这个主题将在下一章讨论，该章节描述了1971年诺贝尔生理学或医学奖。这种受体干扰可以控制，例如血压的增加，从而降低中风和其他心血管事件的风险。β 受体阻滞剂已成为现代医学中使用最广泛的药物之一。这类药物在减少表演焦虑和怯场方面也很有效。我知道一些同事于12月10日在斯德哥尔摩音乐厅的诺贝尔奖颁奖典礼上，在向获奖者发表称颂致辞之前就使用了 β 受体阻滞剂。

1970年诺贝尔生理学或医学奖的公布

10月15日早上，阿克塞尔罗德预约了牙医，所以他没吃早餐，也没看8点钟的新闻。当他坐在牙医的椅子上时，保持长期联系的本·威廉斯基（Ben Williamousky）医生问他："获得诺贝尔奖是什么感觉？""哪个奖？"阿克塞尔罗德问。"和平奖，"威廉斯基微笑着回答。"好吧！"阿克塞尔罗德说，但一个挥之不去的想法仍然萦绕。牙医的话里是否有一些真实性呢？没过多久护士就进来了，这时阿克塞尔罗德嘴里塞满了棉花，护士转达了一位电台记者的问题,他想知道赢得诺贝尔奖是什么感觉。所以这是真的了,他的牙医并不是在开玩笑。很显然,他被授予了诺贝尔奖,但他是独自一人还是还有其他人一同获奖呢? 在巴尔的摩的另一个城市,有一个教员大会,公共广播系统里传来了"阿克塞尔罗德夫人——紧急!"的讯息。生活的新篇章开始了。

阿克塞尔罗德从牙医那里驱车8英里来到国家卫生研究院,在那里,庆祝活动的准备工作已经在进行中。有许多热烈而自发的祝贺。后来,在一场迅速且即兴的正式仪式上,他被送上了舞台,并由领导同事致辞。他的导师布罗迪也被安排在同一个舞台上,人们只能猜测他此刻的想法和感受。布罗迪是一位超级技术专家,虽然不是药物代谢领域的主导者,但他本人已经得到了认可。几年前,他因为"对生化药理学的杰出贡献"而获得了拉斯克奖(Lasker Award),其中包括一张1万美元的支票和一个缩小版的带翼胜利女神萨莫色雷斯(wing of Victory of Samothrace)的复制品,这是一座公元前200年的著名希腊雕像,上面雕刻着胜利女神尼刻(Nike),或者还有约翰逊总统对他的认可,并授予他国家科学奖章。也许他想知道自己是否有可能也被考虑获得诺贝尔奖,如果是这样的话,为什么是他的学生而不是他自己和他巨大的科学成果得到了认可。据说有几年,布罗迪的研究小组在一年中的每个工作日都会发表一篇新的科学论文。正如我们已经看到的,布罗迪实际上也被多次提名,并最终在1969年被认定是值得获奖的。幸运的是,与奖项有关的档案资料的保密性使他无法了解他与卡罗林斯卡研究所诺贝尔委员会之间的起起落落。

正如一再强调的那样,诺贝尔奖的评奖基础并不是高质量出版物的数量,而是单一发现的独特性。布罗迪只得接受诺贝尔委员会决定认定他的明星学生,而不是他自己。而对于他的学生阿克塞尔罗德来说,那一天可能也是困惑和尴尬的一天。尼克松总统亲自致电祝贺他,但他最主要的愿望可能还是回到实验室与学生们讨论科学。看起来阿克塞尔罗德似乎可以带着诺贝尔奖得主的荣耀,继续保持他的本色,作为一位热情洋溢的科学家和团队领导者,深受学生们的喜爱。在宣布的当天,后来成为阿克塞尔罗德最著名的学生之一的所罗门·斯奈德(Solomon Snyder)给他发了以下电报:

　　"听说你得了诺贝尔奖,我都激动得说不出话来。恭喜一万次(Mazel tov 10 000 times)。成为您的学生对我和其他人来说都是一段美妙卓绝的经历。作为一名科学家们的老师,你应该获得第二个诺贝尔奖。索尔。"

Mazel tov 是意第绪语,意思是"好运"。

　　目前尚不清楚卡茨是如何得到他获得诺贝尔生理学或医学奖的信息的。不过,他很有可能知道埃克尔斯一直坚持提名他和库夫勒。据说卡茨是一个不喜欢正式场合和仪式的人,所以很可能保持低调。而英国绅士冯·奥伊勒在他即将退休之际获得了奖项。不管怎样,值此之际,他似乎兴致很高。从照片中可以看出,香槟被打开了,而且整个团队成员包括科研合作者、技术人员、服务人员和行政人员都与他一同庆祝。他终于能够放松心情来享受这个时刻了。事实上,因为他自己是一名奖项获得者,所以他被解除了作为诺贝尔基金会理事会主席在斯德哥尔摩音乐厅的诺贝尔奖颁奖典礼上进行介绍性演讲的责任。它由副主席托尔·布罗瓦尔德(Tore Browaldh)

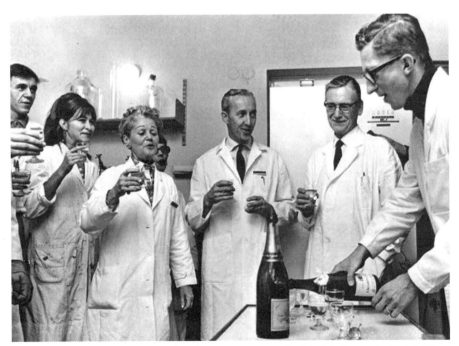

乌尔夫·冯·奥伊勒和他的同事们在庆祝获得诺贝尔奖(引自卡罗林斯卡研究所)

接管,他是瑞典一家大银行的领导人,也是一个非常受欢迎的人。有趣的历史事实是,12年后,当贝格斯特隆和他的同事们获得了诺贝尔生理学或医学奖时,布罗瓦尔德还依然是董事会副主席,并且第2次代替正式主席贝格斯特隆发表介绍性演讲。

诺贝尔奖的欢庆时刻

所有诺贝尔奖获得者都与他们的家人一起提前到达了12月10日的颁奖仪式现场,唯独亚历山大·索尔仁尼琴(Aleksandr Solzhenitsyn)例外,他留在了他的祖国苏联。我们很想详细地描述与索尔仁尼琴诺贝尔奖相关的各种事件。通过各种秘密渠道,他得以把他的诺贝尔演讲稿送到斯德哥尔摩并在后来的《诺贝尔奖》杂志上刊登了出来。1974年,他被剥夺了公民身份,并被迫离开苏联,但同年他也出席了诺贝尔奖颁奖典礼。我仍然记得他是如何让自己完全沉浸在音乐中,完全放松地靠在讲台上的椅子上。1970年的庆祝活动有着其传统的魅力。考虑到获奖者中包括两位瑞典科学家,布罗瓦尔德在其介绍演讲中设法避免使用任何带有民族沙文主义的说法。演讲之后则是突出每个奖项获得者贡献的颁奖词。自然地,是由乌文纳斯负责介绍生理学或医学奖的获奖者。

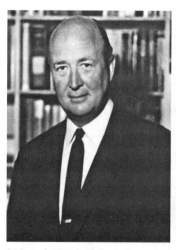 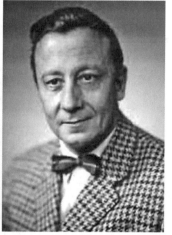

托尔·布罗瓦尔德(1917—2007) 伯尔杰·乌文纳斯(1913—2003)

　　乌文纳斯专注于跨突触信号传递的核心问题,并强调了3位获奖者的不同贡献[15]。他赞扬了卡茨对于神经肌肉连接处递质量子化释放的鉴别。随后引用了冯·奥伊勒相关的发现,即储存在颗粒中的去甲肾上腺素的释放,并且在同一句话中,乌文纳斯非常适宜地提到了希拉普。事实上,随后的句子就说得不那么清楚了(译自瑞典语):"他对这些神经颗粒的属性研究方面作出了重大贡献。"但是指冯·奥伊勒还是希拉普呢?乌文纳斯最后说到阿克塞尔罗德,强调了他的发现,即过量递质的释放及对于其中一部分的再吸收和余下部分的被失活。乌文纳斯还列举了一些关于这些发现的重要性的例子。有些令人惊讶的是,他首先说道(译自瑞典语)"原始的墨西哥印第安人!(作者标注的感叹号),在宗教仪式上以真菌中毒的方式来寻求与神灵更高权力的接触。"随后,他将这与当时的年轻人使用迷幻药物进行比较。他指出,所获得的体验来自毒药对大脑神经冲动的化学传递的影响。之后,他恰当地指出,精神药理学已经发展成为一门备受尊重的科学品牌,为治疗源于大脑的神经和精神疾病提供了机会。他还特别提到治疗高血压和帕金森病的新方法。最后,他乐观地总结道,人们将在未来对神经和精神障碍有着更好的了解。在此之后,3位获奖者从国王陛下的手中接过他们的奖励。

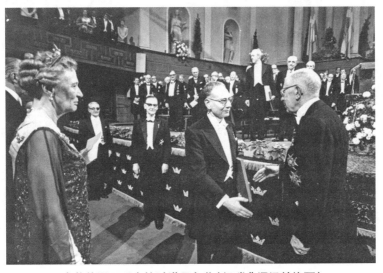

卡茨从国王手中接过诺贝尔奖(经瑞典通讯社许可)

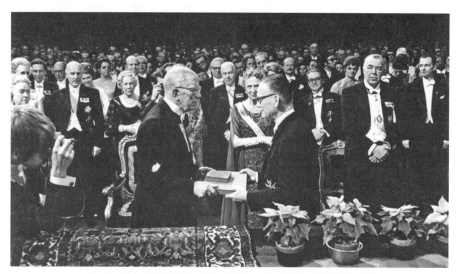

冯·奥伊勒从国王手中接过诺贝尔奖（经瑞典通讯社许可）

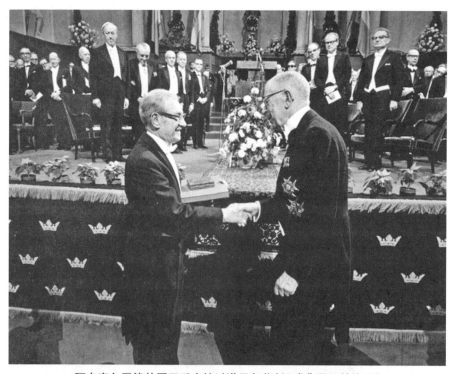

阿克塞尔罗德从国王手中接过诺贝尔奖（经瑞典通讯社许可）

在市政厅举行的宴会拥有独特的传统魅力。与以往相比,来宾人数超过800人,但晚宴仍然在金色大厅举行。仅仅4年后,由于参与者数量增加,宴会被迁至更大的蓝色大厅举办。1970年的晚宴结束前有一个不同寻常的安排,在诺贝尔奖得主发表获奖感言之前,1948年诺贝尔化学奖的瑞典获得者阿恩·蒂塞利乌斯(Arne Tiselius)的特别贡献也被加入其中。事实上,1970年在斯德哥尔摩音乐厅举行的颁奖仪式上,蒂塞利乌斯也曾是颁奖人之一,因为他代替卡尔·米尔贝克(Karl Myrbäck)宣读了化学诺贝尔奖得主勒卢瓦(Leloire)的致辞。在讲台上他的右边(见第334页),可以在第一排看到卡茨(Katz)、冯·奥伊勒和阿克塞尔罗德。蒂塞利乌斯在我的一本关于诺贝尔奖的书中有着详细介绍[Ⅲ]。1970年,他放弃了与诺贝尔基金会有关的所有责任,并被列为瑞典皇家科学院的成员。蒂塞利乌斯的宴会演讲非常个人化[16],他首先描述了自己在一个即兴场合拒绝发表关于"如何获得诺贝尔奖"的演讲的情况。事实上,我却做过这种讲座,但从我之前关于这些奖项的书中可以看出,我从不使用"赢得"(win)这个词。这不是一个抽奖的问题,而是一项由委员会进行的认真工作。委员会基于不同子学科专家的广泛审查意见以及不同奖项的决策机构,来认定最值得获奖的个人。在蒂塞利乌斯的演讲中,他引用了瑞典著名化学家卡尔·舍勒(Carl Scheele)在大约200年前写过的一句话:"我们寻求真理,而当我们发现它时,是那么的高兴。"然后,他也提出了一些关切:"不幸的是,真假之间,由于事实的操纵,或由于缺少批判思维的解释,其区别似乎越来越模糊。"遗憾的是,这种担忧的程度随着时间的推移明显增加,尤其是在近几十年和如今,"假新闻"很遗憾地经常成为议题。在他演讲的末尾,蒂塞利乌斯回到他特别想强调的一个话题上。他说道:

　　"对于一个研究工作者来说,他们的任务和职责就是寻找真相,这样的情况是无法容忍的。当然,这也适用于理想主义的作家和许多其他人。他们知道真实就是真实,虚假就是虚假。自然本身指明了我们将如何达成一致,而这与政治还是宗教信仰、种族还是国籍都无关。自然法则并不关注政治的意识形态。"

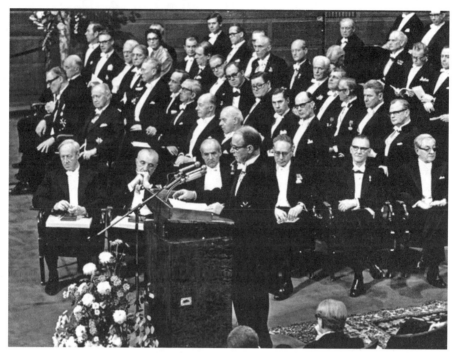

阿恩·蒂塞利乌斯（1902—1971）介绍1970年诺贝尔化学奖得主。在他右边的第一排是卡茨、冯·奥伊勒和阿克塞尔罗德（经瑞典通讯社许可）

他接着说道：

> "在瑞典，这一天，即12月10日被称为'诺贝尔日'，国旗在我国各地升起。我相信这是有意义的。整个国家，包括国王、政府、领军的文化和政治人物、外国代表等许多人都聚集在一起，向那些代表着必将永久流传的思想的人们致敬。"

这次演讲大概是他自己主动提出的，但它却讲成了证言。1970年的颁奖典礼也是蒂塞利乌斯参加的最后一次。他于1971年去世。

在斯德哥尔摩市政厅举行的宴会上，卡茨和阿克塞尔罗德都进行了致谢。卡茨特别感谢了卡罗林斯卡研究所的诺贝尔委员会。他说道：

> "如果你们允许的话，请让我有点不按常理地，至少试着向我们这

些杰出的同事们表示衷心的感谢。他们每年都不辞辛苦地投入时间，不遗余力地筹备这次活动。他们在实验室里做出了我认为是沉重的牺牲，甚至是乏味的工作，只为了了解我们的一切。"

他随后提到了回报"他所接受到的善意和款待"是一项具有挑战性的任务，并指出这实际上是不可能的。接着，他强调了合作者的重要性，如下所述：

> "但我还必须说，如果这是在表达一种更严肃的想法，请原谅我。诺贝尔奖所具有的巨大声望的独特性，以及在诺贝尔奖之前和之后所受到的巨大公众关注，不可避免地会削弱对那些曾经是我们平等伙伴的人的认可，但他们却没有幸运地被挑选出来参加这个伟大的场合。"

最后，他谈到了"不幸缺席的朋友"——文学奖得主亚历山大·索尔仁尼琴（Alexander Solzhenitsyn）。他通过对比的方式以强调"他所做的一切，完全是靠自己！没有合作！"但接下来，卡茨如果不这样结束的话，也就不是真正的卡茨了"……这里有一些伟大的甚至更持久的东西值得我们期待，也就是当欢乐和庆祝活动结束时，我们应当尝试回到我们的工作中了。"

阿克塞尔罗德的感谢之词则更为直接，他试图挑战当时社会的态度，他因而说到该时的态度是，"……相信基础研究是无关紧要的，或者被用于邪恶的目的。"他强调，这是具有基础性本质的工作，"让我们对精神抑郁症、帕金森病、高血压和药物滥用等疾病的解释有了深入的了解。"

在一场由文学学院常任秘书卡尔·吉罗（Karl Gierow）发表的闭幕宴会致辞中，他在向缺席的朋友亚历山大·索尔仁尼琴（Aleksandr Solzhenitsyn）致以问候时提到，12 月 10 日也是人权日，因为 1948 年的这一天，联合国确认了《人权宣言》。也是在同一天，在挪威的奥斯陆，诺贝尔和平奖被颁发给了自然科学家诺曼·博洛格（Norman Borlaug），因为他"给了人们一个充分的希望——绿色革命"。

两天后，在筋疲力尽的颁奖典礼和随后在皇家城堡举行的盛大国王晚宴之后，轮到在卡罗林斯卡研究所举行诺贝尔演讲。正如之前所提到的，规则在后来才被改变，诺贝尔演讲被安排在获奖者获得奖项并成为真正的诺贝尔奖得主之前举行。根据《诺贝尔奖》1970年年鉴的记载，3位获奖者在演讲时按姓氏的字母顺序出场。因此，阿克塞尔罗德率先发表演讲[17]，然后是冯·奥伊勒[18]，最后是卡茨[19]。在这次演讲中，3位人物的演讲长度差异很大，反映了他们的相对开放程度。阿克塞尔罗德的演讲内容几乎有20页纸，而冯·奥伊勒的演讲只有一半那么长。卡茨最后仅限制在6页纸之内。阿克塞尔罗德将他的演讲命名为"去甲肾上腺素：其生物合成的命运和控制"。他描述了他通过甲基化来失活递质物质的研究，然而这只是在突触的神经末梢中储存它们的一种方式。递质物质的其他两种周转来源是，首先在突触处传递给受体细胞递质物质，而最后是阿克塞尔罗德的实验所首次揭示的递质物质再吸收的现象。在这项工作中，同位素标记的（氚）递质的可用性具有重要价值，但是分离方式不仅有来自不同器官的物质，还有来自细胞不同部分的物质，这也很重要。阿克塞尔罗德通过一张图例（见下图）来说明这一点，该图例展示了从一只被同位素标记的去甲肾上腺素喂养的大鼠心脏细胞中所分离出的部分。

让我们踌躇片刻，思考一下描述以下特征的可能性，参与不同特殊功能的细胞的特定部分或者受感染细胞释放的病毒产物。为了绘制这个图谱，我们需要区分具有不同特性的生物产物。正如在之前介绍蒂塞利乌斯（Tiselius）的书[Ⅲ]中引用的那样，这是一个分离的问题，然后需要具体表征不同的产品，即分离的必要测试（*separare necessarium est*）。当时一种非常有用的技术是使用高速离心将碎片材料分离开来，这是由1926年的瑞典诺贝尔化学奖获得者斯韦德贝里（Svedberg）开发的一种技术。两种原理不同的超速离心技术分别称为平衡超

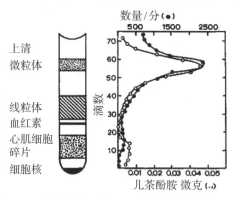

对心肌细胞碎片的速率分区离心之后，同位素标记的儿茶酚胺活性的分布（引自参考文献[17]）

速离心（equilibrium ultracentrifugation）和速率分区超速离心（rate zonal ultracentrifugation）。在平衡离心的情况下，只需将待表征的物质与重盐混合，通常是氯化铯溶液。当这种混合物以高速离心时，自动会形成密度梯度，生物材料的不同成分在相应的密度上积累，从而反映它们的化学组成，正如第 4 章中所介绍的。

在第 2 种主要技术中，颗粒根据其沉降特性进行分离。这是阿克塞尔罗德在诺贝尔奖演讲中说明的技术。在速率分区离心中，通过外部混合装置在离心机中旋转的塑料管中建立的预先形成的蔗糖梯度，然后将待测样品加到蔗糖梯度的顶部，再进行高速离心。根据它们的沉淀特性，如大小、形状和化学组成，不同的产物就会沉淀到梯度不同的深度，并被分别收集。在阿克塞尔罗德演讲[17]展示的实验中，添加到蔗糖梯度中的样品已经过柔和机械力的均质化。这可以通过不同的流程来实现，但不同的实验室通常都已经有了自身的标准化技术，且选用一种温和的均质机。离心后，穿透试管底部，通过在每支试管中按顺序计数预定数量的液滴来收集等量的材料馏分。在我们病毒实验室，我们使用这种技术来研究病毒成分，且由于我们收集样品的方式，它被称为"中国馏分收集法"（The Chinese fraction collection）。那时，实验室工作在很大程度上依赖手工技巧的灵活性，拇指不要放在手的中间。当然，如今所有这类技术都实现了自动化。

从图中可以看出，通过其特定的放射性，递质可以被鉴定出来，它们主要与"微粒体"物质相关联，后者代表小尺寸的含膜结构。阿克塞尔罗德提到了冯·奥伊勒和希拉普早期对与颗粒材料相关的去甲肾上腺素的鉴定。随着时间的推移，分离细胞不同组分的技术得到改进，并使用了电子显微镜[Ⅳ]作为补充技术，这使得于 1974 年就认定在深入了解细胞内部结构所取得的进展方面的时机就已经成熟了。正如在第 4 章中已经提到的，1974 年度的诺贝尔生理学或医学奖因此授予了克劳德（Claude）、德·迪夫（de Duve）和帕拉德（Palade），也体现了这一点。

在他演讲的后半部分，阿克塞尔罗德描述了不同药物阻断去甲肾上腺素在细胞摄取中的效果。他还描述了这种递质在大鼠大脑不同部位的代谢情况，以及它在神经末梢存在的调控机制。这场详细的演讲甚至包括对松果体中褪黑激素和血清素研究的一些评论。整场讲座精彩纷呈。最后，他希望这些新知识最终能帮助开发出治疗精神抑郁、帕金森病和高血压的药物。

冯·奥伊勒是第2位发言的获奖者，他将自己的演讲命名为"肾上腺素神经递质的功能"[18]。这是一份研究员在工作台前奋斗30年的研究报告。它恰当地提及了他的许多关键合作者，既包括那时的同事，也包括他的研究生。他一再提到希拉普，将功劳归于他和他的同事们开发了开创性的染色方法，以及他与冯·奥伊勒的重要合作，推进了对包裹传递递质的证明。冯·奥伊勒延续了这项工作的研究，并行于其他研究团队，与合作者一起阐明了神经颗粒的形态。考虑到这部分的团队工作，他强调了F. 利沙伊科（F. Lishajko）的重要贡献。他在1978年谢灵顿演讲中再次强调了这一点："在该发表论文中所描述和引用的几乎所有实验都是与利沙伊科博士合作完成的，他在这项工作中的技术和奉献是无价的，我对他深表感谢。"总体而言，冯·奥伊勒的演讲具有实践性。它没有给人留下猜测的空间，但也指出仍然有很多关于神经冲动如何传递到效应细胞的知识需要进一步了解。在获得诺贝尔奖几年之后，这种后来被命名为胞吐的现象才被完全接受。胞吐是指包含有递质物质的囊泡与突触处的外部质膜融合，并将其内容释放到突触隙中的现象。即使在那个时候，冯·奥伊勒仍然相信他观察到的去甲肾上腺素的量子释放机制与卡茨在神经–肌肉接头上观察到的乙酰胆碱的释放机制有所不同。

3位获奖者的最后一个演讲是卡茨做的，题目是"关于神经传递的量子机制"[19]。讲座开始时，他说："有很多人曾经要求我解释我们3人在今年的生理学或医学奖中的共同点。"可

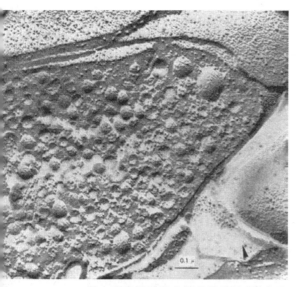

肾上腺素能神经末梢处的颗粒（引自参考文献[18]）

能卡茨自己也一直在思考这个问题。他所能想到的最好答案就是他的讲座标题中所强调的内容。不过，阿克塞尔罗德在递质摄取方面引入了一些不同的特质。卡茨以一种非常简化的方式，通过标示为 N（→）Ach（→）M 的简单公式，强调他通过对乙酰胆碱从神经细胞（N）到骨骼肌（M）的传递，研究了运动神经元终板上的信号传输。经典神经生物学研究中使用了一个带有煤烟的旋转鼓，并通过一个细针的运动来记录神经冲动，这个细针可以在煤烟层中划出一条锐利的白线。这种为了记录不同生理现象的仪器安排有着悠久的历史。它是在 19 世纪 40 年代由德国生理学家卡尔·路德维希（Carl Ludwig）引入的，被称为波动曲线记录仪（kymograph），这个词的第一部分是希腊语，代表涌动或波动。鼓以预定速度旋转，刻录装置被称为唱针（stylus）。1958 年，作为卡罗林斯卡研究所的生理学学生，我们尝试了这项技术。这并不简单。

　　在卡茨简短的演讲中，所有的图片都是在黑色背景上展示的白色图案，如图所示。所选的图形给出了"微小终板电位"现象的一个例子，这个现象在对卡茨的早期评审中被伯恩哈德和格拉尼特讨论过，并在 1969 年冯·奥伊勒的后续评审中也有提及。正是这些发现促发了"量子放电单位"的假说。事实上，它对递质去甲肾上腺素和乙酰胆碱都适用，可以被视为其具有普遍性的有力证据。卡茨还引用了最近的电子显微镜证据，表明发现了囊泡附着在突触前轴突膜上，并打开进入突触裂隙。他和他的合作者进一步强调，最初的电信号引发了去极化，从而打开"钙门"，导致钙离子涌入，进而启动了"量子释放"机制。后来，人们对细胞中选定的离子通道的作用有了更多的了解，下面也将简要介绍。总之，卡茨的诺贝尔演讲保持低调，所有的参考文献中有一半都是他和他的合作者写的文章。

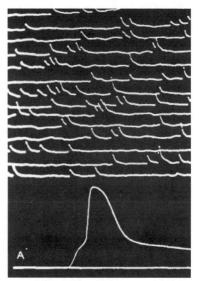

自发的"微型端板电位"（引自参考文献［19］）

脑科学和神经科学的发展轨迹

在20世纪50年代和60年代初,我们一直关注着大脑和神经科学的发展。作为考察进一步发展的起点,让我们回顾一下1958年在美国国立卫生研究院临床中心举行的儿茶酚胺会议。这是第一届国际儿茶酚胺研讨会。科平(Kopin)在2004年出版的《心智、大脑、身体和行为》(*Mind, Brain, Body and Behavior*)[20]一书中描述了这次会议。5位未来的诺贝尔奖得主为这次会议作出了贡献。冯·奥伊勒谈了测量儿茶酚胺的方法。阿克塞尔罗德谈了他早期对递质代谢的研究。这项工作得益于凯蒂(Kety)的安排,使得研究所专门获得了同位素标记的递质物质。罗伯特·弗奇戈特(Robert Furchgott)则展示了有关肾上腺素能受体以及与之相互作用的药物的数据。他很晚才有了一个非常意外的发现,即短寿命气体一氧化氮(NO)意外地被我们的身体用作信号分子。顺便提一下,阿尔弗雷德·诺贝尔(Alfred Nobel)最喜欢的爆炸物质硝化甘油可以用于预防心脏血管的收缩。这一现象在诺贝尔生前就已经被观察到了,但不幸的是他自己没有使用这种药物。弗奇戈特与路易斯·伊格纳罗(Louis Ignarro)以及费里德·穆拉德(Ferid Murad)一起因其关于一氧化氮在心血管系统中作为信号分子的发现而获得1998年诺贝尔生理学或医学奖的认可。另一位发言人是厄尔·萨瑟兰(Earl Sutherland),他首次提出了他的开创性发现,即在肾上腺素存在下,腺苷酸-3′, 5′磷酸(环磷酸腺苷)可以从ATP中形成。由于他将获得1971年的诺贝尔生理学或医学奖,我们将在本书的最后一章中了解这一发现的全部故事。

然而,在演讲者中还有另一位未来的诺贝尔奖获得者,那就是阿尔维德·卡尔松(Arvid Carlsson),不过他还需要等待几十年。当时,他是隆德大学的研究员,但在1年后,他成了哥德堡大学的药理学教授。他有一个早期的研究理论,多巴胺——也就是去甲肾上腺素的前体物质,本身就可以作为一种递质物质。在那时,他就已经发现多巴胺存在于大脑中心结构胼胝体中。当这种传递物质的存在被利血平药物干扰时,动物表现出与人类帕

金森病相似的症状。实验动物的行为缺陷
可以通过使用多巴胺的前体物质——左旋
多巴（L-DOPA）的治疗而逆转。卡尔松
（Carlsson）和纽约布鲁克海文国家实验室
（The Brookhaven National Laboratory）的神经
生理学家乔治·科奇亚斯（George Cotzias）
都证明了这种治疗在人类身上也有效。卡
尔松直到2000年才与保罗·格林加德（Paul
Greengard）和埃里克·坎德尔（Eric Kandel）
共同获得诺贝尔生理学或医学奖，因为他们
"发现了神经系统中的信号转导"。总之，毫

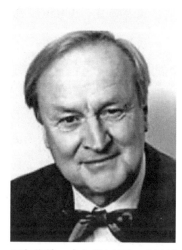

阿尔维德·卡尔松（1923—2018）

无疑问，神经药理学领域在20世纪50年代末和整个60年代都在加速发展，
而且发展也并没有就此停止。1978年在加利福尼亚州阿西洛马举行了第一
届国际儿茶酚胺研讨会的后续会议。毫不奇怪，阿克塞尔罗德和冯·奥伊
勒是这次会议的名誉主席。

　　1980年，4位冯·奥伊勒的主要弟子负责在卡罗林斯卡研究所举办了
第2次诺贝尔会议，以庆祝他的75岁生日。会议的主题是"化学传递的75
年"。该领域的所有杰出人物都参与其中，包括他的诺贝尔奖共同获得者卡
茨和阿克塞尔罗德。会议记录已经出版。1993年，也就是在这次研讨会的
13年之后，也即冯·奥伊勒去世的10年后，他的学生们在卡罗林斯卡研究
所安排了另一次国际会议。会议的主题是"神经递质释放的分子和细胞机
制"。另一本书也已被出版[21]，以下是其前言的一段引文：

　　　　"关于量子化释放的研究速度大大加快，这要归功于新的技术方
　　法，包括利用膜片钳分析单通道电导率[即已经提到的1991年诺贝尔
　　生理学或医学奖，颁给了内尔（Neher）和萨克曼（Sakmann），见丛书第
　　3册，作者注]，以及胞吐、高时空分辨率的钙成像和能够直接记录的来
　　自可视化突触小结的单个量子的释放等。现在已经证明，钙信号具有
　　多种功能，并且递质胞吐遵循不止一条途径。毫无疑问，至少对于快速

递质而言，不同神经元中的活跃区作为二进制单元起作用（即允许每个神经冲动仅释放一个对接囊泡的内容），但在单量释放的概率上存在数量级差异。

近年研究表明，神经中的递质胞吐与多种细胞中的组成型胞吐有许多共同特征。通过与酵母细胞等模式系统，以及动物神经元和非神经元细胞分泌机器的分离成分之间的比较，已被证明是非常富有成果的。这种方法有助于揭示可溶的和膜结合因子如何使神经冲动能够导致两个'外皮'（即限制储存有递质的囊泡的膜，以及形成神经末梢壁的膜）的短暂融合并创建一个通道。通过该通道，例如递质包等（guttula）可被排出。用更现代的术语来说，这项研究正在开始阐明使活性区单个囊泡具有'胞吐能力'的分子与细胞机制，并伸绝大多数囊泡，甚至那些明显停靠在活性区的囊泡，忽略神经冲动。

本卷中描述的多个分析上的突破线显然将对我们关于突触传递的许多形式的可塑性（例如，海马体中的长程增强效应）的看法产生深远的影响，并最终对我们理解学习和记忆等高级功能产生深远的影响。"

来自加州拉霍亚索尔克研究所（The Salk Institute）的查尔斯·斯蒂文斯（Charles Stevens）在这次研讨会上的结束语中说道：

"物理学在20世纪20年代达到黄金时代。这次研讨会可能标志着神经科学黄金时代的开始。"

人们对外周神经系统，尤其中枢神经系统的高度复杂的结构和功能有了深刻的洞察。我们已经学会了区分自发功能和意图驱动的事件。然而，还有很多东西需要学习，尤其是我们的大脑如何以一种综合的方式存储和处理我们对紧急情况的记忆。我们的自我意识代表重复昼夜循环事件的累积经验，包括休息的时间。在这段时间里，我们可以通过未知的机制让大脑做好准备，以应对新的一天可预测和不可预测的经历。我们的一生是经验的积累。当死亡来临时，一生中积累的经验就无可挽回地消失了。但是我们可以通过亲朋好友留下的记忆来保存一些,或者通过一些书面文件来更好地保存。从本质上讲,我们是一种共享的社会动物,这是我们成功建设文明的秘诀。我们的情绪可能会因为每天的生存挑战而波动。同样地,集体努力可能会产生稳定的影响。在我们与大自然的互动中,我们发现了可以影响情绪的天然产物。喝茶或喝咖啡已经成为文明交往中不可或缺的一部分。早期经验发现了发酵过程,从而发展出了各种可能具有卓越口感的含酒精饮料。从狩猎采集的生活方式转变为先进的城市化和全球化的过程一直持续到现在。

关于与精神疾病相关的功能障碍,我们已经了解了很多。新的治疗方法甚至为那些患有严重精神疾病,比如与精神分裂症和双相情感障碍相关的精神病的人提供了减轻症状的可能性。这使得在非机构条件下对患者进行生活管理成为可能。然而,即使对于那些有能力处理日常生活琐事的人来说,他们也会在自发或主动体验的热情与在应对挑战性较低的条件时所受到的限制之间摇摆不定。这是一个不言而喻的事实,需要个体努力平衡这些情绪波动,使生活更加丰富。后 3 章中所讨论的科学,引导着药物的合理设计,以及积累着关于影响我们心理状态的自然物质的民间知识。这既提供了机会,也带来了威胁。生活总的来说,就是管理你个人的模式摆动,由获取个人资源,并在选择何时用药来决定。这是一个很大的话题,远远超出了本书的范围。因此,这里只简要地评论 3 个方面。这些问题包括过度使用药物会导致药物依赖,药物的使用以提高身体表现,即所谓的"兴奋剂",以及一种长期使用的社会润滑剂酒精的普遍使用,但对很大一部分人口造成了破坏性后果。

阿克塞尔罗德早期的工作涉及像泰诺(Tylenol)这样的较温和的止痛药物,这些药物仍然可以使用。医学界对于缓解患者疼痛的态度,例如由癌症引起的剧痛,随着时间的推移变得更加开明。然而,划清界限非常重要。随着更强效的阿片类镇痛药物的问世,美国出现了药物过度使用的流行病,即所谓的阿片类药物滥用危机。随时可以获得模拟鸦片衍生的吗啡和海洛因作用的合成药物,对社会功能产生了重大的负面影响。严格的医疗用途和娱乐用途之间的界限已经模糊。在 21 世纪的前 20 年,美国因药物过量致死的人数增加5倍,达到每年5万例。现在正在尽最大努力来控制这些发展。

体育的公众吸引力正在全球范围内发展。通过媒体对体育明星的广泛曝光以及他们在世界舞台上的财务回报,鼓励了天才的发展。当然,不同种类的体育运动对特定才能的要求各不相同,但耐力往往至关重要,例如越野滑雪和自行车运动。如果你的身体条件允许,通常只需做一件事。这就如同给纽约游客问路时的一个答案:"怎样才能到达卡内基音乐厅?"经典答案当然是:"练习!"这自然同样适用于耐力运动,但条件可能也很重要。进行高海拔训练已被发现有助于提高氧气摄取能力。这种增加氧气摄取能力的方法可能是无害的,但如果与类固醇等药物或所谓的血液增强剂结合使用,可能会导致危险情况的发生。在比赛中,自行车赛车手曾经因此而死亡。为了管理与兴奋剂相关的一系列问题,世界反兴奋剂机构(WADA)于1999年成立。当时,在与体育运动相关的药物滥用方面的严重问题已经成为一种潜在的文化特征,尤其是在苏联及其关联国家。现在,在国际比赛中,这一切都受到严格的监管。然而,即使在现在,仍然会遇到误用的情况。我在卡罗林斯卡研究所的同事,病理学高级教授阿恩·伦格奎斯特(Arne Ljungqvist)年轻时是一名成功的跳高运动员。他参与了世界反兴奋剂机构的建立,并将他的职业生涯的很大一部分投入到反兴奋剂事业中,即使现在他已经是一位80多岁的老人。有次在俄罗斯,当运动员的兴奋剂问题引起重大麻烦时,他曾与普京总统进行过简短的交谈。普京对伦格奎斯特说:"你所做的是一项重要的工作。"伦格奎斯特的回答很简单:"但这很困难!"

当然,根据一个人主要从事的是体力活动还是智力活动,则对人的要求是非常不同的。我们每个人都必须找到最能让我们满意地参与其中的适当条件,例如,我喜欢做的创造性写作。我们之前了解过昼夜节律,这意味着我们每天早上都需要调整我们的生物钟,因为我们的身体会自动估算出超过24小时的昼夜时间跨度。然而,这种过冲(overshoot)因人而异。有些人很容易调整自己的生物钟,早上表现最好。其他人的过冲时间较长,因此他们可能在晚上写作时表现出最高的效率。对我来说,创作活动的最佳时间在不同的生活阶段有所变化。当我们的孩子还小的时候,我常常在晚上10点开始写作,因为家里很安静。如果一切顺利的话,我可以一直坚持到凌晨

3点。这样可以体验到特殊的经历。如果是5月到6月，在我们的纬度上有白夜，我可以在花园的吊床上休息一会儿，聆听鸟儿的交响乐，然后上床睡觉。这是我一生中只睡5小时的时候。在目前已经90多岁的人生阶段，我需要更多的睡眠。因此，现在我写作的最佳时间是在午饭前，但如果受到适当的挑战，我可能会失去对时间和空间的控制，然后一直写到下午和晚上。说到底，这当然是一个认识自己的问题——拉丁文即 nosce te ipsum。除此之外，还可以补充到，随着一个人年龄的增长，可能会出现生理资源受限的不可控制的并发症。

小 泡 的 生 命

如果有人问生命科学家，在进化进程中最关键的事件是什么，答案很可能是遗传语言的发展和不同种类分子之间的信息传递。正如我们所看到的[IV]，这种语言通过转录过程复制，然后由核糖体翻译成蛋白质。在原核生物中，这两个过程是物理耦合的，但在真核生物中，它们分别被分隔在细胞核和细胞质中。物理分隔手段的发展已被证明是向更复杂的多细胞生物进化的关键。因此，令人惊讶的是，这个问题的另一个可能答案可能就是"小泡的形成"，这意味着利用膜结构形成隔室，不仅可以使关键的生物活性分子在局部富集，而且可以在真核细胞与其周围环境极其复杂的相互作用中分隔不同类别的角色。

2013年，诺贝尔生理学或医学奖授予了詹姆斯·罗思曼（James Rothman）、兰迪·谢克曼（Randy Schekman）和汤姆斯·苏德霍夫（Thomas Südhof），以表彰他们"发现了调节细胞内一种主要运输系统——囊泡交通的机制"。罗思曼在他的诺贝尔演讲中以

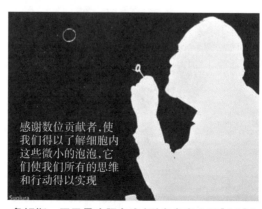

感谢数位贡献者，使我们得以了解细胞内这些微小的泡泡，它们使我们所有的思维和行动得以实现

詹姆斯·罗思曼吹肥皂泡（引自参考文献[22]）

自己吹泡泡的照片结尾。他并不是想暗示科学的行为与这种游戏类似，而是洞察到生命在进化中如何学会利用小泡在复杂生命的出现中起到核心作用。那个具有和谐球形泡泡的照片代表了简单性——最小的能量条件——只是提供了膜封闭体的多种潜在用途的说明。这一切始于生命起源时形成的第一个膜泡。它们可能非常简单和不稳定，但随着时间的推移，其选择了一个普遍适用的更稳定的结构。这是一个由两层相对较小的磷脂分子组成的结构，它们的亲水部分朝向外部，疏水部分则相互靠拢位于膜的中心。这种基本结构在各种软的膜中都被使用。除了说明脂质双分子层的中心作用外，该图还显示了可能与脂质双分子层相关的各种结构。它们有几种类型，我们将在下一章中更详细地讨论其中的一些。在这种情况下，足以注意到它们可能与膜的外部或内部有关，但它们也可能跨过膜。跨过脂质双分子层的蛋白质允许跨膜通信。细胞内特定的信号传导可以通过与细胞表面跨膜蛋白特异性受体相互作用的配体来引发。细胞膜通过多种方式进行这种通信，包括形成多种不同类型的通道。这些通道用于特异性地运输不同的离子，例如 Na^+、K^+ 和 Ca^{2+}，这些离子被多次认定为在突触间隙中传递电信号所必需的关键因素。它们也可以运输水，或提供其他功能。这些小泡外部和内部之间的交流方式在不同形式生命的进化发展中起着决定性的作用，使得生命体有时能够

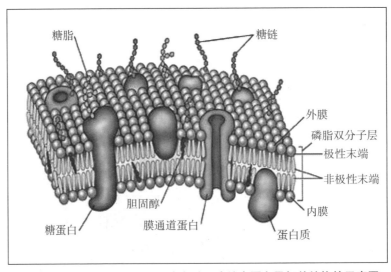

代表一部分膜的脂质双分子层中各种形式结合蛋白及相关结构的示意图

在非常恶劣的条件下生存。

小泡的形成意味着内外有别。因此,小泡内外的条件为选择性反应分子的富集或排斥,创造了有利于进化发展的相互作用。通过对钠离子和钾离子的简单分析,这一点变得显而易见。钠离子和钾离子分别在细胞外和细胞内选择性地富集。但是膜也可以发展成为有选择地允许或排斥进出复杂分子甚至其他物理结构,如更小的小泡,科学上称为囊泡(*vesicles*)。细胞内泡的一个来源可能是周围膜的内陷和这种结构最内层的挤压断离。这样的内部囊泡可能再次与位于细胞内的另一膜结构融合而消失。在细胞外部环境,还有一种对已经形成完整囊泡的胞吞作用的替代方式,被称为内吞作用(endocytosis)。我们在第4章中已经看到,这是真核细胞中线粒体形成的关键事件。线粒体是真核细胞的重要能源来源,起源于入侵的 α-蛋白杆菌。植物中的叶绿体则能够利用来自被内吞的蓝细菌的太阳将二氧化碳转化为氧气。在同一章中,我们还看到双层核膜可能起源于多个扁平囊泡的融合,这些囊泡造成了转录的分隔,在细胞核中形成信使 RNA,翻译和形成多肽则在细胞质中。

细胞膜的一个特定特性是由两层双极脂质组成,在接近时容易融合成一个连续的单一膜。这在许多情况下都很重要。正如第4章所提到的,许多病毒有一层围绕膜,即面向外部环境的包膜。在大多数的病毒中,该膜是由细胞质膜或内部的核膜出芽形成的。在成熟的病毒颗粒准备脱落之前,相关膜已经被重建,包含病毒的特异性蛋白。膜融合的过程是受控制的。罗思曼已经在其获得诺贝尔奖的早期研究中,以包膜的口炎疱疹病毒(VSV)作为实验模型,对膜融合过程和诱导事件的细节进行了分子层面的详细描述。当一个包膜病毒感染细胞时,这个过程则是反过来的。这项工作使人们对如何实现

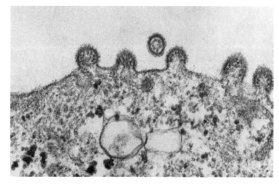

在受感染细胞的表面形成呼吸道合胞体病毒颗粒
(照片由作者拍摄)

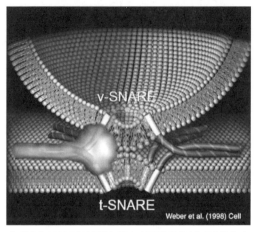

由分子SNARE（可溶性NSF附着蛋白受体）介导的两膜融合（引自参考文献[22]）

两个独立膜的融合有了更深入的了解。罗思曼和他的合作者们得以在分子水平上揭示了详细的相互作用机制。这张图也摘自罗思曼的诺贝尔奖演讲[22]，我们可以看到一种被缩写为SNARE的分子是如何迫使两个膜靠得如此之近，以至于它们最终融合在一起。细胞的不同部分中有一整个类SNARE分子家族在发挥作用。其中一个分子是被苏德霍夫（Südhof）独立发现的，被他命名为RIM.BP。这将带我们回到突触间隙。

突触间隙—— 一个令人着迷的结构

在1963年埃克尔斯的诺贝尔演讲中[23]，已经有了一张插图展示了突触间隙，这张插图在我的第3本诺贝尔奖书籍中也有复制[Ⅲ]。即使在这个早期阶段，囊泡就已经被识别出来了，并在图中描绘出来。在1970年冯·奥伊勒的诺贝尔演讲中[18]，他通过所谓的冷冻蚀刻技术（见第338页）展示了神经颗粒的形态特征，还绘制了一个肾上腺能神经末梢的示意图。通过应用具有更高分辨率的形态分析技术以及精细化分子表征的方法，使得大家深入了解突触间隙的分子过程有了令人印象深刻的进展。正如前面提到的，苏德霍夫（Südhof）因对突触间隙的分子层面的研究而分享了2013年度诺贝尔生理学或医学奖，因此，该主题也再次引起了关注。他的诺贝尔演讲[24]展示了关于突触囊泡循环的生化和形态特征的最新见解。乍一看，这似乎与埃克尔斯演讲中的图表没有太大区别，但事实上，其在揭示分子细节方面取得了巨大的进展。起作用的单分子的结构和功能已经被确定。分子层面上的机制细节已经被解开。在不深入讨论太多细节的情况下，这个过程的8个不同步骤可以描述如下：

突触囊泡充满神经递质，然后被运送到突触前膜的活动区域。它们随后被锚定在细胞的胞质膜上。当经由特定通道运输来钙离子时，进程被触发，这些囊泡与细胞质膜融合，并通过一个孔，将神经递质释放到细胞外。然后，重新封闭的囊泡通过不同结构的胞内运输返回到起始点。最终，囊泡再次装满神经递质，循环得以重复进行。所有这些事件都发生在几毫秒的极短时间内。

这一描述为含有递质的囊泡的生命周期提供了重要的见解，但它也引出了许多凸显的悬而未决的问题。优化生存机会的信息处理在极其复杂的进化网络中对所有参与者都至关重要。这些参与者的范围从最简单的病毒寄生体，仅利用3个基因就能控制其寄生体依赖的复制，到位于生命之树一个分支的多细胞真核生物的一个单细胞中的复合体，协调着成千上万个基因的功能。信号的突触传递只代表了一个令人惊叹的复杂的信息传递模式中的一个信号步骤，它需要被整合起来，才能导向特定的输出结果，即在亚细胞或综合生理尺度上所定义的行为。目前，突出强调人工智能作为一种

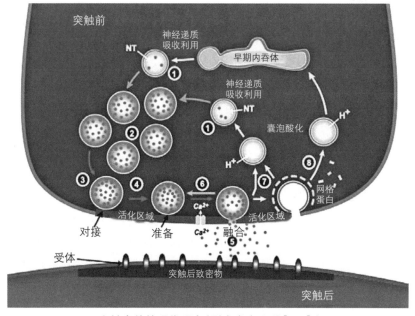

突触事件的现代观点（引自参考文献［24］）

处理和整合海量信息的手段已经变得十分重要，即使是在突触的单个信号传递过程中，我们也面临着解释大量信息的挑战。虽然挑战可能看似不可逾越，但我们以谦卑的心态正在取得进展。例如，在听力辅助设备方面，已经开发出了植入式人工耳蜗；通过在大脑中植入电极进行脑深部刺激，已成功用于缓解中枢神经症状，例如帕金森病。如前所述，2000年诺贝尔生理学或医学奖的共同获得者卡尔松（Carlsson）发现，多巴是大脑某些部位的重要递质。研究发现，这种递质的功能障碍在帕金森病的发展中很重要。因此，基于卡尔松和纽约布鲁克黑文国家实验室（The Brookhaven National Laboratory）的神经生理学家乔治·科奇亚斯（George Cotzias）的研究，通过给予L-DOPA的前体物来治疗这种疾病取得了成功。然而，治疗效果随时间的推移而减弱。显然，我们对大脑各个部分的复杂调节系统还有很多需要了解的地方。

在他的诺贝尔演讲中，苏德霍夫引用了冯·奥伊勒和阿克塞尔罗德重要的开创性工作，但特别强调了卡茨发现的作用，即钙离子的功能和递质的量子释放。这之后，他强调了突触传递最引人注目的属性可能是其传递速度。信号传递仅持续几毫秒。对我们来说，这个时间太短了，我们尚无法以有意义的方式理解它。例如，在观看速降滑雪比赛时，我们可以概念化为百分之几秒，但不会再短了。可在神经末梢的信号传递中，整个分子和物理事件的级联是在更短的时间内发生的。一旦触发了这一系列事件，系统就需要立即返回到原始状态，准备接收另一个信号。我们不得不接受我们感官所能理解的物理极限，这限制了我们试图解释的分子过程的时间尺度和维度，即巨大的虚空。这一点我们在第4章也已提到过。但我们仍然可以钦佩它们的操作功效。突触间隙事件的关键步骤是两个膜之间的融合。这一现象是更复杂的生命形式逐步进化的一个基本主题。

卡茨关于神经-肌肉传递的研究定义了这一现象的基本原理，自那以后，出现了更加详细的图景。这涉及几个离子通道家族。在现代细胞生物学教科书中，激活肌肉收缩的过程可分为多达5个步骤。当神经冲动到达末端时，质膜去极化。这导致电压门控的Ca^{2+}通道的瞬态打开。大量出现在末端外的Ca^{2+}冲进细胞。细胞质中增加的Ca^{2+}浓度则触发了乙酰胆碱的局部释放,通过胞吐作用进入间隙。释放的乙酰胆碱与肌细胞膜上的受体结合,进而导致阳离子通道短暂打开。正如我们从霍奇金和赫胥黎的开创性工作以及卡茨的部分贡献中所了解到的那样,这将引发动作电位。电压门控的 Na^+ 通道被打开,阴离子涌入细胞,致使肌肉细胞自发去极化。这反过来又激活了电压门控的 Ca^{2+} 通道。最后一步则是激活细胞内称为肌浆网(sarcoplastic reticulum)的囊状结构的特定内膜,最终导致细胞质中 Ca^{2+} 浓度增加。正是这种 Ca^{2+} 浓度的增加导致肌肉细胞特定纤维的收缩。而这一切都发生在几毫秒之内!

让我们回到还原论的角度来分析传递物质的量子释放现象。第一个问题是关于膜泡是如何形成并在正确的时间和位置出现的。人们发现,形成出芽的囊泡是一种普遍现象。这种现象的存在具有重要意义,例如,对于运输预选剂量的递质来说,它是一种非常普遍的现象。细胞利用这种机制从周围环境中摄取物质,即胞吞作用,或释放细胞想要排出的物质,即胞吐作用。但是,真核细胞并不是一个含有细胞核和单一细胞膜的囊袋。真核细胞要复杂得多,它有许多由膜包围的隔室,因此存在将无数物质向不同方向运输的受控机制。细胞核被一层内膜和一层外膜所包围,外膜可能与其他膜相连,从而形成细胞质中的隔室。正如已经提到的,在分析 1974 年度诺贝尔生理学或医学奖为何授予克劳德(Claude)、德·迪夫(de Duve)和帕拉德(Palade)的时候,我们会在一个恰当的时间回到非常复杂的细胞结构上来。研究发现,膜的出芽是一种普遍现象,适用于大多数不同种类的膜。像我这样的病毒学家不得不说,某些包膜病毒是通过细胞质膜的出芽而获得最外层的覆盖物的,这已经在第 347 页说明过了。也或者是从核膜出芽。在后一种的情况下,一些复杂的扩展膜的相互作用导致了病毒颗粒最终释放到外部。也许可以补充的是,正如第 4 章所提到的,有一些复杂的病毒,如痘病毒,它们通过在细胞质中从头合成,再辅以从细胞质膜上出芽的方式,最终形成带有额外第 2 层膜的病毒粒子,从而获得其周围的膜结构。

因此,膜运输是细胞和病毒生命周期中的一个核心现象,人们甚至发现,细胞会使用某种形式的标签——邮政编码——来附着在特定的囊泡膜结构上,以确定它们的来源和未来的地址。这一现象的发现也获得了诺贝尔生理学或医学奖的认定。1999年，洛克菲勒大学的另一位好友金特·布洛贝尔（Günther Blobel）独自获得了诺贝尔奖，以表彰他"发现蛋白质具有内在信号，这些信号支配着它们在细胞内的运输和定位"。可惜他已不在人世。他将奖金用于德国德累斯顿圣母教堂的重建。

尽管我们已经发现囊泡是运输特定物质（如递质）的一种普遍现象，但仍有许多问题有待解答。是什么决定了囊泡在某些受控条件下形成时的大小？又是什么决定了它将要包裹的递质的数量？此外，是什么控制着囊泡从形成地点迁移到它们将与另一层膜融合的地方？并在适当的环境中传送其内容物？对于这些问题，有的已经有了一些答案，但仍有许多问题等着解答。据推测，递质释放只是维持单个细胞机器运行所需的数百万个不同独特过程中的一种。我之前已经反复强调了动态平衡的重要性——即一种运作的平衡状态——如同管弦乐队在没有指挥的情况下的自主表演，以强调所有重要的功能原理的发现都有待我们在未来的研究中发现。我们还有很多东西要学。进化论有着自己的鬼斧神工，它偶然幸运地选择了一些方法来管理大量的功能，而这些功能也仅仅维持着一个细胞的运作。

突触间隙将持续吸引人们的注意，还有很多东西有待了解，但现在是时候考虑一下，一旦某种信号传递到细胞表面，会发生什么情况呢？从图中（见第349页）可以看出，递质与突触后接收细胞上的受体结合后，就会产生作用。那么问题来了，接下来会发生什么？这正是本书的最后一位主角、1971年诺贝尔奖得主厄尔·萨瑟兰（Earl Sutherland）试图回答的问题，这将在最后一章中展示。他的研究涉及将受控信号传入细胞。

第 9 章
只有一位诺贝尔奖获得者的特定年份

巨大的复杂性
基因表达的改变
通过表面信号

  在1971年的诺贝尔奖颁奖典礼上,只有少数获奖者的身影出现在斯德哥尔摩音乐厅的舞台上。英国的丹尼斯·加伯(Dennis Gabor)因"发明和发展全息方法"而获得物理学奖;加拿大的格哈德·赫茨伯格(Gerhard Herzberg)因"对分子的电子结构和几何知识,特别是对自由基的认识所作出贡献"而获得化学奖;美国人厄尔·萨瑟兰(Earl Sutherland)因"发现激素的作用机制"而获得生理学或医学奖。最后是智利人巴勃罗·聂鲁达(Pablo Neruda)因"一种在元素力量作用下的诗歌,为一个大陆的命运和梦想带来了活力"而获诺贝尔文学奖。国王古斯塔夫六世·阿道夫(Gustaf VI Adolf)在这个场合进行了颁奖,但事实证明这也是他最后一次能够履行这一职能。本章前半部分的主要内容是萨瑟兰得以获得诺贝尔奖的开创性工作。但作为引言,我们将首先对他的指导院校进行大致介绍。那是卡尔(Carl)和格蒂·科里(Gerty Cori)

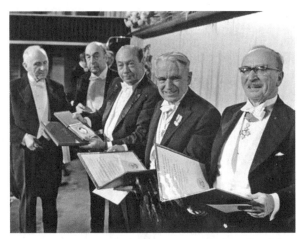

1971年诺贝尔物理学奖、化学奖、生理学或医学奖(萨瑟兰在中间)和文学奖的单一获奖者(从左至右)

在圣路易斯华盛顿大学的实验室,这个实验室提供了一个独特的高等级科学环境,激励了他和其他许多人成为成功的科学家。

余下的得主获得了瑞典银行为纪念阿尔弗雷德·诺贝尔而颁发的经济科学奖。

在颁奖典礼上,萨瑟兰由赖卡德(Reichard)进行了介绍。赖卡德于同年改换了在卡罗林斯卡研究所的教授职位。他接替卡罗林斯卡研究所第一位诺贝尔奖获得者胡戈·特奥雷尔(Hugo Theorell),担任了医学院诺贝尔医学研究所的教授和所长。赖卡德演讲的第一句话是:"适用于细菌的东西也适用于大象。"[1]这句名言是1965年诺贝尔生理学或医学奖共享者雅克·莫诺(Jacques Monod)提出的[Ⅲ]。还需要解释一下,由于所有形式的生命在大约38亿年前都有一个共同的起源,所以与单个细胞有关的某些基本结构和功能是所有后续形式的生命所共有的。这些功能包括在DNA中的信息存储,以及利用不同形式的RNA将这些信息处理成蛋白质的合成,蛋白质是细胞的主要结构和操作分子。在超过25亿年的时间里,单细胞的生命形式在地球上占主导地位,但随后,越来越复杂的多细胞生物开始出现。它们在一波又一波的进化爆发中扩展成许多复杂的生命形式。

细胞生物之间的通信在早期的原核生物阶段就已经发展起来了,但随着更为复杂的真核细胞的出现,以及有趣地进化成拥有100多种特化组织的多细胞生物,因此对不同种类细胞内部和之间的多样化通信手段的需求也随之增加。在前面3章中,我们已经看到了神经信号是实现快速远距离通信的一种手段。另一种方法是使用激素,例如前面详细讨论过的肾上腺素和去甲肾上腺素,它们既是激素,也是递质。肾上腺素的信号传导作用是萨瑟兰感兴趣的领域,他想了解肾上腺素影响肝脏和肌肉细胞中关键能量源葡萄糖形成的能力。在这项工作中,他发现了一种以前未被发现的细胞内的重要信号物质,鉴于其化学性质,这种物质被称为环磷酸腺苷(见第371页)。它还被称为第二信使,因为它通过与特定激素的接触,能将在其表面启动的特定信号进一步传递到细胞内。在细菌中也发现了环磷酸腺苷,由此可见,环磷酸腺苷在进化过程中一定是一种非常古老的生命分子。我们在第6章描述阿克塞尔罗德成为科学家的过程中曾提到,20世纪40年代中期，美国国立卫生研究院颇具影响力的未来院长香农（Shannon）曾在圣路易斯的卡尔和格蒂·科里的实验室工作过。萨瑟兰也是在同样的环境中接受了重要的早期训练。因此，我们将首先介绍该实验室的独特之处。

从居里到科里

1947年的诺贝尔生理学或医学奖是不寻常的。该奖项颁给了卡尔·科里和格蒂·科里夫妇，他们因"发现糖原的催化转化"而获得了一半奖金。奖金的另一半则颁给了第6章已经提到的伯纳德·侯赛，冯·奥伊勒曾在第二次世界大战后在其布宜诺斯艾利斯的实验室里做过博士后。侯赛对脑垂体前叶在糖代谢中的重要性作出了根本性的发现。

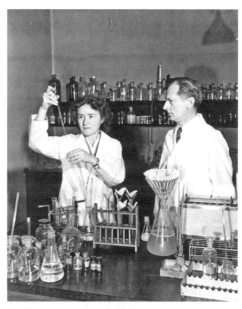

格蒂和卡尔·科里夫妇在他们的实验室里（由贝克医学图书馆提供）

一般说来，妇女在很长时间后才被列入诺贝尔自然科学奖得主的行列。一个显著的例外是巴黎的皮埃尔·居里和玛丽·居里夫妇，他们已经在1903年获得了一半的物理学奖，其获奖理由是"为了表彰他们在共同研究亨利·贝克勒尔（Henri Becquerel）教授发现的辐射现象中所作出的非凡贡献"。8年后，居里夫人（她的丈夫在1906年死于一场交通事故）独自获得了诺贝尔化学奖，因为她发现了镭和钋元素，并对前者的放射性进行了表征。24年后，居里夫妇的女儿伊琳（Irène）与丈夫弗雷德里克·约里奥-居里（Fréderic Joliot-Curie）也获得了诺贝尔化学奖，"以表彰他们合成了新的放射性元素"。1995年，法国总统密特朗安排将居里夫人和她丈夫的遗体移至巴黎市中心的万神殿。玛丽·居里是唯一一位靠自己的功绩而安息于此的女性。第2

位长眠于此的女性是19世纪化学家和政治家马塞琳·贝特洛（Marcellin Berthelot）的妻子。

直到1963年，诺贝尔物理学奖分享给了又一位女性——玛丽亚·戈佩特-梅耶（Maria Goeppert-Mayer）。直到21世纪，又有一位女性在这个领域获奖。在化学领域，1964年的诺贝尔奖第2次颁给了一位女性科学家，她就是晶体学家多萝西·霍奇金（Dorothy Hodgkin）[Ⅲ]。但同样地，人们还是要等到21世纪才会看到有更多的女性化学奖得主。如前所述，在生理学或医学领域，"玻璃天花板"于1947年第一次被打破，而30年后才有另一位女性科学家得到认可。她就是之前简要介绍过的罗莎琳·亚洛（Rosalind Yalow）[Ⅱ]，下面还会再次提到她。从那时起，20世纪还有4位女性诺贝尔奖获得者在这一领域获得认可（请参见下表）。21世纪至今，又有5位女性获得诺贝尔生理学或医学奖。在这些人中，还有一位女性得主与丈夫共同分享了奖项。这发生在2014年，当时一半的奖项授予了梅-布里特·莫瑟（May-Britt Moser）和她的丈夫埃德瓦德·莫瑟（Edvard Moser），以表彰他们"发现了大脑中构成定位系统的细胞"。可以预期，随着时间的推移，女性诺贝尔奖得主的比例将会增加，甚至可以预见几百年后，女性科学家也许会在自然科学领域占据主导地位。目前，卡罗林斯卡研究所的诺贝尔议会共有50名成员，其中14名是女性。

20世纪获得诺贝尔生理学或医学奖的女性科学家

年份	姓　名	获　奖　理　由
1947	格蒂·科里（获1/4奖项）	发现了糖原的催化转化过程
1977	罗莎琳·亚洛（获1/2奖项）	肽类激素放射免疫测定方法的发展
1983	芭芭拉·麦克林托克	发现可移动基因元件
1986	丽塔·列维-蒙塔尔奇尼（获1/2奖项）	生长因子的发现
1988	格特鲁德·埃利恩（获1/3奖项）	药物治疗重要原理的发现
1995	克里斯蒂安娜·尼斯莱因-沃尔哈德（获1/3奖项）	发现早期胚胎发育的遗传控制

科里夫妇有着非凡的人生故事,值得详细描述。正如我们将看到的,他们创办了一个实验室,成为许多未来的诺贝尔奖得主的摇篮[2]。由于格蒂·科里是第一位获得诺贝尔生理学或医学奖的女性,我们先介绍她。其中有一本出色的回忆录讲述了她的一生[3]。格蒂于1896年出生在布拉格的一个名为拉德尼茨(Radnitz)的犹太家庭中,当时的布拉格是奥匈帝国的一部分。她上了一所女子学校,然后为大学入学考试而做准备。在成功通过考试后,她被录取为德国布拉格大学的医学生。在学习期间,她结识了卡尔·科里——另一位雄心勃勃的学生。他们都对科学感兴趣。1920年,他们共同发表了第一篇论文,描述了补体在免疫反应中的作用。同年晚些时候,他们在维也纳结婚了。1921年,他们住在奥地利,为不同的组织工作。格蒂是一家儿童医院的医生。她当时的研究关注由于甲状腺功能障碍所引起的先天性黏液水肿的儿童。夫妻俩意识到,由于奥地利社会上反犹主义态度的日益加强,格蒂在那里无法发展职业。因此,他们在1922年搬到美国,格蒂于卡尔之后6个月到达。

他们两人都在纽约州立恶性肿瘤研究所(The New York State Institute for Study of Malignant Disease)任职,即今天位于纽约州布法罗的罗斯维尔公园癌症中心(Roswell Park Cancer Center in Buffalo, NY. Carbohydrate),研究重点是碳水化合物代谢及其激素调节。他们所选择的研究领域与奥托·瓦尔堡(Otto Warburg)(1931年诺贝尔生理学或医学奖得主)关于肿瘤细胞有氧糖酵解增加从而导致乳酸形成的研究领域并行发展。1923年至1924年间,格蒂发展了一个独立的研究项目,关注X射线对小鼠皮肤和不同内脏器官代谢的影响,并发表了许多论文。随后,她又回到与丈夫一起研究糖代谢的合作项目中。利用当时可用的精密技术,她和丈夫开创了糖代谢的关键性研究。他们成功地确定了糖转化所导致的乳酸形成主要是由于肌肉中的进程,而在肝脏中,葡萄糖的储存以糖原的形式增加。这种转化的代谢步骤后来被称为科里循环(Cori cycle)。这对夫妇轮流担任第一作者,强调他们在发现研究中真正平等的伙伴关系。这项工作的一个重要部分是开发了定量分析方法,其中由格蒂主要负责。一个新的重要的中间化合物——葡萄糖-1-磷酸得以被发现。

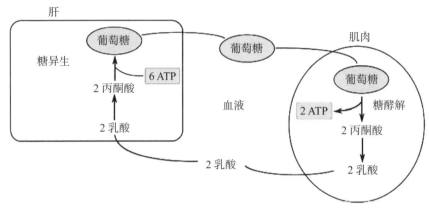

科里循环（The Cori cycle）

　　1931年，这对夫妇搬到了密苏里州的圣路易斯，在那里他们获得了更好的条件，可以大力发展他们的研究。一般来说，当时的美国大学对夫妻在一起工作的情况并不支持。学术机构非常清楚裙带关系的风险。尽管如此，科里夫妇似乎成功地说服了布法罗和圣路易斯的学术当局，证明他们对研究负有同等责任，并且不可分割。然而，直到1947年，也就是他们共同获得诺贝尔奖的那一年，格蒂才最终凭借自己的能力成为一名正教授。在讨论他们的获奖依据之前，我们需要先简单地介绍一下卡尔·科里（Carl Cori）。他自己也提供了一些自传资料[4]和两本关于他的优秀回忆录[5,6]。

　　和格蒂一样，卡尔于1896年出生在布拉格。他来自一个学术家庭，他的父亲是里雅斯特海洋生物站（The Marine Biological Station in Trieste）的负责人，卡尔就是在那里长大的。他受过广泛的古典教育，会说多种语言。他也是一个喜欢登山的户外爱好者。1914年，他们一家搬到布拉格，在那里他开始了他的医学研究。如前所述，这对年轻的夫妇在维也纳逗留期间，卡尔曾在格拉茨与奥托·洛伊（Otto Loewi）工作了6个月。正如我们在前面描述过[III]，洛伊的开创性工作为他赢得了1936年的诺贝尔生理学或医学奖。在科里一家搬去美国的6年后，他们成了美国公民。他们的联合研究描述了肝脏中储存的糖原（储存在肝脏中的葡萄糖分子的集合体）与肌肉中葡萄糖转化为乳酸的关系。后来发现腺苷三磷酸（ATP）在这些过程中起着关键作用。格蒂在一篇文章中得出这个结论[7]，但不包括卡尔。糖的转化有许多功能，例如为我们的肌肉收缩提供能量，以及为我们非常依赖能量的大脑提供能量。葡萄糖是关键的能量来源，可以通过前面提到的糖原形式储存。糖原这个词是由伟大的法国生理学家克劳德·伯恩哈德（Claude Bernhard）创造的，他在19世纪中期就发现并描述了肝脏和肌肉中的这种物质。

人们花了很长时间才弄清楚如何有效地将能量储存在细胞中。在最初的研究中，肌肉中的能量转换导致糖原转化为乳酸。这些研究的结果被认可为1922年诺贝尔生理学或医学奖的获奖基础，并颁发给了前一章中提到的希尔（Hill）和第5章中提到的奥托·迈耶霍夫（Otto Meyerhof）。该奖项在我的第一本关于诺贝尔奖的书中也有简要的描述[1]。后来的研究表明，肌肉中的能量来源不是乳酸，而是磷酸肌酸分子，这是由丹麦科学家埃纳尔·伦德斯加德（Einar Lundsgaard）新近发现的，他在迈耶霍夫的实验室（Meyerhof's laboratory）进行了部分研究。但仍有更多的发现等待着我们。迈耶霍夫的助手卡尔·洛曼（Karl Lohmann）以及同时期的两位美国科学家赛勒斯·菲斯克（Cyrus Fiske）和叶拉普拉加达·苏巴罗（Yellapragada Subbarow）同时发现，关键的步骤不是磷酸肌酐本身的分解，而是后续的磷酸基的转移，进而形成腺苷三磷酸（ATP）。故此，能量在细胞中的流通最终在20世纪30年代中期得以确定。这一观察结果表明，能量产生的关键机制是将ATP分解为腺苷二磷酸（ADP）。1953年，弗里茨·李普曼（Fritz Lipmann）因"发现辅酶A及其对中间代谢的重要性"而获得诺贝尔生理学或医学奖的一半奖金。两年前，也就是迈耶霍夫去世的时候，弗里茨在一本迈耶霍夫的回忆录中写道："因此，ATP的发现是打开理解代谢能量转化机制大门的钥匙。"

1938—1939年期间，当科里夫妇确定了葡萄糖-1-磷酸的作用后，他们的工作转向酶学，而格蒂为这项工作开辟了道路。她在关于这个主题的10篇论文中的7篇担任第一作者。这使得他们确定磷酸甘油变位酶（phosphoglycerin mutase）（这个术语已被迈耶霍夫使用过[1]）的关键作用机制成为可能。关于这个扩展工作的细节就不再赘述了，值得一提的是，人们发现糖原的形成需要一种引导化合物，即一种引物，而磷酸酶正是一种重要的、以前未被发现的酶。大家发现它以两种形式出现，它们之间的关系后来由萨瑟兰及其合作者（下文将再次讨论），以及埃德蒙·费舍尔（Edmond Fischer）和埃德温·克雷布斯（Edwin Krebs）（我们稍后也会见到他们）进一步阐明。科里循环图（见第358页）总结了科里循环的关键阶段[8]。在缺氧条件下，伴随肌肉收缩所产生的乳酸被运送到肝脏。在这个器官中，它可以通过一个依赖ATP能量的过程重新合成葡萄糖。新形成的葡萄糖随后被转移到肌肉中，并用于新的收缩。在她研究的最后几年，格蒂对糖原储存病产生了特别的兴趣，比如冯·吉尔克病（von Gierke's disease），该病是由于糖原的酶分解无法获得能量。她在1957年发表的最后一篇科学论文中指出，这种现象以两种不同的形式出现[9]。

糖的转化受到胰岛素的控制，这一激素的化学实体是由弗雷德里克·班廷（Frederick Banting）和约翰·麦克劳德（John MacLeod）发现的。前面提到的1923年诺贝尔生理学或医学奖认可了该发现[1]。垂体腺的前叶，也就是脑垂体，产生了一种重要的信号物质——肾上腺皮质激素。它通过刺激肾上腺产生可的松，也参与了糖的产生调控。侯赛与科里夫妇共享了奖项，是基于他对垂体的生理研究。我们的身体中有几个这样的例子，一个内分泌腺的激素会刺激另一个内分泌腺产生一种或多种特定的激素。所以有人可能会问，最重要的总控在哪里？

科里一家的诺贝尔奖之路

科里家获得诺贝尔奖候选资格的故事很短。他们两人分别在1946年和1947年被联合提名。提名者是1944年的诺贝尔奖共同得主约瑟夫·厄兰格（Joseph Erlanger）[Ⅲ]。因为他也来自华盛顿大学圣路易斯分校（Washington University, St. Louis），所以他对科里夫妇非常了解。卡尔在1947年还获得了3次额外的提名，其中包括来自1922年的诺贝尔奖得主迈耶霍夫（Meyerhof）和瑞典生理学教授冈纳·奥格伦（Gunnar Ågren）的提名。后者强调了两年前获得的重要认知，即胰岛素增加了以糖原形式的葡萄糖储存。而到了1946年，厄兰格（Erlanger）的提名就已经非常全面，涵盖两页纸并包括科里夫妇撰

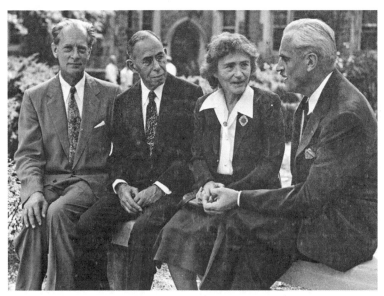

卡尔和格尔蒂·科里（左起第一位和第三位）正在与诺贝尔奖得主约瑟夫·厄兰格进行对话，厄兰格位于他们之间，右边是阿瑟·康普顿（Arthur Compton）（1927 年物理学诺贝尔奖得主，华盛顿大学校长）（由贝克医学图书馆提供）

写的 14 篇文章。2 月 6 日之后，还有一份来自莫耶·弗莱舍（Moyer Fleisher）的第二份两页纸的提名，只针对卡尔·科里（Carl Cori），但是这份提名来得太晚了。委员会决定邀请颇有名望的生物化学家胡戈·特奥雷尔（Hugo Theorell）进行审查。特奥雷尔在 1955 年获得了诺贝尔生理学或医学奖，在我之前的一本书中曾详细介绍过他[Ⅲ]。他对科里的工作进行了 12 页纸的仔细评估。

　　在这篇评估的引言部分，他提到了这样一个事实（译自瑞典语）："厄兰格在他权威而明确的提名中强调，科里夫妇的团队发现了糖原和淀粉的酶合成，为阐明其他的相关过程铺平了道路，比如脑垂体额叶提取物以及胰岛素对己糖激酶反应的影响。"特奥

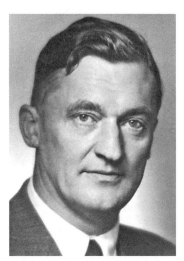

胡戈·特奥雷尔（1903—1982）
（引自《诺贝尔奖》1955 年年鉴）

雷尔描述了科里夫妇十多年前的工作如何包含许多具有重大意义的新见解。肾上腺素通过磷酸化来动员糖分子的组分，而科里夫妇记录了磷酸化糖成分的存在，即所谓的酯。正如前面提到的，科里夫妇能够展示出磷酸基从糖分子的6个碳组分之一重新定位到另一个碳组分上。故此，这使得从分离的糖组分到糖原以及相反过程的一系列中间步骤得以确定。实验证明，糖的储存形式——糖原和淀粉，在其糖分子链的分支方式上存在差异。更为精细的实验则描述了单糖组分（如葡萄糖）转化为复杂分支结构的分子机制，其中一种重要的酶被称为科里酶，而利用葡萄糖进行的能量循环，则称为科里循环（参见第358页）。直到1945年，人们才发现了此关键过程中一个之前未知的新酶。因此，特奥雷尔的综述最后一段是这样写的（译自瑞典语）：

> "卡尔和格蒂·科里可以平等地声称他们取得了一系列美妙的发现，这些发现已经被提及。显然，他们共同监督了他们的研究工作。从下面署名的人看来，他们的研究成果质量很高，值得获奖。在糖原和淀粉的酶形成和降解机制这个极其重要和复杂的问题上，科里夫妇的贡献不仅在其主要轮廓也在细节上，给予了很大程度的解决。去年，一种激素在一种成熟的酶反应中具有直接重要性的惊人发现引起了人们的极大兴趣，这似乎也对胰岛素作用机制的激烈争论提供了一个解决方案。这一发现是科里早先工作的直接成果，是在提名奖项的前一年发现的。卡罗林斯卡研究所的教师学院将有一次机会真正遵照阿尔弗雷德·诺贝尔的遗愿，将1946年的诺贝尔生理学或医学奖联合颁发给卡尔·科里和格蒂·科里，以表彰他们对糖原和淀粉的酶合成的发现。"

诺贝尔委员会的最后一次会议指出，科里夫妇值得获奖，但在今年他们选择了穆勒（Muller），"因为他发现了通过X射线照射产生突变的方法"。穆勒在之前被介绍过[Ⅲ]，在本书的第1章和第5章中也有简要提及。

1947年，正如前面提到的那样，厄兰格再一次对卡尔和格蒂·科里进行了联合提名。卡尔·科里也获得了一些额外的提名。特奥雷尔则被要求进行后续的审查。审查涵盖9页内容,主要讨论了前一年产生的新数据。不管怎样,他再次提到了早先的实验观察,即垂体提取物相对于胰岛素对己糖激酶所产生的影响具有拮抗作用,这也揭示了其作用的起源。这被认为是一个开创性的发现。此外,更加复杂的是,科里夫妇还表明肾上腺素在这个过程中也很重要。近期的一项重要工作是在使用阿洛克酮诱导的糖尿病大鼠上完成的。整合的图片显示,下丘脑产生的激素与来自肾上腺皮质的一个或多个激素一起抑制了胰岛素的糖基化作用。科里学派的发现说明了这一反应的关键点。特别重要的是发现了Cori酶的磷酸化作用增加了葡萄糖-1-磷酸向糖原加磷酸的转化。根据特奥雷尔的说法,发现糖原形成的化学途径可能已经足以成为获奖的基础。如前所述,委员会讨论的结论是该发现具有相当大的意义[IV]。最终确定了两组主要的候选:格拉尼特(Granit)以及科里夫妇加上侯赛。1947年9月22日委员会会议的最后一段内容如下(译自瑞典语):

> "诺贝尔委员会一致决定,以书面形式表达它在选择卡尔·科里、格蒂·科里和伯纳德·侯赛以及鲁道夫·格拉尼特的出版物作为奖项基础时所遇到的巨大困难,并建议将1947年诺贝尔生理学或医学奖的一半授予卡尔·科里和格蒂·科里,以表彰他们联合发现了糖原催化转化的一系列事件,另一半授予伯纳德·侯赛,以表彰他对脑下垂体前叶对糖代谢的重要性的发现。"

正如之前所指出的[IV],并且在第6章中也简要提到的,英韦·索特曼(Yngve Zotterman)于1951年对格拉尼特的评估中解释道,在1947年有5位成员投票支持了格拉尼特。然而,由于委员会在会议上得出的结论是,他们首次认可自己人时,应该达成一致同意的决定,所以最后的选择变成科里夫妇和侯赛。而因为格拉尼特没能在1947年获得委员会的全力支持,他实际上又等了20年(!)才最终获得了他的共同奖项[IV]。正如我们提到的,直到1955年,教师学院才首次选出了自己的成员获得诺贝尔奖。那个人是特奥雷尔(Theorell)。1947年委员会做出决定并得到了教师学院的支持,这意味着首次有一位女性获得了诺贝尔生理学或医学奖。还可以补充的是，1947年也是委员会首次包括一位女性成员。她就是医学教授南娜·斯瓦茨（Nanna Svartz），参与了委员会一年的工作。

诺贝尔生理学或医学奖终于有了女性获奖者

科里夫妇和侯赛欣然参与了1947年的诺贝尔奖颁奖典礼。科里夫妇受到委员会主席、病理学教授兼研究所副所长希尔丁·伯格斯特兰（Hilding Bergstrand）的欢迎（见下图）。不出所料，特奥雷尔被委以在诺贝尔奖典礼上介绍科里夫妇和侯赛的研究成果[10]。他也提到了多马克（Domagk）的工作，鉴于我们在第5章中所描述的原因，他的金牌和证书被延迟了8年才拿得。在20世纪40年代末，赞颂性的介绍比现如今诺贝尔奖颁奖典礼上的更加详尽和精心。特奥雷尔首先提到胰岛素的发现，但强调了解其作用机制所花费的时间。他还引入糖原这个术语，并注明构成糖原的葡萄糖是与磷酸结合在一起的。糖是具有6个碳原子所构成的链，而磷酸则连接在链上的6号碳上。在科里夫妇早期的实验中，他们使用洗净的碎肌肉组织，发现磷是附着在六碳链的另一端，即一号碳上。他们进而发现，洗涤组织材料时所废弃的水中含有一种酶，可以将磷从一号碳移动到六号碳，这也是形成糖原所必需的。科里夫妇纯化并结晶了这种酶，其他科学家将其命名为Cori酶。最终，科里夫妇成功地在试管中合成糖原。在实验中，磷基来自富含能量的ATP，而将磷基从这个化合物中转移的酶被称为己糖激酶。胰岛素可以促进其活性，

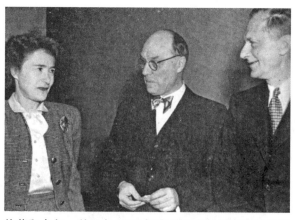

格蒂和卡尔·科里在1947年访问斯德哥尔摩期间与副校长希尔丁·伯格斯特兰德（中间）交谈（引自参考文献［34］）

但也需要另一种来自脑下垂体前叶的激素。侯赛的研究结果则为这种相互作用如何发生提供了一些见解。他对垂体的兴趣受一位法国同事的观察所激发,他们发现脑垂体的过度活跃导致了一种叫作肢端肥大症的疾病,而与此相关联的是尿液中糖的分泌增加。故此,在控制血糖水平方面似乎存在着两种激素的作用。特奥雷尔赞扬了1947年诺贝尔生理学或医学奖得主的"不懈的勤奋、卓越的技能和高明的洞察力"。他最后引用了英国生理学家欧内斯特·斯特林(Ernest Starling)的话作为结尾:"今天的生理学就是明天的医学。"如前所述[I,III],在世纪之交,他对化学信使的存在进行了最初的观察,该物质被称为分泌素。他还引入了"激素"一词,这个词来自希腊语"hormon",意思是"推动运动的东西"。

卡尔·科里和格蒂·科里从年迈的89岁国王古斯塔夫五世手中接过奖项。这本书的封面图片描绘了国王和科里夫妇之间的对话。这是这位国王最后一次能够颁发诺贝尔奖。事实上,在1901年的第一届诺贝尔奖颁奖典礼上,他就已经代表王室出席并颁发了奖项。他的父亲奥斯卡二世(Oscar II)在这个最初的场合未能肩负起责任,因为他那时正在挪威旅行,当时挪威与瑞典仍是盟友。古斯塔夫五世(Gustaf V)于1907年成为瑞典国王,并在1950年去世前一直担任国王职务。由于他长时间的统治,他得以颁发了50多年的诺贝尔奖,仅有由于两次世界大战所造成的中断。1947年之后,他的儿子,也就是1950年成为国王的古斯塔夫六世·阿道夫(Gustaf VI Adolf)王储接过了颁奖礼。他一直统治到1973年去世,承担了从1948年一直到1971年的诺贝尔奖的颁发责任,也正是在1971年,本章的核心人物萨瑟兰(Sutherland)获得了诺贝尔奖。由于迫在眉睫的健康问题,他后来不能再履行这些职责了,因此到了1972年,奖项的颁发由他的孙子完成。其孙子在1973年成为瑞典的卡尔十六世·古斯塔夫(Carl XVI Gustaf)国王。之所以跳过了一代君主,是因为现任国王的父亲古斯塔夫·阿道夫(Gustav Adolf)王子,也曾在1946年诺贝尔奖颁奖典礼上与其他皇室成员一起站立以向诺贝尔奖获得者表达敬意,但在随后的一年,他于哥本哈根机场死于飞机失事。

科里夫妇的诺贝尔演讲[11]是在颁奖仪式和皇室晚宴后的第2天进行

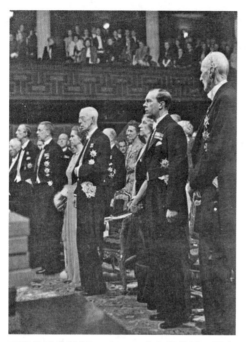

三代伯纳多特（Bernadottes）家族成员一同出席1946年的诺贝尔奖颁奖典礼。卡尔·古斯塔夫五世国王居中，国王的右边是王储古斯塔夫六世·阿道夫，左边是他的孙子古斯塔夫·阿道夫王子。他们一起起立，向走来的诺贝尔奖得主们致敬。古斯塔夫·阿道夫于1947年在哥本哈根的一次飞机失事中丧生，因此王位不得不传给下一代（引自参考文献[34]）

的。这确实是一项共同努力，反映了他们工作密不可分的本质。卡尔开始了实事求是的演讲，然后格蒂接手，之后卡尔回来完成了报告。这一切都非常务实，且没有任何的感情用事。一个有趣的巧合是，科里夫妇的主要提名人厄兰格也出席了1947年的诺贝尔奖颁奖典礼。这给了他一个机会来发表他推迟了很久的诺贝尔奖演讲。如前所述[Ⅲ]，由于战争，1944年在斯德哥尔摩没有举行诺贝尔奖活动，当时厄兰格和赫伯特·加塞（Herbert Gasser）一起获得了诺贝尔奖。在这次会议上，格拉尼特以广播讲话的形式向1944年度诺贝尔奖的美国获奖者和1943年度延迟的诺奖得主以及当地的政要发表了一篇充满赞誉的介绍。厄兰格在1947年斯德哥尔摩的演讲题目是"关于单个神经纤维反应的一些观察"。

科学生涯的余波

现在是时候告别令人印象深刻的首位女性诺贝尔生理学或医学奖得主格蒂·科里，并开始介绍科里实验室的一位杰出学生厄尔·萨瑟兰（Earl Sutherland）了。先让我们来谈谈她生命的最后阶段，并介绍她一生中不可分割的合作者即她的丈夫卡尔。卡尔的职业生涯同样令人印象深刻。格蒂是一位不知疲倦的科学工作者，在她共同获得诺贝尔奖后的10年里，她一直在为科学事业作出高质量的贡献。她当时的合作者约瑟夫·拉纳（Joseph Larner）写了一本关于她作为美国国家科学院（National Academy of Sciences）成员的回忆录[3]。她是有史以来第4位成为该学院成员的女性。这发生在1948年，也就是她获得诺贝尔奖的第2年。在拉纳丰富的回忆中，有这样一段话[3]：

> "她一直在实验室里，我们两人都在那里独自工作。我们自己洗我们的玻璃器皿，她偶尔会向卡尔抱怨没有人帮忙清洗。当她累了，她就退到实验室旁边的小办公室里，在一张小床上休息。她不停地抽烟，不停地把烟灰滴在涂满柏油的实验室长凳上。我经常想知道这是否有助于酶的结晶。"

1956年，华盛顿大学的同事们在《生物化学-生物物理学学报》（*Biochimica Biophysica Acta*）杂志上安排了一个独特的论文集，题目是《卡尔·科里和格蒂·科里60岁生日献礼文集》。这次聚集的作者非同寻常，其中包括7位未来的诺贝尔奖得主——克劳德·德·迪夫（Claude de Duve）、埃德蒙·费舍尔（Edmond Fischer）、阿瑟·科恩伯格（Arthur Kornberg）、汉斯·克雷布斯（Hans Krebs）、路易斯·勒卢瓦（Luis Leloir）、西摩·奥乔亚（Seymour Ochoa）和厄尔·萨瑟兰（Earl Sutherland）。这些贡献代表当时生物化学研究的前沿。他们所有人都在科里实验室里接受过最初的培训。在对科学发展的影响方面，恐怕没有任何其他实验室能够与之相提并论。

同年，也就是1956年，格蒂身患重病，并在一年后去世。在过去10年，她一直被一种涉及骨髓的罕见疾病所折磨。据推测，这可能源于她在20世纪20年代初研究X射线对皮肤和内脏器官代谢的影响时暴露在了辐射中。如果这种说法属实，那么玛丽·居里（Marie Curie）就可以与她进行比较了。但令人惊讶的是，考虑到居里夫人在她早期的实验工作中不知不觉地受到了大剂量的辐照，并最终导致了她的骨髓清除，可她仍然活到了67岁。

1954年，格蒂·科里在国家科学院留下了一份题为"这是我所信"（*This I believe*）的个人陈述。在这篇长达一页半的文章中，最后一段写道：

"在我看来，对工作的热爱和奉献是幸福的基础。对于一个研究工作者来说，一生中难以忘怀的时刻，就是那些经过多年辛勤工作后的罕见时刻，当大自然的神秘面纱被突然揭开，原本混沌而暗淡的事物变得清晰而美丽的时刻。"

格蒂留下了卡尔和他们的独生子，一个1936年出生的男孩。格蒂的去世对卡尔来说是一个沉重的打击和情感的消耗，但他最终恢复了状态，并在此后的30年里为科学作出了重要贡献，继续过着充实的生活。他重新获得力量和对生活的渴望的一个重要因素是他遇到了另一个生活伴侣。他和安妮·琼斯（Anne Jones）在人文学科上有许多共同的兴趣。他们于1960年结婚。卡尔和他的研究小组继续为他和他的第一任妻子共同发起的新陈代谢科学作出了令人瞩目的贡献。1966年，他从主席职位上退休后离开了华盛顿大学，全家定居在波士顿，科里在那里被哈佛医学院任命为生物化学教授。麻省总医院（Massachusetts General Hospital）为他的研究工作建立了一个新实验室。分子生物学技术的不断进步使科里在代谢调节方面的研究得到了拓展和深化。他对合成特定产物的基因［结构性基因（structural genes）］以及控制其表达的重要基因［调控性基因（regulatory genes）］的研究都取得了令人印象深刻的新见解。这两类基因之前只在单细胞生物中被发现过。

卡尔和安妮·科里（Anne Cori）在波士顿的开放式住宅营造了一个温暖的氛围，深受卡尔早先的朋友和他们共同的新朋友的赞赏。卡尔很长寿，于1984年去世，享年将近88岁。他比格蒂和他最成功的学生萨瑟兰更长寿，萨瑟兰于1974年去世，只有58岁。正是卡尔为美国国家科学院撰写了关于他的传记回忆录[12]。而前面提到的卡尔自己的回忆录则由米尔德伦·科恩（Mildren Cohn）[5]撰写。科恩是一位有影响力的犹太女科学家，开创了利用磁共振研究酶反应，特别是ATP酶。她不仅强调了卡尔在科学领域的深厚造诣和他作为学校建设者的能力，还强调了他是一个具有深厚文化底蕴的人。就像他的第一任妻子一样，他也为自己写下了一段动人的墓志铭。内容如下：

"物理学、天文学和生物学的前沿，以及研究这些学科的工具——人类思维，让人们对过去和现在的艺术和建筑的伟大创造充满了惊叹。从这些领域，以及与大自然、爱情和朋友的接触中，我们汲取了生活的喜悦，理解了悲伤和人类的困境。人文主义对人类来说可能就像某个科学领域的专业能力一样重要。"

现在是时候关注早期科里实验室的杰出学生之一——萨瑟兰（Sutherland）了。

厄尔·萨瑟兰：一位科学家的塑造

除了卡尔·科里所撰写的关于萨瑟兰的回忆录[12]之外，约翰·埃克斯顿（John Exton）的著作中题为《直觉大师厄尔·萨瑟兰》(Master of Intuition)一章也很好地描述了他的生活。厄尔·萨瑟兰（Earl Sutherland）1915年出生在堪萨斯州伯灵厄姆市（Burlingham, Kansas），这是圣达菲小岛上的一个城市，大约有1 000名居民。他在6个孩子中排行老五。他的父亲最初是一名农民，后来成为干货商人，他的母亲则在接受执业护士培训时积累了一些经验。他们整个家庭，包括众多孩子在内，都参与商店的经营，生活一直很好，直到20世纪30年代的大萧条袭来。厄尔小时候很喜欢钓鱼和园艺，并在家人的鼓励下培养了对学习的热情。高中时，他是一名优秀的学生，同时在体育方面也表现出色。而在医院的工作则得以资助他大学的学费。之后他被堪萨斯州托皮卡的沃什伯恩学院（Washburn College in Topeka, Kansas）录取，并于1937年毕业。同年，他结婚了，并继续在密苏里州圣路易斯的华盛顿大学医学院（Washington University School of Medicine, St. Louis, Missouri）深造。起初他很想行医，但是他的好奇心使他选择成为一名科学家。为了实现这个目标，他先是做了药理学助理，结识了卡尔·科里。科里也成为对他影响深远的导师。那段时间对他来说非常具有挑战性，因为厄尔要供养一个不断壮大的家庭。他的成长经历使他更喜欢简单和非正式的形式，他喜欢开些轻松的玩笑。在关于萨瑟兰的回忆录中[12]，科里把萨瑟兰描绘成一个中西部人，因为他不能在美国东西海岸的大城市中找到家的感觉。科里进一步写道："这并不是说他缺乏世故，而是他更喜欢童年时代的简单和随性。"他还提到了厄尔有很好的幽默感，并且随和、诚实和直率。顺便提一下，他的名字厄尔（Earl）是我的那个古老的斯堪的纳维亚名字厄林（Erling）的英文版本。它的词源可以追溯到Jarl，意为接近国王的领袖。

当萨瑟兰在科里实验室里与科学有了早期的接触之后，他于1942年来到巴恩斯医院（Barnes Hospital）实习，并从该大学获得了医学学位。后来他当了一名军医。他是巴顿军队中的营级外科医生，稍后在德国的军事医院工作。1945年，当他回到圣路易斯时，他不得不做出选择，是以科学还是以患者为中心的工作。在他的诺贝尔奖演讲[13]中，他讲述了他的矛盾心理。他说道："当我结束在第二次世界大战期间的医疗服务，并回到圣路易斯时，我还没有决定是应该从事医疗实践还是从事科学研究。科里说服了我，与其说他说了什么，不如说是以他为榜样，使我相信研究是我应该追求的正确方向。"

在接下来的8年，在华盛顿大学医学院的生物化学系，他将与许多已经提及的未来的诺贝尔奖得主在实验室的活动中进行互动；这其中包括奥乔亚（Ochoa）、勒卢瓦（LeLoire）、科恩伯格（Kornberg）、克雷布斯（Krebs）、德·迪夫（DeDuve），等等。但对他的发展最关键的还是他的导师卡尔和格蒂·科里。他的早期工作主要围绕肝脏和肌肉中的糖原酶分解糖原以及肝脏中肾上腺素刺激糖原释放葡萄糖这两个主题展开的。通过所涉及的冷冻和解冻细胞的实验，他强调了完整的细胞结构对于激素诱导酶活性的必要性。1953年，萨瑟兰离开了圣路易斯，在俄亥俄州克利夫兰的西储大学［现为凯斯西储大学（Case Western Reserve University）］又度过了富有成效的10年。他从圣路易斯带来的一个问题是肝磷酸化酶的纯化。在这项工作中，他发现了另一种可以分解无机磷酸盐的酶，一种磷酸酶。与此同时，西雅图华盛顿大学的埃德蒙·费舍尔（Edmond Fischer）和埃德温·克雷布斯（Edwin Krebs）在蛋白质磷酸化方面也有了重要发现，我们将在下面继续讨论。

萨瑟兰在他的细胞提取物中寻找一种能激活磷酸化酶的化合物。他能

够识别出这是一个腺嘌呤核苷酸。在
美国国立卫生研究院莱昂·赫佩尔
（Leon Heppel）的帮助下，他成功解析出
了其化学结构。我们曾在之前介绍过
前者，因为他曾为尼伦伯格（Nirenberg）
的团队提供过关键的支持，帮助尼伦
伯格成功地破译了基因密码[IV]。这
个化学结构如右图所示。克利夫兰
（Cleveland）小组与他的亲密合作者西
奥多·拉尔（Theodore Rall）一起于1957
年7月发表了这项突破性成果[14]，与此
同时另一个实验室也发表了类似的结
果。这些研究中的一个挑战是这种物质
的正常浓度很低，只有$10^{-7} \sim 10^{-6}$ mol。
拉尔和萨瑟兰继续保持密切合作，并在
大学建立了一支强大的研究团队。他
们十年来共同呈现了很多重要的联合
数据。最终，环磷酸腺苷被证明在许多
情况下具有生物学意义。研究发现，环
磷酸腺苷是由一种名为腺苷环化酶的
酶从能量丰富的化合物ATP中转化而
来的。该酶的特性也得到了详细的描
述。环磷酸腺苷的降解则依赖另一种

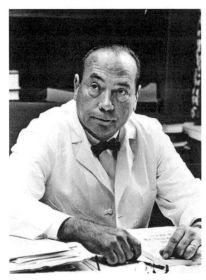

萨瑟兰在实验室里（于范德堡大学）

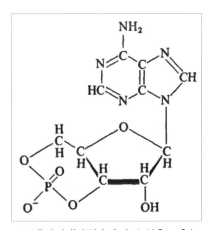

环磷酸腺苷（引自参考文献[13]）

酶，即环磷酸腺苷磷酸二酯酶的活性。ATP转化为环磷酸腺苷和无机磷酸
的反应可以在脊椎动物的许多组织特别是在大脑中检测到。环磷酸腺苷
还被发现与细胞表面的膜具有优先结合。进一步的观察揭示，不仅肾上腺
素和胰高血糖素等激素可以激活这种酶，来自肾上腺等部位的其他激素也
可以。

在私人方面，20世纪60年代初对萨瑟兰来说是困难的时期。他的婚姻

正在破裂,而且与克利夫兰西储大学(Cleveland Western Reserve)的管理层之间存在紧张关系。萨瑟兰并不擅长讲课,事实上他讨厌讲课,对管理工作也持有类似的消极态度。这种不安的局面在他搬到田纳西州纳什维尔的范德堡大学(Vanderbilt University)后得到了解决。他获得了美国心脏协会的职业研究奖,后来又获得了自己的教授职位,并在大学获得了一个更加独立的职位,这使他能够优先从事自己的研究。他再婚了,他的第二任妻子克劳迪娅(Claudia)是匈牙利人,非常受欢迎,也受雇于范德堡大学,担任学生事务的副院长。他们俩一样喜欢钓鱼。正如在综述文章中所总结的那样,关于存在第二信使的概念逐渐成熟并得到了巩固。人们逐渐认识到,环磷酸腺苷是细胞表面信号转导到细胞内目标特定功能的一般环节。环磷酸腺苷与其他反应物一起,是细胞内引人入胜的信号网络中的一个关键环节。在1962年的一篇综述中[15],萨瑟兰首次以图表的形式概述了第二信使的概念(见下图)。这意味着为一个在未来几十年里迅速发展的领域奠定了基础。正如我们将在本章末尾讨论的那样,该领域的一些重大进展已被诺贝尔生理学或医学奖所认可,我们也将在更广泛的背景下讨论萨瑟兰所发现的新概念的重要性。

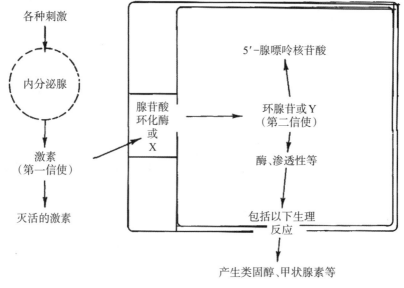

"第二信使"概念(引自参考文献[13])

正如科里[12]所描述的那样，萨瑟兰的实验目标旨在满足 4 个标准。第一，选定的物质应在完整的组织以及匀浆制备中显示出激素对腺苷酸环化酶的刺激作用。在当时，这种方式在化学家中并不常见，因为大多数化学家认为必须使用完整的细胞进行实验。然而，事实证明，在许多情况下，这种观点是错误的。第二，需要满足剂量-反应相关性，激素的浓度应该很重要。第三，要有能够抑制磷酸二酯酶的药物，比如茶碱，应该能够与激素协同作用。第四，添加成熟形式的环磷酸腺苷应该能够产生效果。当然，前提是确保其能够渗透到细胞质中。在许多实验系统中，包括前列腺素 E 的抗脂解效应，都符合既定标准。

随着工作的进行，越来越多的系统被发现使用环磷酸腺苷作为第二信使。据推测，第二信使对多细胞生物中多种激素的表达起着核心作用。但令人惊讶的是，人们发现普通的肠道细菌——原核生物大肠杆菌也能产生环磷酸腺苷，用于传导某种细胞质信号。显然，当时还有很多东西需要了解。正如我们将会看到的，环磷酸腺苷是所谓的 G 蛋白与能够激活磷酸化过程的成分之间的信号中介物。有趣的是，连接 G 蛋白与调节细菌中环磷酸腺苷浓度的步骤可以通过两种在医学上非常重要的细菌毒素来影响。一种是与霍乱菌相关的毒素，由于其与 G 蛋白相互作用，这种毒素增加了环磷酸腺苷的产量。这种效应可以解释与该疾病相关的腹泻。相反地，百日咳细菌产生的毒素会显著减少活化的 G 蛋白产生的环磷酸腺苷的量。在这种情况下，它导致了该疾病特有的干咳。

在他的诺贝尔讲演中[13]，萨瑟兰描述了环磷酸腺苷的化学式和第二信使概念的主要原理，这已经在第 372 页上展示过了。他还列举了多达 36 个受环磷酸腺苷影响的进程。然而，在这个广泛的实验测试中，发现了 9 个例子具有相反的效果。正如我们将看到的，克雷布斯（Krebs）团队的工作大大拓展了这个领域，他们显示环磷酸腺苷的靶点是蛋白激酶。我们将在下面回顾这些发现。萨瑟兰曾在一段时期考虑使用"第三信使"这个术语，但判断这样的概括是无效的[15]。正如我们将看到的，有些激素可以在细胞内不使用细胞质受体的情况下引发特定的信号事件。最后，萨瑟兰对他的发现所产生的影响表示赞赏，但他承认，由于当时缺乏对细胞过程总体细节的了解，因此无法描绘出一幅完整的画面。在他从事科学研究的最后几年里，他更多地关注含有鸟苷的环磷酸鸟苷，而不是环磷酸腺苷。他花了很长时间才找到一种能激活GMP的因子。最终由其他人发现的那些因子代表了非常特殊的情况。其中一个令人惊讶的发现是气体氧化氮（我们将在下文讨论核受体时再次提到）利用了这种第二信使。大肠杆菌中发现了这种信使的一种非常特殊的作用，它与可导致腹泻的肠毒素的产生有关。

在1971年的一篇综述中[16]，萨瑟兰和他的合作者总结了已取得的发现以及仍然存在的挑战：

> "从一个非常实际的意义上讲，我们对环磷酸腺苷作用模式的无知反映了我们对基本细胞进程的本质的无知。"

因此，仍有许多东西需要学习，而科学又何尝不是对进化过程中为实现特定功能而选择的精练的、往往是不可预测的分子机制的逐步深入的了解呢？当新的机制被发现时，它们就会成为理解特化的完整细胞的平衡代谢的巨大复杂性的一部分。我们将在本章末尾再次讨论这种复杂性。

诺贝尔委员会评估萨瑟兰

1968年，萨瑟兰首次获得诺贝尔生理学或医学奖提名。提名人是印度新德里的医学科学院（All-India Institute of Medical Sciences）生物化学教授G. 塔尔瓦尔（G. Talwar）。委员会决定让不知疲倦的评委冯·奥伊勒仔细审查提案。他进行了详尽的评估，涵盖19页。值得注意的是，萨瑟兰在过去10年中的研究已经引起了研究人体分子生理学的科学界的注意。特别是他对环状核苷酸3′, 5′-AMP和合成该核苷酸所需的酶腺苷酸环化酶的鉴定。这被发现在内分泌学领域具有广泛的重要性。在前几章中详细讨论过的儿茶酚胺，即源于酪氨酸的多巴胺、去甲肾上腺素和肾上腺素等递质物质，以及胰腺分泌的刺激血流中循环葡萄糖合成和释放的胰高血糖素，都是通过激活萨瑟兰所发现的环核苷酸的合成而发挥作用的，这一观察结果被认为是一项重大突破。冯·奥伊勒概述了这一重要发现是如何于20世纪50年代初期在科里实验室完成的。格蒂和卡尔·科里早先都对肌肉细胞中的磷酸化酶进行了观察，现在证明它们对激活葡萄糖的形成至关重要，这在卡尔·科里和萨瑟兰的研究中得到了进一步发展。根据这些观察，萨瑟兰在20世纪50年代初与他的年轻合作者拉尔（Rall）一起展开了研究。7年后他们发现了一种新的化合物——腺苷-3′, 5′-磷酸盐，也被简称为环磷酸腺苷（见第371页）。其他一些实验室也观察到了相同的化合物，其中包括由马克汉姆（Markham）领导的美国国立卫生研究院的实验室和由戈宾德·科拉纳（Ghobind Khorana）管理的实验室。如前面所提到的[Ⅳ]，科拉纳后来共同分享了1968年度的诺贝尔生理学或医学奖。

　　环磷酸腺苷的生理作用是在萨瑟兰与拉尔的合作工作中揭示的。他们使用同位素技术，不仅在肝脏，还在心脏、骨骼肌和大脑的兴奋细胞中发现了这种化合物。那是在1958年，萨瑟兰与拉尔提出了环磷酸腺苷在激素和递质的效应表达中起核心作用的论点[13, 14]。去除环磷酸腺苷中磷酸基团的化学转化机制也得以被确定。腺苷酸环化酶的关键作用也已被证实。通过对细胞不同部分的关联分析结果，环磷酸腺苷被猜测与细胞质膜密切相关。正如前面所提到的，环磷酸腺苷的用途非常广泛。许多现象得以在新发现的体系中进行观察，其中包括观察到像咖啡因和茶碱的物质可以通过阻断分解环磷酸腺苷的酶来影响该化合物的存在。其他实验也得出了结果，能够强调环磷酸腺苷在细胞的内部代谢中起着核心作用。在拓展的研究中，环磷酸腺苷在中枢神经系统中的重要作用得以证实，但这一观察还需要进一步发展用于细胞代谢研究的工具。肾上腺素和儿茶酚胺可以刺激这个区域中环磷酸腺苷的呈现。可以总结的是，除了缺乏细胞核的红细胞外，环磷酸腺苷的基本功能对于所有类型的细胞都是重要的。

　　冯·奥伊勒广泛的评估还展示了环磷酸腺苷在许多不同器官中的作用，如心脏和肠道。此外，冯·奥伊勒还在其雄心勃勃的综述中介绍了有关脂肪代谢和脂肪分解的研究结果，但萨瑟兰的这部分工作更多地仅是表面现象。这当然也适用于评述中涉及环磷酸腺苷的各种激素反应的另一个领域。正如前面提到的表格所示，这些反应非常广泛，涉及大约十种不同的激素。后续对环磷酸腺苷与不同细胞结构的拓扑关联分析在进一步的研究中也具有重要意义。综评的结论部分讨论了腺苷酸环化酶作为潜在肾上腺素能受体的可能性。在当时，关于细胞膜的不同的关联形式存在着一些猜测。基于这些考虑，初级信使和次级信使的一般化术语被引入。这个想法是，引发作用的物质，例如激素，将成为第一信使，而因此被激活的环磷酸腺苷将成为第二信使。所以，第一信使将控制特异性，而第二信使将作为潜在的通用放大器。

在他的总结中，冯·奥伊勒突出了萨瑟兰所引入的新概念。他强调激素或者可传播物质在细胞质膜上的首次特异互作，乙酰环化酶的激活以及环磷酸腺苷的形成，而后者也即第二信使，则可以将信号放大和传递到细胞内。由于这些发现的普适性和重要性，冯·奥伊勒认为萨瑟兰值得获奖。随后，他讨论了是否需要将其他人，比如拉尔，包含在这个发现中的必要性，但他的结论是这是不公正的。萨瑟兰本身就将是一个非常高质量的诺贝尔奖获得者。在1969年，萨瑟兰被提名了5次诺贝尔奖。诺贝尔奖得主康拉德·布洛赫（Konrad Bloch）[Ⅲ]建议将他与贝格斯特隆（Bergström）合并提名，而P. 兰德尔（P. Randle）则建议将他与路易斯·勒卢瓦（Luis Leloir）共享奖项，但其余的提名都只提名萨瑟兰一人。勒卢瓦在接下来的一年获得了诺贝尔化学奖，以表彰他"发现了糖核苷酸及其在碳水化合物生物合成中的作用"。那一年没有进行后续的评审，但萨瑟兰仍然被列为一个值得获奖的候选人。

在1970年，对萨瑟兰的提名数量进一步增加。总共有20个提案，其中9个是他在范德堡大学的同事提交的。余下的提名中也包含其他候选人。其中的一项提名曾在之前提到过，其建议与冯·奥伊勒和贝格斯特隆构成组合，另一项则是提名与勒卢瓦组合。此外，美国国立卫生研究院的威特科普（Witkop）还提出了一项提名，认为萨瑟兰应当与拉尔共享奖项。赖卡德被选作萨瑟兰的评审，同时也包括对拉尔的审议。正如我们所见，他的评估非常深入且有教育意义。其评论不仅涉及多细胞生物中的环磷酸腺苷，还包括细菌和黏液菌等单细胞生物。他一开始就注意到，委员会早在2年前就宣布了萨瑟兰有资格获奖，并且在接下来的一年中，尽管没有做额外的补充评价,但又重复了这一宣布。赖卡德回顾了历史并指出,早在1950年,萨瑟兰与卡尔·科里的合作研究就证明了磷酸化反应监控了肝脏中糖原分解的条件,并且这一反应受到胰高血糖素或肾上腺素的刺激。这是由磷酸化激酶和磷酸酶的活性通过增加或减少磷酸盐来分别决定的。

1953年至1963年间,萨瑟兰的实验室位于西储大学(Western Reserve),他与他的学生拉尔进行了广泛而富有成效的合作。在此期间,环磷酸腺苷的结构得以被确定,其激活和失活的机制也被阐明。在

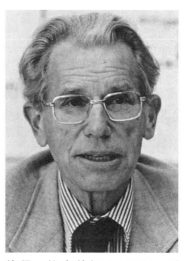

彼得·赖卡德(Peter Reichard)
(1925—2018)(引自家庭档案)

赖卡德的综述中,它们分子之间的关系用图示出。他讨论了早期关于环磷酸腺苷是否起到中心作用的争论,并引用了许多实验室的研究工作。在单独的小标题下,他讨论了激素在细胞表面的作用效果、受体的问题以及环磷酸腺苷在细胞中的作用机制。证明激素在细胞表面起作用的一种方法是将它们固定在不能被细胞吸收的颗粒表面。在这些条件下,激素的活性仍能保持不变。这使得证明不同的激素,如胰高血糖素、肾上腺素和促肾上腺皮质激素使用不同的受体成为可能,但在这所有的情况下,细胞中信号的持续传导仍都使用环磷酸腺苷。至于环磷酸腺苷信号的扩展,结果表明正如我们反复强调的那样,蛋白激酶发挥了重要作用。蛋白激酶的活性取决于环磷酸腺苷的存在,而关键的终产物是有活性的磷酸化酶。赖卡德在一张图片中说明了触发表面受体原始信号所引发的级联事件。激活的蛋白激酶修饰了许多不同的蛋白质,包括一种名为糖原合成酶的酶。已经提到过的勒卢瓦因为对该酶的鉴定和研究而于1970年获得了化学领域的诺贝尔奖。在一张图解中,赖卡德说明了活化的各个步骤。简而言之,它始于肾上腺素或胰高血糖素的刺激,这是胰腺产生的肽类激素,可以提高血液中的糖分水平,这些激素依次激活环磷酸腺苷的形成,而环磷酸腺苷反过来又激活了一种蛋白激酶。根据科里循环,这种激酶可以积极地将磷酸化酶b转化为磷

酸化酶a，但它对另一种酶也具有失活作用，可以将糖原合成酶I转化为一种称为D的形式。他随后提到埃德温·克雷布斯（Edwin Krebs）正在进行的工作，该工作开创了关于可逆蛋白质磷酸化作为细胞信号传导核心机制的新领域。赖卡德评议的其余部分则讨论了在单细胞生物中找到环磷酸腺苷的惊人发现，以及可能存在的另一种第二信使，即环磷酸鸟苷（cyclic GMP）的可能性。

如前所述，在1965年，萨瑟兰和合作者们的发现让人感到意外。他们发现常见的肠道细菌大肠杆菌含有大量的环磷酸腺苷。在葡萄糖饥饿的细菌中，含有相当多的信号分子，而当细菌摄取糖分后，它们的浓度则会降低。巴黎的莫诺（Monod）实验室多年来一直关注于一种被称为分解代谢阻遏（catabolic repression）的现象。在这项工作中，一位领军的科学家是鲍里斯·马加萨尼克（Boris Magasanik），我在早期的一本书中提到过他[Ⅲ]。萨瑟兰的发现为进一步研究这种现象打开了一个领域。将环磷酸腺苷添加到受到分解代谢抑制的细菌中，会导致酶的再次诱导。后续的扩展研究表明，这种效应是在信使RNA的产生水平上发挥作用的。赖卡德提到这些当时进一步深入的工作，为环磷酸腺苷在酶诱导过程中作为积极信号的作用提供了新的见解。他富有想象力的实验涉及某些形式的变形虫，也即所谓的黏菌。当食物充足时，这些生物独立生活，但当食物短缺时，它们会聚集在一起。研究发现，这是由一种名为聚集素（acrasine）的物质引起的，而后来的拓展研究发现这种物质实际上是环磷酸腺苷。正是这种物质的分泌导致了变形虫的聚集。

在赖卡德的详细评论的最后一部分，提到了环鸟苷单磷酸（cGMP）作为第二信使的可能性。无需赘述，后来的研究表明这种化合物除了具有上述功能外，还在杆状感光器中发挥着特殊作用，而杆状感光器是昏暗光线下非彩色视觉的核心。在我的诺贝尔奖丛书第3册[Ⅲ]中讨论了视觉生理学，这与1967年颁发的诺贝尔生理学或医学奖有关，当时颁给了格拉尼特（Granit）、哈特兰（Hartline）和瓦尔德（Wald），以表彰他们"在眼睛的主要生理和化学视觉过程中的发现"。赖卡德最后一页半的评论总结了最近的研究成果。他强调，萨瑟兰在20世纪50年代末提出的关于第二信使出现的理论已经在 10 年后得到巩固,这源于环磷酸腺苷可作为蛋白激酶激活剂的发现。赖卡德强调了萨瑟兰在确定环磷酸腺苷在单细胞生物中的作用方面的核心贡献。他的结论是,萨瑟兰获得诺贝尔生理学或医学奖是当之无愧的。委员会宣布他配得上这个奖,但他还得再等一年。

在 1971 年,萨瑟兰获得奖项提名的数量仍然非常高。总共有 16 个提案,大部分来自美国,还有几个来自其他国家。总的来说,他是单独被提名的,但也有提议将他与贝格斯特隆(Bergström)或拉尔(Rall)合并。委员会于 9 月 30 日举行了首次会议。共有 57 名候选人被登记为有资格获奖。其中包括贝格斯特隆,他在会议议定书上签字作为委员会主席。然而,那年作为兼职委员的冯·奥伊勒并没有在议定书上签字,因此他在讨论结束时显然未出席。代表 10 个独立奖项的组合中,57 位候选人中的 18 位被带到了10 月 14 日的第二次会议上进行讨论。在这次会议上,萨瑟兰最终被选中获得了 1971 年的诺贝尔生理学或医学奖。

1971 年诺贝尔奖的庆祝活动和最后一步

萨瑟兰和他的妻子克劳迪娅(Claudia),兴高采烈地来到斯德哥尔摩参加诺贝尔奖颁奖仪式。由于获奖者的数量有限,他们得到了特别的照顾。自很久以来,所有的获奖者都会由瑞典外交部的一名外交事务学徒陪同。陪同萨瑟兰的是汉斯·尼克拉森(Hans Niklasson),他后来参与了 1972 年联合国人类环境会议的组织,并在世界许多国家担任了多个重要的外交职务。他和妻子一直记得与萨瑟兰一家以及他们的陪同客人之间的许多愉快的交往。

1971 年,颁奖仪式没有在正在维修的斯德哥尔摩音乐厅举行,而是改在费城教堂举行,并对其进行了世俗化的装饰。萨瑟兰从国王古斯塔夫六世·阿道夫国王手中接过他的奖项。由于国王的健康问题,年轻的王储卡尔·古斯塔夫(Carl Gustaf)接替了宴会的主持人职责。按照传统,他选择了物理学奖项得主的夫人(这也是阿尔弗雷德·诺贝尔遗嘱中提到的第一个奖项)——加伯(Gabor)夫人作为他的桌伴。今年,皇太子还首次承担起向"伟大的捐赠者阿尔弗雷德·诺贝尔"提议第一个祝酒词的责任。正如前面提到的，这次是古斯塔夫六世·阿道夫国王最后一次担任诺贝尔奖颁奖的职责。他直到1973年才去世，但在1972年，健康问题已使他不能再颁奖了。那一年的职责由年轻的王储接替。王储于1973年成为卡尔十六世·古斯塔夫国王，我们在前面已经提到过。自从1972年以来，现任国王已经颁发了共47次诺贝尔奖，这是一项了不起的纪录（由于COVID-19大流行，2020年和2021年的诺贝尔奖颁奖典礼被取消）。从1901年第一次颁奖典礼开始，伯纳多特（Bernadotte）王室家族在自然科学和文学领域颁发诺贝尔奖一直至今，这对庆祝活动的卓越品质具有相当重要的意义。此外，国王和王后会在颁奖典礼结束后的第2天为斯德哥尔摩的诺贝尔奖获得者举办一场"童话般"的晚宴。

冯·奥伊勒在他的介绍性演讲中提到[17]，自第一届诺贝尔奖颁发以来，已经过去了70年。他指出，多年来，文学奖与和平奖受到当代价值观的影响，但医学奖由于与某些研究活动分支的社会变革有关，因此也可能受到影响。但不管怎样，在生理学或医学领域，理论学科的奖项占主导地位。冯·奥伊勒还向阿恩·蒂塞利乌斯（Arne Tiselius）表达了敬意。蒂塞利乌斯是前一章提到的诺贝尔奖工作的核心人物，其于同年早些时候去世。

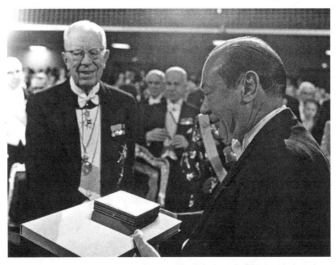

萨瑟兰从国王手中接过诺贝尔奖奖章（经瑞典通讯社许可）

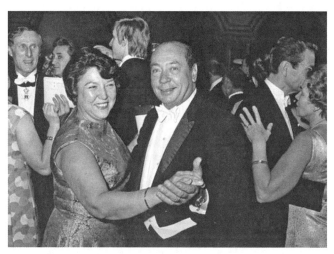

厄尔·萨瑟兰和妻子克劳迪娅在诺贝尔晚宴跳舞（范德堡大学提供）

在诺贝尔奖颁奖典礼的宴会上，萨瑟兰发表了一篇简短的演讲[18]。他讲述了自己对这个奖项所引起的广泛公众关注而感到惊讶。他还收到了许多年轻崇拜者的来信和电报。他最后的话是："我对这个奖项的体验是，它确实让我感到快乐，但更重要的是它激励了许多其他人，尤其包括年轻人。我们需要更多的医学研究，而这个奖项也起到了促进作用。"他和妻子度过了愉快的时光。她的一位陪同嘉宾热情地说道："她确实是当晚的'女王'，总是在场，尽职尽责，美丽动人，我们都知道她很有魅力。"

颁奖典礼两天后，萨瑟兰发表了诺贝尔演讲[13]。这是一次令人印象深刻的讲述旅程。演讲以"我们"的形式进行，共27页，包括77个参考文献和最后3页注释。它介绍了研究进展的顺序及其将信号传导的认知从细胞膜扩展到细胞内部的作用。从演讲一开始，他强调了他于早期接触的科里夫妇的研究环境以及他们所提供的指导的重要性。他强调这样的环境是罕见的，需要得到联邦的支持。演讲描述了环磷酸腺苷、3′, 5′-单磷酸腺苷的结构式（见第371页），但讲解更多的是生理上的而不是生化上的。正如前面所提到的，演讲中给出了30多个涉及环磷酸腺苷的生物过程的例子，其中大多数都涉及活性的放大。演讲以两段代表个人请求的简短段落而结束。它们的内容如下：

"最后,我想建议,或者请求,我们所有人都尽一点努力来激发人们对生物学和医学研究的兴趣。研究生活可以是一个最令人愉悦的生活,有许多前沿可以探索。此外,我们需要研究来了解人类及其疾病。我相信我们正在达到这样一个阶段,研究将对人类越来越有帮助。

这些观点在我看来是非常明显的,直到最近几年,它们都显得如此明显和简单,以至于它们都不值得被提及。然而,在这个时代,我们需要不断地重申这些简单的观点。"

1973年,萨瑟兰意外决定搬去迈阿密大学,原因可能是他每况愈下的健康状况。在那里,他的活动时间变短了。而就在第2年,他食管静脉曲张的变化导致大量出血,最终在仅仅58岁的年纪就结束了他的生命。毫无疑问,萨瑟兰的高强度生活虽然短暂,但仍然作出了令人印象深刻的重要贡献。根据卡尔·科里的说法[12],萨瑟兰具备一些重要的品质,使他特别适合成为一名成功的科学家。科里首先提到的是直觉,这是一个模糊的概念,涉及对所选取方向的潜意识感觉。其次,科里提到了他的坚韧性。一位科学家需要具备的能力之一是在看似毫无进展、一片黑暗的时期坚持下去。此外,萨瑟兰还具备提出原创的非正统概念的重要能力。最后,他还拥有对之前的实验结果以及其设计细节的良好记忆力。综合起来,这使得他成为一名非常出色的实验室工作者。

早在20世纪60年代,萨瑟兰的健康状况就开始恶化,他的副手乔尔·哈德曼(Joel Hardman)不得不介入以保持高强度的实验室工作的运转。他和同事们有时还不得不进行学生的基础教学,这是萨瑟兰不喜欢的。此外,他们还要跟进并履行萨瑟兰所承诺的讲座和需要提交的手稿。在综述文章方面,萨瑟兰有一个特别的弱点,那就是特别不关心他和同事们所从事的类似工作的进展情况。他非常自信,认为自己远超其他科学家。这使得他的合作者们陷入困境,因为团队承诺要完成综述文章,其中也包括他们自己的工作。不管怎样,偶尔还是会有社交活动的机会,因为厄尔(Earl)和他的第二任妻子克劳迪娅(Claudia)喜欢开放式的家庭聚会。他们时不时的热情款待是丰富晚宴的基础,正如一本传记所述[2],这些晚宴反映了主人对科学、战争纪念品、体育、户外活动以及威士忌和拉布拉多猎犬的热情。在其中一次鼓舞人心的社交活动中,萨瑟兰获得了一首歌的赞颂,其以《蛤蜊和贻贝之歌》(*Cockles and Mussels*)的旋律为基础。第一段歌词是这样的:

> "在纳什维尔市里
> 那里的姑娘们都如此美丽
> 我遇见了一位伟大的渔夫,名为厄尔·萨瑟兰
> 他每天都在钓鱼
> 只会说一句话
> 那就是环鸟苷酸,还有腺苷酸,腺苷酸呀,还有腺苷酸
> 他唱着环鸟苷酸,也唱着腺苷酸。"

　　科里多次把他称为一个中西部人,可能其过于务实而对任何形式的艺术和伟大文学不感兴趣。与之相比,卡尔·科里拥有深厚的欧洲文化背景,正如他所强调的那样。他博览群书,喜欢与妻子和朋友们分享他的感想。他还喜欢音乐和挑战自然,所有这些品质结合在一起,使他成为一个完完整整的博学的人。重要的是,科学家们在痴迷于解决问题的同时,也能获得一些不同的替代渠道。因此,萨瑟兰是否过着愉快的生活仍然值得怀疑。应该补充的是,由于生活不平衡而反复出现或忍受持续压力的时期,奖励可能只能提供暂时的缓解以及享受某一时刻的机会。萨瑟兰自我燃烧的生命的焦点是他的科学,当其他挑战使他的生活变得困难时,他的科学可能起到了一个平衡的作用。

　　1966年,萨瑟兰成为美国国家科学院院士,这是他当之无愧的荣誉,他的许多同事都称赞他。除了诺贝尔奖之外,他还获得了许多其他奖项,包括班廷纪念讲座和奖章、1969年的盖尔德纳奖、1970年的拉斯克基础医学科学奖,以及1973年的国家科学奖章。为了纪念他,迈阿密大学于1974年设立了纪念讲座,范德堡大学分别于1976年、1997年和2001年分别设立了萨瑟兰奖、萨瑟兰讲座和萨瑟兰教席。

细胞通信机制的多样性

在本章的前面部分以及稍早的章节中，我们已经了解了细胞之间通信的某些机制，介绍了第一信使和第二信使等一般概念。然而，完全理解多细胞生物中的通信手段是极其复杂的，因此直到今天，这仍然是一个深入研究的对象。人们取得了巨大的进展，不断地发展各种学说来阐述错综复杂的机制，当然在某些方面也非常简明。诺贝尔生理学或医学奖和化学奖都突出关注了这些后来的发现，它们对我们理解这些交流机制特别重要。利用这些里程碑作为标记，它将可以勾勒出自原核生物的进化伊始，对复杂机制所累积的见解是如何演变的。首先，我们将做一些一般性的评论，但在此之前，我想引用我的一位特别偶像悉尼·布雷内（Sydney Brenner）的一段话来说明他的非凡智慧，那是他在与哈吉泰（Hargittai）[19]的一次对话中提出的。这段话在小标题"哪些问题？"下紧接着"了解自然的下一步是什么？"如下：

> "例如，有一种装置，可以对其进行详细分析。它的基本功能是将环磷酸腺苷（adenosine 3′, 5′-phosphate）转化为脉冲，并通过大量的机械装置，将其转化为钙脉冲。当我们了解了各组件的详细常数是如何设定的，酶的亲和常数是如何设定的，局部扩散常数又是如何设置的等，一旦我们掌握了这些信息，我们就可以将所有这些信息归纳到一个表格中，从而计算出对象的响应。然后，有人就可以说，我把这种药物放在这种受体上，而受体也就是另一种装置，会产生如此多的环磷酸腺苷。我最终就可以计算出这种药物对心肌收缩的影响。我不需要想有很多动力学方程会影响结果，因为你会发现，在生物学中，很多事情是通过计数来完成的。"

一位有史以来最聪明的生物学家如是说。这只是一个简短的摘录，摘自一个更广泛的对话，它可以帮助我们在试图理解复杂性的过程中不被打败。布雷内的一个更简洁的评论也可能对我们有所帮助：

　　"数学是完美的艺术，物理学是优化的艺术，而生物学，由于进化，是可能的艺术。"

　　现在是回到基础的时候了。

　　细胞可以通过直接接触或发出某种特定信号进行交流。在地球上只有单细胞生物的10亿年里，这种机制就已经发展起来了。信号传递可能极大地促进了寻找营养、诱导休眠状态或允许结合作用的进行。许多主要的通讯机制起源于单细胞生物，但经过改进和调整后，在多细胞生物中得到了广泛应用。补充机制也在不断地进化。进化过程历经漫长岁月，在千变万化的条件下持续进行，通过对某一时期存在的生命形式的生存能力进行仔细检验，而不断地向前推进。在这一过程中，出现了许多种类的多细胞生物，它们将专门的功能分配给不同种类的细胞。由于特化细胞的多样化，它们之间需要更多的交流来协调各自的功能。多细胞生物的进化填补了环境中各种不同的生态位。细胞结构越来越复杂和精细，从而出现了不同种类的组织，大致可分为上皮细胞、间充质细胞（结缔组织）、肌肉组织和神经组织。但是，特化分化细胞的数量远远大于这种分类，大概包括一百多种具有独特遗传表达和相应独立生理特征的细胞。因此，这些不同的特化细胞之间的交流和它们活动的协调就成了一个巨大的问题。但是，这个问题在不同的情况下有着不同的表现形式。

　　胚胎分化（embryonic differentiation）：第一个近乎神奇的案例就是受精卵发育成成熟的个体的过程。顺序短暂释放的生长因子使胚胎从受精卵发育成可以在哺乳动物子宫外存活的个体。若干诺贝尔生理学或医学奖认可了胚胎分化的重要发现。这起始于1935年，汉斯·施佩曼（Hans Spemann）因"发现胚胎发育中的组织者效应"而获奖。与此同时，通过对果蝇的研究，人们对胚胎发育的步骤有了更深刻的认识。实验动物遗传学之父托马斯·摩尔根（Thomas Morgan）及其合作者引入了这个实验生物体系。两年前，即1933年，他因"发现染色体在遗传中的作用"而获得诺贝尔奖。利用这一实验体系，爱德华·刘易斯（Edward Lewis）、克里斯蒂安娜·尼斯莱因-沃尔哈德（Christiane Nüsslein-Volhard）以及埃里克·威斯考斯（Eric Wieschaus）取得了发现成果，他们"因早期胚胎发育的遗传控制的发现"而获得1995年度的诺贝尔生理学或医学奖。该领域后来又颁发了两个奖项。一个是2002年授予悉尼·布雷内（Sydney Brenner）、罗伯特·霍维茨（Robert Horvitz）和约翰·萨尔斯顿（John Sulston）因"发现器官发育的基因调控和程序性细胞死亡"的奖项；另一个是2012年授予约翰·格登（John Gordon）和山中伸弥（Shinya Yamanaka）的奖项，以表彰他们关于"成熟细胞可以重编程成为多能细胞的发现"。在这方面，我们还可以提到发现信号分子的一个早期的特殊奖项，生长因子则是这个案例的代表。如前所述，该奖项由科恩（Cohen）和意大利科学家丽塔·列维-蒙塔尔奇尼（Rita

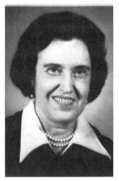 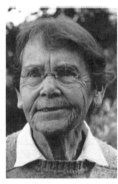 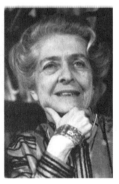

罗莎林·亚洛
1977

芭芭拉·麦克林托克
1983

丽塔·列维-蒙塔尔奇尼
1986

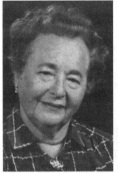 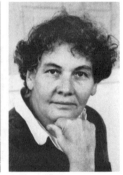

格特鲁德·埃利恩
1988

克里斯蒂安娜·尼斯
莱因-沃尔哈德
1995

除了格蒂·科里，这5位女性在20世纪获得了诺贝尔生理学或医学奖

Levi-Montalcini）共同获得。后者也成为第4位获得诺贝尔生理学或医学奖的女性（见第386页）。1986年科恩和列维−蒙塔尔奇尼（Cohen-Levi-Montalcini）奖则突出强调了特定的刺激性生长因子在分化过程中的重要性。科恩研究了表皮生长因子（EGF），并确定了其多肽的氨基酸序列。他还表明，该因子与细胞上的特定受体相互作用，从而激活了一种酶——磷酸化酶，其可以修饰与细胞质膜相关的特定蛋白质。我们将再次讨论所谓的磷酸激酶在信号传递中的重要作用。3年前，另一位女科学家芭芭拉·麦克林托克（Barbara McClintock）也因"发现了转移的遗传因子"而获奖。她是科学界的杰出先驱，也是1983年度诺贝尔生理学或医学奖的唯一获得者。早在1944年，她就当选为美国国家科学院院士，是有史以来第3位女性院士，比格蒂·科里（Gerty Cori）早4年当选。

免疫系统中的信号传导（signaling in the immune system）：这是一个特殊的领域，其细胞信号传导和细胞间的直接相互作用通过体液因子发挥核心作用。这就是免疫学领域，它发展出的所有操控都考虑到自我和非自我之间的区分要求。免疫学领域在生理学或医学方面多次获得诺贝尔奖，这在之前的一本书中有所总结[Ⅱ]。免疫疗法，特别是针对各种感染因子生产疫苗的方法的发展代表了医学的重要进展，这在第4章中作了简要讨论。关于细胞信号传导领域，首先应该指出的是，在胚胎分化过程中产生了一种耐受性，以使机体的免疫系统不会对其自身组织产生反应。1960年，弗兰克·伯内特（Frank Burnet）和彼得·梅达沃（Peter Medawar）因"发现获得性免疫耐受性"而获得诺贝尔生理学或医学奖。很久以后，约瑟夫·默里（Joseph Murray）和多纳尔·托马斯（Donnall Thomas）因"在人类疾病治疗中的器官和细胞移植的发现"而获得临床相关奖项。这两个奖项在之前都有介绍[Ⅱ]。在后一种情况下，它被证明是有可能以一种平衡的方式来抑制免疫系统，从而允许在基因略有不同的个体之间进行器官移植。这为临床医学开辟了新的可能性。在这个背景下，很适合引用前一章节所提到的1988年度诺贝尔生理学或医学奖。该奖项表彰了布莱克（Black）、格特鲁德·埃利恩（Gertrude Elion）和希钦斯（Hitchings），他们开创了新型药物的研发。其中一种药物，即由希钦斯和埃利恩开发的氮唑嘌呤（azathioprine），最初用于治疗某些形式的癌症,后来被发现也具有免疫抑制作用,因此其在肾移植中被广泛使用。埃利恩是20世纪第5位获得生理学或医学奖的女性。

在免疫耐受的背景下,关键抗原也即所谓的组织相容性抗原,其发现于1980年促使巴鲁赫·贝纳塞拉夫(Baruj Benacerraf)、让·多塞(Jean Dausset)和乔治·斯奈尔(George Snell)获得了诺贝尔奖的认可,以表彰他们"发现了细胞表面由基因决定的可调节免疫反应的结构"。当免疫耐受的生理条件被打破时,可能会出现不同类型的自身免疫性疾病。令人惊讶的是,后来发现,免疫系统的一部分,即T细胞介导的免疫反应,与由抗体执行的体液免疫不同,需要相互作用的辅助T细胞和效应T细胞的表面具有同源的表面抗原特征。正如先前所述[II],这一意外的发现让彼得·多尔蒂(Peter Doherty)和罗尔夫·辛克纳吉(Rolf Zinkernagel)于1996年获得了诺贝尔生理学或医学奖,以表彰他们"关于细胞介导的免疫防御特异性的发现"。在离开免疫学领域之前,需要强调的是防御体系要抵御多种不同的外来抗原,如各种感染病原所携带的抗原,是由不同种类的特异的免疫细胞和体液信号因子(如淋巴因子,包括不同种类的白细胞介素和干扰素)之间的复杂的互作网络来管理的。

不遵从生长控制信号的叛逆细胞(rebellious cells not obeying growth control signals):完全成熟的多细胞生物面临一个重大挑战,那就是确保身体各个器官中的各种分化细胞遵守区域生长控制规定,并以适当的数量维持功能。如果一个细胞摆脱了在器官中应保持合理数量的特化细胞的规则,并开始以不受控制的方式复制,就可能出现一种危险的情况。一开始其可能只是一个无害的额外细胞集团,通过进化机制它可能会发展成为具有侵略性的肿瘤,反过来潜在地危及宿主细胞的生命,虽然这也是它的来源,却成了来自内部的敌人(a foe from within)! 在我之前的诺贝尔奖丛书中[IV],在讨论1966年诺贝尔生理学或医学奖的时候突出强调了癌症的主题。佩顿·劳斯(Peyton Rous)因"对肿瘤诱导病毒的发现",以及查尔斯·哈金斯(Charles Huggins)因"对前列腺癌激素治疗的发现"而分享了该奖项。有许多环境因素也可能会扰乱单个细胞的平衡遗传表达,并导致癌症的形成。其中之一就是受到特定类型病毒的感染。

对病毒通过干扰正常基因调控导致癌症的机制的研究，使人们对控制细胞生长和分裂中起特殊作用的基因家族有了许多新的认识。研究人员发现，某些病毒在与细胞的基因组相互作用时，可以劫持某些细胞基因，并将其通过病毒颗粒传播到其他个体的健康正常细胞中，从而导致细胞出现不受控制的生长行为。这里无须详细说明，我们可以注意到这一发现有助于人们识别以前未知的调控基因群体，这些基因有些似是而非地被称为原癌基因（protooncogenes）。在病毒复制过程中，这些原癌基因会以一种变异的形式［致癌基因（oncogenes）］出现在病毒基因组中。携带这些与病毒感染有关的基因可能会通过引发宿主细胞基因组的变化而导致肿瘤的形成。而当发现存在一些细胞基因可以来抑制肿瘤的形成，也即所谓的抗癌基因（antioncogenes）时，对于细胞生长控制机制的诠释则变得更加复杂。关于致癌基因、抗癌基因的重要研究工作以及所谓的端粒在老化细胞DNA合成中的作用，将不在此背景下进一步描述，只需注意1989年迈克尔·毕晓普（Michael Bishop）和哈罗德·瓦默斯（Harold Varmus）因"发现逆转录病毒致癌基因的细胞起源"而获得诺贝尔生理学或医学奖，以及2009年伊丽莎白·布莱克本（Elisabeth Blackburn）、卡罗尔·格雷德（Carol Greider）和杰克·索萨克因（Jack Szosak）因"发现端粒如何保护染色体以及端粒酶的发现"也获得诺贝尔生理学或医学奖，这些都是具有重要意义的研究工作。需要强调的是，总体上，癌症并不是由传染病原引起的。只有在15%～20%的癌症中，可能是某种病毒或其他病原体诱导了这类疾病的发生。

利用核受体的信号传导捷径

本书反复提到了细胞与环境因素的相互作用，这意味着细胞质膜中有某种受体结构参与其中，而细胞质膜正是细胞暴露于环境的表面。细胞与激素或病毒之间的相互作用也多次被提及。无论如何，事实证明都需要扩展这个故事。人们已经发现，有一类信号分子由于其化学性质，可以穿过细胞质的脂质双分子层，直接到达位于细胞中心的所谓核受体。例如，这种能力适用于前面详细描述的不同种类的循环的固醇激素[Ⅲ]，也适用于甲状腺激素。事实上，第一个诺贝尔生理学或医学奖是在1909年颁发给了外科医生埃米尔·科赫尔（Emil Kocher），他因"在甲状腺的生理、病理和外科方面的工作"而获奖。甲状腺是我们身体新陈代谢所必需的一些重要激素的来源。食物中缺乏碘可能导致腺体功能障碍，激素产量过低，从而可能导致侏儒症。相反地，腺体也可能过度活跃，引发甲状腺肿大，从而可能导致一些特定的症状，如凸出的眼球，即眼球突出症（exophtalmus）。即使在我们理解腺体产生的激素之前，这种缺陷也可以通过手术切除腺体的一部分来纠正，因此这位外科医生获得了诺贝尔生理学或医学奖。但在获奖时，尚没有人对这种激素的化学性质和功能模式有任何了解。

核受体也可以被某些维生素所激活，包括脂溶性维生素A和维生素D。我们将在下面简要讨论维生素的作用。最后，人们发现氮气也可以用于与这类受体相关的信号传导。对于发现氮气可以作为信号物质，这是一个很大的惊喜。这一发现被1998年诺贝尔生理学或医学奖所认可，授予了罗伯特·弗奇戈特（Robert Furchgott）、路易斯·伊格纳罗（Louis Ignarro）和费里德·穆拉德（Ferid Murad），以表彰他们"发现一氧化氮是心血管系统中的一种信号物质"。核受体的独特之处在于，它们是能够直接影响细胞中特定基因表达的蛋白质，因此是一种潜在的非常有效的改变基因表达程序的方式。这种受体的存在是多细胞生物所特有的，单细胞生物和植物中并不存在。但它们也确实存在于非常简单的动物形式中，如圆的蠕虫，即秀丽隐杆线虫（*Caenorhabilities elegans*），这也就是布雷内反复提到的实验模型系统[Ⅳ]。令人惊讶的是，这种动物有270种不同的核受体，而人类只有48种。如前所述[Ⅰ]，爱德华·肯德尔（Edward Kendall）和塔德乌什·赖希施泰因（Tadeus Reichstein）发现了可的松的结构，并获得了1950年诺贝尔生理学或医学奖，这一重大发现使人们最终了解了核受体的存在。在这个领域中，正如已经描述的那样[Ⅳ]，另一个重要的科学家是埃尔伍德·詹森（Elwood Jensen），他分离出了雌激素受体，并接替诺贝尔奖得主查尔斯·哈金斯（Charles Huggins）成为芝加哥本·梅癌症研究实验室（The Ben May

Laboratory for Cancer Research in Chicago）的负责人。在这个领域中还有其他重要的贡献者，如皮埃尔·尚邦（Pierre Chambon），他也在前书中讨论过[Ⅲ]，以及位于加州拉霍亚索尔克研究所（The Salk Institute in La Jolla）的罗纳德·埃文斯（Ronald Evans），他长期以来一直主导着核受体领域。这些发现打开了一个新的药物开发领域。2004年，尚邦、埃文斯和詹森获得拉斯克基础医学研究奖。但迄今为止，核受体这个重要领域尚未获得诺贝尔生理学或医学奖的青睐。

在介绍了细胞信号传导的特殊方面之后，现在是时候对激素或神经纤维与细胞质膜受体以及特定靶细胞之间的信号传导机制进行最终的总结了。自从萨瑟兰发现第二信使以来，对这一领域的认识已经取得了令人惊叹的启示性进展。这一领域的显著发展将只进行浅表的总结，并特别提及一些被诺贝尔奖认可的发现。

离子通道在信号传导中的重要性

在某些情况下，如癌细胞的非生理的和无控制地分裂，信号传导是一个局部现象，但在生理环境中，远距离信号传导在保持我们身体的生理平衡方面起着特殊的作用。通过研究1970年和1971年的诺贝尔生理学或医学奖，我们了解到了两种远距离通信的中心机制，即通过神经的电信号以及通过激素。神经信号是迅速激活远处器官功能的有效手段。化学物质的信号传导则不同，因为激素在血液中到达目标器官之前的稀释程度是相当大的。血液的体积占体重的7%～8%。我们已经了解到肾上腺素和乙酰胆碱既是传递物质，也可以起到激素的作用。因此，根据所要达成的效果，信号物质将在非常低的剂量下就能发挥作用，然而，可以在神经元间隙处通过包裹递送物质来进行信号放大。如前所述，当信号物质作为激素通过血液传播到远处时，所需的剂量要大得多。事实上，这种比较是非常重要的。在某种程度上，激素可以通过与其受体所发生的高效作用来弥补低浓度存在的劣势。在这种情况下，人们可能还会提出这样一个问题：是什么信号刺激了内分泌器官中的特定细胞，使其在第一时间释放激素？反过来，这些器官也必须具备接收信号的能力，这些信号则指示了如血糖过低，血液中的氧气水平过低而需要刺激血液循环，肌肉需要额外刺激以便逃离追捕的动物或赶上公交车等。

研究参与生命进程中的分子是相对较新的领域，仅有100多年的历史。自19世纪中叶以来，"生物化学"一词就已经存在了，但直到20世纪初，德国化学家卡尔·纽伯格（Carl Neuberg）才赋予它现在的含义。它被用作描绘生命进程的一般术语。1907年诺贝尔化学奖得主爱德华·比希纳（Eduard Buchner）所做的一项重要实验，使这一术语得以巩固。其获奖原因是"表彰他的生物化学研究和无细胞发酵的发现"。从那时起，细胞的新陈代谢被许多科学家所剖析，并且获得了若干个诺贝尔生理学或医学奖，以及越来越多的化学奖。

人们逐渐发现，我们摄入的食物中需要包含许多有机分子和微量金属，从而建立平衡的新陈代谢，促进生长和维持日常活动。我们的细胞可以合成20种不同的氨基酸，但其他的一些必需氨基酸需要通过食物摄入。另一类必需的生物分子是已经简要提到过的维生素，其中一些可以直接与核受体相互作用，从而影响特定基因的表达，而另一些则不会。维生素的发现已经被多个诺贝尔奖所认可，之前已经详细描述了[Ⅲ]。1943年因第二次世界大战，被推迟颁发的诺贝尔生理学或医学奖将这一类别的最后一个奖项授予了亨利克·达姆（Henrik Dam）和爱德华·多伊西（Edward Doisy），以表彰他们"对维生素K及其化学性质的发现"。总结起来，我们的食物中需要包含许多有机分子，而其余的则是我们体内可以产生的各类有机分子，这是一个高度复杂的生化工厂。在这个背景下，我们将回到信号传导的核心问题，看看对激素的存在和功能日益深入的了解是如何体现在诺贝尔奖所认可的发现中的。

这一切都始于对胰岛素的分离，弗雷德里克·班廷和约翰·麦克劳德为此获得了1923年的诺贝尔奖，这在前面已经详细讨论过[Ⅰ]。如上所述，1950年，类固醇激素的发现者被获得肯定，是因为这些激素直接与核受体反应，从而影响基因组的表达。1977年，又一个奖项颁给了激素研究。一半的奖金颁给了罗歇·吉耶曼（Roger Guillemin）和安德鲁·沙利（Andrew Schally），因为他们"发现了大脑中肽激素的产生"。吉耶曼和沙利在鉴定和化学纯化蛋白质激素方面作出了巨大的努力。他们对1977年的演讲者罗尔夫·拉夫特(Rolf Luft)[20]所说的"身体和灵魂"的问题很感兴趣,特别是松果体如何控制脑垂体产生激素的问题(见第295页的图)。1977年诺贝尔奖的另一半授予了纽约居民罗莎琳·亚洛(Rosalyn Yalow)[II],她是第2位获得生理学或医学诺贝尔奖的女性。下一个以信号分子为主题的奖项是1982年的奖项,用于表彰前列腺素和相关生物信号分子的发现,这已经在第5章中介绍过。我们体内分化的细胞会对大量循环的信号分子的特定组合作出反应。每一种独特分化的细胞都可以对它所接触到的各种交错信号进行特异地分类和应答。有时候,同一种传递分子(例如乙酰胆碱)可以像我们在第7章中所看到的那样,激活骨骼肌细胞,但有趣的是,在心肌细胞中,同一物质则具有相反的效果。它会减少肌肉细胞的收缩力。

在萨瑟兰思考细胞中的受体功能时,他对其性质的理解只能通过推测,并难以参透。随着科学技术的进步,这种情况已经发生了改变,并且在受体研究的许多后续发现中都获得了诺贝尔奖的认可,最初主要是生理学或医学领域的,但随着时间的推移也包括化学领域。除了上述核受体之外,信号分子通常驻留在细胞表面,受体分子将信号传递到细胞内部。正如我们在前一章中所看到的,细胞质膜的脂质双分子层可以锚定不同种类的蛋白质。其中一些专门与细胞的外部相关,而其他的则与细胞的内部相关。另一些类别则可以穿透细胞膜,要么以固态蛋白质的形式,要么以通道的形式,在细胞的内外之间提供通信(见第346页)。总结起来,可以区分出3类受体。

其中一组是离子通道,也就是所谓的离子受体(ionotropic receptors)。当受到电脉冲或特定的化学物质的刺激时,通道打开并允许某种离子流动。正如在第6~8章中详细讨论的那样,它们一直是神经生物学家关注的焦点。1991年,诺贝尔生理学或医学奖表彰了埃尔温·内尔(Erwin Neher)和伯特·萨克曼(Bert Sakmann),因为他们"发现了细胞中的单离子通道",我们在之前也已经讲述过[III]。离子通道有着许多不同的类型,因为它们在突触中起核心作用,我们在第7章中已经简要地了解了它们。离子通道和神经冲动的原始工作受到1963年度诺贝尔生理学或医学奖的认可，该奖项颁给了埃克尔斯（Eccles）、霍奇金（Hodgkin）和赫胥黎（Huxley），以强调钠离子通道和钾离子通道的作用，而在第8章中提到的卡茨（Katz）的工作则主要涉及钙离子通道。许多离子通道不仅是诺贝尔生理学或医学奖的关注焦点，也是化学领域的关注焦点。2003年的化学奖直接聚焦于离子通道，包括阴离子通道和阳离子通道。如前所述[Ⅲ]，该奖项表彰了彼得·阿格雷（Peter Agre）因其"对水通道的发现"，以及罗德里克·麦金农（Roderick MacKinnon）因其"对离子通道的结构和机制研究"。阿格雷在研究红细胞时有了意想不到的发现。在它们的膜上，他发现了一种独特的蛋白质，这种蛋白质被证明可以提供允许水通过的膜结构。因此这种蛋白被命名为水通道蛋白，简称AQP1。分子结构研究发现，它跨越脂质双分子层6次形成了一个"沙漏结构"（hour-glass structure）。而麦金农所研究的离子通道，其特点是可以选择性地允许某种离子有效地通过或不通过其中央孔道。同样地，针对这些案例，现代技术使我们能够确定构成某种离子通道的氨基酸序列和三维结构。离子通道一直是许多诺贝尔奖关注的焦点，这些奖项所认可的发现促进了我们对感觉，如疼痛和触觉如何运作的洞察。2021年诺贝尔生理学或医学奖授予了大卫·朱利叶斯（David Julius）和阿尔德姆·帕塔普提安（Ardem Patapoutian），以表彰他们"发现了温度和触觉受体"。人们通过对细胞DNA片段的基因克隆鉴定了受体蛋白。通过细胞对特定化学物质的反应能力的测试，人们发现了一种新型的离子通道家族，它们可以被身体表面和其内部的压力所激活。相应种类的通道还被发现对疼痛有应答。

另外两类受体是即将在下文中详细讨论的G蛋白偶联受体和酶偶联受体。后者仅在这里提及，当跨膜受体被其特定的配体所触发时，其可以通过激活膜内的酶来发挥作用。

蛋白质激酶和不同的第二信使

1992年，诺贝尔生理学或医学奖授予埃德蒙·费舍尔（Edmond Fischer）和埃德温·克雷布斯（Edwin Krebs），因为他们"发现了可逆蛋白磷酸化是一种生物调控机制"。在20世纪50年代和60年代，这个领域已经取得了许多重要的发现，并且在1970年由赖卡德对萨瑟兰的评价中强调了磷酸化对蛋白质的重要意义。因此，这个奖项似乎来得有些晚。克雷布斯在伊利诺伊大学厄巴纳分校（University of Illinois, Urbana）接受了学术训练。他对自己应该选择成为一名医生还是科学家而感到难以抉择。后来，他获得了在圣路易斯医学院（The School of Medicine at St. Louis）学习的奖学金。在那里，他进入了科里的实验室，像许多其他人一样，他被迷住了。在其早期的实验室工作中，他了解到一种酶—— 一种磷酸酶，曾由阿尔达·格林（Arda Green）和科里夫妇提出了结晶。该酶以a和b两种形式存在，但只有b形式的酶活性需要5′-AMP的辅助。如前所述，科里夫妇发现了一种能将磷酸酶a转化为磷酸酶b的酶。克雷布斯在他的进一步研究中接手了这个方向。他被汉斯·纽赖特（Hans Neurath）招募到西雅图的华盛顿大学（University of Washington, Seattle），这位著名的科学家当时正在建立一个强大的生物化学机构。5年后，汉斯·克雷布斯也加入了他的行列。几十年来，他们共同开拓了磷酸酶的研究领域。他们所使用的模型系统改编自萨瑟兰在科里实验室的早期工作。肾上腺素引起的糖原分解是由磷酸酶的活性引起的。多种蛋白激酶被发现可以在丝氨酸和苏氨酸的基础上添加磷酸基团。人们发

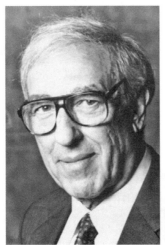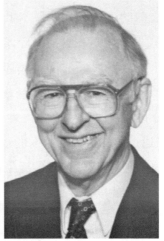

埃德蒙·费舍尔（1920—2021）和埃德温·克雷布斯（1918—2009）（引自《诺贝尔奖》1992年年鉴）

现，前文提到的科恩（Kohn）所发现的EGF因子是一种酪氨酸蛋白激酶，后来发现src致癌因子[Ⅳ]和胰岛素受体也是如此。随着研究的深入，越来越多的系统发现磷酸化/去磷酸化是一种广泛应用的调节现象。在1980年，不同的磷酸酶或磷酸激酶的数量达到50种，并且还在继续增长。目前所有可获得的用于人体的药物中，有30%是基于对磷酸化酶系统的干扰而产生作用的。

克雷布斯是欧洲人，从11岁起在瑞士的寄宿学校接受教育。他最终在该国的知名机构学习了生物化学，但他渴望移民美国。当他受邀加入西雅图的强大团队时，这一愿望成为可能。从那时起，费舍尔和克雷布斯成为形影不离的搭档，并主导了这个领域。从他们的诺贝尔演讲[21,22]中可以明显看出这种主导地位。除了丝氨酸/苏氨酸磷酸化酶的作用外，还应该提到酪氨酸磷酸酶。后者被发现在致癌因子的转化作用中起主要作用，这一领域是由毕晓普（Bishop）和瓦默斯（Varmus）所开创，这在前文和丛书中已经详细描述过[Ⅳ]。在费舍尔的诺贝尔演讲中，一幅图很好地说明了1992年信号传导领域的现状。所提到的外部信号的列表是全面的。然而，并不是所有的信号转导都利用第二信使，有些信号可以直接激活酪氨酸的磷酸化，这提供了简略提到的酶偶联受体的一个例子。这幅图还显示出，除了萨瑟兰所发现的环磷酸腺苷外，还有许多其他的第二信使。磷酸化酶激活之前的步骤包括由原本低水平的10^{-7} mol/L环磷酸腺苷的显著增加而引起的信号，这在上面已经详细讨论过。环磷酸腺苷和Ca^{2+}代表了"第二信使"的主要形式，人们还确定了一些具有类似功能的其他代谢物。其中包括环磷酸鸟苷、二酰甘油（DAG）和三磷酸肌醇（IP3）等。这些二级信使的作用取决于它们是水溶性的（如环磷酸腺苷）还是脂溶性的（如DAG）。在通过第二信使所引发的磷酸化过程中，最后一步可能是特定基因转录上的改变，但信号传导的后果也可能是其他类型的。众多因素共同构成了信号传导的复杂性，而对于特定情境中所使用的信号通路还有很多需要探索的。

在1992年的颁奖仪式上，汉斯·约尔诺瓦尔（Hans Jörnvall）教授在他的开场演讲中使用了一个非常鼓舞人心的比喻[23]来说明蛋白酶修饰的多

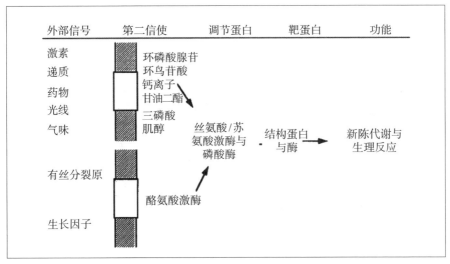

细胞中的信号链（引自参考文献［21］）

样性和灵活性。他指的是当你穿上芭蕾舞鞋时，这当然与你穿上登山鞋或雪地靴的情况不同。我记得克雷布斯和费舍尔是一对非常迷人的诺贝尔奖得主。他们的热情和幽默感对与他们交往的人都非常具有吸引力。

G蛋白与细胞信号转导

现在是时候介绍两年后获得的奖项了。1994年，诺贝尔生理学或医学奖授予了另外两位富有魅力的科学家艾尔弗雷德·吉尔曼（Alfred Gilman）和马丁·罗德贝尔（Martin Rodbell），以表彰他们"发现了G蛋白以及这些蛋白在细胞信号转导中的作用"。人们认识到，在信号链中释放环磷酸腺苷的主要环节是所谓的G蛋白。在大多数情况下，配体和受体之间的相互作用会引发细胞内的一系列事件，最终导致基因潜在表达的改变。因此，最终的结果是代谢的改变，所以G蛋白偶联受体也被称为代谢型（metabotropic）受体，其作用方式与已经提到的离子通道受体不同。在代谢型信号传导中，其主要步骤如下。受体是一种蛋白质，它与一类叫作G蛋白的分子相互作用，其中字母G代表鸟嘌呤核苷酸的结合。激活的G蛋白即"第一"信使，进而激活环磷酸腺苷（或某种替代分子，关于这一点我们在本章已经了解了很

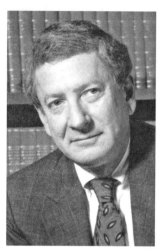
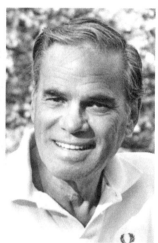

艾尔弗雷德·吉尔曼（1941—2015）和马丁·罗德贝尔
（1925—1998）（引自《诺贝尔奖》1994年年鉴）

多）。活化的环磷酸腺苷在靶蛋白质中诱导某种形式的磷酸化，最终导致细胞的基因表达发生特异性的改变。接下来，我们将结合具体的诺贝尔奖来分别讨论这些步骤，但顺序相反，从内到外。

在1994年的诺贝尔奖颁奖典礼上，伯蒂尔·弗雷德霍姆（Bertil Fredholm）教授的演讲[24]讲述了罗德贝尔是如何在20世纪60年代末开辟了这一领域。人们感兴趣的焦点是，接触细胞外表面的激素如何将化学信号传递到细胞内部。人们猜测这是一个三步骤的过程。首先，需要有一个与之接触的"鉴别器"，一个接收器，最后还需要一个放大器来加强信号。后者则是关于环磷酸腺苷的详细讨论。人们还猜测在所提到的两个步骤之间可能有一个开关，即传感器。这个开关的更为详细的性质被定义为一种高能化合物，即三磷酸鸟苷。如前所述，其首字母形成了G蛋白的名称。吉尔曼（Gilman）在他的深入研究中揭示了这种蛋白质的性质。

吉尔曼成长于康涅狄格州的一个音乐家庭，但对生物化学产生了兴趣。正如他在诺贝尔奖演讲中所描述的那样[25]，萨瑟兰是他父亲的朋友。小吉尔曼收到萨瑟兰的邀请，加入了西储大学所开设的一个新的医学博士项目。他一开始拒绝了，但一年后又收到邀请。最后，吉尔曼决定尝试一下。1962年秋天，他来到这里，却得知萨瑟兰正在去范德堡大学的路上。然而，他成了拉尔团队的一员,并在环状核苷酸研究方面完成了他的论文,研究了环磷酸腺苷和腺苷酸环化酶,这是一种从 ATP 产生第二信使的酶。G 蛋白的存在是对细胞质膜内侧的一种假定覆盖,在配体和假定的跨膜受体之间起中介作用,以接收外部信号,如激素信号,并将其传递给第二信使。这也成为他独立工作的重点。渐渐地,破解 G 蛋白的性质和多样性成为可能。原来,这是一个庞大的蛋白质家族。

罗德贝尔似乎是一个多才多艺的人。他在美国长大,然后在欧洲的不同实验室工作和发展他的众多兴趣。他在诺贝尔演讲中详细阐述了 G 蛋白作为受体和环磷酸腺苷之间关键联系的互作机制[26]。看起来他喜欢用富有诗意的方式表达自己,而他在 1994 年诺贝尔宴会上的演讲非常出色,很值得完整引用[27]。他说道:

> "尊敬的陛下、殿下,女士们与先生们,
>
> 生命一如初绽的花朵,引诱好奇之人的鉴赏:
>
> 何故,何由,何时,何处;
>
> 这错综复杂的疑问自神秘中抽芽
>
> 将严肃之题裹束。
>
> 例如,何为信号转导?
>
> 你可曾听闻,电脑芯片的宣告,
>
> 是它们刻录在硅片中的副歌。却犹如生命构建于沙砾之上
>
> 滚滚滑落于斜坡
>
> 在有限的范围,向着永恒的 30° 前进。敲入字母 G,代表着幸运的
> 数字七
>
> 万物源于玄奥
>
> 仍犹记上帝,古斯塔夫(Gustav)——五世与六世均已加冕
>
> 现在终至卡尔·古斯塔夫(Carl Gustav),让我们庆祝于此。
>
> 吉尔曼和罗德贝尔乐于彼此的交流
>
> 随着受体在我们的音叉间舞动,
>
> 请允许我们向瑞典陛下致以崇高的敬意,

感谢赐予我们古斯塔夫G（意指七世，译者注）

并向诺贝尔表达我们的感激之情，

也感谢有机会能够致敬

为了大自然对GTP的选用。

向我们的朋友与同事们欢呼

敬家人，敬尊者云集的大厅

乘着诺贝尔的智慧之风

信号转导，在细胞间引起窃窃私语。

将今晚借予未眠之人

我们相系于至幸之时。

嘀嗒，嘀嗒，

我们要倾诉衷肠，赶在一切未晚之前。"

G蛋白偶联受体和信号转导

在我们对信号转导中的因子进行反向介绍的时候，我们现在仍需要描述罗德贝尔的鉴别器，也即受体的性质了。在信号转导领域中可以呈现的是现今的事态。我们对这一领域的认知不断发展，随着时间的推移，技术的进步使我们能够在细胞信号转导极其复杂的分子机制中识别出越来越多的细节。就像在没有指挥的情况下，如何协调一个大型乐团一般，如何建立起稳态平衡过程仍然存在着许多问题。罗德贝尔在他的诺贝尔奖演讲中提到了诺伯特·维纳（Norbert Wiener）及其包含正反馈和负反馈的控制论公式，但这需要更新和扩展。在我们探讨如何理解复杂性的过程中，科学家们搜集到越来越多关于分子之舞的详细信息。让我们暂时搁置这些思考，仍回到余下的关于受体本质的问题上来。不过，在此之前，我们还需要对确定不同种类大分子的三维结构方面的进展作一些评论。

解决这些问题的方法的应用已经逐步改进了，并且适时地得到了诺贝尔奖的认可。X射线晶体学最初是一种卓越的技术[II]，但是在表征与脂质有优先互作的折叠肽，如细胞膜中的情况时，却很难处理。1982年，哈特穆特·米歇尔（Hartmut Michel）开发了一种技术，也可以利用X射线晶体学研究与细胞膜相关的蛋白质的技术。他是一位和蔼可亲、谦逊的科学家，我认识他的时候，我们都是德国著名奖项——保罗·埃利希和路德维希·达姆施塔特奖（Paul Ehrlich und Ludwig Darmstaedter Prize）的评选委员会成员，这在第5章中有所提及。米歇尔和他的合作者描述了生物圈中可能最重要的分子，即一种可以将太阳光转化为化学能的分子，例如植物。1988年诺贝尔化学奖授予了约翰·迪森霍费尔（Johann Deisenhofer）、罗伯特·胡贝尔（Robert Huber）和米歇尔，以表彰他们"对光合作用反应中心的三维结构的确定"。随后，进一步促进晶体学研究GPCR类受体的技术被开发了出来。在本系列的前几本书中，已经介绍了如何逐步引入大分子三维结构的方法，特别是折叠成可操作分子的不同大小的多肽；晶体学[Ⅱ]、基因组测序[Ⅲ]和电子显微镜技术，其中最新的冷冻电子显微镜技术[Ⅳ]逐渐实现了更高的分辨率，直到原子级别。

2012年的诺贝尔化学奖对于讨论GPCR结构的作用提供了很好的指导。该奖项（按照非字母顺序排列）表彰了罗伯特·莱夫科维茨（Robert Lefkowitz）和他最有才华的学生之一，晶体学家布赖恩·科比尔卡（Brian Kobilka）。正如前面所提到的，他们获奖的原因很明确："对G蛋白偶联受体"或GPCR的研究。科比尔卡的演讲涉及对不同类型GPCR三维结构见解的逐渐改进，但作为资深科学家，莱夫科维茨在他的讲座中采用了更宽泛的方式[28]，包括历史观和未来的展望。1901年，英国药理学家约翰·兰利（John Langley）首次使用了"受体物质"一词。在上个世纪之交，兰利（Langley）是一位活跃的科学家，和我们在第5章见过的埃利希（Ehrlich）处在差不多的时代，得益于以他的名字成立的基金会，很好地发展了他的开创性思想。埃利希的灵感来自他

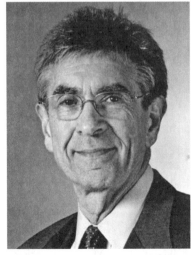

罗伯特·莱夫科维茨分享了诺贝尔化学奖（引自《诺贝尔奖》2012年年鉴）

的观察，即德国工业生产的不同染料可以以不同的方式为细胞的不同部分着色。因此，一种染料可以给细胞核上色，另一种可以给细胞质上色，还有一种则可以给细胞膜上色。这突出了不同种类的染色剂与不同细胞区室相互作用的特异性。从历史的角度来看，埃利希和兰利的思想似乎并不是很具有革命性，但后来的发展告诉了我们不同的事情。他们俩都提出了特定种类的生物活性物质可以对彼此的相互作用显示出偏好。埃利希用这句拉丁语"Corpora non agunt nisi fixate"表达了一个意思，即"只有绑定的物质才能发挥作用"。他将这种思维应用于抗体、抗菌剂以及其他的情境之中。这一思想非常适用于本章深入讨论的细胞上的特定激素和特异受体间的相互作用，这最初是由兰利提出的。

随着生物化学技术在分离生物分子方面的改进，纯化和鉴定受体变得可能了。源自细胞质膜中均质的分子群被分离出来，并鉴定出它们的氨基酸序列和三维结构。根据各种标准得以证明，大多数多肽链7次跨越脂质双分子层（见第404页）。在这个初步观察之后，受体领域迅速发展。事实证明，这组蛋白质在我们的基因组中拥有最多的基因代表，超过800个，相当于我们总DNA编码容量的4%。信号传递的顺序已经在许多细节上得到阐明，但有关相互作用的更多细节不断增加，使得整个蓝图变得愈加复杂。值得注意的是，一个特定的信号物质可以与不止一个受体发生反应。因此，举例来说，肾上腺素、乙酰胆碱和血清素分别与至少9种、5种和14种不同的受体发生反应。

莱夫科维茨在他的诺贝尔演讲中以一张总结性的图表结束了报告（见第403页）。在这张图片中，人们可以很容易地在左侧部分跟随上在本章前面部分所概述的序列事件。激动剂，比如肾上腺素，可以与7次跨膜的GPCR蛋白相互作用，进而将信号传递给G蛋白。经过一些修饰之后，G蛋白可以进一步激活第二信使，即包含环磷酸腺苷在内的，还有一些其他种类的分子，随后这将启动磷酸化活性，并最终导致基因表达的改变。如图表的右侧所示，现在已经发现，激动剂还可以释放其他并行事件。未来的研究将有助于揭示这种并行信号所激活的操控后果，以实现有目的的靶向活动。尽管我们的见识已经大大加深，但仍然有许多问题没有得到解答。总的来

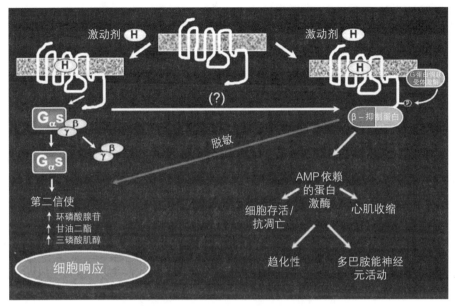

细胞信号通路的步骤图（引自参考文献［28］）

说，我们应当强调已取得的进展已经促使了许多新药的研发，对现代医学产生了非常积极的影响。莱夫科维茨是一位令人印象深刻的团队领导者，我有幸在多个场合与他见面。他是一位非常热情和能力超群的科学家。在他的演讲中，他提到他已经指导了200多名学生和研究人员，这可能一点都不令人惊讶。他对科学的影响是相当大的，他的诺贝尔奖是当之无愧的。

我们的视觉和嗅觉，是通过依赖GPCR的受体来运作的。然而，就视觉而言，我们的眼睛使用3种不同的光感受器，并且通过对来自这些感受器的信号进行比较处理，才得以区分不同颜色的细微差别[IV]。嗅觉则需要采用不同的方法来，借助大量的信号受体来辨别分子结构。2004年，理查德·阿克塞尔（Richard Axel）和琳达·巴克（Linda Buck）因"发现了气味受体和嗅觉系统的组织方式"而获得了诺贝尔生理学或医学奖。巴克是在21世纪前20年间获得这类诺贝尔奖的6位女性之一。不同物种中的GPCR嗅觉受体的数量众多，但或多或少存在着一定变化。它们多样的接收性取决于氨基酸序列特定位置上的差异变化，在图中以红色标记。在小鼠DNA基因组的编码部分中，多达5%的区域容纳了可编码大约1 300种受体的基因，而我

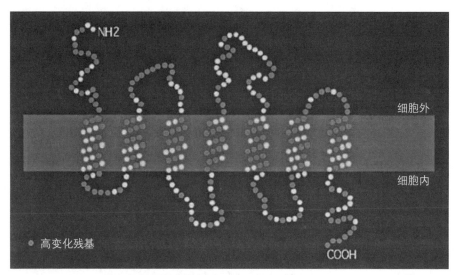

嗅觉受体的结构。深灰色标记的多肽链中，氨基酸的不同造成了受体的不同（引自参考文献［29］）

们人类则不得不仅满足于大约500种的气味受体[29]。尽管如此，这些受体的组合使用也足以使我们能够识别出一个较为广泛范围的气味。现在，让我们离开迷人的芳香世界和难闻气味的隐秘世界，来做一些总结性的思考吧。

稳 态 之 谜

细胞中同时潜在发生的所有事件的复杂程度是巨大的，因此，想要以一种连贯的方式理解其编排是极其困难的。在细胞中同时发生的代谢过程的所有步骤被称为中间代谢（intermediary metabolism）。第405页的示意图说明了所挑选的中间代谢的相关步骤。这个图的复杂性立即引出了一个问题，即如何在时间和空间上协调这些所有的化学反应。在本章中，我们介绍了细胞信号转导这个不断发展的研究领域的最新进展。也许需要补充的是，除了各种特化细胞独特的日常工作之外，其更为基础的内在的其他需求仍需间歇性地满足。其一是在真核生物的细胞核中不断地处理信息，除了不断转录选定的可变DNA片段以形成信使RNA外，还为作为细胞分裂前奏的DNA复制作准备,这也是特化细胞管理特定生理反应所必需的。然后,这种RNA被运送到核糖体的蛋白质生产机器中,以允许细胞行使功能,体现出此时它在多细胞生物中的特定操控职责。需要指出的是,一些最特化的细胞,如我们大脑中的神经细胞和我们心脏中

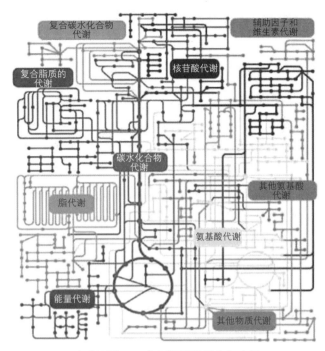

复合碳水化合物代谢

辅助因子和维生素代谢

核苷酸代谢

复合脂质的代谢

碳水化合物代谢

其他氨基酸代谢

脂代谢

氨基酸代谢

能量代谢

其他物质代谢

这张图显示了中间代谢的巨大复杂性

的肌肉细胞,很少进行分裂。在可能发生的细胞分裂活动的同时,还需要产生能量来保持细胞的代谢活性以及细胞结构部分的持续更新。科学已经逐渐揭示出其中非常复杂的个体机制,但最重要的问题仍然存在,即所有不同的步骤是如何协调的。许多不同类型的信号转导一定是核心的,但是如何整合所有信息,以及通过何种控制论机制所采用的反馈信号来决定在特定的时间激活和响应,还是抑制哪些代谢链反应?

如上所述,我们已经了解了多种信号传递方式的不同步骤。我们可以从两个角度来看待这个问题,一个是关注单个细胞中的无数化学反应,另一个则是关注不同类型的特化细胞中正在进行的反应的协同。根据定义,分化的细胞,例如肠细胞或前列腺细胞,必须具有部分锁定的遗传程序,才能执行预期的生化反应。作为某类特化细胞的代表,这种功能在胚胎发育过程中就分配给了它。值得注意的是,所有细胞都保留了一整套基因,2012年诺贝尔生理学或医学奖的颁发就说明了这一点。其授予给了约翰·格登(John Gurdon)和山中伸弥(Shinya Yamanaka),以表彰他们"发现成熟细胞

可以被重新编程为多能性细胞"。然而，分化细胞的基因组依然限制了它们只能进行与其特定职责相关的代谢活动，比如胰岛素的产生。反过来，胰岛素的释放必须受到某种主导信号的控制，以便在需要时（例如血糖浓度较低时）能够提供。这只是细胞分化具有一百余种特征性职责顺序的一个简单的例子。

因此，运转条件的稳态有两个层面：一是协调我们所有已分化组织的多种不同的运作功能；二是管理作为特定组织一员的单个细胞来处理和响应上述详细讨论过的不同类型的信号。尽管我们已经对不同形式的信号转导有了深入的了解，但仍有许多问题尚未解答。需要注意的是，单个管弦乐队的专业部分——铜管和木管？——没有乐谱，没有指挥，只能靠耳朵来演奏，并与他们所代表的器官中其他细胞的管弦乐队特定部分的相关成员进行预设的接触。我们需要不断地改进技术，使我们能够从分子细节上解释更加复杂的反应，并了解它们是如何相互作用的。有人甚至会问，进化是否已经发现了一些对我们来说仍然隐秘的算法？我们还有许多知识需要学习，并且从定义上来说，我们很难对即将获得的见解作出预测。

奥 密 克 戎

在撰写本文时，"奥密克戎"（omicron）一词已经变得非常常见，因为它是最近发现的SARS-CoV-2病毒的南非变种的名称，由于其迅猛的传播，已经在全球范围内占据主导地位。然而，omicron原本是希腊字母O的名称。这个字母也是元素周期表中高级生命最关键的元素之一——氧元素的简写。如前所述，将所有已确定的元素组织成这样一张表是19世纪末化学领域最杰出的成就之一[II]。俄国科学家德米特里·门捷列夫（Dimitry Mendeleev）对建立这一表格作出了最初的贡献，他差一点就可以获得1906年的诺贝尔化学奖，但遗憾的是这未能实现[30]。当时，诺贝尔奖的设立还处于起步阶段，诺贝尔遗嘱中关于发现应在"前一年"完成的规定一直困扰着颁奖机构。元素周期表的建立经历了几十年的演变。结果是，1906年是最后一次表彰门捷列夫的机会，因为他在次年就去世了。在组成元素周期表的 118 个元素中,有 14 个只用一个字母来表示,其中一个就是氧"O",剩下的元素都由两个字母表示。

如今,氧是地球上最常见的元素,但这并非一直如此。它在进化出高级生命形式中发挥了特殊而决定性的作用。对我们哺乳动物来说,吸入氧气、呼出二氧化碳是生存的绝对需求。这样看来,氧是一种协作性的"友好"分子,但化学家告诉我们的情况有些不同。根据氧的化学特性,它是一种极具攻击性的分子,需要不断地加以控制。大约 38 亿年前,当第一种形式的自我复制的生物系统在地球上诞生时,大气中还不含有任何氧气。所有单细胞自我复制的生命形式——即原核生物——在最初的 20 亿年里都是厌氧的,这意味着细菌只能在没有氧气的环境中生存。即使在今天,氧气仍对相当数量的微生物来说是有毒的,因此为了生存,它们必须在自然界中寻找一些没有氧气的生态位。

进化至今的一半时间时,也就是大约 19 亿年前,情况发生了变化。某些微生物,如蓝藻,通过随机的进化变化,学会了如何降低氧气的毒性,甚至设法利用氧气来获取能量。这种机制随后在不断进化的植物里得到了进一步发展。它们的光合作用意味着,在光照的情况下,叶绿素会收集二氧化碳和水,再借助从太阳光中获取的能量将它们转化为氧气和葡萄糖,之后经过加工提供能量。如前所述,植物中的细胞器叶绿体和动物细胞中的线粒体均起源于微生物。这些微生物通过所谓的内吞作用(endocytosis)得以在另一个更大的细胞中永久存在[Ⅲ]。由于这些进化发展,细胞产生的氧气首次开始在地球的大气中积累。一旦氧气的毒性得到控制,就有了一种决定性的能源来源。只需要捕捉从太阳到地球 8 分钟旅程后的阳光就可以了。

在萨瑟兰的研究中,一种与他最喜欢的目标有关的分子被证实在能量储存中发挥核心作用。正如前面已经提到的,这个分子就是腺苷三磷酸,即 ATP。有氧呼吸逐渐被越来越多的细菌所使用,大气中的氧气浓度则开始增加。与此同时,细胞的结构也在逐渐发展。它们变得更大、更复杂,最终还发展出了细胞核,它是细胞的信息中心,也是细胞中 DNA 的主要部分(参见第 4 章)。然而,内吞作用所获得的线粒体和叶绿体中也保留了少量的 DNA。用 1965 年诺贝尔奖得主弗朗索瓦·雅各布(Francois Jacob)提出的术语来说，经过千万年的进化，这些"修修补补"的事件导致了越来越复杂的生命形式的出现，包括最终的哺乳动物，而我们人类是最年轻、最好奇、最具社会性的代表。氧气的含量逐渐增加到现在的20%左右，但也有一段时期存在更高的浓度，使得巨大的昆虫和蝴蝶能够得以暂时存在。

许多诺贝尔化学奖都涉及与光合作用和能量生成与储存有关的二氧化碳同化的不同现象。在本章的前面部分，我们提到了米歇尔等人开创性的晶体学研究，首次深入了解了叶绿素中光感受器中心的三维结构。早在1988年的诺贝尔化学奖之前，另一个诺贝尔化学奖曾于1978年颁发给了彼得·米切尔（Peter Mitchell），以表彰他"通过提出化学渗透理论，对理解生物能量转移所作的贡献"。拉尔斯·恩斯特（Lars Ernster）则在颁奖典礼上的介绍性发言中对米切尔的发现作了通俗的介绍[31]。他描述了绿色植物和其他光合生物如何从阳光中直接获取能量。这种能量可用于从二氧化碳和水中合成新的有机化合物。正是这些化合物支撑着所有动物和许多细菌的生存。通过电子传递（氧化-还原）释放能量，并用于从腺苷二磷酸（ADP）合成富含能量的腺苷三磷酸（ATP）。然后，ATP被用作所有细胞中的通用货币。在这个时候，恩斯特已经建议我们人类应该使用太阳能和燃料电池来满足我们对能源的需求，而不会因为释放二氧化碳而破坏大气平衡。1997年，诺贝尔化学奖颁发给了与此密切相关的研究。它肯定了将ADP转化为ATP的酶的发现及其表征。获奖者是保罗·博耶（Paul Boyer）和约翰·沃克（John Walker）。在他们的研究中，发现了一个原创性的现象，即ATP合成酶在其底物的周围旋转。这种酶的旋转原理后来还被观察到用于与进化相关的酶。这些酶在细菌中驱动旋转的鞭毛，以及在指导双螺旋DNA复制时，这些酶的循环舞动具有重要的价值。正如第2章所讨论的那样，德尔布吕克（Delbrück）在想象如何复制由两条反平行链组成的双链DNA时遇到了很大的困扰，但自然界必然会想出一个巧妙的办法来解决这个问题。

历经了很长的时间，氧才被确定为一个独立的生化实体，一个独立的元素。18世纪的3位先驱科学家在它的发现中起到了重要作用。一位是瑞典人卡尔·舍勒（Carl Scheele），另一位是英国的业余科学家、博学多才的约瑟夫·普里斯特利（Joseph Priestley），最后一位是法国化学家安托万·拉瓦锡（Antoine Lavoisier）。舍勒在1773年首先发现了这种物质，他把这种新物质称为"火空气"。然而，他的发现是在普里斯特利于1774年发表相关发现之后才发表的。但是普里斯特利和舍勒的发现的价值被"燃素"（flogiston）这个概念给混淆了，这个概念后来被科学家们抛弃了。拉瓦锡解释了舍勒和普里斯特利的观察结果，支持这是一种新元素的发现，并将这一发现归功于他自己。他给这个元素取了一个法语名字氧，其来源于希腊词根 *oxys*（字面的意思是尖锐的酸）和 *genes*（生产者）。这个法语名字被引入英语，尽管它是一个误称，因为氧并不是一种酸。后来测定氧的原子量为16，在元素周期表中位于第8位[30]。它是地球上最常见的元素，也是宇宙中第三常见的元素，仅次于氢和氦。

1999年，科学家卡尔·杰拉西（Carl Djerassi）出版了一部名为《氧气》（*Oxygen*）的剧本。这部剧本是与罗阿尔德·霍夫曼（Roald Hoffman）合著的，霍夫曼于1981年和福井谦一（Kenichi Fukui）共同分享了诺贝尔化学奖，因"他们独立提出的有关化学反应过程的理论"。霍夫曼在我早期的一本书中简要提及过[Ⅰ]，因为他不仅是一位出色的科学家，还是一位备受尊敬的诗人。另外，我之前也提到过杰拉西[Ⅳ]，与卡罗林斯卡研究所妇科医学教授乌尔夫·博雷尔（Ulf Borell）的评论有关。博雷尔在1966年评估了发现口服避孕药的诺贝尔奖项的候选人。在那个时候，博雷尔并没有评判他们值得获奖，并且他还提到了这个领域最重要的贡献者杰拉西并没有被提名。让我们略微展开了解一下杰拉西，他拥有极其丰富多彩的人生（1923—2015）。他被描述为一位化学家、小说家、剧作家和一个居家艺术家计划的共同创始人。后一个项目是他在墨西哥暂时从事制药业期间，利用口服避孕药的开创性研发所取得的财富来支持的。他的财富也使他得以收集到世界上最大的保罗·克利（Paul Klee）的画作收藏，这是一位表现主义、立体主义和超现实主义的杰出的集大成者。杰拉西获得了所有可能的奖项，但从未获得诺贝尔生理学或医学奖。我之前曾提到委员会会相对犹豫地授予行为科学的相关发现。在此背景下，值得注意的是，2010年诺贝尔生理学或医学奖授予了罗伯特·爱德华兹（Robert Edwards），以表彰他"在体外受精方面的进展"。

在《坦诚的科学》(*Candid Science*)[32]系列丛书的一本中，有一段对杰拉西的精彩采访，其间穿插着他的诗歌。显然，杰拉西对诺贝尔奖得主的选举程序很感兴趣。他在1980年出版的一本名为《康托尔的困境》(*Cantor's Dilemma*)中，公开了他对这一程序的推测性解释。该书被称为代表了一种被称为"科学虚构"(science-in-fiction)的新文学体裁。在前面提到的采访中，杰拉西承认，他后来对诺贝尔奖获得者的遴选过程有了更多的了解。他已经成为瑞典皇家科学院的外籍院士，因此获得了提名物理学和化学奖候选人的权利。有一次，杰拉西去科学院做讲座，在演讲结束后的晚餐上，他受到了特别的表彰。作为正式祝酒的一部分，学院院长向杰拉西颁发了一个"豌豆诺贝尔奖"，奖品是一罐豌豆，用一面小小的瑞典国旗包裹着！

1999年，作为瑞典皇家科学院的常任秘书，我收到了杰拉西的询问。他问我能否帮助他在斯德哥尔摩的舞台上演出他的新剧《氧气》。遗憾的是，我没能在这件事上帮助他。如果这件事得以实现，也可能被理解为推动他竞争诺贝尔奖，以表彰他作为一位化学家在开发口服避孕药方面所作出的贡献。然而，他强烈的个性仍让我记忆犹新，就像剧中的一个场景一样。在这个特定的场景中，拉瓦锡、普里斯特利和舍勒3人的妻子在瑞典的桑拿浴室里相遇。在这个热烈的环境中，她们讨论的话题不出所料的是关于谁的丈夫才是氧气的真正发现者。从她们的争论中，我们也无法得出确切的答案。

舍勒的一生虽然短暂，但却充满激情而又特立独行。很多人都写过这位神秘的科学家，他没有任何正式的学术证书，也从未成为他所在学科的教授。他出生在施特拉尔松德，因此他的母语是德语，并在所有的私人科学著作中都使用德语。然而，在他的日常生活和科学通信中，他可以使用其他语言。14岁时，他搬到哥德堡，在一家药店接受药剂师的培训，此前他的哥哥一直在这家药店工作，直到他英年早逝。从一开始，药剂师的工作环境就让他满足了自己的实验冲动，并在当时非常年轻的有机化学学科中，逐渐成为一位对未知领域具有洞察力的探索者。这位自学成才的生物化学家在几年后先后移居马尔默（Malmö）、斯德哥尔摩和乌普萨拉的药店。最后一次搬迁被证明是最重要的，他因此得以与乌普萨拉大学有关学科的代表取得了联系。其中最重要的联系人是当时瑞典唯一的化学教授托贝恩·贝格曼（Torben Bergman）。他们之间的交流变得非常重要，并为舍勒与当时还很年轻的瑞典皇家科学院的合作铺平了道路。该学院成立于1739年。尽管缺乏正式的学术资格，舍勒还是被选为该学会的第209位会员。他随后发表的30多部著作大部分都是在该学会的论文集上发表的。他的著作被从德语翻译成包含瑞典语在内的其他语言，因为学院最初的目标之一就是使用本国的母语来促进科学知识在全国范围内的广泛传播。

在乌普萨拉待了5年之后，舍勒最后搬到了科平（Köping），这是马勒伦湖西端的一个小镇，湖水向东延伸到首都斯德哥尔摩。当时，在瑞典，药店是家庭财产，因此当药店老板去世时，药店则归他的遗孀所有，这在某种程度上是不太寻常的规定。当他到达科平一年后，舍勒正式获得了他的药剂师执照，并付费获得了使用该药店的权利。10年后，在他英年早逝的前5天，舍勒与他的遗孀结婚，这位寡妇由此保留了药店的所有权。舍勒在科平度过了富有成果的10年，他一直痴迷于他的实验。如前所述，学院发表了他的新见解，除此之外，他还出版了一本书，名为《空气与火的化学论述》（*Chemische Abhandlung von der Luft und dem Feuer*）。他与欧洲各地的科学家保持并拓展了国际通信，并时常接待这些同行的访问。然而，他自己只离开过科平一次。那是1777年，他去了斯德哥尔摩。在那里，他被正式选入瑞典学院，并获得了一笔适当的奖学金，以资鼓励。他还去见了同他早些时候通信的常任秘书。舍勒是一位自学成才的、谦逊的、富有想象力并高产的实验家，瑞典皇家学院在促成他独特的职业生涯中发挥了重要作用。但他远不仅仅是一个实验家。根据他自己在给贝格曼（Bergman）的信中的表述——"Ohne Theorie wollte Ich wohl night experimenteren"（我是不会不思考理论，就进行实验的）。1787年他英年早逝，他当时的学院同事对他赞不绝口，而且后来的一些学院成员也撰写了大量关于他独特而紧张的一生。在1887年和1987年纪念他逝世100周年和200周年的活动中，都发表了文章来纪念他所作出的特别贡献。舍勒去世3年后，学院于1789年发行了一

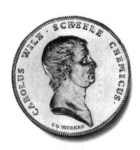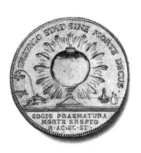

1786年，卡尔·舍勒去世几年后，瑞典皇家科学院铸
造了这枚奖章

枚纪念章，并在200年后再次发行。正面是舍勒的侧面，这是后来再没有他
的任何肖像的情况下重建的。背面印有 "Ingenio stat sine mortus decus"，意
思是 "天才的荣誉永垂不朽"，这句话最初是由奥古斯都时代的拉丁挽歌诗
人塞克斯图斯·普罗提乌斯（Sextus Propertius）所说的。

在离开拉丁智慧的世界之前，我们不妨回过头来看看1939年为新成立
的瑞典皇家科学院创作的口号或座右铭的创立过程，以及突出该机构目标
的插图。当时的卡尔·冯·林奈（Carl von Linné），一位富有想象力的院
长，提议用这样一幅插图来作为象征，图中是一个老人正在种植一棵树[33]。
对于北欧国家来说，这多少有些怪异，因为这是一棵枣椰树，但在瑞典却无
法生长。这幅图片想要传达的信息是，椰枣的收获应在老人不在世的时候
进行。在瑞典语中，这个简短的标题是 "för efterkommande"，翻译过来是
"为后来者"。用简洁的拉丁语来表达，就是 "in usus futuros"。多年来，这
位老人种树的动机被以许多不同的形式重现。20世纪末，当我担任学院常
务秘书时，我们翻修了这座距今已有100多年历史的庄严建筑，学院就坐落
于此。在天花板很高的第一层住宅楼和更高的办公楼之间，有一个隐蔽的
大理石楼梯，共有26级。在这个楼梯底部的半阴影中，我们放置了一块委
托丽莎·鲍尔（Lisa Bauer）创作的玻璃蚀刻作品。鲍尔是瑞典一位著名的
艺术家，擅长在玻璃上描绘花朵，比如瑞典特有的北方线莲（Linnea borealis）。
这幅为学院制作的蚀刻版画是她在2003年去世前创作的最后两件艺术品之
一。另一件艺术品是她在1988年至1998年10年间的主要作品。那是一幅
壮丽的画作，在林雪平（Linköping）大教堂的3扇高窗上，描绘了圣母玛利

亚被许多种类的花朵所环绕。

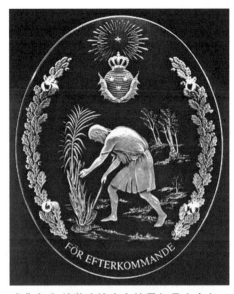

瑞典皇家科学院的座右铭最初是由卡尔·冯·林奈提出的。丽莎·鲍尔（Lisa Bauer）2003 年的玻璃蚀刻作品

这幅描绘老人植树的玻璃蚀刻画象征着科学逐渐取得的新发现的永恒价值。知识的不懈增长代表着社会的进步，具有巨大的价值和满足感，应该归功于那些为推动这种发展而献身的人们。但这也可以被视为是对支持和鼓励此类努力活动的社会的一种敬意。富有想象力的科学家们所作出的发现使生活质量和持久性逐步提升，造福了社会的方方面面，我们已经见证了这一点在 20 世纪尤为明显。在好奇心的驱使下，获得新见解的旅程将永无止境。没有人能预测下一个重大发现，也没有人能预测哪一个意想不到的新发现会在来年获得诺贝尔自然科学奖。这就是科学事业的魅力和吸引力所在。

参考文献

在本书所有章节中,作者之前4本关于诺贝尔奖的书都用罗马数字编号标注。

I.   [瑞典] 埃尔林·诺尔比. 诺贝尔奖与生命科学. 曾凡一,译. 上海:上海科学技术出版社,2021.

II.   [瑞典] 埃尔林·诺尔比. 诺贝尔奖和自然的惊喜. 曾凡一,译. 上海:上海科学技术出版社,待出版.

III. [瑞典] 埃尔林·诺尔比. 诺贝尔奖和重大发现. 郭晓强,译. 上海:上海科学技术出版社,待出版.

IV.   [瑞典] 埃尔林·诺尔比. 诺贝尔奖:癌症、视觉和遗传密码. 刘冀珑,译. 上海:上海科学技术出版社,待出版.

第1章

1. Van Helvoort, T. (1991) What is a virus? The case of tobacco mosaic virus. *Stud. Hist. Phil. Sci.* 22:557–588.

2. Källstrand, G. (2021) *Andens Olympiska spel. Nobelprisens historia* (in Swedish). Fri Tanke, Stockholm.

3. Summers, W.C. (1999) *Felix d'Herelle and the Origins of Molecular Biology.* Yale University Press, New Haven.

4. D'Herelle, F. (1917). Sur un microbe invisible antagoniste des bacilles dysentériques. *Comptes rendus Acad. Sci., Paris* 165:373–375.

5. Van Helvoort, T. (1992) Bacteriological and physiological research styles in the early controversy of the bacteriophage phenomenon. *Medical History* 36:243–270.

6. Twort, F.W. (1915) An investigation on the nature of ultra-microscopic viruses. *Lancet* 2:1241–1243.

7. Sankaran, N. (2021) *A Tale of Two Viruses.* University of Pittsburgh Press, Pittsburgh, PA.

8. Wollman, E. (1928) Bacteriophage et processus similaire: Hérédite ou infection. *Bull. Inst. Pasteur, Paris* 26:1–14.

9. D'Herelle, F. (1922) *The Bacteriophage: Its role in immunity.* Williams and Wilkins, Baltimore.

10. D'Herelle, F. (1924) *Immunity in Natural Infectious Disease.* Williams and Wilkins, Baltimore.

11. D'Herelle, F. (1926) *The Bacteriopage and Its Behavior*. Williams and Wilkins, Baltimore.
12. D'Herelle, F. (1930) *The Bacteriophage and Its Clinical Applications*. C.C. Thomas, Springfield, IL.
13. D'Herelle, F., Eliava, G. (1921) Sur le sérum anti-bactériophage. *Comptes rendus Soc. Biol., Paris* 84:719–721.
14. D'Herelle, F., Eliava, G. (1921) Unicité du bactériophage; Sur la lysine du bactériophage. *Comptes rendus Soc. Biol., Paris* 85:701–702.
15. Hatfull, G.G. (201 5) Dark matter of the biosphere: The amazing world of bacteriophage diversity. *J. Virol.* 89:8107–8110. (cf. *Ann. Rev. Microbiol.* 55:437–451)
16. Sulakvelidze, A. (2011) Bacteriophage: A new journal for the most ubiquitous organisms on Earth. *Bacteriophage* 1:1–2.
17. Sankaran, N. (2020) Introduction: Diversifying the historiography of bacteriophages. *The Royal Society Journal of the History of Science* 74:533–656.
18. Fruciano, D.E., Bourne, S. (2007) Phage as an antimicrobial agent: d'Herelle's heretical theories and their role in the decline of phage prophylaxis in the West. *Can. J. Dis. Med. Microbiol.* 18:19–26.
19. Chanishvili, N. (2012) Phage therapy — history from Twort and d'Herelle through Soviet experience to current approaches. *Adv. Virus Res.* 83:3–40.
20. Wittebole, X., De Roock, S., Opal, S.M. (2014) A historical overview of bacteriophage therapy as an alternative to antibiotics for the treatment of bacterial pathogens. *Virulence* 5:226–235.
21. Derek, M.L., Koskella, B., Lin, H.C. (2017) Phage therapy: An alternative to antibiotics in the age of multi-drug resistance. *World J. Gastrointest. Pharmacol. Ther.* 8:162–173.
22. Lobocka, M., Szybalski, W.T. (eds.) (2012) *Advances in Virus Research. Bacteriophages*, part A.
23. Lobocka, M., Szybalski, W.T. (eds.) (2012) *Advances in Virus Research. Bacteriophages*, part B.
24. Muller, H.J. (1922) Variations due to change in the individual gene. *Am. Nat.* 56:32–50.
25. Murphy, F.A. (2012) *The Foundations of Virology*. Infinity Publishing, West Conshohocken, PA.

第2章

1. Segre, G. (2011) *Ordinary Geniuses. Max Delbrück, George Gamow and the Origins of Genomics and Big Bang Cosmology*. Viking, published by the Penguin group, New York.
2. Delbrück, M. (1970) A physicist's renewed look at biology — twenty years later. In *Les Prix Nobel en 1969*, Imprimerie Royale, P.A. Norstedt & Söner, pp. 145–156.
3. Granin, D.N. (1990) *The Bison: A Novel about the Scientist Who Defied Stalin*. Doubleday, New York.
4. Sloan, P.R., Fogel, B. (eds.) (2011) *Creating a Physical Biology: The three-man paper and early molecular biology*. The University of Chicago Press, Chicago.
5. Zimmer, K G. (1992) The target theory. In Ref. 13, pp. 33–42.
6. Ellis, E.L. (1992) Bacteriophage: One-step growth. In Ref. 13, pp. 53–62.

7. Medawar, J. and Pyke, D. (2000) *Hitler's Gift: The True Story of the Scientists Expelled by the Nazi Regime*. Arcade Publishing, New York.
8. Kuhn, T S. (1970) *The Structure of Scientific Revolutions*. The University of Chicago Press, Chicago.
9. Hotchkiss, R.D. (1992) Gene, transforming principle and DNA. In Ref. 13, pp. 180–200.
10. Stahl, F.W. (1998) Alfred Day Hershey. *Genetics* 149:1–6.
11. Brock, T.D. (1990) *The Emergence of Bacterial Genetics*. Cold Spring Harbor Laboratory Press, New York.
12. Meselson, M., Stahl, F.W. (1992) Demonstration of the semi-conservative mode of DNA duplication. In Ref. 13, pp. 246–251.
13. Cairns, J., Stent, G.S., Watson, J.D. (eds.) (1992) *Phage and the Origins of Molecular Biology*. Expanded edition. Cold Spring Harbor Laboratory Press, New York.
14. Delbrück, M. (1986) Mind from Matter. An Essay on Evolutionary Epistemology. In Günther S. Stent (Eds.). Blackwell Scientific, Palo Alto, CA.
15. Luria, S.E. (1953) *General Virology*. Wiley & Sons, New York.
16. Luria, S.E. (1984) *A Slot Machine, A Broken Test Tube. An Autobiography*. Harper & Row, New York.
17. Ackermann, H.W. (2012) Bacteriophage electron microscopy. *Adv. Vir. Res.* 82:1–32.
18. Luria, S.E., Delbrück, M., Anderson, T. F. (1943) Electron microscope studies of bacterial viruses. *J. Bacteriol.* 46:57–77.
19. Anderson, T.F. (1992) Electron microscopy of phages. In Ref. 13, pp. 63–78.
20. Luria, S.E., Delbrück, M. (1943) Mutations of bacteria from virus sensitivity to virus resistance. *Genetics* 28:491–511.
21. Luria, S.E. (1992) Mutations of bacteria and bacteriophage. In Ref. 13, pp. 173–179.
22. Judson, H.F. (1996) *The Eighth Day of Creation. Makers of the Revolution in Biology*. Cold Spring Harbor Laboratory Press, New York.
23. Watson, J.D. (1992) Growing up in the phage group. In Ref. 13, pp. 239–245.
24. Luria, S.E. (1970) Phage, colicins, and macroregulatory phenomena. In *Les Prix Nobel en 1969*, Imprimerie Royale, P.A. Norstedt & Söner, pp. 164–171.
25. Murphy, F.A. (2012) *The Foundations of Virology*. Infinity Publishing, West Conshohocken, PA.

第3章

1. Stahl, F. (2000) Hershey. In *We Can Sleep Later. Alfred D. Hershey and the Origins of Molecular Biology*. Cold Spring Harbor Laboratory Press, New York, pp. 3–12. Also published in *Genetics* (1998) 149:1–6 and as "Alfred Day Hershey", National Academy of Sciences, 2001, *Biographical Memoires*, Vol. 80, The National Academies Press.
2. Hershey, A.D. (1946) Mutation of bacteriophage with respect to type of plaque. *Genetics* 31:620–640.
3. Hershey, A.D., Chase, M. (1952) Independent functions of viral protein and nucleic acid in growth of bacteriophage. *J. Gen. Physiol.* 36:39–56.
4. Hershey, A.D. (1992) The injection of DNA into cells by phage. In Ref. 14, chap. 2, pp. 100–108.
5. Hershey, A.D. (1970). Idiosyncrasies of DNA structure. In *Les Prix Nobel en 1969*, Imprimerie Royale, P.A. Norstedt & Söner, pp. 157–163.

6. Hotchkiss, R.D. (1992) Gene, transforming principle and DNA. In Ref. 13, chap. 2, pp. 180–200.
7. van Helvoort, T. (1992) The controversy between John H. Northrop and Max Delbrück on the formation of the bacteriophage. Bacterial synthesis or autonomous multiplication? *Ann. Sci.* 49:545–575.
8. Brock, T.D. (1990) *The Emergence of Bacterial Genetics.* Cold Spring Harbor Laboratory Press, New York.
9. Benzer, S. (1992) Adventures in the rII region. In Ref. 13, chap. 2, pp. 157–165.
10. Finch, J. (2008) *A Nobel Fellow on Every Floor.* Icon Books, London.
11. Judson, H.F. (1996) *The Eighth Day of Creation. Makers of the Revolution in Biology.* Cold Spring Harbor Laboratory Press, New York.
12. Edgar, B. (2004) The genome of bacteriophage T4. *Genetics* 168(2):575–582.
13. Crick, F.C.H. (1963) On the genetic code. In *Les Prix Nobel en 1962*, Imprimerie Royale, P.A. Norstedt & Söner, pp. 179–187.
14. Sinsheimer, R.l. (1992) Phi-X: *Multum in parvo.* In Ref. 13, chap. 2, pp. 258–264.
15. Delbrück, M. (1970) A physicist's renewed look at biology — twenty years later. In *Les Prix Nobel en 1969*, Imprimerie Royale, P.A. Norstedt & Söner, pp. 145–156.
16. Luria, S E. (1970) Phage, colicins, and macroregulatory phenomena. In *Les Prix Nobel en 1969*, Imprimerie Royale, P.A. Norstedt & Söner, pp. 164–171.
17. Murphy, F.A. (2012) *The Foundations of Virology.* Infinity Publishing, West Conshohocken, PA.

第4章

1. Norrby, E. (1969) *1969 års nobelpris i medicin* (in Swedish*). Cancer* 2:8–13.
2. Black, W.L. and Rao, V.B. (2012) Structure, assembly and DNA packing of the bacteriophage T4 head. *Adv. Vir. Res.* 82: 119–154.
3. Edgar, B. (2004) The genome of bacteriophage T4. *Genetics* 168(2):575–582.
4. Yap, M.L., Rossmann, M.G. (2014) Structure and function of bacteriophage T4. *Future Microbiol.* Oct. 9:1319–1327. Doi:10.2217/fmb. 14.91.
5. Norrby, E. (1969) The structural and functional diversity of adenovirus capsid components. *J. Gen. Virol.* 5:221–236.
6. Ahi, Y.S., Mittal, A. (2016). Components of adenovirus genome packing. *Frontiers in Microbiology* 7:1–15
7. Brown, J.C. and Newcomb, W. W. (2011) Herpesvirus capsid assembly: Insights from structural analysis. *Curr. Opin. Virol.* 1(2):142–149.
8. Koonin, E.V., Krupovic, M. , Yutin, N. (2015) Evolution of double-stranded DNA viruses of eukaryotes: from bacteriophages to transposons to giant viruses. *Ann. N.Y. Acad. Sci.* 1341:10–24.
9. Zhang, H., Schwartz, C., Donatis, G.M., Guo, P.G. (2012) Push through one-way valve mechanism of viral DNA packing. *Adv. Vir. Res.* 83:415–465.
10. Krupovic, M., White, M.F., Forterre, P., Prangishvili, D. (2012) Postcards from the edge: Structural genomics of archaeal viruses. *Adv. Vir. Res.* 82:33–62.
11. Prangishvili, D., Bamford, D.G., Forterre, P., Iranzo, J., Koonin, E.V., Krupovic, M. (2017) The enigmatic archaeal virosphere. *Nature* 15:724–739.
12. Frost, L.S., Leplae, R., Summers, A.O., Toussaint, A. (2005) Mobile genetic elements: The agents of open source evolution. *Nature Reviews* 3:722–732.

13. Loenen, W.A.M., Dryden, D.T.F., Raleigh, E.A., Wilson, G.G., Murray, N.E. (2014) Highlights of the DNA cutters: a short history of the restriction enzymes. *Nucleic Acids Research* 42:3–19.
14. Friedberg, E.C. (2014) *A Biography of Paul Berg. The recombinant DNA controversy revisited.* World Scientific, Singapore.
15. Cohen, S.N. (2013) DNA cloning: A personal view after 40 years. *Proc. Natl. Acad. Sci.* 110: 15521–15529.
16. Yi, D. (2015) *The Recombinant University.* The University of Chicago Press, Chicago
17. Zhang, F. (2019) Development of CRISPR-Cas systems for genome editing and beyond. *Quarterly Reviews of Biophysics*, 52, e6, 1–31.
18. Smith, G.P. (2020) Phage display: Simple evolution in a petri dish. In *The Nobel Prizes 2018*, World Scientific, pp. 229–250.
19. Winter, G. (2020) Harnessing evolution to make medicines. In *The Nobel Prizes 2018*, World Scientific, pp. 272–283.
20. Sandbrink, J.B., Shattock, R.J. (2020) RNA vaccines: A suitable platform for tackling emerging pandemics. *Front. Immunol.* 11:608460
21. Colson, P., De Lamballeria, X, Yutin, N., Asgari, S. et al. (2013) "Megavirales", a proposed new order for eukaryotic nucleocytoplasmic large DNA viruses. *Arch. Virol.* 158:2517–2521.
22. Lane, N. (2016) *The Vital Question.* Profile Books, London.
23. Baltimore, D. (1971) Expression of animal virus genomes. *Bacteriol. Rev.* 35:235–241.
24. Robertson, M.P., Joyce, G.F. (2010) *The Origins of the RNA World*, Cold Spring Harbor Perspectives of Biology, Cold Spring Harbor Laboratory Press, doi 10.1101.
25. Koonin, E.V., Dolja, V.V. (2013) A virocentric perspective on the evolution of life. *Current Opinion in Virology* 3:546–557.
26. Koonin, E.V. (2012) *The Logic of Chance. The nature and origin of biological evolution.* Pearson Education, Upper Saddle River, New Jersey.
27. Stent, G.S. (1968) That was the molecular biology that was. *Science* 160:390–395.
28. Murphy, F.A. (2012) *The Foundations of Virology.* Infinity Publishing, West Conshohocken, PA.

第5章

1. Medawar, J., Pyke, D. (2000) *Hitler's Gift. The True Story of the Scientists Expelled by the Nazi Regime.* Arcade Publishing, New York.
2. Widmalm, S. (2011) Selbstporträt eines Weggefärthen: Hans von Euler-Chelpin (1873–1964) und das Dritten Reich (Eds. Hofman, D. and Walter, M.). Wallstein Verlag, Göttingen.
3. Björkman, M., Lundell, P., Widmalm, S. (Eds.) (2016) *De intellektuellas förräderi?* (in Swedish). (The Treachery of the Intellectuals). Arkiv förlag, Balto print, Vilnius.
4. Källstrand, G. (2021) *Andens Olympiska spel. Nobelprisens historia* (in Swedish). Fri Tanke, Stockholm.
5. Friedman, R.M. (2001) *The Politics of Excellence. Behind the Nobel Prize in Science.* Times Books. Henry Holt and Company, New York.
6. Bragg, W.L. (1923) The diffraction of X-rays by crystals. In *Les Prix Nobel en 1921–22*, Imprimerie Royale, P.A. Norstedt & Söner, pp. 1–16 in the Appendix.
7. Von Euler, H. (1930) Nobelföreläsning (Nobel lecture). In *Les Prix Nobel en 1929*, Imprimerie Royale, P.A. Norstedt & Söner, pp. 1–12.

8. Sumner, J.B. (1948) The chemical nature of enzymes. In *Les Prix Nobel en 1946*, Imprimerie Royale, P.A. Norstedt & Söner, Stockholm.
9. Ball, P. (2014) *Serving the Reich: The struggle for the soul of physics under Hitler*. The University of Chicago Press, Chicago.
10. Heilbron, J.L. (1986) *The Dilemmas of an Upright Man. Max Planck as Spokesman for German Science*. University of California Press, Berkeley, CA.
11. Bernstein, J. (ed.) (1996) *Hitler's Uranium Club: The secret recordings at Farm Hill*. AIP Press, Woodbury, New York.
12. D'Herelle, F. (1938) *Le phenomena de la guérison des maladies infectieuses*. Masson and Cie, Paris.
13. Muller, H.J. (1936) *Out of the Night: A biologist's view of the future*. V. Gollancz, London.
14. Cairns, J., Stent, G.S., Watson, J.D. (eds.) (1992) *Phage and the Origins of Molecular Biology*, Expanded edition. Cold Spring Harbor Laboratory Press, New York.

第6章

1. Medawar, J., Pyke, D. (2000) *Hitler's Gift. The True Story of the Scientists Expelled by the Nazi Regime*. Arcade Publishing, New York.
2. Blaschko, H.K.F. (1985) Ulf Svante von Euler, 7 February 1905–10 March 1983. *Biograph. Mems. Fell. R. Soc.* 31:144–170.
3. Von Euler, U. (1971) Pieces in the puzzle. *Am. Rev. Pharmacol.* 11:1–12.
4. Björkman, M., Lundell, P., Widmalm, S. (Eds.) (2016) *De intellektuellas förräderi?* (in Swedish). (The Treachery of the Intellectuals). Arkiv förlag, Balto print, Vilnius.
5. Von Euler, U., Gaddum, J.H. (1931) An unidentified depressor substance in certain tissue extracts. *J. Physiol., London* 72:74–87.
6. Von Euler, U. (1936) On the specific vaso-dilating and plain muscle stimulating substances from accessory genital glands in man and certain animals (prostaglandin and vesiglandin). *J. Physiol., London* 88:213–234.
7. Von Euler, U. (1983) History and development of prostaglandins. *Gen. Pharmac.* 14:3–6.
8. Von Euler, U., Östlund, E. (1945) An undialysable substance in animal organ extracts. *Nature* 156:18.
9. Von Euler, U. (1946) The presence of a substance with sympathin E properties in spleen extracts. *Acta Physiol. Scand.* 11:168–185.
10. Von Euler, U. (1946) A specific sympathomimetic ergone in adrenergic nerve fibers (Sympathin) and its relation to adrenaline and nor-adrenaline. *Acta Physiol. Scand.* 12(1): 73–97.
11. Von Euler, U. (1971) Adrenergic neurotransmitter functions. In *Les Prix Nobel en 1970*, Imprimerie Royale, P.A. Norstedt & Söner, pp. 209–218.
12. Von Euler, U., Hillarp, N.-Å. (1956) Evidence for the presence of noradrenaline in submicroscopic structures of adrenergic axons. *Nature* 174:44–45.
13. Von Euler, U., Lishajko, F. (1969) Effects of some metabolic co-factors and inhibitors on transmitter release and uptake in isolated adrenergic nerve granulas. *Acta. Physiol. Scand.* 77:298–308.
14. Von Euler, U. (1962) Editorial. *Circulation* 26:1233–1236.
15. Holtz, P., Heise, R., Ludtke, K. (1938) Fermentative degradation of 1-dioxyphenyl alanine (dopa) by kidney. *Arch. Exp . Pathol. Pharmakol.* 191:87–118.

第7章

1. Ramel, S. (1994) *Pojken i dörren. Minnen* (in Swedish). Atlantis, Stockholm.
2. Kanigel, R. (1986) Apprentice to Genius. The making of a scientific dynasty. Johns Hopkins University Press, Baltimore.
3. Snyder, S.H. (2007) Julius Axelrod, 30 May 1922–29 December 2004. *Proceedings of the American Philosophical Society*, 151:82–90.
4. Iversen, L. (2006) Julius Axelrod, *Biograph. Mems. Fell. R. Soc.* 52:1–13.
5. Goldstein, J.L., Brown, M.S. (2012) History of science. A golden era of Nobel laureates. *Science* 338:1033–1034.
6. Axelrod, J. (2003) Journey of a late blooming biochemical scientist. *J. Biol. Chem.* 278:1–13
7. Axelrod, J. (1953) Studies on sympathomimetic amines. I. The biotransformation and physiological disposition of 1-ephedrine and –norephedrine. *J. Pharmacol. Exp. Ther.* 109:62–73.
8. Axelrod, J. (1957) O-methylation of epinephrine and other catechols in vitro and in vivo. *Science* 126:400–410.
9. Axelrod, J., Herting, G. (1961) The fate of tritiated noradrenaline at the sympathetic nerve endings. *Nature* 192:172–173.
10. Axelrod, J., Wolfe, L., Potter, L.T., Richardson, K.C. (1962) Localizing tritiated norepinephrine in sympathetic axons by electron-microscopic autoradiography. *Science* 138: 314–318.
11. Wolfe, D.E., Potter, L.T., Richardson, K.C., Axelrod, J. (1962) Locating tritiated norepinephrine in sympathetic axons by electron-microscopic autoradiography. *Science* 138:440–442.
12. Axelrod, R.J., Glowinsky, J. (1964) Inhibition of uptake of tritiated-noradrenaline in the intact rat brain by imipramine and structurally related compounds. *Nature* 204; 1318–1319.
13. Uvnäs, B. (1971) Introduction to the Nobel Prize in physiology or medicine (in Swedish with an English translation). In *Les Prix Nobel en 1970*, Imprimerie Royale, P.A. Norstedt & Söner, pp. 58–59.
14. Axelrod, J., Weissbach, H. (1960) Enzymatic O-methylation of N-acetylserotonin to melatonin. *Science* 131:1312–1314.
15. Wurtman, R.J., Axelrod, J., Phillips, L.S. (1963) Melatonin synthesis in the pineal gland: control by light. *Science* 142:1071–1073.
16. Axelrod, R.J., Glowinsky, J. (1964) Inhibition of uptake of tritiated-noradrenaline in the intact rat brain by imipramine and structurally related compounds. *Nature* 204: 1318–1319.
17. Axelrod, J., Brownstein, M. (1974) Pineal gland: 24 hour rhythm in norepinephrine turnover. *Science* 184:163–165.
18. Brownstein, M., Saavedra, G.H., Zeman, G.H., Carpenter, D.O., Axelrod, J. (1974) Coexistence of several putative neurotransmitters in single identified neurons of Aplysia. *Proc. Natl. Acad. Sci., USA* 71:4662–4665.
19. Norrby, E. (2022) The Nobel Archives: A historical goldmine. *Proc. Amer. Phil. Soc.* In press.

第8章

1. Katz, B., Eccles, J.C., Kuffler, W. (1942) Effect of serine on neuromuscular transmission. *J. Neurophysiol.* 5: 211–230.
2. Katz, B., Hodgkin, A.L. (1949) The effect of sodium ions on the electrical activity of giant axon of the squid. *J. Physiol.* 108:37–77.
3. Katz, B. Fatt, P. (1950) Some observations on biological noise. *Nature* 166, 597–598.
4. Katz, B., Fatt, P. (1950) An analysis of the endplate potential recorded with an intracellular electrode. *J. Physiol.* 115:320–370.
5. Katz, B., del Castillo, J. (1954) Quantal components of the endplate potential. *J. Physiol.* 124:560–573.
6. Katz, B., Birks, R., Huxley, H.. (1960) The fine structure of the neuromuscular junction of the frog. *J. Physiol.* 150:134–144.
7. Katz, B., MIledi, R. (1965) The effect of calcium on acetyl choline release at the muscular junction. *Proc. R. Soc. B.* 161:483–495.
8. Katz, B., Miledi, R. (1970) Further studies of the role of calcium in synaptic transmission. *J. Physiol.* 207:789–801.
9. Sakmann, B. (2007) Sir Bernard Katz. *Biograph. Mems. Fell. R. Soc.* 53:185–202.
10. Katz, B. (1959) *Electric Excitation of Nerve.* Oxford University Press, Oxford.
11. Katz, B. (1966) *Nerve, Muscle and Synapse.* McGraw Hill, New York.
12. Katz, B. (1969) *The Release of Neural Transmitter Substances.* Charles C. Thomas, Springfield, IL.
13. Katz, B. (1996) Neuronal transmitter release: From quantal secretion to exocytosis and beyond. The Fenn Lecture. *J. Neurocytol.* 25:677–686.
14. Liljestrand, G., revised by Bernhard, C.G. (1972) The Prize in Physiology or Medicine. In *Nobel, the Man and His Prizes.* 3rd Edition, Odelberg, W. (Ed.). American Elsevier, New York, pp. 139–278.
15. Uvnäs, B. (1971) Introduction to the Nobel Prize in physiology or medicine (in Swedish with an English translation). In *Les Prix Nobel en 1970.* Imprimerie Royale, P.A. Norstedt & Söner, pp. 58–59.
16. Tiselius, A. (1971) A toast to the laureates of the year. In *Les Prix Nobel en 1970,* Imprimerie Royale, P.A. Norstedt & Söner, pp. 67–69.
17. Axelrod, J. (1971) Noradrenaline: fate and control of its biosynthesis. In *Les Prix Nobel en 1970,* Imprimerie Royale, P.A. Norstedt & Söner, pp. 189–208.
18. Von Euler, U.S. (1971) Adrenergic neurotransmitter functions. In *Les Prix Nobel en 1970,* Imprimerie Royale, P.A. Norstedt & Söner, pp. 209–218.
19. Katz, B. (1971) On the quantal mechanism of neural transmitter release. In *Les Prix Nobel en 1970,* Imprimerie Royale, P.A. Norstedt & Söner, pp. 219–225.
20. Farreras, I.G. (Editor-in-Chief) (2004) *Mind, Brain, Body and Behavior.* IOS Press, Fairfax, VA.
21. Stjarne, L. (1994) *Molecular and Cellular Mechanisms of Neurotransmitter Release.* Raven Press, New York.
22. Rothman, J.E. (2014) The principle of membrane fusion in the cell. In *The Nobel Prizes 2013.* Watson Publishing International, pp. 201–239.
23. Eccles, J.C. (1964) The ionic mechanism of postsynaptic inhibition. In *Les Prix Nobel en 1963,* Imprimerie Royale, P.A. Norstedt & Söner, pp. 261–283.

24. Südhof, T.C. (2014) The molecular machinery of neurotransmitter release. In *The Nobel Prizes 2013*. Watson Publishing International, pp. 259–309.

第9章

1. Reichard, P. (1972) Introductory speech to the Nobel Prize in physiology or medicine (English translation of a speech given in Swedish). In *Les Prix Nobel en 1971*, Imprimerie Royale, P.A. Norstedt & Söner, pp. 47–48.
2. Exton, J.H. (2013) *Crucible of Science. The story of the Cori laboratory*. Oxford University Press, Oxford.
3. Larner, J. (1992) Gerty Theresa Cori (1896–1957). A Biographical Memoir. Natl. Acad. Sci., Washington, DC, pp. 111–135.
4. Cori, C.F. (1969) The call of science. *Annu. Rev. Biochem.* 38:1–72.
5. Cohn, M. (1992) Carl Ferdinand Cori (1896–1984). A Biographical Memoir. Natl. Acad. Sci., Washington, DC, pp. 78–109.
6. Randle, P. (1986) Carl Ferdinand Cori, 5 December 1896–20 October 1984. The Royal Society, London, pp. 66–95.
7. Cori, G.T., Hegnauer, A.H. (1934) The influence of epinephrine on chemical changes in isolated frog muscle. *J. Biol. Chem.* 105:691–703.
8. Cori, G.T., Cori, C.F., Schmidt. (1939) The synthesis of a polysaccharide from glucose-!-phosphatase in muscle extract. *Science* 89:464–465.
9. Cori, G.T. (1957) Biochemical aspects of glycogen deposition disease. *Mod. Probl. Paediatr.* 3:344–360.
10. Theorell, H. (1949) Introductory speech to the Nobel Prize in physiology or medicine (English translation to a speech given in Swedish). In *Les Prix Nobel en 1947*. Imprimerie Royale, P.A. Norstedt & Söner, pp. 35–40.
11. Cori, C.F., Cori, G.T. (1949) Polysaccaride Phophorylase. In *Les Prix Nobel en 1947*. Imprimerie Royale, P.A. Norstedt & Söner, pp. 216–235.
12. Cori, C.F. (1978) Earl W. Sutherland, 1915–1974. A Biographical Memoir. Natl. Acad. Sci., Washington, DC, pp. 318–350.
13. Sutherland, E. W. (1972) Studies of the mechanism of hormone action. In *Les Prix Nobel en 1971*. Imprimerie Royale, P.A. Norstedt & Söner, pp. 240–257.
14. Berthet, J., Rall, T.W., Sutherland, E.W. (1957) The relationship of epinephrine and glucagon to liver phosphorylase. IV. Effect of epinephrine and glucagon on the reactivation of phosphorylase in liver homogenate. *J. Biol. Chem.* 224:463–475.
15. Sutherland, E.W. (1962) In The Harvey Lecture Series, vol. 57, pp. 17–33. Academic Press, New York.
16. Robison, G.A., Butcher, R.W., Sutherland E.W. (1971) *Cyclic AMP*. Academic Press, New York.
17. Von Euler, U. (1972) Welcome speech at the 1971 Nobel Prize ceremony. In *Les Prix Nobel en 1971*. Imprimerie Royale, P.A. Norstedt & Söner, pp. 23–25.
18. Sutherland, E.W. (1972) Address at the 1971 Nobel Prize banquet. In *Les Prix Nobel en 1971*. Imprimerie Royale, P.A. Norstedt & Söner, p. 61.
19. Hargittai, I., Hargittai, M. (2006) *Candid Science VI. More Conversations with Famous Chemists. Sydney Brenner*, pp. 20–39. Imperial College Press, London.
20. Luft, R. (1978) Introductory speech to the Nobel Prize in physiology or medicine (English translation of a speech given in Swedish). In *Les Prix Nobel en 1977*. Almqvist & Wiksell International, pp. 23–25.

21. Fischer, E.H. (1993) Protein phosphorylation and cellular regulation, II. In *Les Prix Nobel en 1992*. Almqvist & Wiksell International, pp. 121–139.
22. Krebs, E.G. (1993) Protein phosphorylation and cellular regulation, I. In *Les Prix Nobel en 1992*. Almqvist & Wiksell International, pp. 98–115.
23. Jörnvall, H. (1993) Introductory speech to the 1992 Nobel Prize in physiology or medicine. In *Les Prix Nobel en 1992*. Almqvist & Wiksell International, pp. 22–23.
24. Fredholm, B.B. (1995) Introductory speech to the 1994 Nobel Prize in physiology or medicine. In *Les Prix Nobel en 1994*. Almqvist & Wiksell International, pp. 22–23.
25. Gilham, A.G. (1995) G proteins and regulation of adenylyl cyclase. In *Les Prix Nobel en 1994*. Almqvist & Wiksell International, pp. 150–180.
26. Rodbell, M. (1995) Signal transduction: Evolution of an idea. In *Les Prix Nobel en 1994*. Almqvist & Wiksell International, pp. 188–205.
27. Rodbell, M. (1995) Nobel banquet speech. In *Les Prix Nobel en 1994*. Almqvist & Wiksell International, p. 27.
28. Lefkowitz, R.J. (2013) A brief history of G protein coupled receptors. In *The Nobel Prizes* 2012, Watson Publishing International, pp. 159–181.
29. Buck, L. (2005) Unravelling the sense of smell. In *Les Prix Nobel en 2004*. Almqvist & Wiksell International, pp. 67–283.
30. Lagerkvist, U. (2012) *The Periodic Table and a Missed Nobel Prize in Chemistry*. World Scientific, Singapore.
31. Ernster, L. (1979) Introductory speech to the Nobel Prize in chemistry. In *Les Prix Nobel en 1978*. Almqvist & Wiksell International, pp. 24–26.
32. Hargittai, I. (2000) *Candid Science. Conversations with Famous Chemists. Carl Djerassi*, pp. 7–91. Imperial College Press, London.
33. Frängsmyr, T. (1989) *Gubben som gräver* (In Swedish). Författarförlaget Fischer & Rye, Stockholm.
34. Ohlmarks, Å. (1969) *Nobelpristagarna* (in Swedish), Forsell, G.B. (Ed.). F. Beck & Son, Stockholm.

人名索引

名词索引